품격 있는 노후를 위한 건강 지침서

100세 건강영양 가이드

머리글

누구나 노력하면
건강한 노년을 맞이할 수 있습니다

사람이 늙는다는 것은 자연스러운 일입니다. 노화는 질병이 아니라 삶의 일부이기 때문입니다. 하지만 사람에 따라 노화 현상이 빨리 일어나기도 하고, 나이에 비해 건강한 생활을 하는 사람도 있습니다. 이러한 차이를 보이는 이유는 자기관리를 얼마나 충실히 했느냐에 있습니다. 즉, 노화를 억지로 막을 수는 없지만 노력하는 바에 따라 건강하게 늙을 수도 있다는 것입니다.

그런 점에서 《100세 건강 영양 가이드》는 노인성 질환에 대한 이해와 준비, 대처방법을 정확하게 전달하여 인구의 12.7%에 달하는 대한민국 노인의 삶의 질 향상에 올바른 지침이 될 것이라는 기대감으로 시작했습니다. 노인과 노인병의 특성에 대한 이해를 위해 노인의 건강한 삶에 대한 흐름을 기술하고, 노인 만성질환을 조망하며 이에 대한 확실한 이해를 다루기 위해 고심하며 준비했습니다.

이제 한국인의 기대수명이 80세가 넘어 서며 대한민국은 세계적인 장수국가로 손꼽히고 있습니다. 하지만 질병 없이 건강하게 사는 기간인 건강수명은 70세에 불과합니다. 즉 생애 동안 10년 정도, 평생의 13%가량은 질병을 앓으면서 노년을 보낼 수 있다는 것입니다. 이러한 때 본 도서에 소개된 노인성 질환과 위험관리 방법들은 노년기 건강증진을 위한 해법이 되고 우리의 삶 속에서 노화를 이해하고 준비하는 데 큰 도움이 될 것이라 기대합니다.

본 도서에 소개된 질병정보들이 젊은 사람에게는 피부로 와 닿지 않는다고 생각할 수도 있겠습니다. 그러나 젊을 때부터 이러한 만성질환과 성인병을 제대로 이해하고 예방하는 습관을 기른다면 향후 생활의 질을 높이고 긴 노년의 시간을 즐거움으로 보낼 수 있을 것입니다.

활기찬 노년을 준비하고 즐거운 마음과 건강한 생활의 유지를 다짐하는 모든 연령대 많은 독자들에게 본 도서가 건강한 삶의 이정표가 되길 바랍니다.

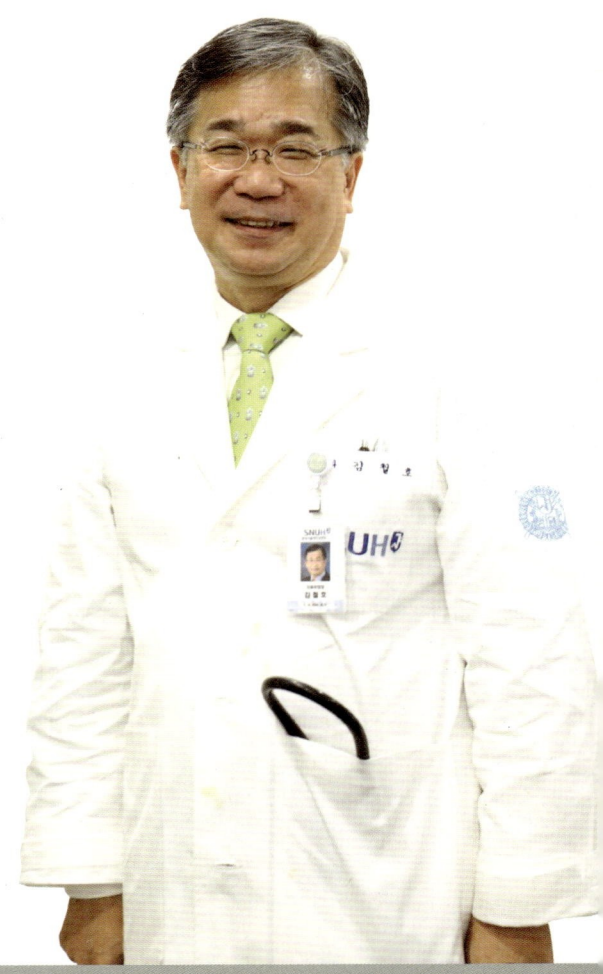

분당서울대학교병원 노인의료센터장

김철호

격려사

한 사람이 노년기에 이르렀다는 것은 그 많은 시간들 속에서 고난과 시련을 묵묵히 견뎌오며 삶의 지혜를 쌓아왔다는 것을 뜻한다고 생각합니다. 하지만 우리 사회의 경제, 문화, 인구구조가 급속히 변하고 노인 인구 증가 등 고령화 사회로 진입하면서 개인의 지혜와는 별개로 노인복지와 노인의 삶의 질에 대한 사회적 고민 등 해결해 나가야 할 일들이 점점 다양하게 나타나고 있습니다.

우리의 노년 세대는 어릴 적 농경사회를 거쳐 중장년기에는 산업화사회, 노년기는 정보화사회를 모두 거친, 전 세계에서도 유례가 없는 급속한 변화를 경험한 세대입니다. 사회적으로도 전통문화의 붕괴에 따른 심리적 문제뿐 아니라 신체 노화에 대한 적극적 관리개념이 부재한 시대를 건너면서 건강관리 및 노화에 대한 준비가 쉽지 않았던 것이 현실입니다.

노화과정에서 나타나는 질병의 발생 기전이나 이로 인해 다가오는 어려움의 양상은 중장년 시기와는 여러 측면에서 다릅니다. 특히나 신체적 혹은 생리적 기능들이 약해져, 작은 충격이나 스트레스에도 크게 영향을 받아 장애가 생길 수 있고 다시 건강을 회복하기도 쉽지 않습니다.

근래 바이오헬스케어, 유전체의학 등 첨단의학의 눈부신 발달로 많은 질병이 극복되었습니다. 그에 따른 기대수명이 늘어난 만큼 더욱 건강하고 빛나는 100세 인생을 준비하기 위해서는 노인의 건강증진과 질병 예방이 더욱 중요한 시대가 되었습니다. 'How long live'의 시대에서 'How to live'의 시대로 변한 것입니다.

건강한 노후생활을 위해 피부에 와 닿는 정보를 드리기 위해 분당서울대학교병원에서 《100세 건강 영양 가이드》를 제작하였습니다. 책자에는 건강한 노년기를 보내는 데 필요한 운동, 질병의 관리와 예방, 사회복지, 영양 관리, 음식 레시피 등 다양하고 유익한 정보를 담고 있습니다. 아울러 활기차고 품격 있는 노후생활을 위해 병원이 오랜 시간 축적해온 노인 의료에 대한 전문 정보도 소개되어 있어 본 도서가 올바른 생활습관과 건강을 갖추시는 데 도움이 되리라 생각합니다.

끝으로 이 도서가 우리의 소중한 가족, 친구들과 앞으로 노년을 맞이하고 준비하는 분들에게 건강하고 올바른 길을 제시해주는 이정표가 되길 기대합니다.

분당서울대학교병원 원장 전상훈

100세 시대를 바라보는 요즘, 늙기를 거부하는 '안티에이징'보다 건강하고 멋지게 노년을 보내는 '웰에이징', 활기찬 노년을 뜻하는 '액티브에이징' 바람이 불고 있습니다. 나이가 들어 노화를 막을 수 없다면, 스스로를 돕는 건강한 생활습관이 노년기 우리의 건강을 위해 필요한 자세라며 생겨난 말입니다.

때문에, 많은 사람에게 건강하고 활력 있게 노년을 보내는 방법에 대한 올바른 길을 안내해주고 싶다는 바람으로 《100세 건강 영양 가이드》를 출간했습니다.

건강하고 행복한 노후를 보내는 방법은 어렵지 않습니다. 하지만 우리가 흔히 알고 있는 질병이더라도 어떻게 예방하면 좋은지, 그 질병에 좋은 음식과 생활 수칙은 무엇인지 모르고 지내는 경우가 많으므로 대부분의 사람들이 노년의 건강을 걱정하고 부담을 느끼고 있습니다.

하지만 이 책에서 이야기하는 노화와 노인병, 노인 증후군에 대해 이해하고 질병과 장애를 예방할 수 있는 생활습관을 실천한다면 우리는 성공적인 노년 생활에 한 발 더 가까워질 수 있을 거라 기대합니다.

특히 적절한 운동과 야외활동을 즐기게 된다면 나이가 들어서도 활동적이고 독립적인 생활을 할 수 있습니다. 또한, 우리가 매일 먹는 음식도 건강한 노년기를 위한 중요한 답이 될 수 있는데, 이러한 면에서 도서에 적힌 '노인의 영양 관리'가 많은 독자들에게 도움이 될 것입니다. 아울러 책에 소개된 다양한 레시피로 가족건강을 위한 영양식 만들기에 활용해 보는 것도 여러모로 유익할 것 같습니다.

마지막으로 본 도서는 노인건강관리에 관한 내용 이상으로 평상시 모든 연령층의 건강관리를 위해서도 꼭 한 번 읽으면 좋을 책이라고 소개하고 싶습니다. 그리고 다양한 매체를 통해 접하게 되는 건강정보와 민간요법들 사이에서, 스스로 '건강 주권'을 정립하고 건강한 노년을 계획하는 사람이라면 정확한 정보와 차별화된 지식을 제시하고 있는 이 책을 남들보다 먼저 만났으면 하는 기대를 해봅니다.

분당서울대학교병원 7, 8대 원장 이철희

차 례

Part 1 노화의 이해

01 노화의 특성
정희원·김철호(노인병내과)

1. 노인의 삶은 노병사의 과정이다   13
2. 노인은 많은 병을 가지고 있다   15
3. 노인은 병과 사의 과정에서 장애를 동반한 삶을 살게 된다   15
4. 어떻게 하면 노병사의 발생을 늦출 수 있을까?   16

02 건강증진과 질병예방
김주영(가정의학과)

1. 노화와 질병의 예방 및 위험 요인 관리   20
2. 노인의 건강증진 활동   23

03 노인의 만성질환 관리
김광일·김선욱(노인병내과)

1. 노인 만성질환의 특성   27
2. 노인에게 나타나는 만성질환   27
3. 다약제 사용   30

Part 2 노인증후군

01 연하장애
백남종(재활의학과)

1. 연하장애란 무엇인가요?   33
2. 연하장애의 발생요인   34
3. 정상 연하의 생리   34
4. 비디오 투시 연하 검사   35
5. 연하장애의 치료   36

02 영양불량과 근감소증

장학철(내분비내과)

1 노인의 영양 결핍 위험성　40
2 감각기능의 변화　40
3 만성질환과 복용하는 약의 증가　40
4 신체의 변화　41
5 근감소증이란 무엇인가요?　42
6 근감소증의 예방 및 치료　47

03 욕창

김정윤 · 허찬영(상처간호사/성형외과)

1 욕창이란 무엇인가요?　51
2 노인 욕창 예방의 중요성　52
3 욕창의 발생요인　52
4 욕창의 단계　54
5 욕창이 잘 생기는 부위　56
6 욕창 예방을 위한 활동　57
7 욕창의 치료　88
8 욕창의 예방 전략　97

04 섬망

한지원(정신건강의학과)

1 섬망이란 무엇인가요?　100
2 섬망의 발생빈도　102
3 섬망의 발생요인　102
4 섬망의 위험인자와 예후인자　104
5 섬망의 진단은 어떻게 하나요?　104
6 섬망을 평가하기 위한 도구들　106
7 섬망의 경과 및 예후　106
8 섬망의 치료　107

05 낙상
임재영(재활의학과)

1. 낙상의 영향　109
2. 낙상의 발생요인　109
3. 낙상으로 인하여 발생하는 문제　111
4. 낙상 발생 시 응급 처치법　114
5. 낙상 예방 운동의 필요성과 프로그램　115
6. 낙상 위험의 환경적 요인 및 개선 방안　119
7. 낙상 예방 전략과 대처 방법　122

06 치매
김기웅(정신건강의학과)

1. 치매란 무엇인가요?　126
2. 치매의 발생빈도　127
3. 치매의 증상　128
4. 치매의 진단은 어떻게 하나요?　130
5. 치매의 치료　131
6. 치매의 예방　132

07 노인성 난청
구자원·한재준(이비인후과)

1. 노인성 난청이란 무엇인가요?　134
2. 노인성 난청의 발생빈도　135
3. 노인성 난청의 발생요인　135
4. 노인성 난청의 증상　136
5. 노인성 난청과 치매　137
6. 노인성 난청의 진단 및 검사　139
7. 노인성 난청의 치료 및 재활　140
8. 노인성 난청의 예방　142
9. 노인성 난청의 예후　143

Part 3 노인의 생활 관리

01 노인의 약물 관리
허새미 · 서예원(약제부)

1. 약물 복용 시 주의 사항 146
2. 약물의 복용시점 148
3. 노인에게 신중한 투여가 필요한 의약품 148
4. 약과 음식의 상호작용 149
5. 약품의 보관 및 폐기 150

02 노인의 운동 관리
임재영(재활의학과)

1. 운동 프로그램 152
2. 부상 위험의 관리 158

03 가정간호
가정간호사업실

1. 가정간호제도 160
2. 가정전문간호사 160
3. 가정간호를 이용하면 좋은 점 160
4. 가정간호 대상자 161
5. 주요 서비스 범위 162
6. 가정간호 비용 165
7. 가정간호 절차 166

04 사회복지
이강현(공공의료사업단)

1. 노인장기요양보험 168
2. 국민기초생활보장제도 176
3. 긴급복지지원 178
4. 가사간병 도우미 (경기도 한정) 179
5. 기초연금 180

Part 4 노인의 영양 관리

01 노인의 영양 관리
영양실

1 노인 영양 관리의 중요성　183
2 노인을 위한 건강한 식생활　185
3 노인을 위한 상황별 음식 섭취 방법　194
4 질환별 영양 관리 방법　203
5 장수를 위한 식생활　214

02 노인 건강 레시피
이선웅(영양실)

1 부드럽고 소화가 잘되는 음식　220
2 입맛을 돋우는 음식　242
3 항산화 물질이 풍부한 음식　264
4 뼈에 좋은 음식　286
5 덜 짜게 먹을 수 있는 음식　308
6 욕창 예방을 위한 음식　326
7 출출할 때 찾는 간식　348

참고 문헌　374

Part 1

노화의 이해

① 노화의 특성 12p
② 건강증진과 질병예방 19p
③ 노인의 만성질환 관리 26p

의료기술의 발달과 인간의 삶의 질 수준이 향상됨에 따라 인간의 평균 수명은 점차 늘어나 이제 곧 100세 시대가 열릴 것으로 예상합니다. 이러한 추세에 따라 노인의 인구가 급속히 증가하는 지금, "건강은 건강할 때 지켜야 한다"라는 말이 있듯이, 건강한 100세 시대를 열기 위해 젊었을 때부터의 건강관리가 중요한 화두로 대두되고 있습니다. 이 장에서는 노화에 대한 신체적인 특성을 이해하고, 건강증진과 질병 예방, 만성질환의 관리 등에 대해서 알아보겠습니다.

노화의 특성

정희원 · 김철호 (노인병내과)

인간은 누구든지 생로병사의 단계를 거치면서 일생을 살게 됩니다. 사람은 태어나서 부모의 도움을 받아 어린 시절을 보내고, 성인이 되면 결혼을 하고 중년의 삶을 보내며, 중년 이후엔 자식들을 결혼시키고 노인의 삶을 보냅니다. 이는 매우 자연스러운 현상이지만 사람들은 노년의 삶에 대한 정보와 준비가 많이 부족한 상황입니다. 여기에서는 노인이 되면 나타날 수 있는 신체적 특성에 대해서 알아보고, 이에 대한 준비를 어떻게 하면 좋을지 알아보겠습니다.

1 노인의 삶은 노병사의 과정이다

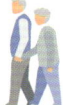

노화는 여러 가지로 해석될 수 있으나, 일반적으로 나이가 들어서 신체와 장기의 기능이 떨어지는 현상이라고 설명할 수 있습니다. 노화가 되어 떨어지는 신체기능에는 어떠한 것이 있고, 이로 인해 생길 수 있는 문제에 대해서 알아보겠습니다.

1 근육과 뼈의 기능 저하

대부분의 노인은 나이가 들면서 체중이 빠지고 근력이 쇠약해지는 것을 볼 수 있습니다. 이는 노화로 인해서 근육의 양과 질을 유지하는 여러 신경 작용과 호르몬 공급의 균형이 깨지기 때문입니다. 노인이 되면 청년일 때 비하여 지방이 늘고, 근육량과 체중이 감소합니다. 또한, 근육 조직의 질도 저하되어 근육의 힘이 떨어지게 됩니다.

이러한 변화를 근감소증이라고 일컫는데, 이는 개인이 가진 질병뿐 아니라 영양 상태, 운동량과 같은 생활 습관으로부터 많은 영향을 받기 때문에 사람마다 차이가 있습니다. 따라서 독감이나 폐렴과 같은 갑작스러운 질병이 생겼을 때 견디는 체력과 질병 후에 회복되는 정도도 매우 다릅니다.

노화가 되면 호르몬의 균형이 변화할 뿐만 아니라 운동과 영양 공급이 부족해지면서 뼈의 밀도도 감소하여 골다공증이 생기게 됩니다. 뼈가 엉성해지는 이 현상은 근육이 감소하는 현상과 같은 맥락으로 발생하는데, 이로 인해 근육과 뼈가 모두 좋지 않은 노인일수록 낙상에 취약하게 되고, 만약 낙상을 하게 되면 고관절이나 허리와 같은 곳에 골절이 쉽게 일어나게 됩니다. 이처럼 골절과 같은 큰 부상이 일어나면 움직이기 어려워지므로 근육과 뼈가 더욱 나빠지고, 최악의 경우에는 걸을 힘조차 없어질 수도 있습니다.

2 신경 정신계의 기능 저하

나이가 많아질수록 치매의 발생률이 점점 높아집니다. 최근에는 치매에 의한 경제적인 비용과 환자의 삶의 질 저하가 우리 사회에 중요한 문제점으로 부각되고 있습니다. 노화가 진행되면 치매뿐만 아니라 단기 기억력과 사고의 속도가 감소하고 신경계통에 작용하는 약물의 부작용을 견딜 수 있는 내성도 떨어지게 됩니다. 이로 인해 갑작스러운 질병으로 병원에 입원하여 평소와 환경이 달라지면, 잠을 제때 자지 않고 이치에 맞지 않는 말을 하거나 반대로 온종일 잠만 자려고 하는 섬망증이 나타나기 쉽습니다.

또한, 몸의 균형을 유지하거나 움직임을 파악하는 반사 능력이 떨어지며, 뇌에 혈액 공급을 정밀하게 조절하는 능력도 감소하기 때문에 앉은 자리에서 갑자기 일어나거나 식사를 마친 후 위장으로 혈액 공급이 늘어나는 경우에 실신하여 낙상하기 쉽습니다.

노인은 은퇴 이후 경제적 빈곤, 동년배 친구들의 죽음, 배우자와의 사별, 자녀의 독립 등으로 사회적 연결이 감소하기 때문에 우울증에 빠지기 쉽습니다. 이러한 우울증은 기억력이 떨어지는 등의 치매

증세로 나타날 수 있으므로 주의를 기울여야 합니다.

3 심혈관계의 기능 저하

심장과 혈관의 노화에 따른 변화는 '혈관의 딱딱해짐'으로 설명할 수 있습니다. 일생 동안 많은 소금 섭취와 흡연, 적은 운동량과 같은 생활 습관으로 인해서 혈관이나 심장벽이 딱딱해지기 때문에 고혈압이나 여러 가지 심장질환이 생기는 것입니다. 이로 인해 신체 내부에서 혈액을 보내는 능력이 떨어져서 뇌, 심장, 근육, 콩팥, 위장에 신선한 피가 부족해지는 허혈성 질환이 생기기 쉽고, 온몸의 장기 기능이 더 빠르게 나빠집니다.

나이가 들면 심장과 폐의 기능이 떨어지면서 청년일 때보다 운동 능력이 떨어지고 걷는 속도도 느려지게 됩니다. 이러한 변화는 병이 많고, 영양 공급과 운동이 부족한 사람일수록 더욱 취약한 양상을 보입니다. 그러므로 영양섭취와 생활습관에 따라서 어떤 사람은 나이에 비하여 더 젊고 건강하고, 어떤 사람은 나이에 비하여 훨씬 노쇠할 수도 있는 것입니다.

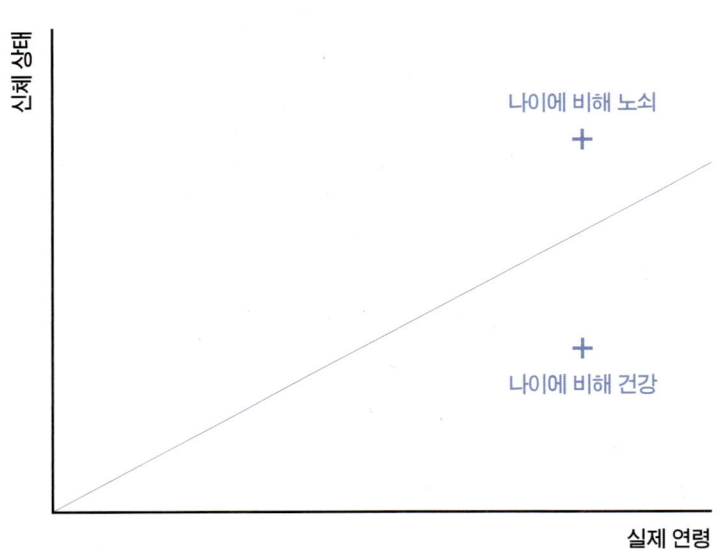

연령과 신체 상태의 개인차

2 노인은 많은 병을 가지고 있다

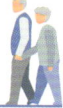

　노인이 가진 질병은 오래 살아서 얻은 계급장과 같은 것입니다. 물론 이러한 질병을 갖길 원하는 사람은 아무도 없을 테지만, 시간이 지남에 따라 그 개수가 증가하는 것을 피할 수는 없습니다.

　노인은 병에 걸려도 시간이 지나면 완치가 되는 급성질환보다 당뇨병, 고혈압과 같이 완치를 기대하기 어려운 만성질환에 걸리는 경우가 많습니다. 이러한 만성질환은 종국에 합병증을 일으켜서 기능 장애를 부추기고, 스스로 일상생활을 할 수 없도록 만들어 가족과 사회에 부담을 초래합니다. 따라서, 만성질환을 조기에 발견하고 관리하여 합병증이 발생하지 않도록 하는 것이 중요합니다.

　또한, 질병의 개수가 늘어나면서 각각의 질병에 사용하는 약제의 개수도 기하급수적으로 늘어나기 때문에 주의해야 합니다. 약제와 약제가 서로 상호작용을 일으켜서 문제가 생길 수도 있고, A라는 질병에 사용하는 약이 B라는 질병을 악화시키는 것처럼 약재와 질병이 상호작용을 일으켜서 문제가 생길 수도 있습니다.

　노인은 비록 질병을 앓고 있다고 하더라도 기대 여명과 기능 상태에 따라서 치료하지 않고 살아갈 수도 있으므로, 질병과 신체 상태, 기대 여명을 포괄적으로 평가해서 돌보는 것이 필요합니다.

3 노인은 병과 사의 과정에서 장애를 동반한 삶을 살게 된다

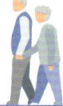

　일반적으로 노인이 많이 가지고 있는 장애로는 치매, 뇌졸중, 척추질환, 관절질환, 호흡곤란 등이 있습니다. 이러한 장애가 발생하면 누군가는 이를 돌봐야 하지만, 장애를 가진 노인과 돌보는 사람을 유지하는 것은 경제적으로 아주 큰 부담이 됩니다. 미국의 경우는 1명의 장애 노인이 직접적으로만 매년 5천만 원가량의 사회적 비용을 초래한다고 알려져 있습니다.

　대부분의 사람은 죽음에 이르기 전에 일상생활을 혼자 수행하는 능력이 떨어져서 남의 도움을 받습니다. 이 기간이 짧기를 희망하는 것이 모든 사람의 희망으로, '9988234'라는 속설(99세까지 팔팔하게 살다가 이틀만 아프고 사흘째 사망하는 것이 가장 행복하다.)에서도 이를 발견할 수 있습니다.

　노인의 4분의 3은 노병사의 과정에서 1개월 이상의 장애 기간을 거치게 되지만 모든 노화나 질병이 장애를 초래하는 것은 아닙니다. 신체의 노화가 일어나더라도 지속적으로 운동과 사회 활동, 영양 섭취를 유지하는 경우에는 독립적인 삶을 유지할 수 있습니다. 또한, 여러

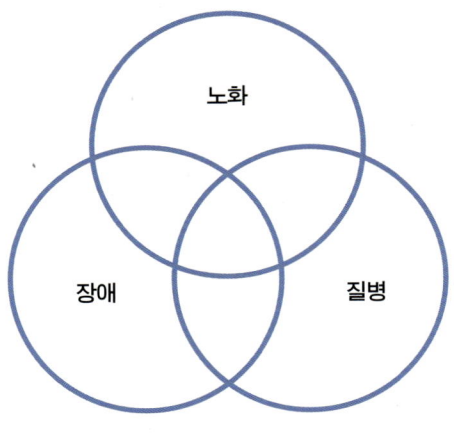

노화, 질병과 장애의 관계

개의 만성질환이 있더라도 합병증이 발생하지 않도록 예방과 치료를 잘한다면 장애에 빠지지 않을 수 있습니다. 그럼, 노병사를 늦추고 장애를 예방할 수 있는 방법에 대하여 알아보겠습니다.

4 어떻게 하면 노병사의 발생을 늦출 수 있을까?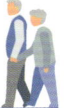

한 알의 약으로 노병사의 과정을 막거나 되돌릴 수 있는 방법은 존재하지 않습니다. 하지만 질병의 조기발견, 예방과 적절한 치료, 좋은 생활습관, 좋은 가족 및 사회관계, 지속적으로 일하기, 더 나은 경제상태로 인하여 신체적, 정신적 건강이 이루어지면 노병사의 과정을 더디게 할 수는 있습니다.

1 질병의 조기발견, 예방과 적절한 치료

현대 의학기술의 발달로 수많은 만성질환과 암을 예방할 수 있게 되었습니다. 이는 수명의 증가를 가져왔을 뿐만 아니라 장애를 초래하지 않는 중요한 계기가 되었습니다. 단적인 예로, 고혈압을 조기에 발견하여 혈압을 낮추는 간단한 치료만으로도 뇌경색과 심장질환에 의한 사망이나 장애를 예방할 수 있게 되었습니다. 또한, 국가 암 검진으로 암을 조기에 발견하여 사망이나 장애에 이르기 전에 치료를 받는 경우도 크게 늘게 되었습니다.

노인은 이와 같은 질병에 대한 예방, 치료뿐 아니라, 현재 앓고 있는 질병과 신체 상태를 포괄적으로 평가하여 균형 잡힌 치료를 받는 것이 도움되므로, '노인포괄평가'와 같은 검사를 받는 것이 좋습니다.

2 좋은 생활습관

양과 질이 좋은 단백질, 식이섬유, 항산화 물질을 섭취 하는 것은 고혈압, 당뇨병, 치매, 암을 예방하는 데 도움을 주는 것으로 잘 알려져 있습니다. 또한, 건전한 식사는 근육과 뼈를 젊게 유지하는 데 도움을 주기 때문에 장애를 예방하기 위해 아주 중요합니다.

규칙적인 운동은 심혈관 계통의 노화를 방지하며 치매와 같은 인지 장애, 우울증을 예방할 뿐만 아니라 근육과 뼈를 더 젊게 해줍니다. 따라서 평소에 운동하는 습관을 들여서 건강한 몸을 유지하는 것이 좋습니다. 흡연과 과도한 음주는 여러 독소와 산화물질을 만들어 노화와 질병의 발생을 초래하므로 금연을 하는 것이 좋고, 술은 어떤 종류든 조금만 마시는 것이 좋습니다.

3 좋은 가족 및 사회관계

사람들과 연결되어 있는 것은 기억력 등 인지 기능을 유지하고, 우울증을 예방하는 데 큰 도움이 되므로 가족이나 친구와 사회관계를 지속적으로 유지하는 것이 좋습니다.

가족과 친구는 질병과 장애에 대한 예방과 치료에 중요한 역할을 합니다. 예를 들어, 건강한 식사 준비를 돕거나 약을 제대로 복용하도록 알려줄 수 있고, 함께 병원에 가거나 운동을 할 수도 있습니다. 이와 같은 안전망 역할을 국가나 사회가 할 수도 있으나, 의지할 수 있는 가족과 친구가 있는 경우에는 약간의 장애도 장애가 아닌 것처럼 일상생활을 누리고 도움을 받을 수 있다는 점에서 큰 의미가 있습니다. 또한, 종교 활동이나 지역사회의 데이케어 센터와 같은 곳을 이용하는 것도 도움이 될 수 있습니다.

4 지속적으로 일하기

청년, 중년 시절에 직업으로 해오던 일은 자신을 가장 잘 나타낼 수 있는 수단이며, 가장 잘할 수 있는 일이 됩니다. 하지만 은퇴 후에는 일을 하지 않게 되면서 자아실현의 욕구가 이뤄지지 못하고, 사회관계의 많은 부분이 단절될 뿐만 아니라 경제적 소득도 감소하게 됩니다. 많은 사람들이 돈을 벌고 나서 은퇴하여 쉬는 것을 인생의 목표로 삼고 있지만 이처럼 은퇴는 축복이 아닌, 자신의 참모습으로부터 단절을 의미하는 것이 될 수도 있습니다. 따라서 돈 이외에도 지속적으로 일을 해야 하는 여러 가지 이유가 존재합니다.

5 더 나은 경제상태

장애를 예방하거나 장애가 있더라도 도움을 받을 수 있는 안전한 환경, 필수적인 의료, 충분한 영양 공급, 적절한 운동은 모두 경제적인 부담을 필요로 합니다. 따라서 경제적으로 빈곤하지 않도록 노후에 대한 계획을 미리 세워야 하며, 앞서 기술한 적절한 예방과 생활 습관으로 장애와 질병이 생기지 않는 건강 상태를 유지하는 것이 중요합니다.

이처럼, 나이가 들면서 발생하는 노병사의 과정, 즉 근력이 줄어들고 신경계와 심혈관계의 기능이 떨어지는 변화는 그 누구도 피해갈 수가 없습니다. 사람은 누구나 이러한 과정과 여러 질병으로 인하여 장애가 나타나고, 다른 사람의 돌봄이 필요하게 됩니다. 하지만 질병과 장애는 여러 가지 노력을 통하여 예방하고 지연시킬 수 있으므로, 이를 이해하고 실천하면 성공적인 노화를 이룩할 수 있을 것입니다.

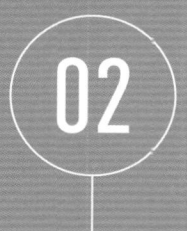

건강증진과 질병예방

김주영 (가정의학과)

1950년대만 하더라도 평균 수명이 50세였던 우리나라는 현재 평균 수명 80세를 훌쩍 넘어서서 급속히 고령사회로 진입하고 있습니다. 2009년 국제연합(UN)이 작성한 '세계 인구 고령화' 보고서에 따르면 현재 34만 3천 명인 전 세계 100세 이상 인구가 2050년에는 320만 명으로 10배가량 증가할 것이란 자료를 발표한 바 있습니다. 그러나 단순히 삶의 기간 연장만이 아닌, 진정한 건강 100세 시대를 맞이하기 위해서는 우선 건강한 100세의 정의와 이를 이루기 위한 전략들을 점검해야 합니다.

1 노화와 질병의 예방 및 위험 요인 관리

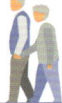

성공적 노화를 어떻게 정의할 것인지 다양한 내용들이 나오고 있지만 가장 큰 핵심은 1997년 Rowe와 Kahn이 주장한 것처럼 다음과 같습니다.

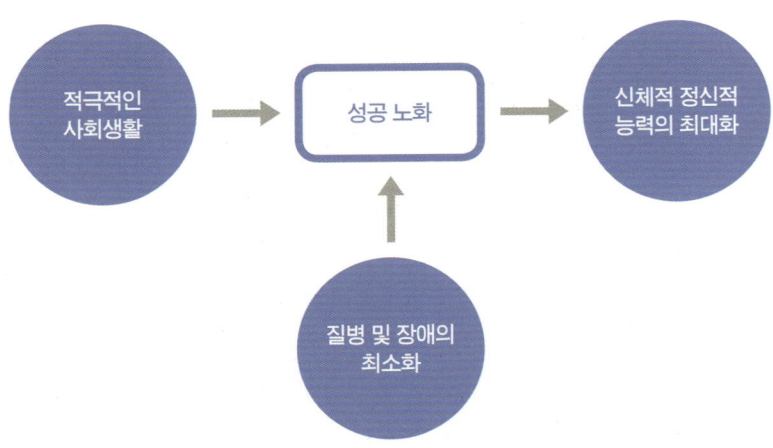

스위스의 21,004명의 쌍둥이를 대상으로 26년간 추적 관찰한 결과에 따르면 유전적 요인이 수명과 질병에 미치는 영향은 25%에 불과하고 75%는 후천적인 건강습관과 생활방식에 달려 있음을 확인할 수 있습니다. 또한, 70세 이상의 노인 중에서 건강한 생활습관을 가진 경우는 그렇지 않은 경우에 비해 총 사망률이 반이나 낮았습니다.

즉, 노화 자체는 피할 수 없지만, 후천적인 노력과 건강습관으로 노화의 속도를 충분히 조절할 수 있으며 이미 질병에 걸렸거나 치료를 받는 경우에도 질병의 경과를 호전시키고 건강한 삶을 살 수 있습니다.

2012년 통계청 사망자료에 따르면 60대 이상에서의 사망원인은 암, 심혈관 질환 및 뇌혈관 질환이 1~3위를 차지하였습니다.

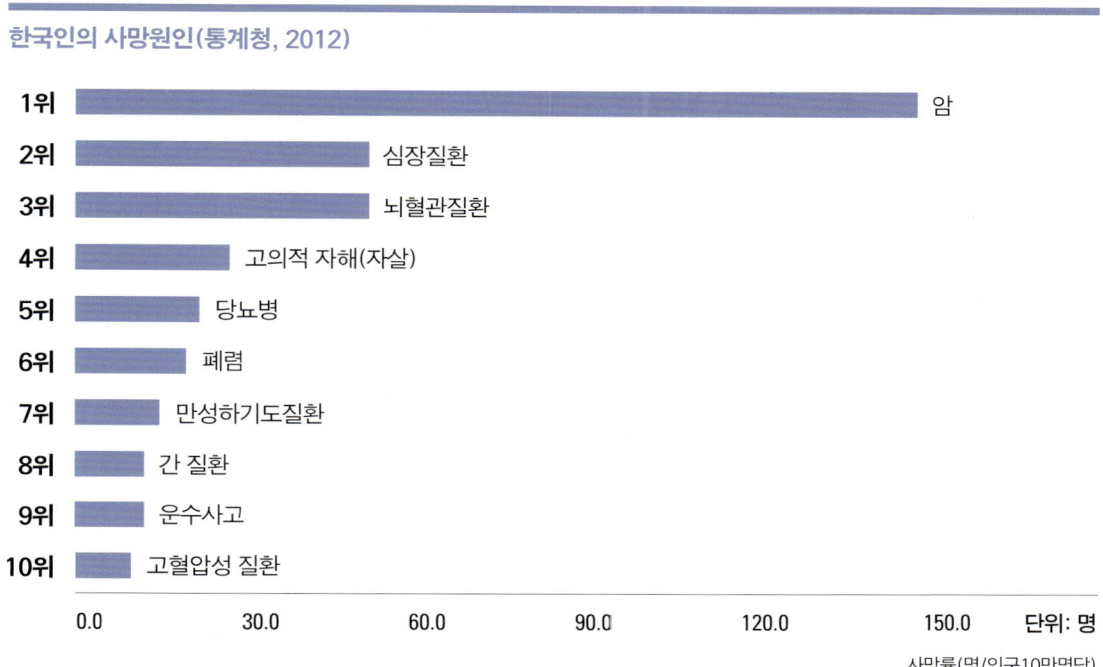

따라서 일상생활에 장애를 주는 의학적 치료를 최소화하고 건강을 지키기 위해서는 조기 사망을 일으키는 암, 심장질환 및 뇌혈관질환의 철저한 관리가 필요합니다. 이를 조기에 발견할 수 있는 검진과 예방에는 어떠한 것이 있는지 알아보겠습니다.

1 암 검진

현재 암 검진 권고에서는 연령제한이 없지만, 65세 이상 노인의 암 검진에 대해서는 보다 많은 연구가 필요합니다. 미국의 예방서비스위원회 권고에 따르면 노인의 대장 직장암 검진은 사망률을 줄이는 것으로 나타납니다. 하지만 75세 이상 노인의 유방암 검진은 별 이득이 없는 것으로 나타납니다. 이는 본인의 건강 상태, 가족력 및 증상 등에 따라 달라질 수 있으니 주치의와 상의하여 건강 상태에 대해 정기적인 확인을 받으시기 바랍니다.

2 심장질환, 뇌혈관질환 예방 및 건강 위험 요인 관리

혈압관리를 잘하면 뇌졸중을 30~40% 예방할 수 있고, 정기적인 혈압 점검은 심장질환과 뇌혈관질환을 예방하는 데 중요합니다. 또한, 혈당, 콜레스테롤 등의 정기 점검도 혈관질환을 예방하는 데 중요한 역할을 합니다.

현재 흡연을 하는 경우라면 반드시 금연하는 것이 좋습니다. 담배는 암, 심혈관 및 뇌혈관, 만성 폐질환을 진행시키고 간접흡연을 통해 주위 사람들의 건강까지 해칠 수 있습니다.

근육의 감소 및 복부지방의 증가(근감소성 비만)는 기력을 저하시키고 심혈관, 뇌혈관질환의 발생을 높이며 활동에 여러 가지 제한을 일으킵니다. 이는 건강한 식습관과 규칙적인 신체 활동으로 미리 예방하는 것이 최선의 방법입니다. 이미 기능장애가 있다 하더라도 재활 치료를 통해 회복이 가능하므로 포기하지 말고 적극적으로 건강한 생활습관을 하는 것이 좋습니다.

65세 이상의 노인에게 한 잔의 음주는 몸에 두 잔 이상의 효과를 주게 됩니다. 음주는 치매의 중요한 요인 중 하나이며 간, 장, 구강의 건강 및 몸의 면역기능에도 악영향을 줍니다. 술은 우울증, 불면증과도 관련이 있으므로 주 2회 이하로, 한 잔 이상은 하지 않는 것이 좋습니다.

3 낙상 및 골다공증 예방 및 관리

65세 이상 노인 3명 중 1명, 85세 이상 노인 2명 중 1명이 낙상을 경험합니다. 낙상을 하게 되면 삶의 질 저하 및 사망률, 질병 이환율이 상당히 높아지지만 대부분 예방을 할 수 있습니다. 따라서 낙상의 위험 요인(각종 약물, 시력 저하, 균형에 영향을 미치는 파킨슨병, 기립성 저혈압 등)에 대한 평가와 예방은 상당히 중요합니다.

다른 질환과 같이 특별한 증상이 없이 진행되는 골다공증은 사소한 충격에도 뼈에 금이 가거나 부러지는 일을 초래합니다. 이를 예방하기 위해서는 평소 칼슘과 비타민 D를 섭취하고, 근력 강화 운동을 하는 것이 좋습니다. 또한, 필요 시 골다공증에 대한 치료를 고려하는 것도 좋습니다.

4 예방접종

연령이 증가함에 따라 면역기능이 약간씩 저하되므로 65세 이상의 노인은 매년 독감 예방접종을 꼭 받는 것이 좋습니다. 또한, 폐렴 예방접종과 대상포진 예방접종도 권장 사항입니다. 폐렴은 65세 이상의 노인에게는 가볍게 시작했다가도 사망으로 넘어갈 수 있는 위험한 질환입니다. 대상포진 역시 60세 이상에서 흔히 발병하며 재발도 잦고 통증으로 인하여 삶의 질을 저하시킵니다. 때로 눈에 발생하는 대상포진은 실명으로 연결될 수 있지만, 이는 예방접종으로 예방이 가능하므로 고려하시기 바랍니다.

2 노인의 건강증진 활동

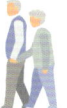

건강증진을 위해서는 뇌 건강과 몸 건강 그리고 마음 건강을 잘 다스려야 하고 적극적인 사회생활도 중요합니다. 이를 어떻게 해야 하는지 하나씩 알아보겠습니다.

1 건강한 뇌 만들기

○ 정기적인 뇌 자극

배우고 성장하는 과정은 뇌를 건강하게 만들고 치매로부터 보호합니다. 따라서 새로운 게임이나 취미 등을 가져서 늘 뇌를 쓰고 몰입을 하는 것이 좋습니다. 뇌는 놀라운 유연성이 있어서 끊임없이 자극받는 만큼 많은 연결고리를 만들어줍니다. 이는 소아뿐 아니라 성인에게도 해당이 됩니다.

○ 규칙적인 운동

규칙적인 운동은 신체 기능과 심장을 튼튼하게 만들어 주며, 뇌에서도 뇌유래신경보호인자 등을 만들어 치매를 예방하는 데 도움을 줍니다. 하루 30분 정도의 투자만으로도 이러한 효과는 충분히 나올 수 있습니다.

○ 유머 즐기기

유머를 구사하기 위해서는 상당한 뇌의 능력이 필요하므로 유머를 즐기는 것도 좋습니다. 유머 감각은 뇌를 자극하고, 웃음은 면역기능을 올려줍니다.

2 건강한 몸 만들기

○ 운동

　유산소 운동은 혈압을 낮추고 혈관을 확장시켜 고혈압에 도움이 되며 심장 근육과 뇌를 자극하고 튼튼하게 하는 역할을 합니다. 매일 30분 걷기를 하고, 일주일에 세 번은 숨이 조금 찰 정도로 강도를 약간 높여서 20분 이상 운동을 하길 권합니다. 관절에 무리가 가지 않는 수영, 자전거, 트램펄린 등은 심장박동을 높이기에 좋은 운동입니다.

　나이가 들면서 생기는 근감소증은 시간이 지나면 몸을 허약한 체질로 만들 수 있습니다. 이를 방지하기 위해 주 2회 이상 상체, 하체 및 복근, 허리 등을 포함한 중심 근육 운동을 8~10회 정도 하는 것을 권장합니다. 또한, 유연성과 균형을 잡아주는 태극권, 요가 등의 운동도 낙상 위험이 큰 노인에게 많은 도움을 주는 것으로 알려져 있습니다. 근육 운동을 하고 나서는 하루에서 이틀 정도 간격을 주어 몸이 충분히 회복할 수 있는 시간을 줍니다.

○ 영양

　열량제한은 동물과 일부 영장류, 사람에게도 생명을 연장하는 효과가 있는 것으로 알려져 있습니다. 또한, 복부비만은 혈관의 동맥경화 진행 및 치매의 위험 요인이 될 수 있다는 자료들이 나오면서 체중이 많이 나가지 않도록 조절하고, 허리둘레가 늘지 않도록 몸을 관리하는 것 자체가 상당히 중요한 건강증진의 방편이 되고 있습니다. 그러나 노인의 경우, 의도적인 체중 감소에 대해서는 상반된 결과를 보입니다. 따라서 노인은 체중 감소를 목표로 하는 것이 아니라, 허리둘레가 늘지 않도록 관리하는 것을 목표로 하여 영양과 열량의 균형을 맞추는 것이 필요합니다.

　특정 영양소가 인지 기능 저하를 촉진시킨다는 연구는 거의 없습니다. 하지만 건강한 식생활 즉, 야채와 과일 섭취를 많이 하고, 불포화지방산 섭취를 늘이며 혈당 지수가 낮은 음식을 먹는 식습관은 우울증과 인지 기능의 저하를 낮추는 걸로 보고되고 있습니다. 따라서 식사를 통한 건강 관리는 아주 중요한 부분이라 할 수 있습니다.

3 건강한 마음 만들기

○ 요가, 기공, 태극권

　요가, 기공, 태극권과 같이 균형을 잡고 마음을 가다듬는 운동은 노인에게 낙상 예방과 균형 감각 유지를 위해서도 중요하지만, 수면을 유지하고 마음을 평화롭게 하는 데도 많은 도움이 됩니다. 이와 같은 운동을 여러 사람과 같이하면 사회생활에 적극적으로 참여하는 기회를 마련하게 될 뿐만 아니라 건강도 증진시킬 수 있는 좋은 기회가 됩니다.

◯ 명상

명상은 주의를 집중하게 하는 자기 조절법의 하나로, 영적인 면을 계발시키고 내적 평화와 긍정적인 감정을 일으키는 데 도움을 주는 방법입니다. 현대 과학에서도 명상은 다양한 분야에서 그 효과를 입증하고 있는데, 특히 노인의 기억력, 언어 유창성 및 유연성 등 인지 기능을 보호하고, 혈압을 떨어뜨려 혈관을 보호하며 스트레스 등에 긍정적인 감정으로 대처하는 효과를 줍니다.

◯ 수면

노화와 더불어 다양한 수면 문제가 드물지 않게 나타납니다. 여기에는 우울증으로 인한 불면증, 혹은 과다 수면증이 있고, 체중 문제와 연결된 수면 무호흡증 등도 흔히 포함됩니다. 또한, 하지불안증후군 등도 수면을 불가능하게 만드는 주요한 원인이 됩니다. 불면증이 지속되면 뇌의 전반적인 기능과 몸의 면역기능에 악영향을 줍니다. 따라서 수면 계획을 세우고 최소 6~7시간 정도의 수면을 취해야 합니다.

이를 위해서는 인공조명을 피하고 잠들기 2시간 전에는 과다한 운동, 카페인, 술 담배 등을 피하는 것이 좋습니다. 컴퓨터, TV, 스마트폰 등의 과다 사용도 피하시기 바랍니다. 불면에 대해 스스로 조절되지 않는 문제가 있다면 전문가와 적극적인 상담을 통해 대처하는 것이 좋습니다.

◯ 적극적인 사회생활

가족, 친구, 이웃 및 지역사회에서 인간관계를 맺고 긍정적인 교류를 나눌 수 있는 능력은 100세 건강에 있어 매우 중요합니다. 이러한 사회적 관계 연결망은 우울증의 발현을 낮추고 인지 기능 저하를 막는 데 탁월한 역할을 합니다. 특히 노년기의 우정은 대인관계가 축소되는 시기에 사회적 연계의 끈을 견고하게 유지시켜 줍니다. 이를 위해서는 자기중심적 사고에서 벗어나야 하고 다른 사람의 말을 경청하는 능력과 공감하는 능력이 필요합니다. 자원봉사 활동, 취미 활동을 연계하여 사회적 자극을 받는 것도 좋은 방법입니다.

이처럼 예방 가능한 질병의 정기적인 점검 및 관리와 함께 건강한 몸, 건강한 뇌, 건강한 마음, 적극적인 사회생활은 질병 예방을 넘어서서 활기차고 건강한 삶을 영유하는 중요한 요소입니다.

노인의 만성질환 관리

김광일 · 김선욱 (노인병내과)

노화가 되면 신체의 기능이 약해지면서 여러 가지 만성질환에 시달리게 됩니다. 이는 큰 병으로도 이어질 수 있으므로 평소 지속적인 관리와 치료가 필요합니다. 여기에서는 노인에게 생길 수 있는 대표적인 만성질환의 특성과 치료, 예방에 대해서 알아보겠습니다.

1 노인 만성질환의 특성

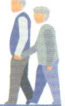

노인 환자는 여러 가지 만성질환을 동반하고 있으며, 장기간 질병을 앓고 있는 경우가 많기 때문에 합병증이 흔히 관찰됩니다. 즉, 흡연, 비만, 고지혈증 등의 위험인자는 당뇨병, 고혈압, 허혈성 심혈관질환, 말초혈관질환 등의 발생 위험을 증가시키고, 이들 질환에 의한 합병증인 심부전, 신부전 등이 흔히 관찰됩니다. 또한, 노화로 인해 신체 기능이 떨어져 있으므로 질병이 발생해도 증상이 뚜렷하지 않아 진단이 늦어지게 됩니다.

질병에 의한 증상을 단지 나이가 많아서 발생한 것으로 생각하여 치료시기를 놓치는 경우도 흔합니다. 따라서 노인 환자가 이전과 다른 상태 변화를 보이는 경우에는 질병에 의한 증상이 아닌지 의심해 보아야 합니다. 식사, 수면, 대소변 가리기, 발열 등의 변화는 질병의 초기 증상일 가능성이 있습니다. 또한, 노인은 질병이 발생했을 경우 흔히 중추신경계 증상이 동반되는 경우가 많으므로 이전과 달리 인지 기능이나 정서 상태의 변화가 관찰되는 경우에도 진료를 받아보는 것이 필요합니다.

2 노인에게 나타나는 만성질환

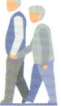

노인에게서 나타나는 대표적인 만성질환은 고혈압, 고지혈증, 허혈성심질환, 당뇨병 등이 있습니다. 각각에 대해서 좀 더 자세히 알아보겠습니다.

1 고혈압

고혈압은 노인의 50% 이상에서 관찰되는 가장 흔한 만성질환입니다. 고혈압은 침묵의 살인자라고도 불리는데, 이는 평소에 아무 증상이 없다가 심혈관, 뇌혈관질환 등 치명적인 합병증을 일으키기 때문입니다. 따라서 아무런 증상이 없다 하더라도 매년 1회 정도는 혈압을 측정해 볼 필요가 있습니다. 수축기 혈압이 140mmHg 이상이거나, 이완기 혈압이 90mmHg 이상일 때를 고혈압이라고 정의하고 있습니다.

○ 고혈압의 치료

우선 음식을 싱겁게 먹어야 하며, 규칙적인 운동을 해서 적정 체중을 유지하고, 스트레스를 조절해야 합니다. 또 필요한 경우에는 꾸준히 약을 먹어야 합니다. 규칙적인 유산소 운동을 하고 체중이 감소하면 평균 5~10mmHg 정도 혈압을 떨어뜨릴 수 있습니다.

● 고혈압 환자의 비약물적 치료

고혈압 환자는 음식을 싱겁게 먹어야 합니다. 특히 국이나 찌개의 국물이 매우 짜기 때문에 이를 피하는 것이 중요하고, 인스턴트 식품이나 빵, 과자 등에도 염분이 많으므로 주의해야 합니다.

고혈압에 도움이 되는 운동은 산보, 수영, 조깅, 자전거 타기 등의 유산소 운동입니다. 이러한 유산소 운동을 약간 숨이 찰 정도로 하루에 30~60분씩, 일주일에 3~5회 시행하면 긍정적인 효과를 볼 수 있습니다. 운동의 효과는 보통 6주 정도 지나야 나타나기 때문에 성급한 기대는 금물이며, 처음에는 약하게 조금씩 운동하다가 1~2주 간격으로 점차 운동 강도와 시간을 늘리는 것이 좋습니다.

조절되지 않는 고혈압(혈압 ≥ 180/110mmHg) 환자는 특히 갑작스럽게 힘을 쓰는 운동을 가급적 피해야 합니다. 또한, 너무 추운 환경에서 갑자기 운동을 하면 혈관질환이 악화될 수 있으므로 주의해야 합니다. 운동 전후에는 준비 운동과 정리 운동을 하여 혈액순환이 적절히 될 수 있도록 합니다.

● 고혈압 환자의 약물치료

비약물적 치료로 혈압 조절 목표치에 도달하지 못하는 경우에는 약물 복용이 필요합니다. 항고혈압 약물의 수는 매우 많아 자신에게 적합한 약물을 선택하여 지속적으로 복용해야 합니다. 따라서 효과적으로 혈압을 떨어뜨리고 부작용이 적은 고혈압 약제를 선택하는 것이 중요하며 이는 담당 의사와 상의하는 것이 좋습니다. 약물 복용 중 급작스러운 복용 중단은 혈압의 급격한 상승을 초래하여 위험할 수 있고, 약물의 중복 복용, 과량 복용 등은 과도한 혈압 강하를 초래하여 심혈관질환에 나쁜 영향을 미칠 수 있으므로 정해진 시간에 정확한 양을 복용할 수 있도록 합니다.

2 고지혈증

고지혈증은 죽상동맥경화의 위험성을 증가시켜, 심뇌혈관질환 발생 위험을 높이는 주요 위험인자입니다. 고지혈증의 발생 원인으로는 당뇨병, 만성 콩팥병, 갑상선 기능저하증, 비만, 운동부족 등이 있으며, 유전적으로 콜레스테롤 대사 과정에 이상이 있어 발생하는 경우도 있습니다.

기름진 음식을 많이 섭취하지 않고, 비만이 아니어도 고지혈증이 생길 수 있습니다. 그 이유는 우리 몸의 콜레스테롤은 음식에 의해 섭취되는 양보다 간에서 합성되는 양이 더 많기 때문입니다. 또한, 유전적인 소인으로 고지혈증이 발생하는 경우에는 마른 체형에서도 과도하게 혈중 콜레스테롤 수치가 상승할 수 있습니다.

즉, 콜레스테롤은 담즙산 생성, 세포막 합성, 스테로이드 호르몬 생성의 적절한 신진대사를 위해 반드시 필요한 영양소이기 때문에 간에서 생성되어 장으로 분비된 담즙산의 90% 이상이 다시 재흡수되어 간으로 되돌아오게 됩니다. 우리 몸의 콜레스테롤의 80%는 이처럼 체내의 재순환 과정을 통해 유지되며 단지 20%만이 식이 섭취에 의해 영향을 받습니다.

○ 고지혈증의 치료

고지혈증의 치료는 동반하는 질환과 심혈관질환 위험도에 따라 다르며, 심혈관질환의 위험성이 높은 경우에는 약제를 복용하게 됩니다. 고지혈증을 앓고 있다면 기름진 음식과 동물성 기름, 가공육, 커피 프림, 라면, 각종 과자와 빵 등 포화지방산이 많이 함유된 식품을 피하는 것이 좋습니다.

3 허혈성심질환 (협심증, 심근경색)

심장으로 혈류를 공급하는 관상동맥에 지방질이 침착되어 혈관의 내경이 좁아지는 죽상동맥경화가 발생하면, 혈류 공급이 감소하여 흉통이 나타나면서 숨도 차게 되는데 이러한 상황이 협심증입니다. 한편, 혈관이 점점 좁아지거나 혈관 내벽이 파열되어 혈전이 갑자기 발생하게 되면, 혈관이 완전히 막히게 되고 심근 세포의 손상을 초래하게 되는데 이를 심근경색이라고 합니다.

○ 협심증, 심근경색증의 약물치료

흉통이 나타난 경우 '니트로글리세린'을 혀 밑에 넣고 입안의 점막을 통하여 약재를 흡수시키면 혈관이 확장되어 통증이 감소합니다. 증상 발생을 조절하기 위해 칼슘 길항제, 베타차단제 등도 같이 사용됩니다. 아스피린은 혈소판이 좁아진 관상동맥 내강에 달라붙어 혈전을 만드는 것을 방지하여 심근경색을 예방하는 데 사용합니다. 특히 관상동맥에 스텐트를 삽입한 환자의 경우에는 임의로 아스피린을 중단해서는 안 되며, 중단 가능 여부를 반드시 담당 의사와 상의해야 합니다.

○ 협심증, 심근경색증의 재발 방지 및 예방

흡연은 혈관에 직접적인 손상을 초래하며, 혈관의 수축을 유발함으로써 심근허혈을 초래하기 때문에 반드시 금연해야 합니다. 또한, 고지혈증은 죽상동맥경화의 원인이 되기 때문에 콜레스테롤 섭취를 줄이고 고혈압, 당뇨병 등 만성질환에 대한 철저한 관리를 하는 등의 노력이 필요합니다.

4 당뇨병

노화가 되면 인슐린 작용에 저항성을 보이는 2형 당뇨병 발생이 증가합니다. 당뇨병을 앓고 있다면, 향후 심뇌혈관질환의 발생 위험성이 증가하며, 감염병이나 고혈당으로 인한 급성 합병증의 위험성이 증가하기 때문에 반드시 치료를 해야 합니다. 또한, 노인은 젊은 사람에 비해 저혈당을 인지하는 능력이 떨어지고, 스스로 음식을 해먹기가 어려워 저혈당의 위험성이 더욱 증가합니다. 따라서 이를 방지하는 것이 중요하며, 당뇨병의 합병증 발생을 예방하고 독립적인 기능 상태를 유지하는 것을 목표로 치료해야 합니다.

○ 당뇨병의 치료

당뇨병 치료의 기본은 식사요법과 운동요법이지만 환자의 상태를 고려하여 조절할 필요가 있으며, 식사량을 과도하게 줄이면 체중감소 및 근력저하 등을 초래할 수 있으므로 유의해야 합니다. 특히 운동 시에 저혈당 발생 위험을 줄이기 위해서 식후에 운동을 하거나, 운동 전 복용 약의 용량을 조절하는 것이 안전합니다. 비약물적 치료만으로 혈당이 충분히 조절되지 않으면 경구용 혈당 강하제나 인슐린을 사용하게 됩니다. 인슐린이나 약제를 사용하는 경우에도 식사와 운동요법을 병행하면 효과가 증대됩니다.

3 다약제 사용 polypharmacy

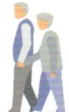

노화가 되면 여러 가지 만성질환에 이환되어 있기 때문에 복용하는 약제의 개수가 많아집니다. 이처럼 여러 개의 약제를 복용하면, 약제 간의 상호작용으로 인해 약물 부작용이 발생할 수 있습니다. 따라서 가능하면 복용하는 약제의 개수를 줄이는 것이 안전하며, 처방하는 의사에게 현재 복용하고 있는 약제에 대해 알려주는 것이 좋습니다. 특히 새로운 약제를 추가로 복용하는 경우에는 기존에 복용하던 약제와 상호작용이 발생할 가능성이 있으므로 복용 후 새로운 증상이 발견된다면 약물 이상 반응의 가능성을 염두에 두어야 합니다.

노인은 신체기능 저하로 인해 같은 용량의 약제를 복용하는 젊은 성인에 비해 부작용의 발생 위험성이 증가하고, 동반된 질환으로 인해 약제 감수성이 변화할 수 있으므로 여러 가지 약제를 복용하는 환자(특히 하루에 복용하는 약제의 개수가 5개 이상인 경우)는 약제 이상 반응의 가능성을 고려해야 합니다.

Part 2

노인증후군

01 연하장애 32p
02 영양불량과 근감소증 39p
03 욕창 50p
04 섬망 99p
05 낙상 108p
06 치매 125p
07 노인성 난청 133p

나이가 들면 신체기능이 저하되어 여러 가지 증후군이 나타날 수 있습니다. 이러한 증후군은 대부분 아주 조금씩 진행이 되기 때문에 너무 늦게 발견이 되어 치료가 어려울 수 있습니다. 하지만 각 증상의 특성을 알고, 조기에 관리하면 건강한 노년기를 보낼 수 있습니다. 이 장에서는 노인에게서 나타날 수 있는 질환에 대해서 알아보고 이를 어떻게 관리하고 예방해야 하는지 알아보겠습니다.

연하장애

백남종 (재활의학과)

연하란 음식물을 삼키는 동작을 말하고, 이 동작은 크게 3단계로 나뉘게 됩니다. 1단계는 혀가 음식물을 목구멍으로 밀어 넣는 단계, 2단계는 기도의 통로가 막히고 식도가 열려 음식물이 식도로 들어가는 단계, 3단계는 식도의 연동운동으로 음식물이 위로 들어가는 단계입니다. 1단계는 자신의 의지로 할 수 있지만, 2단계부터는 자신의 의지와는 상관없이 몸에서 일어나는 반사적인 동작입니다. 노화가 되면 이러한 연하작용이 원활하지 않을 수 있습니다. 여기에서는 연하장애가 일어나는 원인을 알아보고 이를 어떻게 치료하고 예방해야 하는지 알아보겠습니다.

1 연하장애란 무엇인가요?

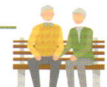

　연하장애는 삼킴 기능의 장애로 인하여 먹는 데 어려움이 있는 것을 뜻합니다. 연하장애는 흡인성 폐렴, 영양장애, 탈수, 체중 감소 및 기도 폐색을 일으킬 수 있어 건강에 심각한 위협이 될 수 있습니다. 연하장애를 일으킬 수 있는 원인은 여러 가지가 있는데, 크게는 신경인성과 비신경인성으로 나눌 수 있습니다.

연하 곤란을 일으키는 여러 가지 원인 질환의 예

- 뇌졸중 및 외상성 뇌 손상
- 운동 신경원 질환 (루게릭병 등)
- 파킨슨병 및 신경 퇴행성 질환
- 회색질 척수염
- 다발성 경화증
- 근육병 (피부근염, 근긴장디스트로피)
- 후두 절제술, 인두 절제술, 식도 절제술
- 두경부암 및 이로 인한 수술
- 경부척추증
- 뇌성마비 및 여러 운동 질환
- 호흡기 의존
- 노화

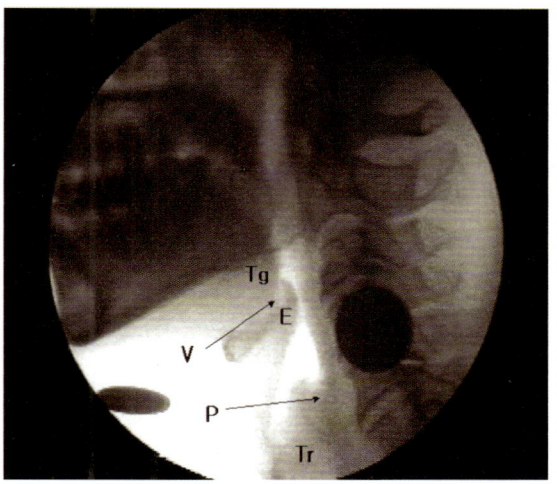

그림 1 비디오 투시 연하 검사의 측면 사진.
E – 후두개, Tg – 혀, V – 후두개계곡, P – 인두, Tr – 기관

　연하장애는 크게 연하의 단계 중 구강기, 인두기, 식도기의 이상으로 인하여 발생할 수 있습니다. 이를 알아내기 위하여 병력을 청취하고 신체 검진을 하는 것은 진단과 치료에 있어서 중요한 과정입니다. 침상에서 신체 검진을 통하여 목, 입, 구인두 및 후두의 이상을 확인할 수도 있는데, 이때 신경학적 검진 역시 함께 진행됩니다. 임상적으로는 침상에서 연하곤란을 간접적으로 볼 수 있으나, 정확한 평가를 위해서는 비디오 투시 연하 검사(VFSS, videofluoroscopic swallow study)를 시행하여야 합니다.(그림 1) 이러한 검사는 흡인과 호흡기 합병증의 위험을 예측할 수 있을 뿐만 아니라 식이 조절 및 치료 방향을 결정할 수도 있습니다.

　뇌졸중은 연하장애의 가장 대표적인 원인으로, 전체 뇌졸중 환자의 51~73%가 연하장애를 가지고 있다고 알려져 있습니다. 또한, 연하장애는 폐렴 발생의 가장 중요한 위험 요인임과 동시에 환자의 기능 회복을 지연시킬 수 있어 임상적으로 중요합니다.

2 연하장애의 발생요인
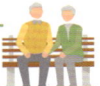

　연하장애의 발생은 나이가 들수록 증가하는 경향을 보이며 노인의 연하장애는 심각한 건강 문제로 대두되고 있습니다. 정상 노화 과정에서도 연하 기능의 장애가 발생할 수 있으며, 구강기 및 인두기를 통과하는 시간이 길어지거나 음식물을 조절하고 조화롭게 삼키는 기능에 이상이 생기게 됩니다. 또한, 인두 압력의 크기가 증가하고 시간이 길어지며, 삼킴 이후에 인두 잔여물이 증가할 수 있습니다.

　이외에도 여러 가지 요인이 연하장애를 발생시키거나 기존의 연하장애를 더 악화시킬 수 있는데, 치아의 이상이나 혀 및 치조의 위축, 미각과 후각의 저하, 구강 근육의 약화, 후두 상승의 저하 등이 이러한 요인입니다.

3 정상 연하의 생리
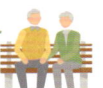

　정상 연하를 일으키기 위해서는 여러 근육이 순서와 시간에 맞추어 수축하여야 합니다. 이러한 순차적인 근육의 수축은 개인의 의지에 의해서 혹은 목의 감각 자극에 의해서 일어날 수 있습니다. 삼킴 과정이 시작되면, 연속적인 근육의 수축은 자동으로 일어나게 되는데, 이러한 삼킴 과정을 담당하는 신경 다발을 중심 패턴 발생기(Central pattern generator)라고 합니다.

　또한, 정상 연하는 크게 세 가지 단계로 나눌 수 있으며 각각을 구강기, 인두기, 식도기라고 부릅니다. 각각의 단계는 특별한 기능을 촉진하며, 각 단계가 손상될 경우 연하장애가 나타나게 됩니다.

1 구강기

　구강기 또는 구강 준비기라고도 하는 이 단계는 음식물을 삼킬 수 있게 만드는 단계입니다. 음식물이 입으로 들어오면 혀 근육이 수축하고 저작근육이 활동하여 음식물을 구강의 앞쪽에서부터 구인두가 있는 뒤쪽으로 밀어주는 역할을 합니다. 이러한 근육들은 전체적으로 조화롭게 운동을 하고, 음식물을 침과 섞은 뒤 구인두로 이동시킵니다. 일반적으로 액체의 삼킴 과정은 전체가 1초 정도, 고형식을 삼킬 때는 5~10초 정도의 시간이 걸립니다.

2 인두기

　인두기는 특별히 더 중요한 단계라 할 수 있는데, 후두 보호 기전이 제대로 작동하지 않으면 이 단계에서 흡인이 발생하기 때문입니다. 인두기에는 여러 가지 움직임이 빠르고 동시다발적으로 발생합니다. 음식물이 들어오면 연구개가 위로 올라가고 설골 및 후두가 전상방으로 이동하며, 성대주름은 중앙으로 이동하고 후두개가 뒤로 접히면서 기도를 보호합니다. 동시에 혀는 후하방으로 이동하면서 인두 쪽으로 음식물을 밀어주는 역할을 합니다.

3 식도기

식도기에서 음식물은 연동운동을 통해 아래로 이동합니다. 하부식도 괄약근은 삼킴 초기에 이완되며, 음식물이 위로 들어갈 때까지 이러한 이완이 유지됩니다. 일단 음식물이 위로 진입하면, 하부식도 괄약근은 닫히게 되어 위·식도 역류를 방지합니다.

4 비디오 투시 연하 검사

비디오 투시 연하 검사는 연하장애 진단의 표준적인 검사입니다. 폐렴의 위험을 예측하기 위해 침상에서 연하 검사를 하는 경우도 있으나, 정확도에 있어서 비디오 투시 연하 검사보다 크게 떨어지는 것으로 알려져 있습니다. 따라서 폐렴의 위험이 있거나 연하장애가 의심되는 환자에게는 일반적으로 비디오 투시 연하 검사를 시행하고 있습니다. 특히 뇌졸중 환자의 40~70%는 흡인 시에도 기침 등 증상이 없는 무증상 흡인이 나타날 수 있어, 증상이 없더라도 연하장애가 의심되는 환자에게는 비디오 투시 연하 검사가 필요합니다.

비디오 투시 연하 검사는 해부학적 구조 및 삼킴 과정에서 각 단계의 생리를 확인할 수 있도록 디자인되어 있어 이러한 검사를 통해 연하의 안전성 및 효율성을 높이는 치료 전략을 결정할 수 있습니다.

5 연하장애의 치료

연하장애의 치료는 크게 두 가지가 있는데, 첫째는 문제가 되는 식이의 점도를 조절하여 치료하는 방법이 있고, 둘째는 구인두부를 자극하는 운동이나 기도를 보호할 수 있는 보상 기법을 사용하는 방법이 있습니다.

1 식이 조절

식이 조절은 연하장애 치료의 가장 중요한 요소 중 하나입니다. 식이 조절은 환자의 상태에 따라 시행될 수 있으며, 환자의 삼킴 기능이 호전되면 다음 단계의 조절 식이를 제공하여 단계적으로 변화시킬 수 있습니다. 아래의 조절식이 단계 표를 참고하시기 바랍니다.

점도에 따라 분류되는 조절 식이의 단계

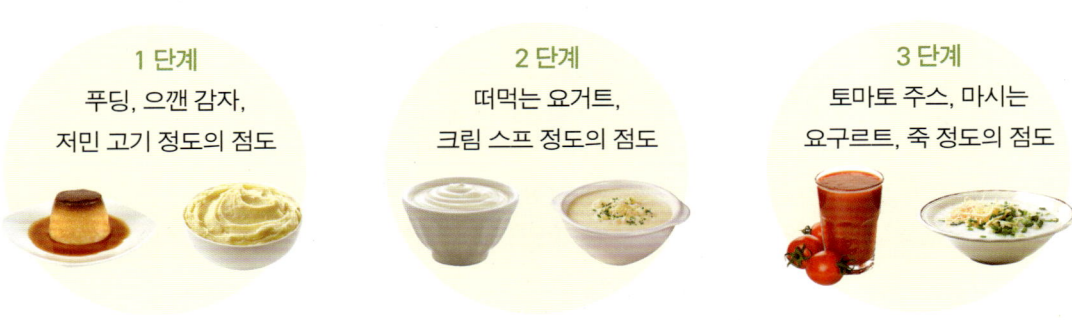

1 단계
푸딩, 으깬 감자,
저민 고기 정도의 점도

2 단계
떠먹는 요거트,
크림 스프 정도의 점도

3 단계
토마토 주스, 마시는
요구르트, 죽 정도의 점도

- 구강기에 문제가 있는 환자는 볼에 음식을 담고 있거나, 씹은 고형식을 인두로 보냈지만 삼키지 않는 등의 증상을 보입니다. 이러한 환자에게는 음식을 갈거나 으깨서 제공하도록 합니다.

- 만약 구강 섭취가 가능하나 점도의 조절이 필요하다고 판단되는 환자의 경우 액체의 점도를 높일 수 있는 증점제를 사용하여 점도를 환자에 맞게 조절할 수 있습니다. 일반적으로 살 수 있는 증점제는 녹말을 기반으로 하여 만들어진 것으로 액체류에 정해진 양을 섞어서 점도를 높여줍니다.

2 운동과 보상 기법

구강운동 및 자극은 연하장애가 있는 환자에게 구강 근육의 힘 및 가동운동범위를 증진시킴으로써 조화로운 삼킴 반응을 일으키게 하며, 하루에 5~10회 정도 시행합니다.

○ 입술 운동

입술 운동은 환자가 먹은 음식이나 액체가 구강 밖으로 다시 나오지 않도록 도와주는 역할을 합니다. 혀 운동은 음식물을 다루고, 가동범위를 증진시켜서 구강의 뒤편 및 인두로 밀어주는 힘을 기르게 합니다. 보상 기법 중 혀를 이로 붙잡고 있는 운동은 후인두벽의 전방 운동을 촉진시키는 운동이라 할 수 있습니다.

○ 전기자극치료

목에 하는 전기자극치료 역시 활발히 시행되고 있는데, 이 치료는 팔이나 다리에 시행하는 전기자극치료와 비슷합니다. 이처럼 전기자극을 통한 감각 자극은 인두부를 자극함으로써 대뇌 인두의 신경 신호 전달을 촉진시키고, 운동 기능에도 좋은 영향을 미칩니다. 이는 연하장애를 가진 뇌졸중 환자에게도 대뇌의 재구성을 일으키는 데 도움을 줍니다.

○ 열-촉각 자극치료

열-촉각 자극 역시 많이 사용되는 기법으로 삼킨의 속도를 증진시키는 효과가 있습니다. 열-촉각 자극은 차가운 얼음으로 환자의 양측 구협궁을 문지르는 자극을 주는 방법으로, 동시에 같은 쪽의 구인두부를 자극하는 방법입니다. 구협궁은 구인두의 구조물 중 하나입니다 이를 통해 삼킴 반응을 일으키는 구강의 민감도를 증가시킬 수 있습니다.

○ 턱 당기기

턱 당기기 자세는 혀의 뿌리와 후인두의 간격을 좁혀줌으로써 인두의 압력을 높여주어 음식물이 인두부를 지나가는 데 도움을 줍니다. 특히 삼킴 반응이 저하된 환자에게 도움이 되는데, 이는 기도의 입구를 좁히고 후두개 계곡을 넓혀 음식물이 인두를 지나가기 전에 기도로 넘어가지 않고 후두개 계곡에 남아있게 하는 데 도움을 주기 때문입니다.

○ 성대폐쇄운동

성대폐쇄운동은 삼킴 반응 동안 기도를 수의적으로 닫아 기도를 흡인으로부터 보호하고자 하는 기법입니다. 특히 인두폐쇄가 저하된 환자에게 효과가 있으며, 처음에는 어렵게 느껴질 수 있으나 다음의 순서에 따라서 천천히 시행하면 쉽게 익힐 수 있습니다.

❶ 깊게 숨을 들이쉬고 숨을 참는다.
❷ 삼키는 동안 숨을 계속 참고 있는다.
❸ 삼키자마자 기침을 한다.

○ 힘껏 삼키기

힘껏 삼키기는 혀의 뿌리부의 후방 운동을 도와주고 이를 통해 음식물이 후두개 계곡에 고여 있는 것을 청소하는 역할을 합니다. 이는 삼킬 때 힘을 주면 되는 쉬운 기법 중 하나입니다.

이외에도 여러 가지 기법과 운동들이 있으며, 이러한 운동과 보상 기법들은 환자의 상태에 맞추어 처방하고 교육하게 됩니다.

3 구강 청결

구강 청결 및 치아 관리는 연하장애의 치료 및 관리에 있어 매우 중요한 부분입니다. 구강 내 분비물은 혀와 구개에 모여서 구강의 민감도를 저하시키고 세균의 증식을 일으킵니다. 노인에게는 구인두부의 세균 증식이 증가함으로써 폐렴의 위험 인자로 작용하게 됩니다. 이러한 구강 내 환경의 변화는 연하장애 및 타액의 분비 감소로 인하여 이차적으로 발생할 수도 있습니다. 특히 폐렴의 예방에 있어서 구강 청결이 중요하므로 젖은 거즈 등을 이용해 분비물을 적절히 제거하는 것이 중요합니다.

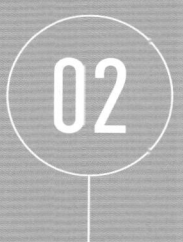

영양불량과 근감소증

장학철 (내분비내과)

최근 우리나라는 출산율이 매우 낮고, 평균 수명이 증가하여 노인 인구가 빠르게 증가하고 있습니다. 통계청 발표에 의하면 65세 이상 노인 인구는 2005년에 9.1%였던 것이 2020년에는 15.7%, 2030년에는 24.1%에 이를 것으로 전망하고 있습니다. 이는 OECD 국가 중에서 가장 빠른 속도입니다. 뿐만 아니라, 서구화된 식습관과 육체 활동의 감소로 인해 국내 비만 인구는 지속적으로 증가하고 있습니다. 최근 10년간 국내에서 시행했던 국민건강영양조사를 살펴보면 노인의 복부비만이 증가하는 것을 볼 수 있었습니다. 당뇨병 및 심혈관질환의 고위험군으로 알려진 대사증후군은 노인에게 흔히 발견되는 증후군으로, 노인 복부비만의 증가가 대사증후군의 증가로 이어지는 것으로 추정할 수 있습니다. 여기에서는 노인의 영양불량과 근감소증에 대해서 알아보고 이를 어떻게 해결하는 것이 좋은지 알아보겠습니다.

1 노인의 영양 결핍 위험성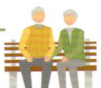

　65세 이상의 노인 중 절반 정도는 치아가 없는 것으로 알려져 있습니다. 치아 상실, 잘 맞지 않는 의치, 치아 및 잇몸의 염증 등은 음식을 씹을 수 없게 만들기 때문에, 육류, 과일, 야채 등을 자주 먹을 수 없게 됩니다. 또한, 대부분의 노인은 침의 분비가 감소하고, 식도의 운동 능력이 떨어져 연하곤란을 느낍니다. 저작능력도 감소하여 음식을 삼키기 위해 적절한 크기로 만들 수 없어서 연하곤란이 더 심해지기도 합니다. 뿐만 아니라 위산, 소화효소, 점액 등의 분비가 감소하고 영양소(칼슘, 철분, 비타민 B_{12})의 소화와 흡수가 감소하여 위장 장애와 영양결핍을 초래할 수 있습니다.

2 감각기능의 변화

　나이가 들면 미각 및 후각도 저하됩니다. 비타민 A나 아연의 결핍, 여러 약제의 복용, 신장 기능의 저하 등이 동반되면 미각이 더 감소합니다. 미각의 감소는 단순히 식욕을 저하하는 것뿐만 아니라 소금, 설탕 등의 조미료 사용을 증가시킬 수 있습니다.
　또한, 시력이 감소하여 음식의 선택을 어렵게 하고 섭취하는 음식물의 종류를 감소시킵니다. 이는 가정에서 음식을 요리하는 데도 어려움을 초래할 뿐만 아니라 일생생활에도 지장을 주어 활동량이 줄어들게 합니다.

3 만성질환과 복용하는 약의 증가

　65세 이상의 노인 중 약 80~90%는 퇴행성관절염, 고혈압, 심혈관질환, 당뇨병, 요통, 만성 폐 질환 등 평균 2.5개의 만성질환을 앓고 있고, 이에 따른 약제의 복용도 많은 것으로 알려져 있습니다. 이처럼 많은 약의 복용은 식욕을 억제하거나 증가시키고, 음식물의 소화, 흡수, 대사 과정을 변화시키는 등 다양한 이유로 영양 상태에 영향을 미칠 수 있습니다.
　노인 환자는 본인이 복용 중인 약제를 잘 알고 있어야 하고, 진료 시에 의사가 확인할 수 있도록 약제 목록을 가지고 있어야 합니다. 특히 우울증, 낙상, 인지장애, 요실금 등의 노인 증후군은 약물에 의해 발생할 수 있기 때문에 이러한 증상이 나타나면 의사와 상의하여 약제 목록을 확인해야 합니다.

4 신체의 변화

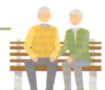

노화가 되면 근육이 줄면서 근력이 감소합니다. 미국에서 70대 초반의 노인 여성을 대상으로 자기공명촬영(MRI)을 이용하여 2년간 신체 성분의 변화를 살펴본 결과, 체중과 체질량 지수는 변동이 없었지만 하지 근육량이 현저히 감소하였고, 또 골량이 유의하게 감소하였습니다. 반면에 복강 내 지방량과 근육 간 지방량은 유의하게 증가하여 체중은 일정하게 유지되었지만, 다리의 힘이 줄어들고 배가 나오게 되었습니다.(그림 2) 또한, 25세 남성과 72세 남성의 허벅지를 CT로 촬영했을 때, 72세 남성의 허벅지 근육 면적은 25세 남성에 비해 현저하게 감소하였고, 피하지방과 근육 간 지방 면적이 증가하였습니다.(그림 3)

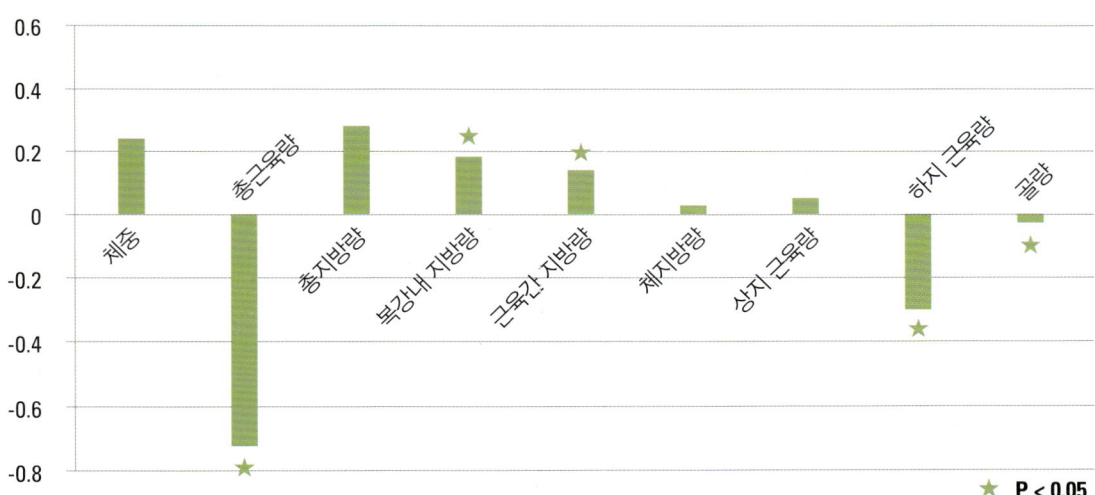

그림 2 70대 노인 여성을 대상으로 살펴본 2년간의 신체성분 변화

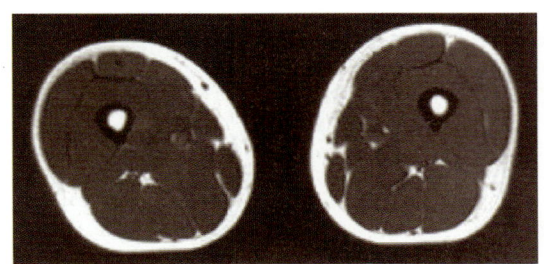
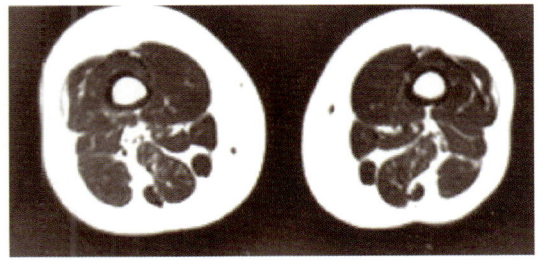

그림 3 25세 남성(왼쪽)과 72세 남성의 허벅지(오른쪽)를 CT로 촬영한 사진

근육량의 감소와 이에 따른 근력의 감소는 일반적으로 20~30대부터 시작되고, 근육량이 많은 남성이 여성보다 더 빠르게 감소하는 것으로 알려져 있습니다. 정상 신체기능을 유지하기 위해서는 적정한 근력이 필요하며, 이 근력을 결정하는 가장 중요한 인자는 골격근량(근육량)입니다. 따라서 나이가 들어 이 근육량이 감소하면 근력이 저하되고 이에 수반되는 신체기능 장애가 증가하게 됩니다.

　55세 이상의 남성과 여성을 대상으로 악력과 근육량을 측정하여 이들의 관계를 살펴보았을 때, 남성과 여성 모두 근육량이 많으면 악력도 강했습니다. 하지만 여성의 경우 체지방량이 많으면 근육량과 악력의 관계가 약해졌고, 남성은 연령이 증가하면서 근육량과 악력의 관계가 강해졌습니다. 또 걸음 속도가 느린 노인의 경우 체지방이 많았고, 허리둘레가 컸으며, 근육량이 상대적으로 적었습니다. 따라서 근육량뿐만 아니라 체지방량도 근력에 큰 영향을 준다는 것을 알 수 있습니다.

　근육량이 줄고 체지방이 증가하면 신체기능 장애의 위험이 증가할 뿐만 아니라, 심혈관질환 및 당뇨병 등 대사질환의 발생도 증가합니다. 근육량 및 근력의 감소는 신체 활동을 감소시키고, 이로 인해 기초 대사량도 감소하게 합니다. 또한, 체지방 또는 복강 내 지방을 증가시켜 심혈관-대사질환을 초래합니다. 최근에는 이러한 신체성분의 변화에서 근육량이 적은 경우를 근감소증이라 부르고, 근육량도 적고 복부 지방이 많은 경우를 근감소성 비만이라고 부릅니다.

5 근감소증이란 무엇인가요?

　근감소증은 근육을 뜻하는 그리스어 "sarx"와 감소라는 뜻의 "penia"가 합쳐진 말로, 노화로 인한 근육의 감소를 의미합니다. 근육의 감소는 주로 사지 골격근에서 발생합니다. 일부 의사들은 근감소증을 사지 골격근 감소와 함께 수반되는 근력의 저하를 포함한 개념으로 사용하기도 하지만 근감소증은 주로 '골격 근육의 감소상태'를 뜻하는 것으로 사용합니다.

　근감소증은 노화와 연관되어 나타나는 점진적인 골격 근육의 감소를 말합니다. 따라서 악성 종양의 말기나 심한 만성질환일 때 나타나는 현저한 근육 소실 상태인 악액질, 급성질병으로 인한 근육소모, 신경질환으로 나타나는 근육위축과 같은 근육 자체의 질병과는 구별되어야 합니다.

1 근육량은 어떻게 측정할까요?

근육량을 측정하는 방법은 MRI나 CT를 이용하여 우리 몸의 횡단면을 1~2cm 간격으로 촬영하고 근육의 단면적을 구하여, 이를 합하면 측정할 수 있습니다. 그러나 MRI나 CT 촬영은 많은 비용이 들기 때문에 골밀도 측정에 사용하는 DXA나 비만도 측정에 사용하는 BIA로 측정합니다.

그림 4과 같이 DXA를 이용하면 우리 몸의 신체 성분을 분석할 수 있고, 사지의 근육량을 합하여 골격근량을 구할 수 있습니다. 다른 방법으로는 생체 저항값을 이용한 BIA로 신체의 체지방량을 측정하여 근육량으로 환산하는 방법이 있습니다. 실제 진료에서는 MRI나 CT보다는 **그림 5**와 같이 DXA나 BIA를 이용하여 근육량을 측정하게 됩니다. 최근 유럽 근감소증 연구회에서는 연구 목적으로 CT, MRI, DXA, BIA 등의 방법을 권장하였고, 실제 진료 목적으로는 DXA, BIA 등의 방법으로 근육량 측정을 권장합니다.

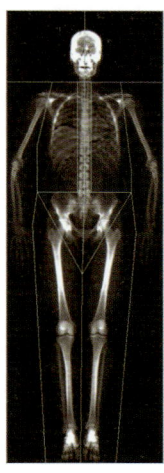

DXA Results Summary:

Region	BMC(g)	Fat Mass(g)	Lean Mass(g)	Lean+ BMC(g)	Tatal Mass(g)
L Arm	142.88	1723.6	1711.5	1854.4	3578.0
R Arm	162.16	15559.1	1764.3	1926.4	3485.6
Trunk	576.13	13157.8	24272.5	24848.7	38006.5
L Leg	407.72	4285.5	5929.1	6336.8	10622.3
R Leg	397.16	4239.0	5913.2	6310.4	10549.4
Sub total	1686.05	24965.1	39590.6	41276.7	66241.8
Head	444.22	1033.2	2759.6	3203.9	4237.0
Total	**2130.27**	**25998.3**	**42350.3**	**44480.5**	**70478.8**

그림 4 DXA를 이용한 골격 근육량 측정의 예
DXA를 이용하면 신체의 부분별로 근육량을 측정할 수 있어, 사지의 근육량을 합하면 골격근량을 측정할 수 있다.

체성분 분석 Body Composition Analysis

	측정치	체수분	근육량	체지방량	체중
체수분 (L) Total Body Water	27.5 (26.3~32.1)	27.5	35.1 (33.3~40.7)	37.3 (35.8~43.7)	59.1 (43.9~59.5)
단백질 (kg) Protein	7.2 (7.0~8.6)				
무기질 (kg) Minerals	2.63 (2.44~2.98)				
체지방 (kg) Body fat Mass	21.8 (10.3~16.5)				

골격근 · 지방 분석 Musele-Fat Analysis

	표준이하	표준	표준이상
체중 (kg) Weight		59.1	
골격근량 (kg) Skeletal Muscle Mass	19.6		
체지방량 (kg) Body fat Mass		21.8	

그림 5 BIA를 이용하여 골격 근육량을 측정한 예

2 근감소증은 어떻게 진단할까요?

보편적으로 사용되는 근감소증의 임상적 진단법은 미국 뉴멕시코 노인건강연구 결과를 바탕으로 제안되었습니다. DXA로 측정한 사지 근육량을 키로 보정한 근육량 지표(kg/m^2)가 젊은 성인의 평균보다 −2 표준편차 이하로 감소한 경우를 근감소증으로 진단할 것을 권장하였습니다.

하지만 기존의 연구에서 인종, 비만도에 따라 근육량 또는 근육량 지표에 차이가 있다는 점이 지적되어, 인종에 따른 근감소증의 진단기준치는 달리 정해져야 합니다. 이러한 문제점을 해결하고자 최근 유럽 근감소증 연구회에서는 통일된 근감소증의 진단기준을 제안하였습니다.

유럽 근감소증 연구회에서는 근감소증을 지속적이고, 전신적인 골격 근육량과 근력의 감소로 정하였습니다. 이는 근력이 근육량에만 의존하는 것이 아니며, 근력과 근육량의 관계가 직선적 관계가 아니기 때문입니다. 따라서 근감소증의 진단에는 근육량의 감소와 근육 기능의 감소(근력 또는 수행기능)가 함께 있어야 합니다.

유럽 근감소증 연구회에서 권장한 근감소증의 진단을 위한 검사방법

	연구용	진료용
근육량	Computed tomography (CT) Magnetic resonance imaging (MRI) Dual energy X-ray absorptiometry (DXA) Bioimpedance analysis (BIA)	BIA DXA 신체계측
근력	악력 (Handgrip strength) 하지 근력검사 폐기능 검사	악력
신체기능	Short Physical Performance Battery (SPPB) 평소 걸음속도 일어나서 다녀오기 검사 계단 오르기 검사	SPPB 평소 걸음속도 일어나서 다녀오기 검사

유럽 근감소증 연구회에서는 근감소증의 단계를 근감소증 전 단계, 근감소증, 중증 근감소증의 3단계로 구별하였습니다. 근감소증 전 단계는 근육량의 감소는 있지만, 근력이나 신체수행기능에는 지장이 없는 단계이고, 근육량을 정확히 측정하는 방법으로만 발견되는 경우입니다. 근감소증은 근육량의 감소와 근력의 저하 또는 신체수행기능이 저하된 경우이고, 중증 근감소증은 근육량의 감소와 근력 저하, 그리고 신체수행기능이 모두 저하된 경우입니다.

유럽 근감소증 연구회에서 제안한 근감소증의 정의와 단계

단계	근육량	근력		신체기능
근감소증 전단계	↓			
근감소증	↓	↓	or	↓
중증 근감소증	↓	↓		↓

3 근감소증은 왜 발생할까요?

근육의 감소는 매우 다양한 이유로 발생합니다. 일차성 근감소증은 노화로 인한 성호르몬의 감소, 성장호르몬 및 인슐린 양성장인자 –1의 감소, 미토콘드리아의 기능부전 등이 복합적으로 작용하여 발생하는 것으로 추정되고 있습니다.

이차성 근감소증은 노화 이외의 다른 원인이 주도적으로 작용한 경우입니다. 예를 들면 비활동적인 생활 또는 무중력 상태처럼 육체활동이 감소하여 근감소증이 발생하는 경우도 있고, 진행된 장기부전(심장, 신장, 간, 폐 등)이나 악성 종양, 뇌졸중과 같은 신경질환, 만성염증 등 질병으로 근감소증이 발생할 수 있습니다. 또 소화기질환, 흡수장애 등으로 단백질 섭취가 감소하여 발생하는 경우도 있습니다. 노인은 식욕부진과 소화장애 등이 흔히 동반되고, 만성질환을 앓고 있는 경우도 많아 근감소증이 더 빠르게 진행될 수 있습니다.

4 근감소증은 다음과 같은 임상적 문제를 일으킵니다.

사지 골격근육이 감소하면 그만큼의 근력이 저하되는데, 근력이 신체기능을 유지하기 위한 최소 근력 이하로 감소하게 되면 다양한 신체적 장애가 발생할 수 있습니다. 뉴멕시코 노인건강연구에서는 근감소증이 있으면 일상생활에서 3가지 이상의 신체장애를 동반할 위험도가 4배 증가하고, 신체균형의 장애는 2~3배, 보행장애와 지팡이 등 보조기를 이용하게 되는 경우와 낙상의 위험은 약 2배 증가한다고 하였습니다. 또 정상적인 신체기능을 가지고 있었던 70대 노인들을 대상으로 한 Health ABC연구에서도 근감소증이 신체장애 발생의 중요한 위험인자임을 제시하였습니다.

Health ABC연구에서는 연구 시작 당시에 하지 근력이 낮은 노인들을 6년간 추적 조사한 결과, 사망률이 현저히 증가함을 발표하였습니다. 이처럼 노인의 골격근량과 근력의 유지는 신체기능의 유지, 신체장애 예방, 사망률과도 밀접한 관계가 있어서 매우 중요합니다.

근육량이 줄면 상대적으로 체지방이 증가합니다. 이러한 신체성분의 변화는 약제의 체내 분포에 변화를 초래하고, 이로 인하여 약제의 부작용이 증가할 수 있습니다. 또 근육량의 감소와 체지방의 증가는 인슐린 저항성을 초래하여, 대사증후군과 대사 질환을 발생시키고, 이로 인한 사망을 증가시킬 수 있습니다.

5 우리나라 노인 중에서 근감소증은 얼마나 있을까요?

아직 세계적으로 근감소증을 진단하기 위한 통일된 진단기준이 없어, 진단방법과 기준에 따라 우리나라 노인의 근감소증 빈도는 차이가 있습니다. 성남시에 거주하는 65세 이상의 노인을 대상으로 조사한 성남노인연구에서 평균 연령이 73세인 남성 노인에서는 30~35%, 여성 노인에서는 15~60%에서 근감소증이 발견되었습니다. 또 우리나라에서 시행된 국민건강영양조사 자료를 분석한 연구에서는 65세 이상의 노인에서 근감소증의 빈도는 남성 노인이 10.4%, 여성 노인이 10.7%였습니다. 연령이 증가하면 근감소증의 빈도는 지속적으로 증가하는 것으로 나타났으며, 우리나라 상당수의 노인에게서 근감소증이 발견되었습니다.

6 근감소증의 예방 및 치료

노화에 따른 골격 근육의 감소는 어떤 원인으로 발생하는지가 명확하지 않고, 다양한 원인이 복합적으로 작용하여 발생하는 것으로 생각하기 때문에 현재까지 특이한 치료법이 개발된 것은 없습니다. 성장호르몬, 남성호르몬, 여성호르몬, DHEA-S 등을 이용한 호르몬 보충요법의 연구도 시도되었지만, 기대에 비하여 효과가 미진하고 오히려 부작용이 커서 임상에 적용하지 못하고 있습니다. 현재까지는 저항성 운동을 위주로 한 운동 프로그램과 단백질 보충 또는 비타민 D를 보충하는 영양요법이 근감소증의 예방 및 치료에 큰 도움이 될 수 있습니다.

1 근감소증 예방 및 치료를 위하여 어떤 운동을 해야 하나요?

운동은 크게 유산소 운동(걷기, 조깅, 줄넘기, 자전거, 테니스, 수영, 에어로빅 등)과 저항성 운동(근력 운동 등)으로 구별해서 합니다. 유산소 운동을 하면 심폐지구력이 좋아지고 체지방, 특히 내장지방이 감소하여 심혈관 및 대사질환의 예방과 관리에 큰 도움이 됩니다. 나이가 들면서 근육량과 근력이 감소하는 것은 근육 수축에 동원되는 근섬유의 수와 크기가 감소하기 때문입니다. 저항성 운동을 하면 근육의 크기와 수를 증가시켜 근육량이 늘어나고, 근력이 좋아집니다. 유산소 운동은 비록 근육량 증가에 기여하는 정도가 상대적으로 낮지만 근섬유의 횡단면적을 증가시킵니다.

저항성 운동은 도수 체조와 같이 체중을 이용하기도 하고 스프링, 고무줄 또는 탄력 밴드 등과 같이 탄성력이 있는 도구를 사용하기도 합니다. 또한, 바벨, 아령과 같이 중량을 자유롭게 선택할 수 있는 운동기구를 사용할 수도 있습니다.

저항성 운동의 초기 부하를 결정할 때는 다양한 방법들이 적용되는데 가벼운 무게로 시작하여 6~10회 반복하면서 심장박동수와 혈압이 개인별 허용범위 내에 있는 것이 안전합니다. 해당 하중으로 운동을 시작하여 잘 견디면 매 1~2주마다 반복 횟수를 10~15회로 늘리고, 또 잘 견디면 15~20회로 증가시킵니다. 운동이 편해지고, 잘 진행된다면 설정 횟수를 2~3회까지 증가시킬 수 있으며 하중을 늘릴 수도 있습니다. 일반적으로 상체 운동의 경우에는 2~5파운드(1~2kg), 하체 운동의 경우에는 5~10파운드(2~4.5kg)가 적절합니다.

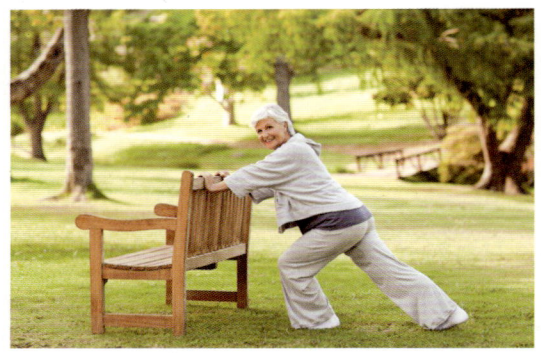
등척성 운동

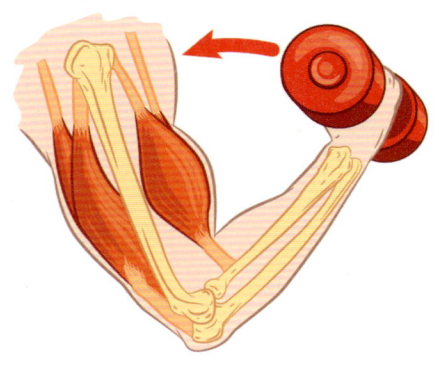
등장성 운동

　실제 노인들을 대상으로 한 12주 고강도 저항성 운동은 근력을 100% 증가시켰고, 근육의 횡단면적도 11% 증가시켰다는 연구결과가 있습니다. 또 요양원에 입소 중인 고령의 노인을 대상으로 저항성 운동을 하였을 때, 걸음 속도, 계단 오르기 등 신체적 활동이 향상되었고, 이들 노인에게서 근육의 횡단면적과 근력이 증가했다는 결과가 발표되기도 하였습니다.

　권장되는 운동 프로그램은 관절가동범위 운동 및 스트레칭(유연성) 운동, 유산소 운동, 저항성 운동 등이 포함된 프로그램을 추천하고 있습니다. 관절가동범위 운동은 관절이 제한 없이 잘 움직일 수 있게 하기 위함이고, 스트레칭은 유연성 운동으로 추천됩니다. 근육 강화를 위한 운동은 고정된 물건에 최대한 힘을 가하는 등척성 운동과 무게를 이용하는 등장성 운동이 있습니다.

　등척성 운동은 정적 운동으로서, 운동 시에 근육의 길이가 변하지 않습니다. 등척성 운동은 기구 없이 맨손으로 할 수도 있고 탄력고무밴드를 이용해서 할 수도 있습니다. 운동을 할 때는 1~3회 반복하고, 6~8초 동안 지속하며 운동 사이에는 15~20초 동안 휴식을 합니다.

　등장성 운동은 무게를 이용하는 운동으로 웨이트 트레이닝이라고 하기도 합니다. 기구나 탄력 밴드를 이용하여 일주일에 세 번, 격일로 운동을 합니다. 각각의 운동을 8~16회 하며 매 회수마다 2~3초 정도는 근육을 완전히 이완합니다. 운동 사이에는 15~60초 정도 휴식을 합니다.

2 근감소증 예방 및 치료를 위하여 어떠한 식이요법이 필요할까요?

　노인은 다양한 원인으로 식욕부진, 흡수장애 등이 발생할 수 있고, 이로 인한 영양불량 상태가 일어날 수 있어서 근감소증이 악화될 위험이 높습니다. 식사를 통하여 섭취해야 할 영양소 중 단백질은 근육 단백질 대사에 중요한 역할을 하므로 단백질 섭취의 부족은 근감소증 발생을 야기할 수 있습니다. 일반적으로 하루 단백질 섭취 권장량은 0.8g/kg이지만, 70세 이상의 노인 중 40%가 단백질 섭취 권장량 이하를 섭취하는 것으로 알려졌습니다.

　근감소증의 예방 및 치료전략으로 단백질 섭취량을 하루 0.8~1.6g/kg을 충족하는 방법과 필수 아미노산을 보충하는 방법이 연구되었습니다. 비록 노인의 골격근 단백질 합성은 젊은이에 비해 저하되어 있으나, 단백질 또는 아미노산을 보충하면, 단백질 합성이 유의하게 증가한다는 것이 알려졌습니다. 아미노산 중에서도 루이신은 단백질 합성을 촉진시키는 대표적인 아미노산입니다. 루이신의 하루 권장 섭취량은 6~8g이고, 쇠고기, 어류, 콩류 등에 많이 함유되어 있습니다.

비타민 D는 골다공증과 관련이 있는 것으로 이미 잘 갈려져 있지만, 최근에는 근력 유지와 낙상 예방에도 중요하다는 것으로 알려지면서 근감소증의 치료에 비타민 D의 역할이 관심을 받게 되었습니다. 실제로 비타민 D의 농도가 낮은 노인에게서 근감소증의 빈도가 높고 신체기능과 균형감각이 저하되었다고 합니다. 노인의 50~70%는 비타민 D의 부족 또는 결핍이라는 조사결과도 있어, 현재 하루 800IU의 비타민 D를 보충할 것을 권장하고 있습니다.

욕창

김정윤 · 허찬영 (상처간호사 / 성형외과)

욕창은 한 자세로 오래 있을 경우 혈액순환이 되지 않아 피부가 손상되는 현상입니다. 이는 거동이 불편한 노인에게서 나타날 수 있는 현상으로 예방과 관리가 중요합니다. 여기에서는 욕창에 대한 이해와 관리, 예방법을 알아보겠습니다.

1 욕창이란 무엇인가요?

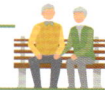

욕창은 신체의 일정한 부위에 지속적이거나 반복적으로 압력이(전단력과 압력이 결합된 힘) 가해져 혈액순환장애로 생긴 피부와 그 밑에 있는 조직에 국한된 손상을 말합니다.

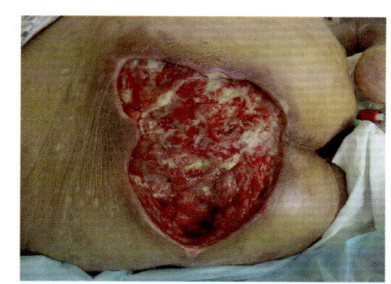

욕창은 이럴 때 생길 수 있어요

지속적인 압력

- 압력 경감을 위한 자세변경 없이 오랜 시간 동안 앉아있는 경우
- 자세변경 없이 오랜 시간 동안 누워있는 경우
- 침대에 뼈 돌출부위 보호를 위한 패드를 대지 않은 경우
- 옷이나 신발이 꽉 조이는 경우
- 단단한 물체(소변줄, 솔기가 많은 옷, 매트리스의 버튼)에 대고 앉거나 누워있는 경우

전단력

- 피부와 돌출된 뼈가 서로 다른 방향으로 움직인 경우
- 침상 머리를 30도 이상 높여 기울여 앉아있는 경우

마찰 등의 손상

- 이동 시 시트에 밀려 마찰로 인한 손상에 지속적인 압력이 가해지는 경우
- 이동 시 낙상하거나, 물체에 부딪힌 피부 손상에 지속적으로 압력이 가해지는 경우
- 이동 시 들어서 이동하지 않고, 끌어서 움직이는 경우

2 노인 욕창 예방의 중요성

　욕창은 신체, 정신, 심리, 사회적 문제와 기능변화 그리고 일상생활 수행 능력이 감소한 노인에게 흔히 나타날 수 있는 건강 문제입니다. 건강한 사람은 끊임없이 자세를 변경하고 움직일 수 있지만, 움직임이 적고 감각이 떨어진 사람은 자연적인 피부 손상에 대한 방어기전이 상실되어 욕창의 위험성이 높아지게 됩니다.

　욕창이 발생하면 기능적인 회복을 방해할 뿐 아니라 통증, 감염 등의 합병증과 재입원, 입원 기간 연장의 주된 원인이 되며, 치료 비용의 증가, 움직임의 제한으로 개인의 삶의 질을 떨어뜨릴 수 있습니다. 하지만 욕창은 예방과 관리를 통해 발생을 90% 정도 막을 수 있다고 보고되고 있습니다. 따라서 꾸준히 욕창 예방을 위한 간호를 제공하는 것이 무엇보다 중요하다고 할 수 있습니다.

3 욕창의 발생요인

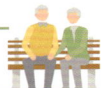

　욕창의 발생은 크게 세 가지 요인에 의해서 나타납니다.

　첫째, 근력약화로 인해 독립적인 이동과 자세변경이 어려워지면서 지면에 장시간 접촉되거나 눌리는 경우에 욕창 발생 위험이 커지게 됩니다.

　둘째, 감각저하로 인해서도 욕창 발생 위험이 커지게 됩니다. 일반적으로 피부 압박에 의한 허혈로 통증이 느껴지게 되면, 의식적으로 움직여서 자신을 보호하려는 조치를 취할 수 있지만, 통증을 비롯한 여러 가지 감각이 저하된 환자는 피부 압박 증세를 느끼지 못하고 욕창이 진행된 후에 알게 되는 경우가 많이 있습니다.

　셋째, 관절 구축, 척수 측만증, 골반 비틀림, 심한 경직 등으로 인해 올바르지 않은 자세를 취함으로써 몸의 특정 부위에 압력과 전단력이 과도하게 작용하여 욕창 발생 위험이 커지게 됩니다.

연령	나이가 들면, 근육량과 피부 탄력성이 줄어들면서 완충 역할을 해줄 조직이 줄어들어 욕창 발생 위험이 커지게 됩니다.
건강 문제	여러 가지 건강 문제를 같이 가지고 있으면 욕창 발생 위험이 커지게 됩니다. 특히 심장병, 당뇨병, 신장 질환, 폐 질환, 영양실조 그리고 빈번한 요로 감염 등이 이에 해당합니다.
흡연	순환계 문제는 피부에 영향을 미치고 욕창 발생률을 높일 수 있습니다. 흡연은 순환계를 손상시키기 때문에 금연을 해야 합니다.
활동	활동량(사회생활, 직장생활, 학교생활, 레저활동 등)이 적을수록, 욕창 발생 위험이 커지게 됩니다. 신체활동과 사회생활은 몸과 마음에 좋은 영향을 미치기 때문에, 활동하는 것만으로도 건강이 향상될 수 있습니다. 가끔은 혼자 있는 시간도 필요하지만, 고립되지 말고, 가족, 친구 그리고 외부 세계와 접촉을 해야 합니다.
피부 습기	피부가 축축한 상태로 지속되거나, 실금으로 인해 회음부, 항문 주위가 습해질 경우 피부 손상과 피부 감염 위험성이 높아지게 됩니다. 따라서 습기로부터 피부를 보호하고 관리하는 것이 필요로 합니다.
정신적 고통	자신의 감정 상태는 전체적인 건강에 영향을 미칩니다. 누구든 인생의 어느 시점에서 우울, 분노, 불안, 좌절을 경험하거나 자존감 또는 자신감, 의욕이 떨어지는 때가 있는데, 이러한 감정이 너무 강해지면 자신을 제대로 돌보지 못할 수도 있습니다.
불법 약물, 알코올	불법 또는 부적절한 약물 남용이나 알코올을 복용하는 사람들은 자신의 건강을 돌보지 않는 경우가 많고 질병 예방 지침을 준수할 가능성이 낮습니다. 특히 약물 오남용과 알코올은 건강상 악영향을 미칠 수 있으므로 주의해야 합니다.
영양실조	욕창 환자에게 영양실조는 욕창의 발생뿐만 아니라 악화의 원인이 됩니다. 따라서 균형 잡힌 식사를 해야 하며, 비타민제 복용이나 식이 보충과 같은 영양 상담이나 교육을 받는 것이 좋습니다.
혈액순환	사지가 마비되면 운동을 할 수가 없고, 혈액순환 감소와 부종을 초래하게 되는데 이는 피부에 영양분이나 산소 공급의 감소를 유발하게 됩니다. 또한, 당뇨, 고지혈증, 고혈압 역시 혈액순환을 방해하므로 이러한 질환을 앓고 있다면 발, 무릎 부위에 특히 주의를 기울여야 합니다.
전신상태	열, 감염(요로 감염 등), 부적절한 영양 상태, 만성질환을 앓고 있는 경우에 욕창 발생 위험이 커지게 됩니다.
강직	강직은 팔, 다리가 물체에 부딪히는 원인이 될 수 있으며, 침대 시트와 같은 표면에 마찰을 일으켜 피부 손상의 원인이 될 수 있습니다.

4 욕창의 단계

욕창은 몇 가지 단계로 분류하여 심각성의 정도를 결정합니다. 단계에 따라 손상의 정도와 회복 시기, 치료 방법이 달라질 수 있으므로 이를 정확히 아는 것이 중요합니다.

욕창 분류	피부 상태	관리
1단계 욕창	• 뼈 돌출 부위에 피부 손상 없이 붉게 발적된 상태 • 주변 조직보다 통증이 있거나, 단단하거나, 부드럽거나, 따뜻하거나, 차가울 수 있음 • 발적은 손으로 눌렀다 떼었을 때, 하얗게 변하지 않음 • 압력을 제거한 20~30분 후에도 정상 피부로 회복되지 않음	• 발적 부위에 압력이 가해지지 않도록 주의 • 비누와 물로 환부를 깨끗이 닦고 보습제와 피부 보호 크림 사용(절대 문질러서는 안 됨) • 균형 있는 식이와 충분한 수분 섭취 • 의복, 이동, 자세변경을 잘하고 있는지 평가 • 평상시보다 더 자주 피부 상태를 관찰
2단계 욕창	• 피부가 일부 손상되어 붉거나 핑크빛의 얕은 상처를 보임	• 1단계에서 제시한 관리법 • 드레싱 및 관리를 위해 의료진에게 보고 • 감염 증상(진물 증가, 악취, 진물 색깔 변화 : 녹색, 화농색, 상처 크기 증가)을 관찰하고 발견 시 의료진 방문
3단계 욕창	• 지방층이 드러나 있지만 뼈나 근육은 노출되어 있지 않은 상태 • 눈으로 보이는 것보다 상처 크기가 훨씬 크고 상처 안쪽으로 연결된 통로도 있을 수 있음 • 지방이 많지 않은 부위나 환자의 경우 얕은 손상에도 3단계 욕창 가능성이 있음	• 1단계에서 제시한 관리법을 따름 • 죽은 조직 제거, 상처 세척, 항생제 사용 등을 위해 의료진 방문

4단계 욕창 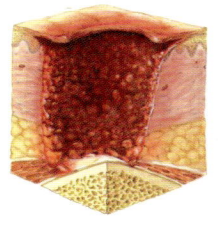	• 뼈나, 인대, 근육층까지 손상된 상태로 죽은 조직들이 상처 바닥에 있을 수 있음 • 상처 크기가 훨씬 클 수 있고 상처 안쪽으로 연결된 통로도 있을 수 있음	• 즉각적으로 의료진 방문 • 수술적 치료 필요 가능성
심부조직손상 의심 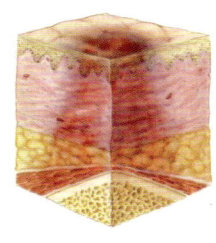	• 국소 부위에 보라색이나 갈색의 변색은 있으나 피부 손상은 없음 • 혈액이 찬 물집이 관찰될 수 있음 • 통증이 있고, 단단하고 약하거나, 습하거나, 따뜻하거나, 차가울 수 있음 • 진행이 빠르며 적절한 치료에도 불구하고 깊은 손상이 나타날 수 있음	• 1단계에서 제시한 관리법을 따름 • 주변 피부에 발적, 열감이 느껴지면 즉각적으로 의료진 방문
미분류 욕창 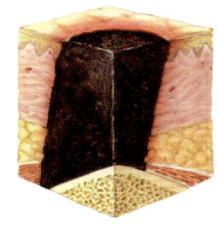	• 상처 바닥이 죽은 조직으로 덮여 있어 조직 손상의 깊이를 정확히 알 수 없는 상태 • 죽은 조직이 제거된 후에는 3~4단계의 욕창이 되는 경우가 많음	• 즉각적으로 의료진 방문 • 수술적 치료 필요 가능성

5 욕창이 잘 생기는 부위

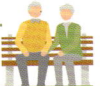

　욕창은 주로 지방과 근육이 적고 뼈가 돌출된 부위, 앉거나 누운 자세에서 지면에 자주 닿는 부위에 많이 발생합니다.

1 장시간 누워있는 경우

　장시간 똑바로 누워있는 경우 머리 뒤통수, 어깨, 척추 부위, 팔꿈치, 꼬리뼈, 발뒤꿈치에 발생하고, 장시간 측위로 누워있는 경우에는 귀, 어깨, 장골, 대전자, 복사뼈, 무릎에 욕창이 생길 가능성이 많습니다.

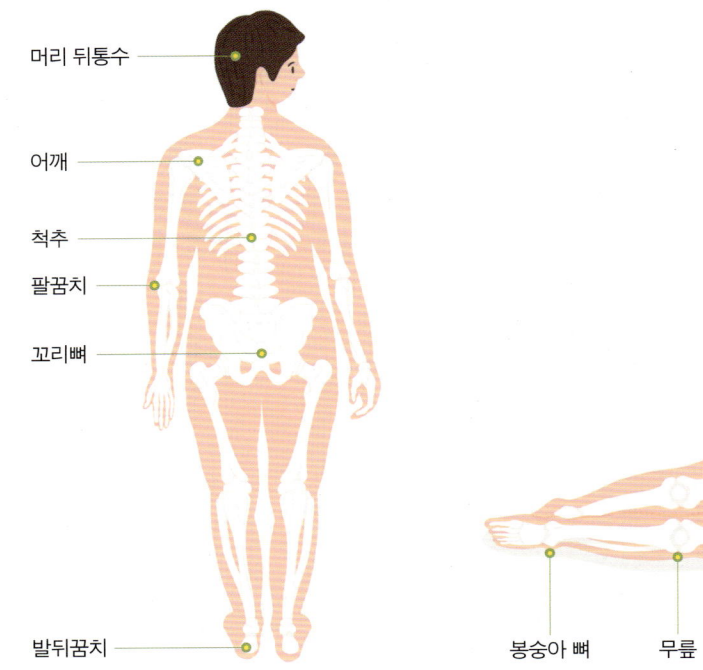
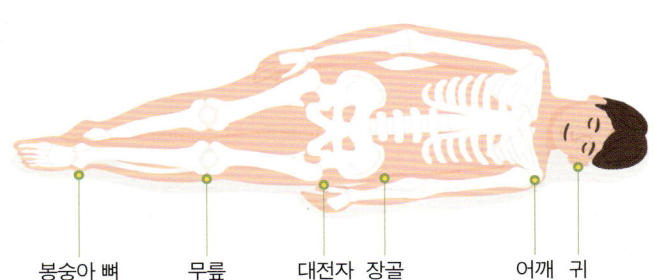

2 장시간 앉아있는 경우

장기간 앉아있는 경우는 어깨, 척추, 천골, 좌골, 꼬리뼈, 무릎 뒤, 발뒤꿈치에 욕창이 생길 가능성이 많습니다.

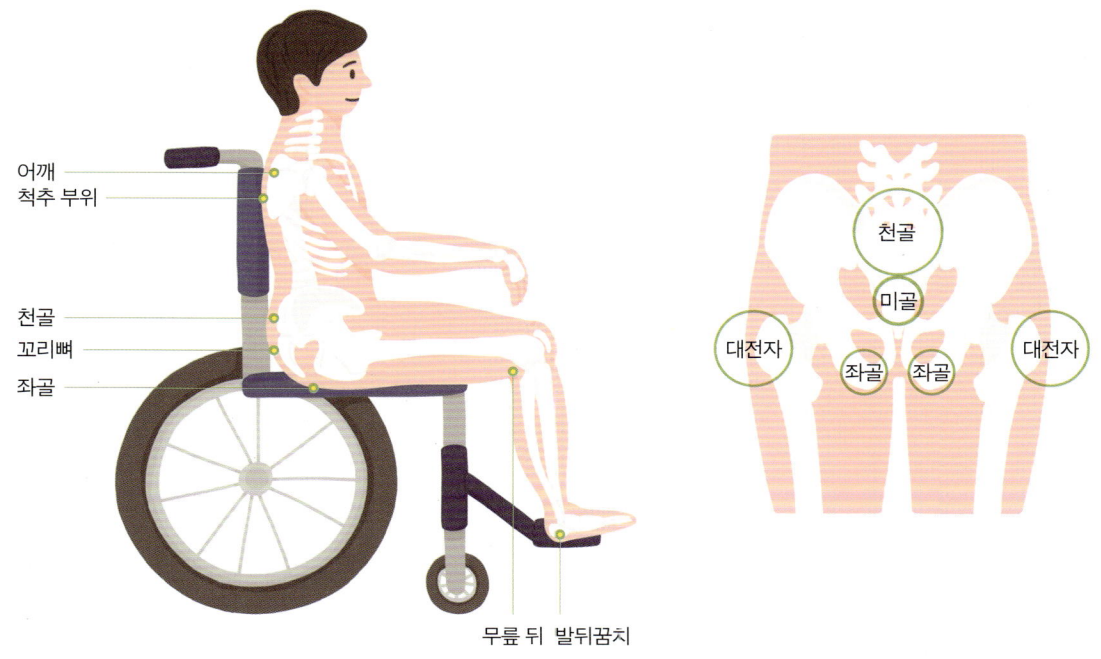

TIP 욕창이 발생했을 때는 어떻게 해야 하나요?

욕창은 초기 단계에 발견 시 빨리 치료가 될 수 있습니다. 따라서 피부 상태 변화를 조기에 알아차리면, 빨리 치료를 시작할 수 있고 더 심각하게 진행될 위험 요인을 감소시킬 수가 있습니다. 만일 24시간 이내에 피부 이상 부위가 회복되지 않는다면 의료진을 방문하는 것이 좋습니다.

6 욕창 예방을 위한 활동

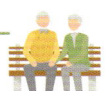

욕창을 예방하기 위한 가장 이상적인 방법은 욕창 발생 자체를 막을 수 있는 치료법을 개발하는 것이겠지만, 아직까지 욕창 발생을 100% 막을 수 있는 치료법은 존재하지 않습니다. 하지만 대부분의 욕창은 예방이 가능하며, 이는 고통과 불편을 줄여주는 것은 물론 비용적인 측면에서도 발생 후에 치료하는 것보다 더 저렴합니다.

1 피부관리

욕창을 예방하기 위해서는 매일 피부를 관찰하고 관리해야 하는데, 먼저 피부를 깨끗하게 하고 땀이나 실금으로부터 건조하게 유지하는 것이 좋습니다. 또한, 피부 상태 변화를 알기 위해 매일 피부를 관찰하고, 적절한 혈액순환이 유지되도록 하며, 충분한 영양과 수분섭취를 하는 것이 좋습니다.

너무 건조한 피부는 촉촉한 피부보다 더 약하여 쉽게 손상을 받을 수 있고, 반대로 과도한 수분은 피부에 있어 짓무름, 마찰력이나 전단력 등으로 인한 손상의 위험을 증가시킵니다. 따라서 피부 상태에 따른 정확한 평가 및 관리는 욕창 예방에 있어 무엇보다도 중요한 요소라고 말할 수 있습니다.

● 피부 관찰하는 방법

피부 관찰은 욕창을 예방하는 데 매우 중요한 부분으로, 욕창 발생의 초기 단계를 파악하기 위해 필수적으로 해야 합니다.

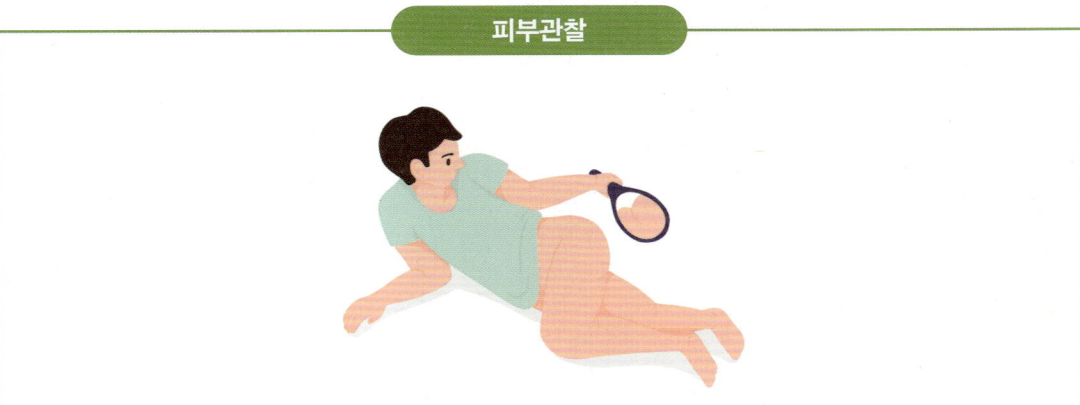

피부관찰

- 거울을 사용하여 눈으로 관찰하고, 손으로 만져보면서 적어도 하루에 두 번 관찰합니다.
  (기상 후, 잠들기 전)
- 혼자 관찰할 때는 손잡이가 있는 거울이나 자체 검사용 반사경을 사용합니다.
- 관찰 부위는 자주 취하는 체위에 따라 욕창 호발 부위, 피부가 접히는 부위(사타구니, 엉덩이, 가슴), 보조기(브레이스)를 착용하는 부위, 몸의 앞과 뒤 그리고 옆면을 관찰합니다.
- 피부 발적(피부색 변화), 물집, 열감(손 등을 이용) 여부를 확인합니다.
- 한 자세로 오래 있어서 붉게 변화된 부위가 압력을 제거한 30분 후에도 계속 붉게 발적이 되어 있다면 이는 욕창으로 진행 가능성이 있으므로 의료진에게 보고하고 붉게 변화된 부위로 눕거나, 마사지를 해서는 안 됩니다.
- 관찰하기 어려운 경우 도움을 요청하여 시행합니다.

◯ 욕창 초기단계 확인 방법

10초 동안 발적 부위를 손가락으로 가볍게 누릅니다. 손가락을 떼고 나서 해당 부위가 하얀색을 띄거나 정상 피부색을 보인다면 이는 피부가 손상되지 않았다는 것을 의미합니다. 이때는 지속적인 관찰과 압력 경감을 위한 자세변경을 자주 해주시면 됩니다.

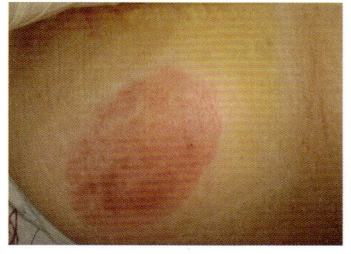 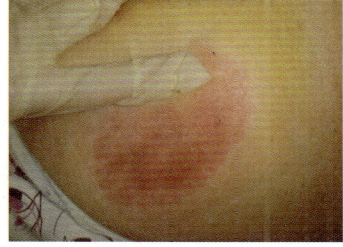 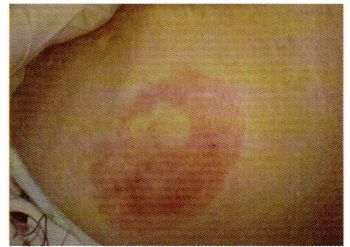

정상 피부 상태

반면 손가락을 떼었는데도 피부가 붉게 발적이 지속된다면 이는 욕창으로 진행됨을 의미합니다. 이럴 경우 더 자주 관찰을 하고 발적 부위로 자세변경이나 마사지를 해서는 안 됩니다. 또한, 더 이상의 손상을 막기 위해 폼 드레싱을 적용할 수 있습니다.

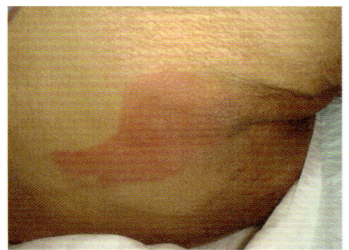 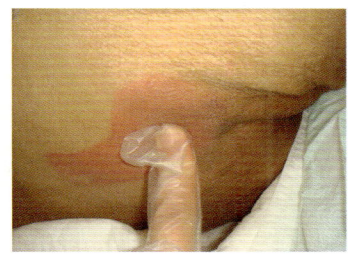 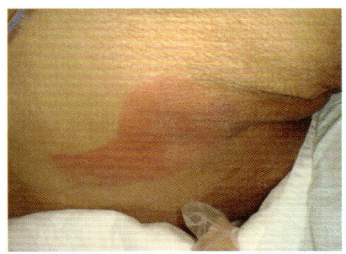

욕창 발생 의심

피부색에 변화가 있고, 열감과 부종(부어오르는 것)이 관찰된다면 이는 조직 손상을 의미하므로 더 잦은 관찰과 압력 경감을 위한 자세변경이 필요하며, 피부 보호크림 등을 적용할 수 있습니다. 이러한 상태가 지속된다면 의료진에게 도움을 요청해야 합니다.

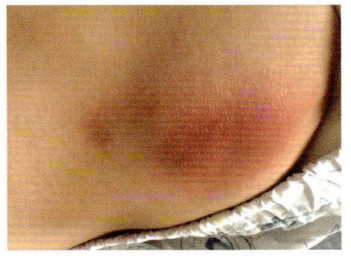 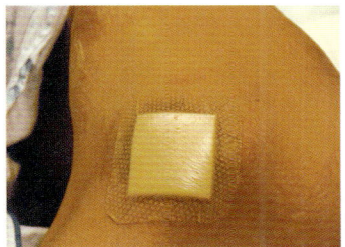 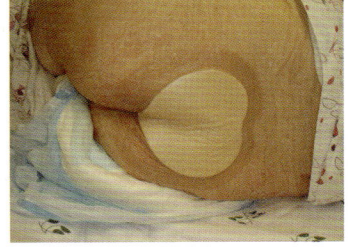

예방적 폼 제제 적용

◯ 실금 관련 피부염을 예방하기 위해서 어떻게 해야 하나요?

피부는 청결하고 건조하게 유지되어야 합니다. 소변이나 대변으로 인한 잦은 자극과 젖은 피부 상태가 계속되면 피부가 약해지고 쉽게 손상될 수 있습니다. 따라서 소변, 대변을 보면 즉시 피부를 닦아내고, 옷이 젖으면 바로 갈아입어야 합니다.

미국의 CMS(Centers for Medicare and Medicaid Services)에서는 욕창 예방을 위한 피부 관리를 위해 실변, 실금이 있을 때에는 오염물을 즉시 제거한 후 피부 세척제(skin cleanser), 피부 보습제(skin moisturizer), 피부 보호제(skin protectant)를 적용해야 한다는 지침을 제시하고 있습니다.

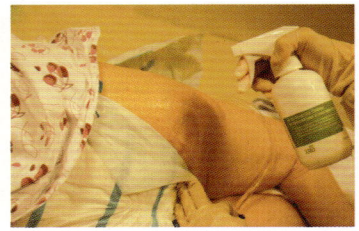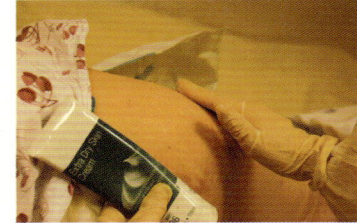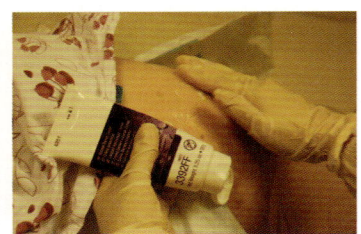

피부 세척제, 보습제, 보호제 적용 모습

피부 세척제

피부 세척제는 회음부 부위와 항문 주위 피부를 세척해주는 것으로 피부의 정상 산도인 5.5에 가까운 중성이거나 산성을 띠는 것을 사용해야 합니다. 대변이나 소변의 실금이 발생할 때마다 되도록 빠른 시간에 적용해야 자극원으로부터 노출되는 시간을 줄여 피부를 보호할 수 있습니다.

엘타 클린징 폼 (아모젠)	프로페셔널 클린징폼 (나음)	센텍스 클린저 (㈜파마엠디)	캐빌론 클린저 (3M)	컴필 클린저 (콜로플라스트)
• 대소변으로 인한 손상된 피부 세척 • 세척 후 피부 적정 산도 유지 • 피부 세척과 보습 효과	• 세척, 항균, 보습, 재생 효과	• 세척, 보습 효과 • 저 알러지 성분	• 대소변 세척 • 피부 진정 효과	

피부 보습제

피부 보습제는 피부의 습기 장벽기능을 강화하거나 복원하도록 기능하며, 수분 함유량을 증가시키고 이를 보유하도록 돕습니다.

캐빌론 크림	리페어 콘트롤 크림
• 24시간 지속 가능한 보습크림 • 정상 pH 조절 및 유지 • 저 알러지 성분 • 지질 성분이 풍부하여 거친 피부 관리에 효과적	• 24시간 지속 가능한 보습크림 • 정상 pH 조절 및 유지

피부 보호제

피부 보호제는 피부 표면에 반투과성 또는 불 침투성의 막을 제공함으로써 피부 손상을 예방합니다. 이를 통하여 수분의 침투를 막고 소변이나 대변과 같은 자극원으로부터 보호하게 됩니다.

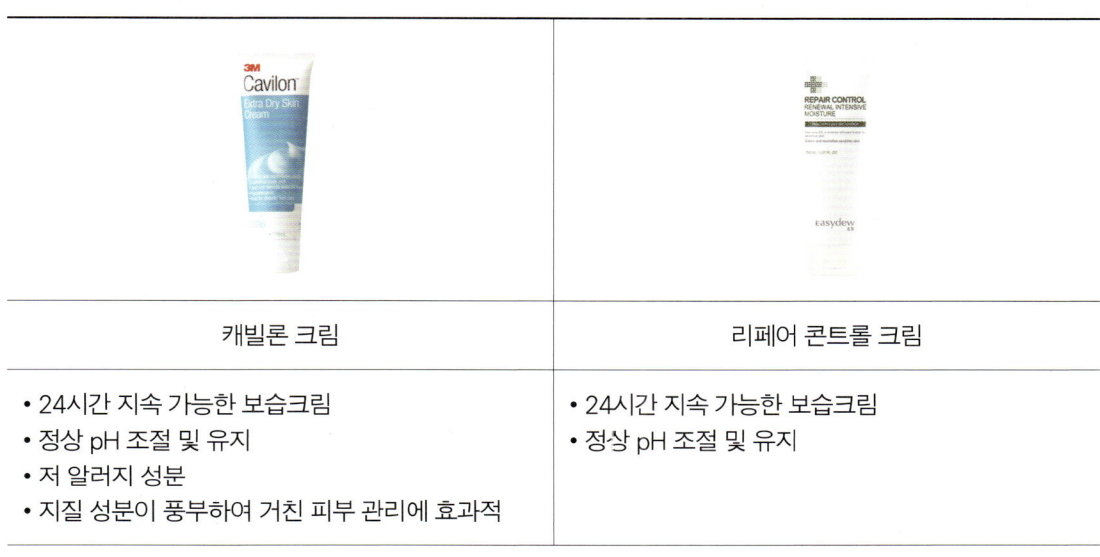

컴필베리어 크림 (콜로플라스트)	엘타 피부 보호 크림(아모젠)	메날린 프로페셔널 피부 보호(나음)	카레츠 피부 보호 크림(세호)	캐빌론 피부 보호 크림(3M)
• 대소변으로부터 보호	• 징크 성분 함유, • 대소변으로부터 보호 • 긴 작용시간	• 대소변으로부터 보호	• 징크 성분 함유, 항진균 물질 함유 • 대소변으로부터 보호	• 피부 보호를 위한 디메치콘 성분 함유 • 저 알러지 성분

피부 보호 필름

피부 보호 필름은 피부가 유해한 자극물질에 노출되는 것을 막아줍니다.

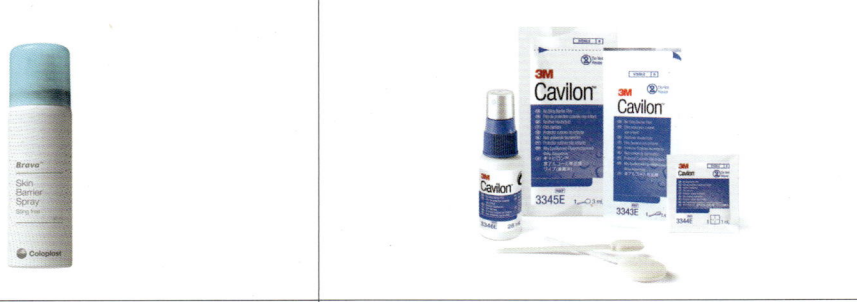

| 컴필 보호 필름(콜로플라스트) | 캐빌론 보호 필름(3M) |

- 상처 주위 피부 연화 예방
- 드레싱의 잦은 교체로 인한 피부 손상 예방
- 피부 차단막 역할
- 알코올 함유제품은 알코올로 인해 따가움을 느낄 수 있음

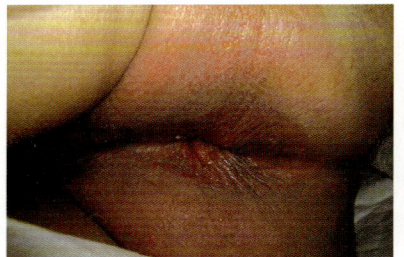 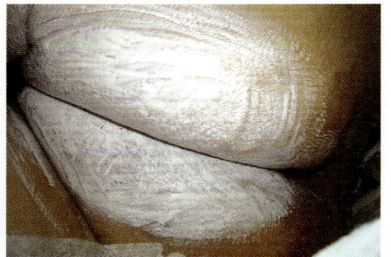

실변으로 인해 손상된 피부와 피부 보호제(연고형태)를 적용한 모습

● 회음부 관리는 어떻게 해야 하나요?

회음부 부위의 청결은 피부 자극을 막고, 요로 감염의 원인이 되는 박테리아 성장을 조절하는 데 도움이 됩니다. 남성과 여성의 회음부 관리는 어떻게 해야 하는지 알아보겠습니다.

남성

- 매일 아침, 저녁으로 비누와 물을 이용해서 음경 부위와 음모 부위를 먼저 닦습니다. 이후 고환, 허벅지, 항문 주위, 엉덩이 순서로 닦고, 충분히 헹군 후 완전히 말립니다.

- 콘돔 도뇨관을 사용하는 경우 회음부와 항문 주위를 닦은 후 매일 콘돔이 씌워진 부위의 피부 상태를 확인합니다.

- 콘돔이 새지 않더라도 매일 콘돔을 교환하며 밤 동안에는 콘돔을 사용하는 것보다 소변기를 사용합니다.
- 콘돔을 씌울 때 발기가 된 경우라면 이후 콘돔 상태를 다시 한 번 확인합니다.
- 포경수술을 하지 않은 경우 콘돔을 씌울 때 포피를 음경 앞쪽으로 당겨서 씌웁니다. 이는 콘돔으로 인해 조여서 혈액순환이 안 되는 것을 막고, 부종과 피부 손상도 막을 수 있습니다.
- 자신에게 맞는 콘돔 사이즈를 사용하며, 끼우고 제거하기 쉬운 사이즈를 사용합니다. 콘돔을 끼우고 15분 후에 잘 맞는지 확인하고, 음경 머리 부위의 색 변화, 부종, 새지 않는지를 확인합니다.

여성
- 회음부 간호를 할 때는 앞에서부터 뒤로 물을 이용해서 깨끗이 닦으며, 이후 종아리, 항문, 엉덩이 부위 순서로 닦고 헹군 다음 완전히 말립니다.

건강한 피부를 유지하기 위한 방법

- 매일 아침, 저녁으로 피부 상태를 관찰합니다.
- 피부는 항상 청결하고 건조하게 유지하는 것이 좋습니다.
- 샤워 후 3분 안에 보습제를 바릅니다. 이때 과도하게 문질러서는 안 됩니다.
- **뼈** 돌출 부위에 보습 크림을 사용하면 피부를 부드럽게 하고 피부 손상을 막아줍니다.
- 항균제라고 쓰여 있는 비누 사용은 피합니다. 이것은 감염으로부터 피부를 보호해 주는 피부 산도를 감소시키는 경향이 있기 때문입니다.
- **뼈** 돌출 부위에 알코올 마사지는 피부 건조를 유발하기 때문에 절대 금지합니다.
- 피부를 건조하게 만드는 제품, 특히 알코올이 들어 있는 제품의 사용은 피합니다.
- 건조로 인해 갈라진 피부는 감염 위험성을 증가시키므로 보습제를 사용합니다.
- 신체적 이완을 위해 등을 마사지하고 싶을 때는 로션을 바른 후 부드럽게 마사지를 시행하지만, 격렬한 마사지는 피부 손상의 원인이 될 수 있습니다.
- 이동이나 자세변경 시 발생할 수 있는 마찰을 방지하기 위해 뼈 돌출 부위에 피부 보호 필름이나 예방적 폼 제제를 사용하는 것도 도움이 됩니다.
- 땀 분비가 원활하지 않아 하지의 피부는 매우 건조한 상태일 수 있고, 이는 과도한 각질로 발이 갈라질 수 있습니다. 따라서 항상 발을 잘 관찰하고 보습 크림을 사용하는 것이 좋습니다.
- 발적이 남아 있는 부위로 자세변경은 금지합니다.
- 피부가 접힌 부위(사타구니, 겨드랑이)는 습하고 따뜻하게 유지가 되기 때문에 발적이 쉽게 발생할 수 있으므로 하루 두 번 아침, 저녁으로 자주 씻어줍니다.

- 겨드랑이나 사타구니 등 접힌 부위에 바람이 통하도록 어깨를 벌리거나 개구리 자세를 취함으로써 과도한 습기를 막아줍니다.
- 국소 발적은 테이프 사용, 비누, 의복의 재질, 다른 자극제에 의해 발생할 수 있고, 전신 발진은 음식이나 약물 알러지일 수 있으므로 의료진에게 보고하는 것이 좋습니다.
- 습한 피부는 쉽게 피부 손상을 유발하기 때문에 소변, 대변은 즉시 닦아내고, 소변이나 대변 조절이 잘 안 되는 경우에는 피부 보호 크림을 사용합니다.
- 탈크(Talc) 성분 파우더는 이스트 성장의 원인이 되며 피부 손상의 원인이 됩니다.
- 각질은 피부에 과도한 마찰과 압력이 있다는 지표이기 때문에 각질 부위 피부를 잘 관찰해야 합니다.
- 각질은 손과 발에 자주 생기는데 따뜻한 물에 손, 발을 담그고 수건으로 살살 문질러서 제거합니다.
- 각질을 부드럽게 하기 위해서 보습 크림을 바르는 것도 도움이 됩니다.
- 따뜻한 물에 손이나 발을 담근 후 손톱, 발톱을 자르면 훨씬 수월합니다. 발톱이 살을 파고들지 않도록 일자로 자르며, 발톱이 살을 파고들면 의료진에게 방문하도록 합니다.

2 환자의 이동

욕창 예방을 위해서는 올바른 자세를 취하고 가능하다면 스스로 이동하고 자세변경을 하는 것이 좋습니다. 이는 욕창 예방뿐 아니라 이동, 압력 경감을 위한 자세변경, 일반적인 활동을 증진할 수 있는 근력을 강화시킬 수 있기 때문입니다. 하지만 이동 시 팔이나 어깨에 많은 무리가 갈 수 있으므로 안전한 이동을 위해서 개별화된 이동 훈련을 받는 것이 필요로 합니다.

> **TIP 주의점**
> - 이동을 할 때 마찰로 인한 피부 손상을 감소시켜야 합니다.
> - 낮은 표면으로 이동하는 것이 높은 표면으로 이동하는 것보다 수월합니다.

◯ 올바른 이동 훈련은 왜 필요한가요?

욕창 예방을 위해서는 활동량을 증진시키는 것이 중요한데 올바른 이동 동작을 익힘으로써 움직임의 저하로 인해 나타날 수 있는 신체의 불안정성과 운동성 저하를 증진시켜 일상생활 동작의 향상을 도모할 수 있습니다.

안전한 이동을 위해서 어떻게 해야 하나요?

안전한 이동을 위해서 다음 세 가지를 확인합니다.

- **빈도** : 필요할 때만 이동을 하고 가능한한 이동의 빈도를 최소화하는 것이 좋습니다.
- **높이** : 휠체어보다 낮은 곳으로 이동하는 것이 훨씬 더 수월하고 비슷한 높이로 이동하는 것이 높은 곳으로 이동하는 것보다 안전합니다.
- **위치** : 휠체어를 침대에 20~30도 정도 비스듬히 놓는 것이 좋습니다.

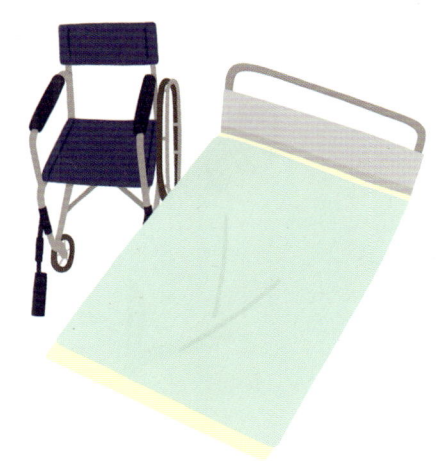

다른 사람의 도움으로 이동하는 경우에는 어떻게 해야 하나요?

혼자서 이동이 어려우면 타인의 도움을 받는 것이 좋습니다. 이 경우 상황에 따라서 주의해야 할 사항들을 알아보겠습니다.

침대에서 휠체어로 옮겨 앉는 방법

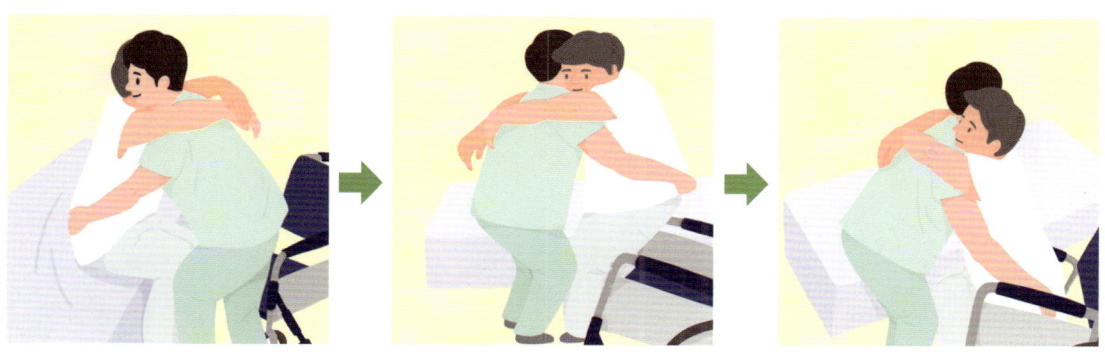

- 대상자의 두 발이 바닥에 닿도록 침대 위에 앉힌 후 보호자에게 기대어 앉도록 합니다. 이때 대상자의 두 팔은 팔꿈치 이상을 보호자의 어깨에 걸칠 수 있도록 가까이 어깨를 맞댑니다.
- 보호자는 대상자 허리의 뒤쪽 부분을 단단히 잡습니다.
- 대상자의 양쪽 무릎 사이로 보호자의 무릎을 넣고, 보호자의 발을 대상자의 발에 대어 줍니다.
- 대상자를 일으키기 위하여 보호자는 무릎을 굽히면서 대상자를 잡고 일으켜 당깁니다. 대상자의 엉덩이가 들리면 휠체어 쪽으로 돌려 천천히 앉힙니다.

휠체어에서 침대로 옮겨 앉는 방법

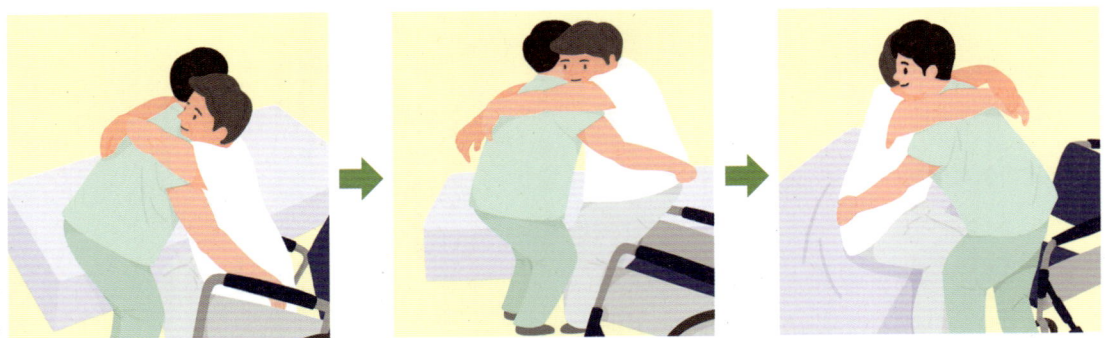

- 대상자의 두 발이 바닥에 닿도록 휠체어에서 약간 앞쪽으로 앉힌 후 보호자에게 기대게 합니다. 이때 대상자의 두 팔은 팔꿈치 이상을 보호자의 어깨에 걸칠 수 있도록 가까이 어깨를 맞대고, 보호자는 무릎을 굽혀 자세를 낮춘 후 대상자의 허리 부분을 단단히 잡습니다.
- 대상자의 양쪽 무릎 사이로 보호자의 무릎을 넣고, 보호자의 발을 대상자의 발에 대어준 후, 무릎을 굽히면서 대상자를 일으켜 세웁니다. 대상자의 엉덩이가 들리면 침대로 돌려 천천히 앉힙니다.

두 명의 도움으로 옮겨 앉기

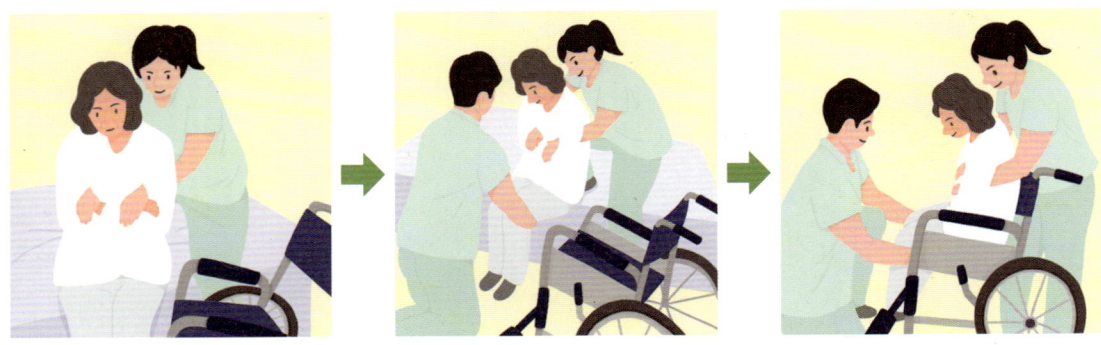

- 대상자를 침대에 앉히고, 대상자의 양쪽 팔을 팔짱 끼우듯이 겹치게 놓습니다. 한 명의 보호자가 대상자의 뒤에 서서 대상자의 겨드랑이 사이로 겹쳐진 두 팔을 단단히 잡습니다.
- 다른 보호자는 대상자의 무릎 뒷부분을 받칩니다. 뒤에서 도와주는 보호자는 대상자가 옮겨지기 수월하도록 대상자의 몸을 약간 앞쪽으로 기울입니다.
- 두 명의 보호자가 동시에 대상자를 들어 올려 휠체어로 옮겨 앉습니다.
- 대상자가 바르게 앉을 수 있도록 깊숙이 앉히고, 발판 위에 발을 놓습니다.

슬라이드 보드를 이용한 옮겨 앉기

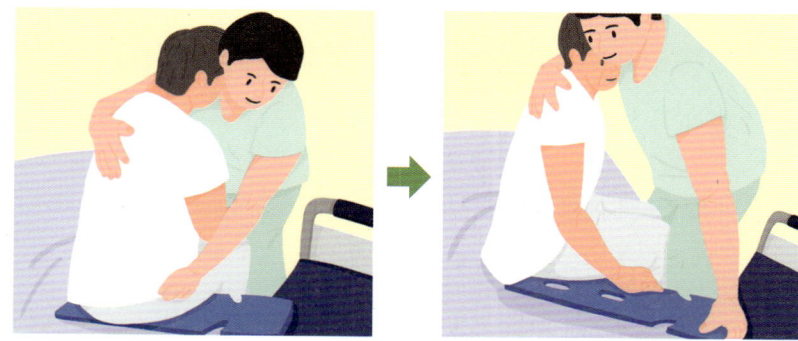

- 휠체어를 침대 옆에 나란히 놓거나, 최대한 가까이 놓습니다.
- 대상자가 있는 쪽 팔걸이는 제거해 놓습니다.
- 이동판이나 대상자의 체중이 충분히 실릴 정도의 안전한 보조판을 준비합니다.
- 대상자의 두 발이 바닥에 닿도록 침대에 앉힙니다. 보조판의 한쪽 끝은 대상자의 엉덩이 밑에 놓고 반대쪽 끝은 휠체어 앉는 부분에 놓습니다.
- 보호자의 한 손은 대상자의 어깨 뒷부분에 놓고, 다른 한 손은 대상자의 엉덩이 옆 부분을 잡습니다.
- 대상자의 몸을 앞쪽으로 약간 기울이고, 체중을 휠체어 쪽으로 조금씩 이동시켜 휠체어로 옮겨 앉습니다.

◯ 이동 시 피부 손상을 적게 하기 위해서는 어떻게 해야 하나요?

체위를 변경할 때뿐만 아니라, 이동할 때도 뼈 돌출 부위가 눌리거나 피부가 쓸리지 않도록 하는 것이 중요합니다. 환자를 절대로 끌어서 움직이지 말고 이송을 도와주는 제품이나 도구를 이용하도록 합니다.

이동이나 자세변경 시 환자를 끌어서 이동하는 것은 피부에 마찰력과 전단력으로 인한 피부 손상을 일으킬 수 있으므로 하지 않는 것이 좋습니다. 피부 손상 위험성이 높을 경우 예방 차원에서 폼으로 된 드레싱 제제나 필름 제제를 피부에 붙여두는 것도 도움이 됩니다. 또한, 이동을 도와줄 수 있는 슬라이드 제품을 사용할 때도 부드럽게 이동할 수 있는 재질로 만들어진 제품을 사용하여야 합니다.

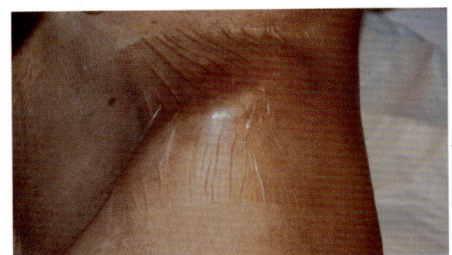 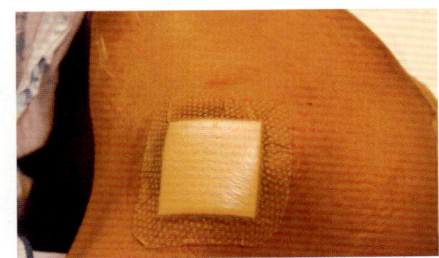

필름 및 폼 제제 붙인 모습

환자 이동 시 주의 사항

- 안전하게 이동하는 것이 어렵거나 팔에 통증이 점점 심해진다면 다른 사람에게 도움을 요청하는 것이 좋습니다.
- 이동하는 곳과의 거리를 최대한 가깝게 하는 것이 좋습니다.
- 이동하는 곳의 높이가 비슷한 것이 안전한 이동에 도움이 됩니다.
- 이동하기 전에 휠체어나 침대를 고정해야 합니다.
- 피부 손상 위험성을 감소시키기 위해서 이동 전에 팔걸이, 발판, 고정용 벨트(seal belt), 가슴 고정 벨트(chest strap)를 제거하는 것이 좋습니다.
- 미끄럼 방지 신발(non-skid footwear)을 신습니다.
- 이동하는 동안 소변줄 등이 눌리지 않도록 주의합니다.
- 이동하는 동안 휠체어 바퀴, 브레이크, 발판에 닿아 피부가 벗겨지거나 전단력이 가해지지 않도록 주의합니다.
- 자동차를 탈 때는 물건이나 안전벨트가 의자 위에 놓여 있지 않은지 확인합니다.
- 자동차로 이동 시에는 문에 머리가 부딪치지 않도록 주의하며, 의자에 앉은 후에는 가능한한 의자 등받이에 가까이 기대고 앉아 미끄러져 내려오지 않도록 주의합니다.

- 자동차 의자에 앉을 때도 욕창 예방을 위한 쿠션을 사용하도록 하며, 20~30분마다 자세변경을 해야 합니다.
- 휠체어를 타고 내릴 때 항상 브레이크가 잠겨있는지 확인하고, 침대에서 미끄러져 넘어지지 않도록 이불이나 바닥을 점검합니다.

3 올바른 자세 유지

올바른 자세를 유지하는 것은 간단하면서도 뼈 돌출 부위의 욕창을 예방하기 위한 효과적인 방법 중의 하나라고 할 수 있습니다. 하지만 올바른 자세는 피부 상태, 의학적 안정 상태, 신체 능력, 사용하고 있는 지지면에 따라 달라질 수 있으며, 올바른 자세를 유지하기 위해서는 베개, 쿠션 등 상품화된 제품을 사용할 수 있습니다.

○ 휠체어 사용 시 올바른 자세는 어떻게 해야 하나요?

환자의 등 전체가 등받이에 닿도록 기대고, 받침대를 이용하여 허벅지와 종아리 전체를 받쳐주는 것이 욕창의 발생 가능성을 최대한 낮출 수 있는 자세입니다. 이 자세는 접촉 면적이 가장 넓고 작용하는 압력의 크기도 가장 작아서 욕창 발생 위험이 가장 적습니다.

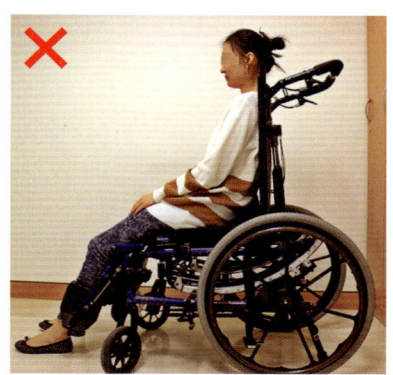
휠체어 사용 시 올바르지 않은 자세

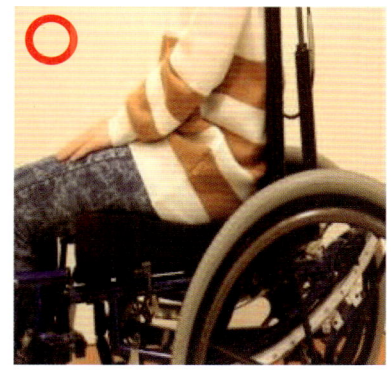
휠체어 사용 시 올바른 자세

휠체어를 사용자에 맞게 조절하는 방법

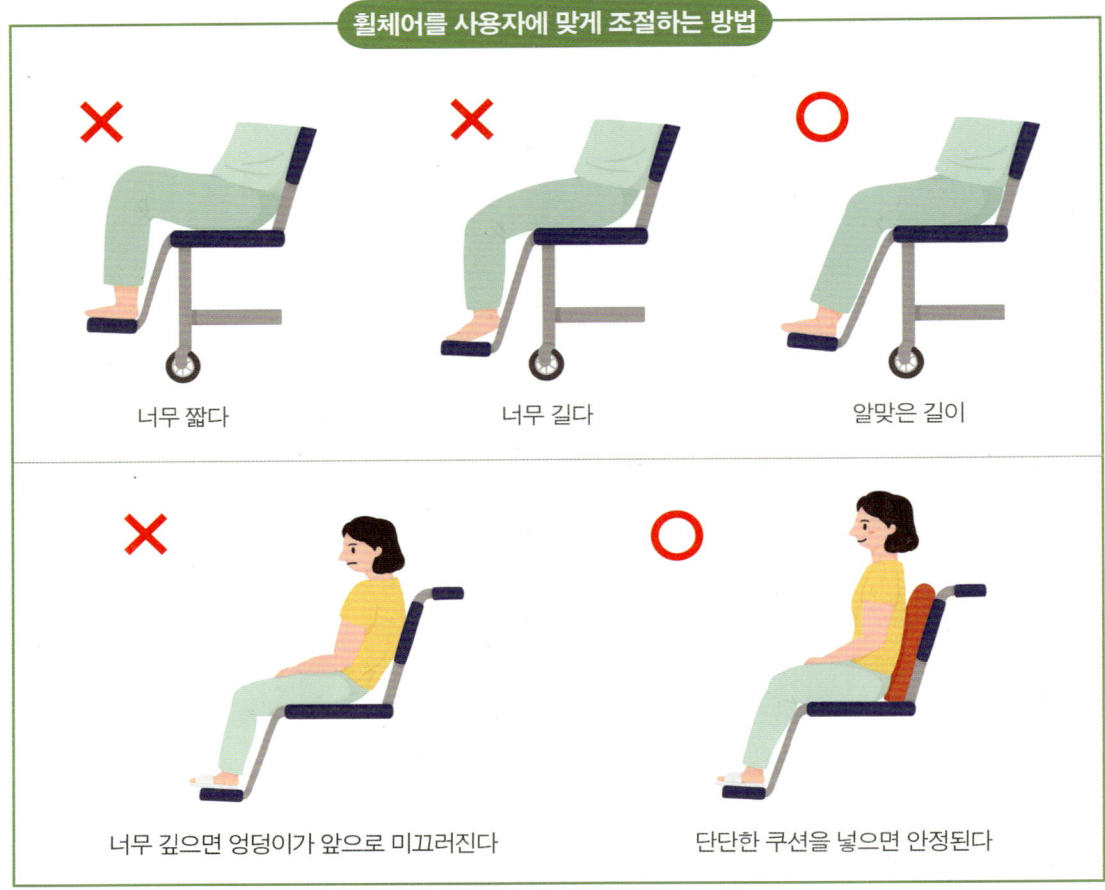

발이 바닥에 닿지 않을 때는 발판을 놓아주어야 합니다

앉아 있을 때 발이 땅에 닿지 않으면, 등이 등받이에서 떨어져 상체가 앞으로 기울어지면서 엉덩이뼈에 큰 압력이 가해집니다. 환자가 받는 압력을 줄여주고, 등받이에 편히 기댈 수 있도록 하려면 허벅지 전체가 의자에 밀착되도록 발판의 높이를 허벅지의 수평 높이보다 조금 높여주어야 합니다. 이 자세는 상체의 무게가 꼬리뼈나 엉덩이뼈가 아닌 허벅지에 실리게 합니다. 반대로 발판이 너무 높으면 체중은 골반 뒤쪽에 실리게 되어 좌골과 미골, 발에 스트레스를 줄 수 있으니 주의해야 합니다.

⬤ 침상에 누웠을 때 올바른 자세는 무엇인가요?

침상에 눕는 방법은 엎드려 눕는 자세, 옆으로 눕는 자세, 똑바로 눕는 자세가 있습니다. 각 자세의 주의 사항에 대해서 알아보겠습니다.

엎드려 눕는 자세

엎드린 자세는 부드럽고 견고한 쿠션이나 폼 패드를 사용한다면 8시간까지 안전하게 누워 있을 수 있습니다. 밤에 수면을 취할 때는 엎드린 자세를 취하는 것이 좋은데 그 이유는 보호자도 환자의 자세변경을 신경 쓰지 않아도 되어, 환자와 보호자 모두 숙면을 취할 수 있기 때문입니다. 또한 엎드린 자세는 엉덩이와 허벅지를 이완시킴으로써 엉덩이와 무릎에 긴장을 막을 수 있습니다.

엎드려 눕는 자세

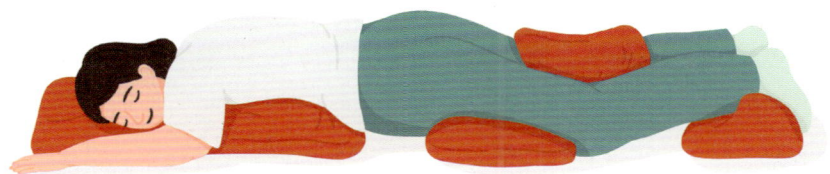

- **머리** : 머리에는 작은 폼으로 된 쿠션을 사용합니다. 쿠션의 크기는 환자가 편안함을 느끼는 것으로 합니다. 쿠션을 싸는 천은 피부에 자극을 주는 재질이어서는 안 됩니다.
- **가슴** : 편안함을 주기 위해 가슴 부위에 하나 혹은 그 이상의 쿠션을 사용합니다.
- **허벅지** : 무릎에 압력을 주지 않도록 하기 위해서 무릎 위의 허벅지 부위에 패드를 댑니다.
- **정강이** : 발가락에 압력을 주지 않도록 정강이 부위에 패드나 쿠션을 사용합니다.
- **다리 사이** : 욕창 예방을 위해 양쪽 무릎과 발목이 붙지 않도록 무릎 사이에 쿠션을 둡니다.

주의 사항 : 쿠션이나 폼 패드 대신 침대 시트나 수건을 접어서 사용하지 않습니다. 이것은 너무 단단하여 피부 손상의 원인이 될 수 있습니다.

옆으로 눕는 자세

옆으로 누울 경우 90도가 아닌 30도 기울임 자세를 유지하여 대전자 부위에 직접 압력이 가해지지 않도록 하여야 하며, 환자가 편안함을 유지할 수 있도록 작은 쿠션을 활용하여 지지해 주어야 합니다.

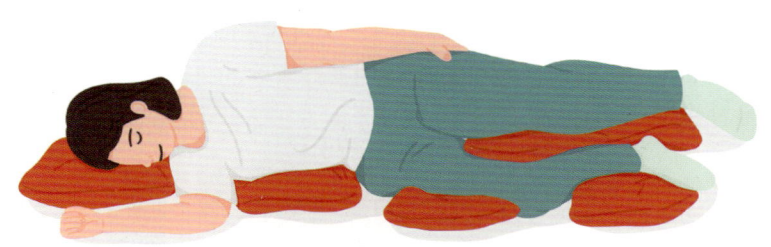

옆으로 눕는 자세

- **머리** : 머리에는 작은 폼으로 된 쿠션을 사용합니다. 쿠션의 크기는 환자가 편안함을 느끼는 것으로 합니다. 쿠션을 싸는 천은 피부에 자극을 주는 재질이어서는 안 됩니다.

- **등** : 측면으로 눕는 자세를 유지하기 위해서는 등 뒤를 지탱해 주어야 합니다. 또한, 엉덩이를 뒤로 약간 빼주어 몸이 앞으로 돌아가는 것을 막아줍니다.

- **허벅지** : 패드를 고관절 위와 아랫부분에 둡니다. 압력이 제거되지 않으면 여분의 패드를 추가로 놓을 수 있습니다. 패드가 정확하게 놓이면 손이 들어갈 공간이 형성되어 압력이 경감되게 됩니다.

- **발목** : 무릎과 발목 관절의 압력을 제거하기 위해서 발목 관절 아래에 패드를 놓습니다.

- **다리 사이** : 쿠션을 다리 사이에 세로로 길게 놓아서 다리가 서로 직접 닿지 않게 합니다.

주의 사항 : 쿠션이나 폼 패드 대신 침대 시트나 수건을 접어서 사용하지 않습니다. 이것은 너무 단단하여 피부 손상의 원인이 될 수 있습니다.

30도 옆으로 기울임 자세

90도로 누울 경우 대퇴부 뼈(대전자 부위)에 압력이 가해져서 욕창 발생 위험이 커지기 때문에 30도 옆으로 기울임 자세를 유지하는 것이 좋습니다.

이것은 등을 대고 바로 누운 상태에서 등과 매트가 이루는 각이 30도 정도가 되도록 몸을 유지하는 것으로 이때 매트에 닿는 다리는 최소한으로 구부리고, 닿지 않는 다리는 무릎을 35도 정도로 구부린 상태를 유지합니다. 이때 매트에 닿지 않는 다리가 매트에 닿는 다리보다 약간 뒤에 있도록 자세를 취하며 양 무릎은 서로 닿지 않도록 베개를 덧대줍니다.

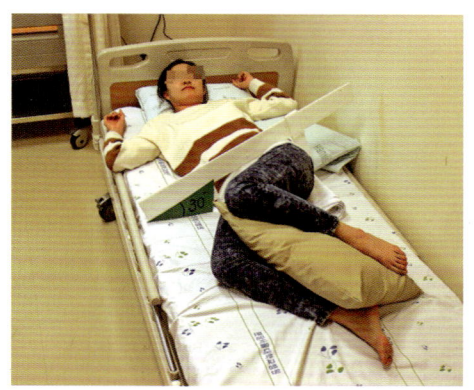 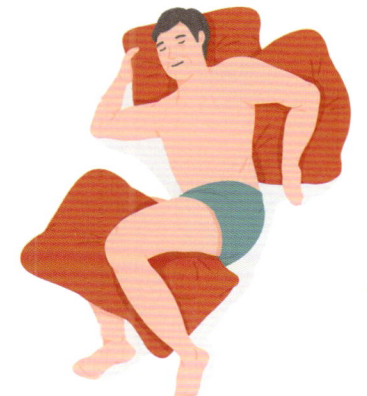 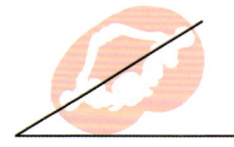

30도 옆으로 기울임 자세

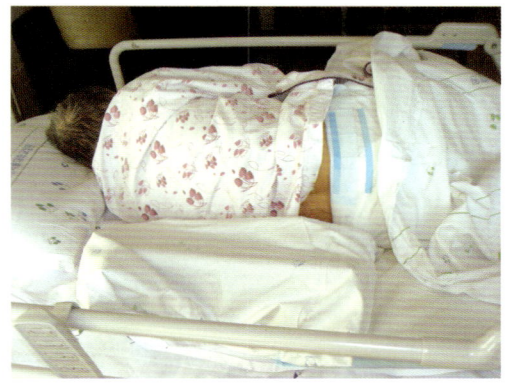

취하지 말아야 하는 자세 - 90도 자세

똑바로 눕는 자세

똑바로 눕는 자세를 취할 경우 가장 문제가 되는 것은 꼬리뼈에 가해지는 압력입니다. 이를 최소화하기 위해서는 허리 밑에 쿠션을 대어주는 것이 좋습니다. 또한, 환자의 침상 머리를 올릴 경우 환자가 침대로부터 미끄러지지 않도록 가능한 30도 이상 올리지 않도록 합니다.

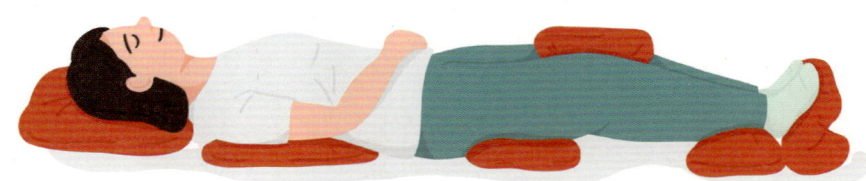

똑바로 눕는 자세

- **머리** : 작은 폼 재질 쿠션을 머리 밑에 두어 머리를 지지해 줍니다. 이때 크기는 환자가 편안함을 느끼는 것으로 합니다. 쿠션을 싸는 천은 피부에 자극을 주는 재질이어서는 안됩니다.
- **등** : 꼬리뼈에 압력이 가해지지 않도록 위로 들어 올리기 위해 허리 밑에 쿠션을 대어줍니다. 이는 꼬리뼈에 가해진 압력을 제거할 뿐 아니라 허리 근육을 이완시킬 수 있습니다.
- **무릎** : 무릎을 약간 구부리는 것은 자연스러운 자세이므로 무릎 위쪽으로 쿠션을 대어줍니다.
- **발목** : 부드러운 재질의 발 지지대를 대어줍니다.
- **다리 사이** : 무릎과 발목 사이의 피부 손상을 막기 위해 무릎 사이에 폼 패드나 쿠션을 놓습니다.

주의 사항 : 쿠션이나 폼 패드 대신 침대 시트나 수건을 접어서 사용하지 않습니다. 이것은 너무 단단하여 피부 손상의 원인이 될 수 있습니다.

30도 기울임 자세

등을 대고 바로 누운 상태에서 침대의 머리 부분을 30도 정도 올려주고, 엉덩이와 허벅지가 이루는 각이 30도가 되도록 무릎을 올려주는 자세를 말합니다. 침대 머리를 30도 이상으로 올리게 되면 환자가 미끄러져서 욕창 발생 위험이 커질 수 있습니다. 따라서 침상 머리를 올리는 자세를 할 때는 30도 기울임 자세를 취하고 그 이상 올리지 않는 것이 좋습니다.

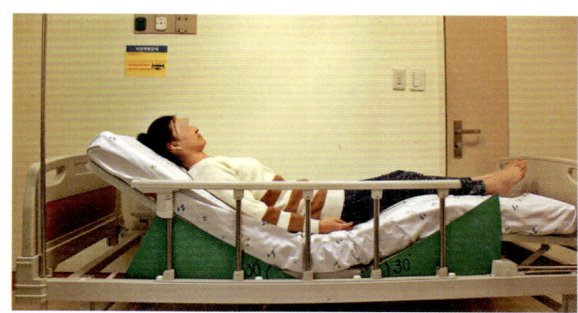 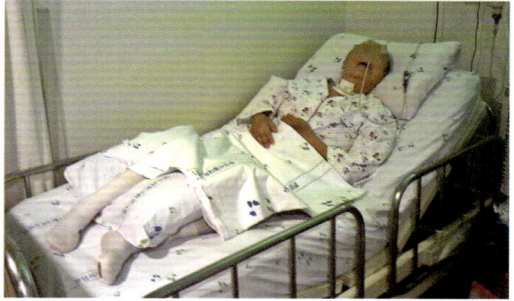

침상에서 앉은 자세

병원용 침대의 경우 환자의 머리 부분을 올릴 수 있는 최대 각도는 55~80도라서 환자가 허리를 바로 세우고 앉지 못하고 침대에 기댈 가능성이 크게 됩니다. 침대의 머리 부분만을 올려 등을 기대앉거나 몸을 구부리고 앉게 되면 엉덩이뼈와 꼬리뼈에 체중이 실리고 쏠려서 욕창 발생 가능성이 높아집니다.

따라서 욕창 발생 위험이 있는 환자는 침대에 앉은 자세로 있는 것은 가급적 제한하는 것이 좋고, 어쩔 수 없이 침대에 앉혀야 한다면, 베개를 대주어 몸이 미끄러지는 것과 구부러지는 것을 막아주어야 합니다.

올바른 자세

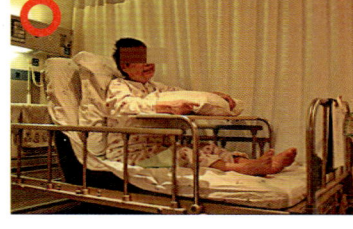 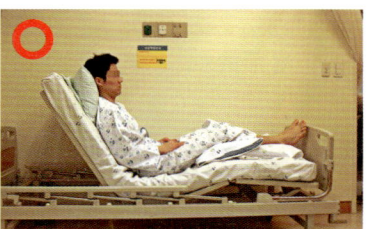

올바르지 않은 자세

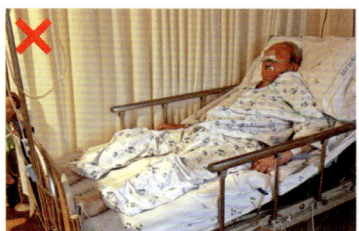 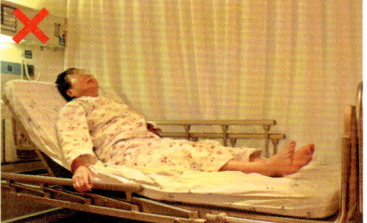

● 발뒤꿈치는 어떻게 보호해야 하나요?

발뒤꿈치는 잘 신경 쓰지 않는 부위이지만 이 부위 역시 욕창 발생 위험이 큰 부위로 압력 경감을 위한 관심을 기울여야 합니다.

욕창 예방을 위한 가장 이상적인 자세는 발뒤꿈치가 그 어떤 압력도 받지 않게끔 하는 것이므로 항상 발뒤꿈치를 침대 표면으로부터 떨어지도록 해야 합니다. 거즈로 발뒤꿈치를 감싸거나 물을 채운 팩 위에 발을 올려놓는 것은 효과적이지 않습니다. 베개를 종아리 밑에 받쳐주어 발뒤꿈치가 침대로부터 떨어져 있도록 유지하거나 특별히 고안된 발뒤꿈치 보호대를 사용하면 압력으로부터 발뒤꿈치를 보호할 수 있습니다. 하지만 일부 시판 중인 발뒤꿈치 보호대는 환자의 발뒤꿈치와 종아리에 잘 맞지 않아 욕창 발생의 가능성을 증가시키기도 합니다.

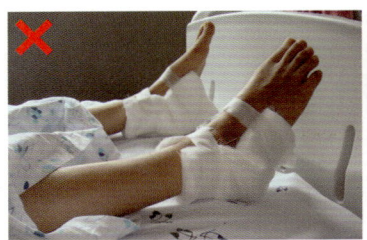 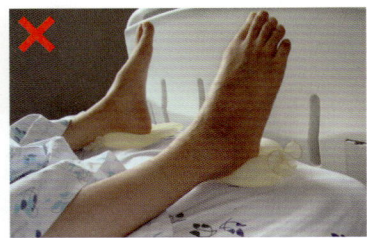

발뒤꿈치 욕창 예방에 좋지 않은 자세

발뒤꿈치가 침대로부터 떨어지도록 무릎 조금 아래에서 아킬레스건 위쪽 부분까지 베개를 댑니다. 이렇게 하면 아킬레스건이나 발뒤꿈치에 가해지는 압력을 종아리 부위로 분산할 수 있습니다.

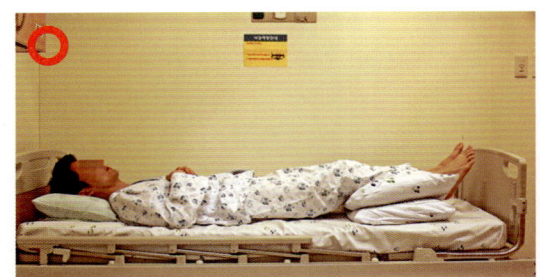 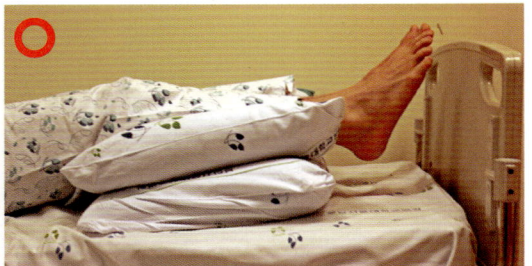

발뒤꿈치 욕창 예방을 위해 베개를 사용한 자세

환자가 누워있을 때는 반드시 무릎이 약간 구부러지도록 해줍니다. 환자의 무릎을 과도하게 피면 무릎 뒤 오금정맥의 혈액순환을 방해하여 심부정맥혈전증이 생길 수 있습니다.

○ 압력 경감을 위한 자세변경

욕창을 예방하기 위해서는 뼈 돌출 부위에 압력을 감소시키기 위해 자세변경을 하는 것이 중요합니다. 자세변경을 할 때는 환자의 몸에서 돌출된 부분이 눌리지는 않았는지, 비창백 홍반(압력을 제거해도 발적이 없어지지 않는 것) 부위에 압력이 가해지는 체위는 아닌지, 환자의 피부가 옷이나 시트에 쓸려 있지는 않은지를 확인해야 합니다.

침대에 누워있을 때 자세변경

2시간마다 반듯하게, 왼쪽으로 돌아서, 엎드려서, 오른쪽으로 돌아서 눕기로 자세를 바꾸어 줍니다. 식사할 때는 등으로 기대는 자세 등 활동에 맞는 편안한 자세로 계획을 맞춥니다. 밤에도 규칙적인 스케줄에 따라 자세를 변경해 주어야 하지만, 수면을 취할 때는 적절한 지지면을 사용하여 그 자세로 8시간 정도 유지하는 것이 가능합니다.

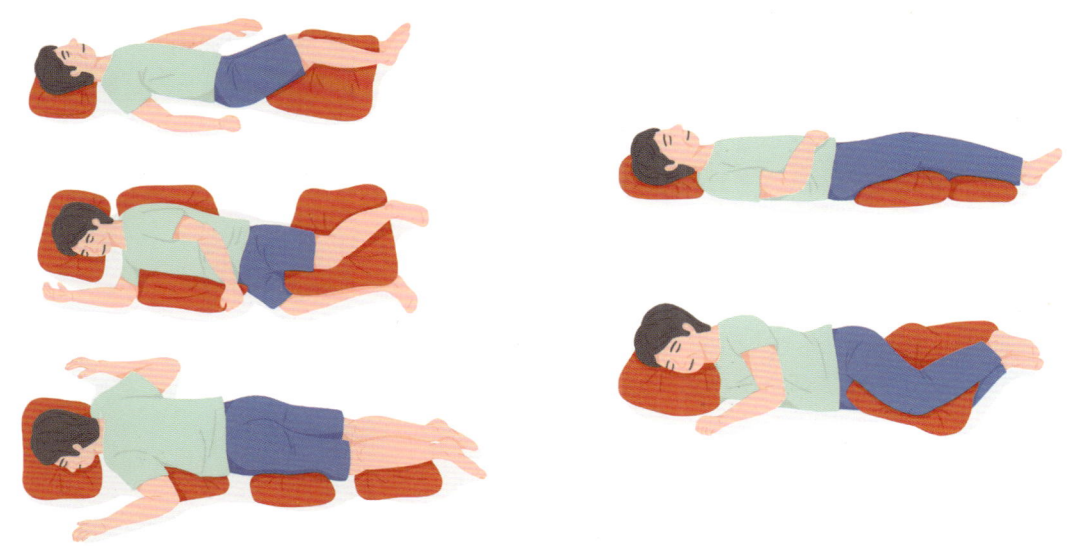

오른쪽, 왼쪽, 엎드린 자세, 똑바로 누운 자세

욕창 방지를 위한 자세변경

- 욕창 발생 위험이 있는 모든 환자에게 자세변경은 지속적으로 시행되어야 합니다.
- 욕창 발생 위험이 큰 노인 환자가 누워있는 경우 최소한 2시간마다 자세를 변경해야 합니다. 2시간마다 자세변경이 어렵다면 자신의 몸 상태와 견딜 수 있는 정도에 따라 2~6시간마다 변경하는 것도 가능합니다. 하지만 이때는 꼭 피부 상태를 주의 깊게 관찰하여야 합니다.
- 자세변경의 주기는 사용하고 있는 매트, 매트리스의 종류에 따라서도 영향을 받지만, 압력 경감 매트, 매트리스를 사용하고 있더라도 자세변경은 꼭 해주어야 합니다.

- 자세변경을 시행할 때는 환자의 몸에서 돌출된 부분이 눌리지는 않았는지, 환자의 피부가 옷이나 시트에 쓸려있지는 않은지를 확인해야 합니다.
- 환자를 절대로 끌어서 움직이지 말고 이송을 도와주는 제품이나 도구를 이용하는 것이 좋습니다. 혼자서 자세변경이 어려울 때는 도움을 청해 2~4명이 함께 들어 자세를 변경하도록 합니다.
- 자세변경을 마친 후에는 몸 아래로 튜브나 배액관 같은 의료용 장치가 깔렸는지 확인합니다. 이는 피부에 국소적 압력으로 욕창을 유발할 수 있습니다.

4 지지면의 사용

욕창을 예방하고 치료하는 데 있어서, 지지면을 사용하는 것은 큰 도움이 됩니다. 지지면을 사용하면 환자의 몸에 접촉하는 면적이 늘어나 체중이 좀 더 넓게 분산되고, 뼈 돌출부에 가해지는 압력은 감소하게 됩니다. 지지면은 압력을 줄이거나 제거하는 것 이외에도 전단력과 마찰력을 줄이기 위해서, 습기를 조절할 목적으로 사용되기도 합니다.

적절한 지지면을 사용할 때도 자세변경이 함께 이루어져야 합니다. 특히 수면 시간 동안 압력 경감을 위해 환자에게 맞는 다양한 매트리스를 사용하는 것이 좋은데 이때 자세변경이 제대로 되지 않으면 좋은 매트리스, 쿠션을 사용해도 욕창이 발생할 수 있습니다. 또한 지지면을 선택할 때는 압력 위험성 감소도 중요하지만, 환자 개개인의 편안함과 신체 안정감, 자세를 지지해 주는 것을 선택해야 하므로 획일적 선택이 아닌 자신에게 맞는 것을 선택하는 것이 현명합니다.

○ 매트, 매트리스는 어떤 종류가 있고 어떤 점을 고려해야 하나요?

매트와 매트리스의 종류는 여러 가지가 있습니다. 각 지지면 사용 시 어떠한 점을 고려해야 하는 지 알아보겠습니다.

매트리스	위험정도	고려사항
교대 공기 매트리스 alternating pressure air mattress(APAM)replacement system	고위험 환자 이미 욕창 있는 환자	• 자세변경 스케줄을 엄격히 지킨다. • 침대에서 날카로운 물건 사용이나 흡연은 금한다. • 식사 시간을 제외하고 침상 머리를 30도 이상 올리지 않는다. • 독립적으로 자세를 유지할 수 있는지 확인한다.
교대 공기 매트 alternating pressure air mattress(APAM) overlay system	고위험 환자 이미 욕창 있는 환자	• 자세변경 스케줄을 엄격히 지킨다. • 침대에서 날카로운 물건 사용이나 흡연은 금한다. • 식사 시간을 제외한 침상 머리를 30도 이상 올리지 않는다.

		• 독립적으로 자세를 유지할 수 있는지 확인한다. • 한 곳에 오랜 시간 동안 압력을 받지 않도록 끊임없이 자세변경을 한다.
폼, 젤, 공기 매트리스 Mattress replacement system-static(foam, gel, air, combination other)	중정도 위험군	• 제조사의 권고대로 매트리스 상태를 확인한다.
폼, 젤, 공기 매트 Mattress overlay-static (foam, gel, air, combination other)	낮은 위험군	• 제조사의 권고대로 매트 상태를 확인한다. • 열이나 습기 배출이 어려움이 있다. • 폼 (foam) : 요실금 환자의 경우 방수 시트를 깔아주어야 하며 오염 시 폐기해야 한다. • 젤 (gel) : 무겁고 공기 순환에 어려움 있다. 가격이 다소 비싸다 • 공기 (air) : 날카로운 물체에 쉽게 손상될 수 있다. 적절한 공기압을 유지하기 위해 자주 확인하고 재주입해야 한다.

매트, 매트리스 사용 시 주의 사항

- 공기가 너무 과도하거나 적게 들어가 있지는 않은지 확인합니다. 대부분의 환자는 압력이 최대로 부풀어 있을 때 가장 효과가 좋다고 생각하지만, 누웠을 때 머리, 꼬리뼈, 발뒤꿈치 압력이 오히려 더 높아질 수 있습니다.
- 사용하는 지지면이 너무 낡지 않았는지 확인합니다. 모든 지지면은 일정기간이 지나면 기능이 떨어지기 시작합니다. 지지면 제조사로부터 제공된 제품 수명을 확인하고 올바른 방법으로 지지면을 사용해야 합니다.
- 공기가 들어가는 셀이 너무 작은 욕창 매트나 매트리스는 사용하지 않도록 합니다. 지름 10cm 미만으로 너무 작은 공기 셀들로 이루어진 욕창 매트나 매트리스는 환자 몸의 돌출된 부분이 받는 압력을 줄여줄 만큼 충분히 부풀릴 수가 없습니다.
- 욕창 매트는 기존의 침상 매트리스 위에 깔아주는데, 매트를 깔고 난 후의 침상의 높이가 침대의 난간보다 높아서는 안 됩니다.
- 환자는 잠이 들면 자세변경이 어려우므로 수면 시간 동안 압력 경감을 도와주기 위해 환자에게 맞는 다양한 매트리스를 사용하는 것이 좋습니다.
- 매트리스 또는 쿠션을 하고 있다고 해도 자세변경은 꼭 해야 합니다.

○ 방석의 종류는 어떠한 것이 있고, 각각의 장단점은 무엇인가요?

사람이 앉아있을 때는 상대적으로 작은 면적에 모든 체중이 실리게 됩니다. 욕창의 위험성이 큰 환자 역시 앉을 때 엉덩이에 높은 압력을 받게 되고 이 압력은 욕창 발생의 위험 요인이 될 수 있으므로, 반드시 욕창 방석을 사용하도록 합니다.

방석 종류	장점	단점
폼	• 압력을 줄여주면서 사용자로 하여금 앉았을 때 체형에 맞는 안정감을 주며, 지지해 준다. • 가볍다. • 비용이 다른 것에 비해 저렴하며 쉽게 이동이 가능하다.	• 다른 제품에 비해 쉽게 닳는다. • 열을 품고 있어 더울 수 있다. • 깨끗하게 유지하기가 어렵다. • 열이나 습기에 노출 시 빠르게 형태가 변할 수 있다.
물, 젤 쿠션	• 청소하기 쉽다. • 압력 분포에 효과적이다. • 다른 것에 비해 피부 온도 조절에 유용하다. • 젤로 된 쿠션이 전단력 감소에 좀 더 효과적이다.	• 젤로 된 쿠션은 압력 감소보다는 충격 흡수에 더 효과적이다. • 비싸다. • 무게가 무겁다.
공기	• 가볍다. • 청소하기 쉽다. • 쉽게 사용 가능하다. • 전단력이나 압력 감소에 효과적이다.	• 구멍이 날 가능성이 높다. • 적절한 공기 압력 여부를 수시로 체크해야 한다. • 균형이나 자세를 잡는 것을 방해할 수 있다.
복합	• 다양한 물질을 조합하여 맞춤형으로 제작할 수 있다.	• 매우 비싸다.

방석의 일반적인 관리법

- 공기방석을 사용할 경우 매일 공기압을 점검해야 합니다. 공기 압력이 너무 높으면 딱딱한 표면에 앉는 것과 같으므로 이는 압력 경감 효과가 없습니다. 반면 공기가 충분하지 않으면 엉덩이가 푹 꺼지고 압력 증가의 원인이 됩니다.
- 젤 쿠션을 사용할 경우 엉덩이 뒤쪽으로 젤이 뭉치는 것을 막기 위해서 사용하기 전 매일 점검해야 합니다. 또한, 젤이 양쪽 측면으로 뭉쳐 있는 경우 엉덩이 부위의 압력 경감 효과가 없으므로 이 역시도 사용 전에 젤의 위치를 확인해 보는 것이 좋습니다.

- 추운 곳에서는 젤이 굳어 딱딱하게 변할 수 있으므로 밖에 두지 않도록 합니다.
- 방석 커버는 드라이기로 말리지 않고, 자연 바람으로 말립니다.
- 방석은 압력 경감 효과가 사라지기 전에 교체합니다. 적어도 3년마다 한 번씩 교체해 주어야 합니다.
- 방석의 경우 재질에 따라 닳는 속도가 달라지는데 폼으로 이루어진 방석은 다른 방석보다 더 빨리 닳게 되며, 만일 어떠한 변화가 관찰되거나 몸에서 새로운 발적이 발견된다면 교체해 주어야 합니다.

방석 사용 시 주의 사항

- 도넛 모양의 방석은 혈액순환을 방해할 수 있으므로 사용해서는 안 됩니다. 이것은 압력의 재분배가 이루어지지 않고, 꼬리뼈 부분의 압력이 높아져 욕창이 발생할 수 있습니다.
- 천골과 미골 부위의 감각이 떨어진 환자의 경우 공기방석 사용이 가능합니다.
- 통증 감각이 떨어지지는 않았으나 앉은 자세에서 기립 시 타인의 도움이 필요한 경우 공기, 젤, 폼을 이용한 방석을 사용할 수 있습니다.
- 15분간 욕창 방석을 사용한 다음 꼬리뼈 부위의 발적 여부를 관찰해야 합니다.
- 공기가 너무 과도하거나 적게 들어가 있지 않은지 확인합니다.
- 너무 낡지 않았는지 확인합니다.
- 극도로 덥거나 추운 환경, 비행기를 타서 높은 고도에 있는 경우, 방석 압력에 변화가 생기기 때문에 비행기를 탈 때는 압력을 조절하기 위해 펌프를 가지고 타야 합니다.
- 방석 커버는 제조사가 추천하거나 공급하는 재질로 된 것을 사용하여야 하며, 베개 커버, 천 시트, 수건을 사용해서는 안 됩니다. 이러한 천은 늘어나는 성질이 아니므로 앉을 때 압력을 증가시키는 원인이 됩니다.
- 방석의 손상은 피부 손상을 유발할 수 있으므로 같은 제품의 방석을 여유분으로 하나 더 가지고 있는 것이 좋습니다.

공기방석 사용방법

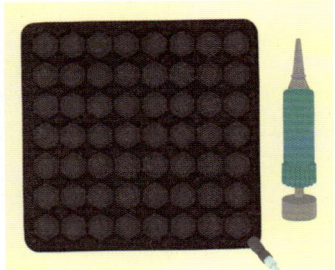

STEP 1 내용물 확인하기
방석, 커버, 사용설명서, 수동 공기펌프가 있는지 확인합니다.

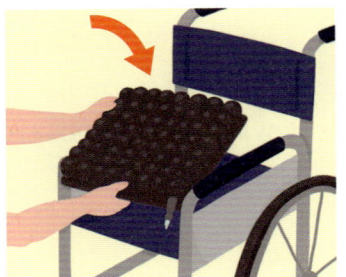

STEP 2 방석 설치하기
방석을 의자 중앙에 놓고, 공기밸브는 휠체어의 왼쪽 모서리 앞으로 오도록 놓습니다.

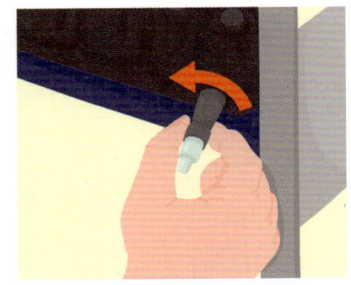

STEP 3 공기밸브 열기
공기밸브를 시계 반대방향으로 돌려서 열어줍니다.

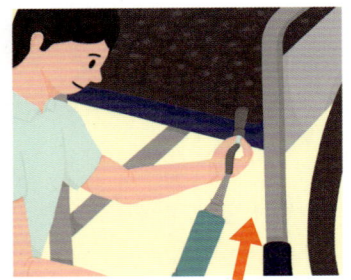

STEP 4 방석 안으로 공기 넣기
공기밸브에 호스를 끼운 후 굴곡이 생길 때까지 공기를 주입합니다.

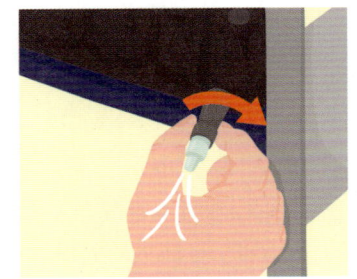

STEP 5 수동식 펌프 제거하기
시계 방향으로 공기밸브를 돌려서 닫고 수동식 펌프를 제거합니다.

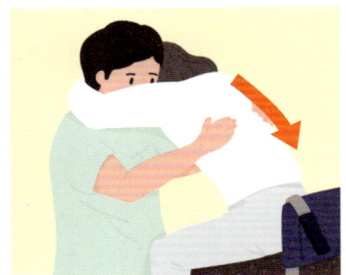

STEP 6 휠체어에 환자 앉히기
방석을 확인하고 의자 중앙에 환자를 앉힙니다.

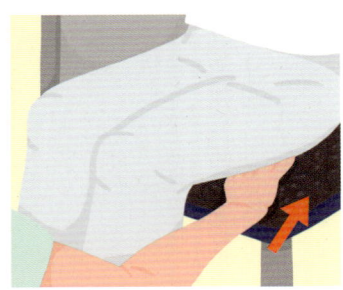

STEP 7 환자에 맞게 압력 조절하기
손바닥을 방석 표면과 환자의 좌골 사이에 넣습니다.

TIP 방석 압력 조절 방법

방석 표면과 환자의 좌골선이 손바닥과 1인치, 약 2cm 정도 움직일 수 있을 때까지 밸브를 시계 반대방향으로 열면서 공기를 조절한 후 잠급니다. 적절한 공기가 유지될 때 가장 효과적이므로 공기가 빠졌을 경우 다시 공기를 주입하는 과정을 반복해야 합니다.

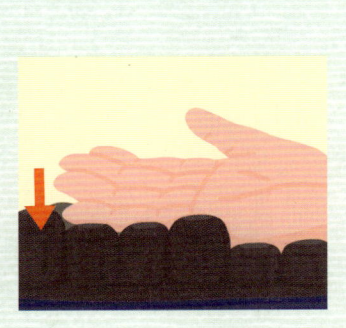

◯ 지지면은 어떻게 평가해야 하나요?

욕창 매트, 매트리스, 방석의 압력 완화 효과가 적절한지를 평가할 때는 직접 매트, 매트리스, 방석 밑으로 손바닥을 위로 향하게 해서 손을 넣어봅니다. 이때 뼈 돌출 부위와 손바닥 사이에 자리하는 지지면의 두께가 1인치(약 2cm) 이상이어야 하며, 그 미만인 경우는 환자가 받는 압력을 적절히 줄여주지 못하는 것이므로 더 두꺼운 매트, 매트리스, 방석으로 교환해주어야 합니다. 매트나 매트리스는 적어도 한 달에 한 번 점검해야 하며, 공기 매트리스나 방석은 적어도 일주일에 한 번 점검해야 합니다.

욕창 방석의 경우 환자 몸무게에 따라 달라질 수 있으나 욕창 방석의 최대 압력 수준의 약 1/3 정도가 적절합니다.

침대

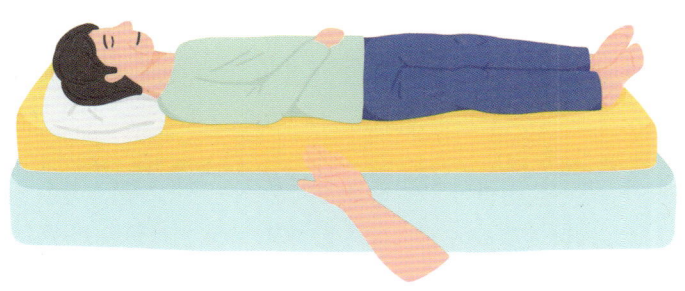
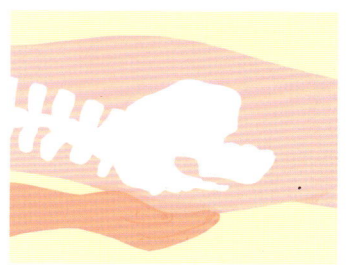

쿠션

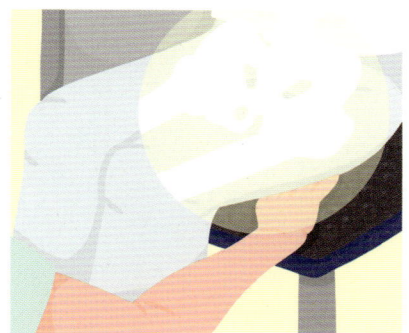

5 욕창을 예방하기 위한 영양섭취

욕창을 예방하기 위해서는 정상체중을 유지하고, 충분한 영양섭취, 금주 및 금연 등의 올바른 생활습관 및 식습관을 형성하는 것이 좋습니다. 올바른 영양섭취를 위해서 어떠한 부분을 체크해야 하는지 알아보겠습니다.

○ 수분 필요량

욕창을 동반한 환자의 경우 수분 필요량을 산정하기 위해서는 수분 상태를 확인해야 합니다. 심각한 욕창 부위로부터의 증발, 배액, 개방성 창상, 열 등에 의해 수분 손실이 증가하기 때문에 욕창이 있는 환자의 수분 필요량은 정상인과 동일하게 적용하여 산정하게 됩니다.

> - 일반적인 필요량 = 현재 체중 x 30~40㎖/day 또는 1일 열량요구량(kcal) x 최소 1.0㎖/day
> - 공기 침대(Air fluidized bed)를 사용하거나 31~34℃ 이상의 환경에서는 수분 필요량이 증가하므로 일반적인 필요량 + (현재 체중 x 10~15㎖)을 추가로 공급한다.

○ 미량 영양소

미량 영양소는 욕창 회복에 영양을 미치게 됩니다. 따라서 욕창을 동반한 환자의 식이 섭취가 부족하거나 결핍이 확인 또는 의심될 때 비타민과 미네랄 보충제를 섭취해야 합니다. 욕창 회복을 위한 주요 미량 영양소에 대해서 알아보겠습니다.

비타민 A(Vitamin A)

비타민 A의 결핍은 상처 회복의 지연·악화, 상처 부위 감염으로 인한 면역기능 변화 등의 원인에 의해 발생합니다. 욕창 환자의 상처 회복을 돕기 위한 비타민 A의 공급은 1일 10,000IU–50,000IU를 넘지 않아야 하며, 비타민 A는 잠재적인 독성을 가지고 있으므로 보충제를 통한 섭취는 신중하게 이루어져야 합니다.

> **비타민 A 급원식품**
> 간, 생선간유(fish liver oil), 전지분유, 달걀(베타 카로틴의 형태), 당근, 시금치 등의 녹황색 채소

비타민 C(Vitamin C)

상처 회복의 지연과 관련하여 비타민 C의 결핍이 동반되며, 이러한 환자의 경우 비타민 C 보충제의 사용이 상처 회복을 촉진시켰다는 연구결과가 있습니다. 욕창 1, 2단계의 경우 100~200mg/d, 욕창 3, 4 단계의 경우 1,000~2,000mg/d의 비타민 C 섭취가 권장됩니다.

비타민 C 급원식품
딸기, 오렌지, 레몬, 키위, 토마토, 고추, 피망, 브로콜리 등의 신선한 채소와 과일

아연 (Zinc)

아연 결핍은 콜라겐과 단백질 생합성의 감소와 면역기능 약화에 따라 동반됩니다. 일반적인 성인의 경구섭취 권장량은 50mg의 아연을 1일 2회 섭취하는 것으로, 고농도의 아연 보충제 복용은 일주일에 2~3회 미만으로 제한해야 합니다.

아연 급원식품
붉은 살코기, 해산물, 전곡류, 콩류(kg 당 25~50mg 함유), 가공된 시리얼, 도정한 쌀, 지방이 많은 육류 (kg 당 10~25mg 함유), 생선, 구근류, 녹색 잎채소와 과일 (kg당 10mg 미만 함유)

철분(Iron)

빈혈은 헤모글로빈과 헤마토크릿의 감소로 조직으로 운반되는 산소의 양이 감소한 상태를 말하며, 그로 인해 욕창의 회복이 지연될 수 있습니다. 철분 결핍으로 인한 빈혈의 교정을 위하여 필요 시 철분 보충제의 사용을 고려해 볼 수 있습니다.

철분 급원식품
헴(heme)철 : 육류, 가금류, 어류 등의 동물성 식품 (흡수율 25~40%)
비헴(non-heme)철 : 곡류, 두류, 유제품, 달걀 (흡수율 5~17%)

6 일상생활 관리

영양과 같이 일생생활에서도 주의 사항이 필요합니다 욕창을 예방하고 관리하기 위해 어떤 생활습관이 필요한지 알아보겠습니다.

○ 금연

흡연은 혈액순환과 피부의 산소 공급을 방해하기 때문에 욕창 발생 가능성이 높은 환자는 금연하는 것이 매우 중요합니다.

이미 많은 연구를 통해 흡연은 혈관을 수축시키고 혈액을 통한 산소 및 영양 공급을 방해함으로써 욕창 발생을 조장하고 치유도 방해하는 것으로 보고되고 있습니다. 따라서 욕창 발생 가능성이 있거나 이미 발생한 환자는 예방 및 관리를 위하여 금연이 필수적이라 할 수 있습니다.

음주

음주는 중추신경계를 억압하게 되는데 알코올이 혈액 내로 흡수되면, 사실상 신체 모든 부분으로 퍼지게 됩니다. 장기간 음주를 하게 되면 간, 심장, 췌장에 손상을 주게 되며, 이는 영양실조, 위장장애, 면역력 감소, 중추 신경계 손상을 유발할 수 있습니다. 장기간 다량의 음주는 호흡과 심박동을 조절하는 뇌의 기능을 억압하여 죽음을 초래할 수도 있습니다. 따라서 술을 먹을 때는 맥주 한 캔 정도, 와인 한 잔 정도가 적당하며, 다량의 음주는 하지 않도록 합니다.

의복

부적절한 의복은 호흡뿐 아니라 활동에도 지장을 주고, 욕창을 발생시킬 수 있으므로 주의해서 선택해야 합니다. 의복을 선택할 때는 다음 사항을 잘 숙지하도록 합니다.

의복 선택 시 주의 사항

- 편안하고 주름이 잘 가지 않는 옷을 입는 것이 입기도 쉽고 깔끔해 보일 수 있습니다.
- 몸을 꽉 조이는 옷, 특히 허리가 조이는 옷은 혈액순환을 방해하기 때문에 피합니다.
- 너무 헐렁한 옷은 옷에 주름이 생겨서 피부에 압력을 줄 수 있습니다.
- 피부 표면에 마찰을 유발할 수 있는 까끌까끌한 재질의 의복은 피합니다.
- 딱딱한 단추, 지퍼 또는 2중 테두리로 처리된 솔기가 달린 의복은 피합니다.
- 청바지의 경우 뒷주머니가 있거나 솔기가 있는 옷은 피합니다.
- 금속 장식, 지퍼, 버클이 달린 옷을 햇빛이 강한 여름에 입으면 화상의 우려가 있으므로 가능한 주의해서 입습니다.
- 소변줄을 다는 경우 소변백을 다리에 꽉 조이게 매어서는 안 됩니다.
- 잘 맞는 옷을 입는 것은 중요하며, 새 옷을 입은 후에는 피부 상태를 살펴보는 것이 중요합니다.
- 보온 기능이 있는 의복(나일론, 양모 등)은 주의해야 하며 가능한 면직물로 된 의복을 입는 것이 가장 좋습니다.

신발

신발은 1~2사이즈 더 크고 넓은 신발을 착용합니다. 이는 낮 동안 생길 수 있는 발의 부종으로 인해 신발이 꽉 조이는 것을 피하기 위함입니다.

열 노출

열 노출에도 주의를 기울여야 합니다. 열에 노출되면 감각이 저하된 부위의 피부가 손상되고 욕창 발생 위험이 커집니다. 가능한한 열이나 차가운 곳에 노출되지 않도록 하고, 다음 사항을 잘 숙지하여 주의하도록 합니다.

> **열 노출 시 주의 사항**
>
> - 무덥고 햇볕이 내리쬐는 야외에서 장시간 시간을 보나면 태양열에 의해 화상을 입을 수 있습니다.
> - 담배, 파이프(뜨거운 재, 화상), 외부에 노출된 배관 파이프와 히터에 피부가 직접 노출되지 않도록 조심해야 합니다.
> - 보온 패드와 전기담요는 사용하지 않는 것이 좋습니다.
> - 뜨거운 물이나 찬물 사용 시 반드시 감각이 있는 신체 부위로 체크 후 사용합니다.
> - 보호기구 없이 뜨거운 음식을 무릎 위에 올려놓지 않습니다.
> - 냉동실의 언 음식을 무릎 위에 올려놓지 않습니다.
> - 차를 탈 때는 히터가 나오는 부위에 발을 놓지 않습니다.
> - 신발을 신고 있지 않으면 바닥에 보호 장치를 깐 후 발을 놓습니다.
> - 비닐 의자에 앉을 때는 뜨겁지 않은지 항상 확인합니다.
> - 히터 등과 같이 열기가 있는 곳으로부터 안전거리를 유지합니다.

○ 외상

강직은 물체에 팔이나 다리를 부딪히게 하고, 낙상을 일으키는 원인이 되어 신체 손상을 유발할 수 있습니다. 또한, 경련은 물체에 피부를 문지르게 하는 원인을 제공하여 마찰로 인해 피부 손상을 유발할 수 있습니다. 따라서 마찰이나 자주 부딪히는 부위에 폼으로 된 재질의 드레싱을 적용하거나 필름 드레싱 재질을 사용하면 피부를 보호할 수 있습니다.

휠체어로 이동할 때는 벽에 부딪히지 않도록 휠체어가 이동 가능한 공간인지 확인합니다.

7 욕창의 치료

　욕창은 갑작스럽게 상태가 악화될 가능성이 높고 눈으로 보이는 것과 달리 손상 정도가 깊은 경우도 많으므로 일단 욕창이 발생하면 가능한한 빨리 의료진에게 연락하고 치료를 받는 것이 좋습니다. 욕창은 단순하게 상처만 치료해서는 절대 회복되지 않습니다. 가장 중요한 것은 욕창 발생 원인이 무엇인지 확인하여 그 원인을 제거하는 것입니다. 또한, 욕창은 전신 건강 상태가 좋아지지 않으면 회복되지 않기 때문에 평소에 앓고 있던 질환이 있다면 같이 치료가 이루어져야 합니다. 그다음 상처 치료는 다음과 같은 원칙으로 이루어집니다.

- 상처는 과도하게 축축하지 않고, 적절하게 습윤한 상태를 유지해야 합니다.
- 상처 바닥에 죽은 조직이 있는 경우 의료진으로부터 확인을 받은 후 제거해야 합니다.
- 상처가 깊은 경우 가볍게 공간을 채워주어야 합니다.
- 상처에 이물질이 있는 경우 제거해야 합니다.
- 상처를 외부 손상으로부터 보호해야 합니다.

1 상처 드레싱

　드레싱은 욕창 치료의 중심이라고 할 수 있습니다. 1960년대 이후로 상처를 공기 중에 직접 노출시켜 말리거나 램프를 이용하여 상처를 건조하는 등 건조한 환경을 조성하는 것보다 습윤 환경을 조성하는 것이 상처 치유를 최적화한다는 사실이 받아들여지고 있습니다. 따라서 상처 드레싱은 상처를 습윤하게 하여 상처 치유를 촉진하고 과도한 삼출물을 흡수하여 주변 피부가 짓무르게 하는 것을 막을 수 있으며, 외부로부터 균의 침입을 막아줄 수 있습니다.

　상처 드레싱은 물품 준비, 기존 드레싱 제거, 상처 세척, 상처 건조, 상처 상태 확인, 상처 드레싱 적용 순서로 진행되게 됩니다.

> **상처 소독**
> - 드레싱 교환 시마다 욕창과 주변 피부를 세척합니다.
> - 치유되고 있는 깨끗한 욕창은 생리식염수로 세척합니다.
> - 감염이 의심되거나 감염이 있는 경우 욕창을 청결히 하기 위해 소독제를 사용할 수도 있습니다.
> - 세척 용액을 잘 보관하고 사용한 용액은 바로 버려 교차오염을 줄입니다.

소독제

소독제는 욕창으로 인해 중증 감염 및 감염의 징후가 있을 경우에 사용 가능합니다.

클로르헥시딘	포비돈
• 효과 : 광범위 항균 효과	• 효과 : 광범위 소독 효과, 살균 효과
• 부작용 : 상피화 지연, 자극 및 민감도 증가	• 부작용 : 상피화 지연, 피부 자극 및 민감도 증가

2 욕창 형태에 따른 드레싱 제품

욕창의 형태	목표	채우는 드레싱	덮는 드레싱
깊고 축축한 욕창	욕창 기저부로부터 삼출물 흡수 및 습윤 상태 유지	흡수 드레싱 : 칼슘알지네이트, 하이드로 화이버, 거즈	거즈/테이프 폴리우레탄 폼
깊고 마른 욕창	욕창 기저부에 습윤 상태 유지, 보호	습윤 드레싱 : 하이드로 겔	거즈/테이프 폴리우레탄 폼
얕고 축축한 욕창(<0.5cm)	삼출물 흡수, 습윤 상태 유지, 보온, 보호	흡수 드레싱 : 칼슘알지네이트, 하이드로 화이버	거즈/테이프 폴리우레탄 폼
얕고 마른 욕창(<0.5cm)	습윤 상태 유지, 보온, 보호		하이드로 콜로이드

3 욕창 단계에 따른 드레싱 제품

단계	채우는 드레싱	덮는 드레싱
1단계	필요 없음	피부 보호 크림 폴리우레탄 폼
2단계	필요 없음	하이드로 콜로이드 폴리우레탄 폼
3단계	하이드로겔 하이드로 화이버 칼슘알지네이트	폴리우레탄 폼 거즈/테이프
4단계	하이드로겔 하이드로 화이버 칼슘알지네이트	폴리우레탄 폼 거즈/테이프
심부조직 손상 의심	필요 없음	피부 보호 크림 폴리우레탄 폼
미분류 단계	하이드로겔 베타딘 연고 실바딘 연구	폴리우레탄 폼 거즈/테이프

4 상처 드레싱 제품 종류

투명필름 드레싱

제품명(제조회사)	특징	주의점
오피사이트 (OPSITE FLEXIGRID, OPSITE FLEXIFIX : Smith &Nephew) **테가덤** (Tegaderm : 3M)	· 반투과성 막으로 습기, 산소, 이산화탄소는 투과하나 물과 세균, 오염물질은 투과하지 못함. · 습윤 치유환경 조성 · 1단계 욕창 · 드레싱 고정을 위해 이용	· 삼출물 흡수 능력 없어 피부 짓무름 유발 주의 · 제거 시 피부 손상 주의

하이드로 파이버 드레싱

제품명(제조회사)	특징	주의점
아쿠아 셀 (Aquacel : ConvaTec)	· 다량의 삼출물 흡수 · 상처 표면 습윤 상태 유지	· 2차 드레싱 필요 · 건조한 상처에 적용하지 않음

하이드로 콜로이드 드레싱

제품명(제조회사)	특징	주의점
컴필 (Comfeel plus ulcer, Comfeel transparent : Coloplast)	• 소량에서 중간 정도의 삼출물 흡수 • 1-2단계 욕창	• 제품과 삼출물이 섞여 노란색 분비물이 상처 감염과 혼동 가능성. • 지나친 육아조직 형성 가능성 • 완전폐쇄제품은 감염 상처나 허혈성 상처에 적용 주의
듀오덤 (Duoderm CGF, Duoderm extra thin : ConvaTec)		
이지덤 (Easyderm : 대웅제약)		

폴리우레탄 폼 드레싱

제품명(제조회사)	특징	주의점
메디폼 (Medifoam : Mundipharma)	• 삼출물 흡수 능력 뛰어남 • 2-4단계 욕창 • 새로운 조직이 자라는 욕창	• 삼출물의 양에 따라 다양한 제품을 선택
알레빈 (Allevyn Standard, Allevyn Adhesive : Smith &Nephew)		
바이아테인 (Biatain Adhesive, Biatain Non-adhesive : Coloplast)		
메디터치 (Meditouch : 일동제약)		
이지폼 (Easyfoam : 대웅제약)		

실리콘 드레싱

제품명(제조회사)	특징	주의점
메필렉스 (Mepilex, Mepilex lite, Mepilex Border : Molnlycke Health Care)	• 실리콘 재질의 특성으로 드레싱 제거시 통증 없음	• 실리콘의 비친수성으로 삼출물 흡수 속도 느림
알레빈 (Allevyn Gentle border : Smith &Nephew)		
바이아테인 실리콘 (Biatain silicone : Coloplast)		

하이드로 겔 드레싱

제품명(제조회사)	특징	주의점
인트라사이트 겔 (IntraSite Gel : Smith &Nephew)	• 고수분 함유 • 새로운 조직 형성 촉진 • 건조한 괴사조직 제거에 용이	• 2차 드레싱 필요 • 과다 사용 시 피부 짓무름 유발
풀리온 겔 (Purilon Gel : Coloplast)		

듀오덤 겔
(DuoDERM Hydroactive gel : ConvaTec)

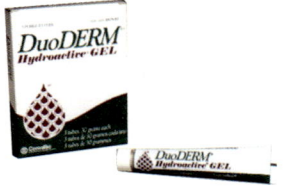

칼슘알지네이트 드레싱

제품명(제조회사)	특징	주의점
알지사이트 (Algisite M : Smith &Nephew)	• 지혈작용이 있음 • 중정도 이상의 삼출물이 있는 상처에 적용 • 상처가 깊은 빈 공간을 채우는 데 유용 • 상처 표면 습윤하게 유지	• 드레싱 제거 시 잔여물 남을 가능성 있어 주의 깊은 확인 필요 • 2차 드레싱 필요
칼토스타트 (Kaltostat : ConvaTec)		
바이아테인 알지네이트 (Biatain Alginate : Coloplast)		

항균 및 제균 드레싱

제품명(제조회사)	특징	주의점
아쿠아셀 에이지 (Aquacel AG : ConvaTec)	• 은 이온(Ag+)이 상처로 유출되어 항균작용 • 냄새 감소	• 2차 드레싱 필요 • 액티코트는 증류수에 적셔서 사용
액티코트 (Acticoat : Smith-Nephew)		
메디폼 실버 (Medifoam Silver : Mundipharma)	• 항균작용과 삼출물 흡수를 동시에 함	
베타폼 (Betafoam : Mundipharma)	• 항균작용과 삼출물 흡수를 동시에 함	
솔박 (Sorbact : abigo/Juthis)	• 정상세포에 영향을 주지 않고 제균작용을 함.	• 수분이 있는 상태에서만 활성화 됨.

8 욕창의 예방 전략

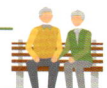

전략	방법
피부상태 관찰 및 관리	• 적어도 하루에 두 번 눈과 손을 이용해서 피부 상태를 체크하고 특히 욕창 호발 부위, 피부가 접히는 부위, 보조기 착용 부위를 주의 깊게 관찰한다. • 발적 부위로 자세변경을 금지 한다. • 피부 건조를 예방하기 위해 피부 보습제를 적용한다. • 실금이 있는 경우 즉시 닦아내고, 세척제, 보습제, 보호제를 적용한다. • 피부를 건조하게 할 수 있으므로 알코올 사용은 피한다. • 과도한 마사지는 금지한다. • 배뇨, 배변 과정에서 회음부를 깨끗이 닦고, 완전히 건조한다.
이동	• 필요할 때만 이동한다. • 휠체어보다 낮은 곳 또는 비슷한 높이로 이동하는 것이 안전하다. • 이동 시 휠체어와 침대는 20~30도 정도 비스듬히 놓는다. • 이동 시 반드시 휠체어 고정, 팔걸이, 발판, 고정용 벨트를 제거한다. • 이동 시 피부 쓸림 방지를 위해 예방 차원으로 필름이나 폼 드레싱 제제를 적용한다. • 절대로 끌어서 이동하지 말고 이송을 도와주는 제품을 사용한다. • 자동차 탈 때 의자에 물건이나 안전벨트가 놓여있지 않은지 확인한다.
올바른 자세	• 휠체어 발판의 높이는 허벅지의 수평 높이보다 조금 높게 맞춘다. • 휠체어에 똑바로 앉는다. 기대어 앉으면 응전력으로 욕창 발생 위험성이 증가한다. • 오랜 시간 동안 상체를 세우고 기대어 앉는 자세는 피한다. • 30도 이상 머리를 올리는 것을 금지 한다. • 신체 상태가 가능하다면 수면 시 엎드린 자세가 숙면 및 욕창 예방에 도움이 된다. • 발뒤꿈치 보호를 위해 베개를 종아리 밑에 받쳐둔다.
규칙적인 자세변경	• 침대에 누워있을 때 2시간마다 자세를 변경한다. • 휠체어에 앉아있을 때는 매 15~30분마다 자세를 변경한다.
지지면 사용	• 침대에서 압력 경감을 위한 매트리스를 사용한다. • 자신의 신체에 맞는 매트리스, 방석, 쿠션을 사용한다. • 휠체어에 앉아있을 때 압력 분산을 위한 방석을 사용한다.

	• 자동차로 이동 시 피부 보호를 위해 방석을 사용한다. 이때 머리가 자동차 천장에 부딪치지 않도록 너무 두꺼운 쿠션 사용은 피한다. • 주변 조직 혈류 흐름을 방해할 수 있는 도넛 형태의 쿠션 사용을 피한다. • 휠체어에 맞는 지지표면(방석, 쿠션 등)을 사용한다. • 매트・매트리스 평가는 적어도 한 달에 한 번 점검한다. • 공기방석, 매트리스는 일주일에 한 번 점검한다.
보장구	• 아무리 좋은 장비라도 매일 사용하게 되면 낡게 되기 때문에 휠체어의 상태 특히 좌석, 등받이 부분을 꼭 확인한다. • 체중 분산을 제대로 해줄 수 없거나 더 이상 지지해 줄 수 없는 휠체어는 교체한다. • 휠체어에서 주기적 자세변경을 위해 자신의 몸에 맞는 휠체어를 사용한다. • 소변 주머니를 다리에 묶을 때 보장구(leg bag strap)가 꽉 조이지 않도록 주의한다.
영양	• 적절한 영양은 욕창 예방 및 치료를 위해 매우 중요하므로 균형 잡힌 식사를 한다.
일상생활 관리	• 너무 꽉 조이는 신발, 양말, 보장기(brace, splint), 의복은 피한다. • 피부 마찰의 원인이 되는 거친 옷감으로 된 의복은 피한다. • 단단한 장식용 징, 조이는 금속류 장식, 두꺼운 솔기로 된 옷은 피한다. • 나일론이나 울 제품과 같이 열을 품고 있는 재질의 옷보다는 면으로 된 옷을 입는 것이 좋다. • 새 신발을 신을 때 주의 깊게 발 상태를 관찰한다. (너무 헐렁하거나 꼭 끼는 신발을 신지 않는다) • 휠체어에 앉을 때 바지 뒷주머니에 물건을 넣지 않는다. • 열에 노출 시 특히 주의한다. • 햇볕이 뜨거운 낮에 야외 활동 시간을 조절한다. • 야외 활동 시 선크림을 사용한다. • 전기장판, 핫팩 사용 시 주의한다. • 차 히터 나오는 부분, 의자에 앉기 전에 비닐로 된 좌석은 태양열에 의한 화상에 주의한다. • 보호기구 없이 뜨거운 음식, 냉동보관 음식을 무릎 위에 올려놓지 않는다.

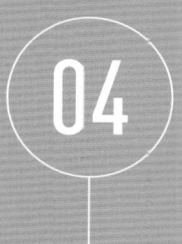

섬망

한지원 (정신건강의학과)

섬망은 급성 발생, 인지 저하(기억력, 지남력, 언어능력 등)의 변동성, 주의력과 각성 수준의 손상 이렇게 세 가지 상태를 보이는 증후군입니다. 주의력은 말 그대로 주의, 집중할 수 있는 능력으로 하나의 주제에 집중하거나, 대화 주제에 따라서 주의를 전환할 수 있는 능력을 의미합니다. 각성 수준이란 깨어있는 의식 수준을 의미합니다. 마지막으로 인지 기능이란 기억력, 지남력(시간, 장소, 사람을 인식하는 능력), 언어 능력, 시공간 능력, 지각 능력 등을 의미합니다. 환자의 주의, 집중력이 떨어지고 의식이 맑지 않아 보이면서 기존보다 기억력이나 지남력, 판단력, 언어 능력 등이 갑자기 떨어지는 모습을 보이면, 우리는 섬망을 의심할 수 있습니다. 여기에서는 섬망에 대해서 알아보고 이를 어떻게 관리해야 하는지 살펴보겠습니다.

1 섬망이란 무엇인가요?

　섬망이란 주의력과 각성 수준에 손상이 있으며 인지 기능 장애가 갑자기 나타나는 상태입니다. 대개 수 시간에서 수일 정도 내에 갑자기 발생하며, 하루에도 증상이 여러 번 변하는 특성이 있습니다. 섬망이 생기면 나타날 수 있는 증상에 대해서 알아보겠습니다.

1 주의력 및 인지 기능 저하

　섬망 환자는 주의력이 저하되어 반복 질문을 할 수도 있고, 다양한 질문에 같은 대답을 하는 모습을 보이기도 합니다. 대화의 주제가 바뀌어도 아까 한 내용에 대해서 대답을 하는 것입니다. 또한, 대화에 집중하지 못하고 다른 자극에 쉽게 산만해져서 대화 도중에 다른 사람이 들어오면 대답을 이어가지 못하는 등의 모습도 보일 수 있습니다.

　기억력의 측면에서는 특히 낮에 방문한 사람을 기억하지 못하거나 식사했는지를 기억하지 못하는 등의 증상으로 나타날 때가 많습니다. 시간 지남력이 떨어지면 지금이 낮인지 밤인지 구별을 못하거나, 날짜를 잘 모르기도 합니다. 장소 지남력이 떨어지면 자신이 있는 곳이 병원인지 집인지 엉뚱하게 대답할 때가 많으며 본인의 방이나 병실을 찾아오지 못하고 엉뚱한 방에 들어가는 모습을 보입니다. 사람 지남력이 떨어질 경우, 자주 보던 가족이나 친척을 알아보지 못하기도 합니다.

　지각의 왜곡도 관찰되는데 주로 환시가 많아서 밤에 헛것을 보는 경우가 많습니다. 방에 누가 와있다고 하거나 천장에 벌레가 기어 다닌다고 하는 등의 표현을 합니다. 환시만큼 빈도수는 높지 않으나 환청이나 환촉(몸에 무엇인가 기어 다닌다)을 호소하기도 합니다.

　이야기를 하다가 다른 주제로 쉽게 빠지거나 같은 말을 반복하는 등의 사고 장애도 보일 수 있으며, 때로는 망상적인 사고(다른 사람이 나를 해치려고 한다거나, 의료진이 자신에게 해로운 행위를 한다는 등)를 보일 수 있습니다. 이러한 전반적인 인지 기능의 저하로 인해 환자와의 대화 시 횡설수설한다는 느낌을 받을 수 있습니다.

2 의식 및 각성 수준

　의식 및 각성 수준은 과도하게 각성하여 사소한 자극에도 예민하게 반응을 하거나, 반대로 다소 저하되어 자극에 대한 반응성이 떨어질 수도 있고, 이러한 상태가 번갈아 가면서 나타날 수도 있습니다. 섬망을 진단하기 위한 의식 수준의 변화는 적어도 언어 자극에 반응할 수 있을 정도의 각성 수준이 되어야 합니다. 따라서 혼수상태에서는 섬망을 진단할 수 없습니다.

3 수면 각성 주기의 장애 및 감정, 행동 변화

섬망 환자는 낮에 많이 피곤해하고 밤에는 불안·초조한 상태가 심하며 불면을 보입니다. 낮과 밤이 완전히 바뀌는 경우가 무척 흔하나, 섬망의 진단기준에는 수면각성주기의 장애가 포함되어 있지 않습니다. 때로는 밤에 불면을 보이면서 낮에도 피곤해하지 않는 과각성 상태가 지속되기도 합니다.

입원을 한 경우, 야간에 수면을 취하지 않고 수액이나 소변줄을 뽑는다든지 집에 가야 한다며 침대에서 계속 내려오려고 하는 등의 모습이 전형적으로 나타나며, 이러한 야간의 행동들을 그 다음날 대개 기억을 하지 못합니다.

섬망 환자는 불안, 공포, 우울, 예민성, 분노, 다행감, 무감동 등이 나타나며 이러한 감정 변화가 심하고 예측이 잘 되지 않습니다. 이에 때로는 우울증처럼 보이는 경우도 있지만, 부적절하게 들떠 보여 마치 조증 상태처럼 보일 수도 있습니다.

감정 변화와 관련하여 소리를 지르거나, 중얼거리거나, 이상한 소리를 내기도 하는데 이러한 현상은 외부 자극이나 환경적 단서가 부족할 때 나타나는 경우가 많아 섬망 치료에 적절한 환경 자극이 필요한 근거가 됩니다.

4 신경학적 이상

섬망의 신경학적 이상 증상으로는 진전(떨림), 자율신경계 이상, 발음의 이상, 안구진탕, 부조화, 요실금 등이 나타날 수 있습니다.

5 일중/주중 변동

섬망 환자에게 나타나는 이러한 증상들은 대체로 지속적이기보다는 일중 변동이 잦은 편입니다. 날이 어두워져서 현재 상황을 정확하게 파악하기 힘든 저녁 무렵이나 밤에 증상이 악화되는 경향이 있습니다. 이렇게 하루 중에도 수 시간 간격으로 변동을 보이기도 하나, 며칠 간격으로 변동을 보이는 경우도 있습니다.

6 발병 양상

대개 수 시간에서 수일 내에 상기 증상들이 갑자기 나타납니다. 따라서 서서히 진행하는 신경 퇴행성 질환인 노인성 치매와는 발생 양상에서 차이가 있습니다.

7 지속 기간

섬망은 길게는 수개월까지 진행을 합니다. 지속 기간에 따라 급성(수 시간~수일), 지속(수주~수개월)으로 구분하기도 합니다.

8 정신운동활동의 수준

정신운동활동의 수준이 다양합니다. 과도하게 활동을 하고 행동문제가 두드러지는 과활동(hyperactive) 타입의 섬망이 있고, 많이 처져있는 상태에서 행동이나 반응이 적은 저활동(hypoactive) 타입의 섬망이 있습니다. 또한, 두 가지 타입이 번갈아 가면서 나타나는 혼합형(mixed level of activity)도 있습니다.

2 섬망의 발생빈도
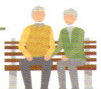

섬망은 지역 사회 노인의 경우 1~2%의 유병률을 보입니다. 응급실에 내원한 노인에서는 10~30% 정도 나타난다고 하며, 입원 환자에서는 14~24%의 유병률을 보입니다. 입원 기간이 연장될수록 발생률이 증가한다고 알려졌으며 수술 후 노인의 경우 15~53%, 중환자실 환자는 70~87%, 요양원 입소자는 60% 정도의 비율로 섬망이 발생하는 것으로 알려져 있습니다.

3 섬망의 발생요인
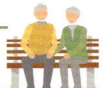

섬망은 이유 없이 발생하지 않습니다. 다른 신체적 질환이나, 약, 물질 중독 혹은 금단 등이 직접적으로 의식 수준과 각성 수준, 인지 기능에 영향을 미치는 경우에만 나타납니다. 이러한 원인들이 동시 다발적으로 작용하여 섬망을 일으키기도 합니다.

섬망의 원인을 크게 분류해보면, 신체질환(감염, 콩팥질환, 두부 외상, 뇌전증, 심부전 등), 물질 유도(약물, 알코올, 마약 등), 기타(수면 박탈, 변비, 통증 등) 등으로 나눌 수 있으며, 동시에 여러 원인이 작용하여 섬망을 일으킬 수도 있습니다. 오른쪽 표에는 섬망을 일으키는 흔한 원인들을 정리하였으니 참고하시기 바랍니다. (synopsis of psychiatry, 10th ed., p324, table 10.2-4을 인용)

섬망의 원인에 대해서 가장 인정받고 있는 가설은 오른쪽 표에 나온 원인으로 인해 아세틸콜린이라고 하는 신경전달물질에 이상이 생기면 섬망에서 보이는 임상 양상이 발생한다는 것입니다. 아세틸콜린의 문제가 주의와 각성을 관장하는 뇌간의 망상체에 작용하여 주의력과 각성 수준이 떨어지는 것입니다. 실제로 항콜린성 작용이 있는 약제들이 섬망을 자주 일으킨다는 사실이 이를 뒷받침합니다. 또한, 도파민 과잉 상태, 세로토닌 활성의 증가 혹은 저하, 노르아드레날린계 과활성, 글루타메이트 등도 섬망의 원인이 되는 신경전달물질로 알려져 있습니다.

섬망을 유발하는 원인

중추신경계 질환	뇌전증, 두통, 두부 외상, 뇌종양, 경막하 출혈, 지주막하 출혈, 경막외혈종, 농양, 뇌내 출혈, 소뇌 출혈, 비출혈성 뇌졸중, 일시적 허혈
대사성질환	전해질 이상, 당뇨, 저혈당, 고혈당, 인슐린 저항
전신질환	감염, 외상, 탈수, 영양 결핍, 화상, 조절되지 않는 통증, 열사병, 높은 고도 (5,000m 초과)
약물	진통제 (수술 후 Demerol 혹은 morphine 등), 항생제, 항바이러스 제제, 항진균제, 스테로이드, 마취, 심장질환약, 고혈압약, 항암제, 항콜린성 약제 (감기약 등), 신경 이완제 악성 증후군, 서로토닌 신드롬
그 외 약제	허브, 티, 영양 보충제, 식물 중 일부
심장질환	심부전, 부정맥, 심근경색, 심장보조기, 심장수술
호흡기질환	만성 폐쇄성 폐질환, 저산소증, SIADH (항이뇨 호르몬 분비이상 증후군), 산 염기 장애
내분비질환	부신발증, 부신부전, 갑상선 기능 이상, 부갑상선 기능 이상
혈액질환	빈혈, 백혈병, 혈액질환, 줄기세포이식
신질환	신부전, 요독증, SIADH
간질환	간염, 간경화, 간부전
종양	원발성 뇌종양, 전이성 종양, 방종양성증후군(paraneoplastic syndrome)
약물 남용	중독, 금단
Toxin (독성 물질)	중독, 금단, 중금속, 알루미늄

4 섬망의 위험인자와 예후인자

노인이 신체적, 정신적 원인에 의해 장기간 활동량이 적은 상태에서 낙상을 하여 알코올이나 항콜린성 약제와 같은 정신 활동성 특성을 가진 약물을 복용하면 섬망의 위험인자가 될 수 있습니다. 또한, 경도인지장애나 치매도 섬망의 위험을 높이고 경과를 복잡하게 만듭니다. 이는 고령뿐만 아니라 유아기, 소년기 모두 섬망에 취약한 것으로 알려져 있습니다. 대표적인 섬망의 유발인자들은 아래 표와 같습니다. (synopsis of psychiatry, 10th ed., p323, table 10.2-3을 인용)

섬망 유발인자

70세 이상의 노인	내외과 질환		신체 억제
남성	고혈압	만성 폐쇄성 폐질환	방광 카테터 사용
시력 저하	알코올 남용	흡연력	
영양상태 불량	전해질 이상	혈당 이상	
탈수	신기능 저하		
인지 저하	선행된 뇌졸중	종양	
수술 전 인지 저하	수술 전 안정제(benzodiazepine) 사용		
기능 제한	수술 전 마약성 진통제 사용		
섬망의 과거력	3개 이상의 약제 복용		

5 섬망의 진단은 어떻게 하나요?

혼수상태와 같이 각성 수준이 완전히 저하된 상태에서는 섬망이라고 진단하지 않습니다. 이러한 경우에는 응급이므로 바로 내과적, 신경학적 검사를 시행해야 합니다.

섬망은 앞에서도 말씀드렸듯이 신체적 질환, 약, 물질 중독 혹은 금단 등의 직접적인 원인에 의해 발생하는 것이기 때문에, 섬망을 일으키는 원인이 없는 경우에는 섬망으로 진단하지 않습니다. 섬망 진단을 위해서는 섬망의 원인이 되는 신체적 질환 혹은 원인 물질을 찾는 것이 최우선입니다. 이를 위해 기본적인 혈액 검사, 전해질 검사, 간기능/신기능 검사, 혈당 검사, 소변 검사, 흉부 방사선 사진 등을 확인하며 필요시 뇌파 검사, 뇌척수액 검사 혹은 뇌 영상 검사를 시행하여 다른 질환과 감별하기도 합니다.

   섬망의 진단은 치매가 기존에 있거나, 현재 치매가 진행 중인 경우와 감별이 필요합니다. 치매와 섬망을 구분하는 방법은 발생 양상, 시간에 따른 경과입니다. 아래의 표는 치매와 섬망의 차이를 구분하였습니다.(synopsis of psychiatry, 10th ed. , p327, table 10.2-12을 인용)

치매와 섬망의 차이점

특징	치매	섬망
발병 양상	서서히 진행	급격히 진행
지속기간	수개월에서 수년간 지속	수 시간에서 수주 지속
주의력	유지	변동성
언어 능력	단어 찾기 어려움	횡설수설할 수 있음
수면-각성 주기	수면 중 자주 깨는 양상	수면-각성 주기 역전
사고(생각)	내용이 적은 편임	논리가 깨져 있음
의식 수준	변화 없음	저하되어 있음 (혼수는 아님)
각성 수준	대개 정상임	과각성 혹은 각성 저하

   치매와 섬망이 합병되어 있을 가능성도 염두에 두어야 합니다. 이는 뇌의 기능이 저하된 사람들이 섬망에 더 취약하기 때문에 기저에 경도인지장애나 치매(주요 신경인지장애)가 있는 경우 섬망이 합병되는 경우가 많기 때문입니다. 따라서, 섬망이 치료된 이후에도 지속적으로 인지 장애가 진행될 경우에는 기저에 치매가 진행하고 있었을 가능성을 의심할 수 있습니다. 이외에도 저 활동성 섬망이 관찰되면 중증 우울증과 감별이 필요합니다. 대개 우울증과 저 활동성 섬망은 뇌파 검사로 감별 진단이 가능합니다.

6 섬망을 평가하기 위한 도구들

가장 널리 사용되는 인지 기능의 간이평가도구로는 간이정신상태검사(Mini-Mental State Examination : MMSE)가 있습니다. 이 도구는 섬망에 특이적이지는 않으나 추후 섬망이 발생하였을 때 인지의 변화를 확인할 수 있습니다.

섬망 평가 도구로서 가장 많이 사용되는 도구는 착란 평가방법(Confusion Assessment Method : CAM)입니다. 이 도구는 전문성이 없더라도 임상 및 연구 목적으로 빠르고 정확하게 섬망을 확인할 수 있는 도구로, 급성 발병과 경과의 변동성, 주의력 장애, 혼란된 사고, 의식 수준의 변화라는 섬망의 핵심적인 특성들을 조사하여 섬망을 확인할 수 있습니다. 그 외에 한국판 섬망 평가 척도(Korean version of Delirium Rating Scale-Revised-98; K-DRS-98) 등도 섬망을 평가하기 위한 도구로 사용되고 있습니다.

7 섬망의 경과 및 예후

섬망의 원인이 되는 신체 상태를 교정하고 나면 대개 1주일 안에 섬망이 좋아지지만, 때로는 1개월 이상 지속되는 경우도 있습니다. 특히 고령 노인의 경우에는 원인을 교정한 이후에도 잔존 섬망 증상이 오래 남는 편입니다. 또한, 섬망에 걸린 기간이 길수록 섬망에서 회복되는 기간도 길어지는 것으로 알려져 있습니다.

섬망에 특화된 치료를 하지 않아도 원인이 되는 신체적 질환(혹은 상태)의 호전에 따라 섬망이 완전히 회복될 수 있습니다. 또한, 섬망을 조기에 발견하고 개입하면 섬망으로 힘들어하는 기간을 단축시킬 수 있습니다. 섬망은 의식 수준 저하 및 인지 기능 저하로 인해 낙상 등의 사고가 일어날 수 있으므로 조기발견 및 조기개입이 중요합니다. 섬망의 원인이 되는 기저질환(신체적 질환) 역시 치료하지 않으면 섬망에서 혼수, 경련, 사망까지 이를 수 있으므로 섬망의 원인을 찾아 적기에 꼭 치료를 해야 합니다.

치매를 동반한 섬망의 경우에는 치매가 없는 환자에 비해 회복이 어렵습니다. 섬망에서 회복된 후에도 인지 기능이 완전히 호전되지 않거나 인지 기능의 지속적인 감퇴를 보이면, 기존에 확인되지 않은 치매가 존재하고 있다가 섬망 후에 보다 분명하게 진행될 수도 있습니다. 실제로 이전에 치매 진단이 없는 섬망 노인 환자에게서 섬망이 해소된 후 27%, 2년 이후에는 57%가 각각 새로운 치매 진단을 받았다고 합니다. 또한, 65세 이상에서 섬망을 보이는 입원 환자는 섬망이 없는 입원 환자보다 퇴원 직후에 기능 저하가 일어날 확률이 3배 정도 높으므로 지속적인 관리가 필요합니다.

8 섬망의 치료

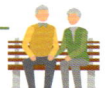

　섬망 치료의 제1원칙은 원인이 되는 신체 상태를 교정하는 것입니다. 신체적 질환이 원인이라면 해당 질환을 치료해야 하고, 약제에 의한 섬망이라면 해당 약제를 중단하거나 감량하고, 필요시 해독을 해야 합니다.

　물리적, 감각적, 환경적인 지지도 섬망 치료에 있어 중요한 사항입니다. 혼동을 보이는 섬망 상태에서 다른 사고가 일어나지 않도록 위험한 물건을 치우고, 낙상의 위험을 줄이는 물리적 환경을 만들어야 합니다. 또한, 과도하지 않은 정도의 적절한 감각 자극이 환경적으로 주어져야 합니다. 친구나 가족이 곁에서 안심을 시켜주고 적절한 대화를 지속하며 주기적으로 시간, 장소, 사람 지남력을 교정해주는 것이 좋습니다. 방이나 병실에는 친숙한 그림이나 사진을 놓고, 시계나 달력을 잘 보이는 곳에 두어 환자에게 시간 지남력과 장소 지남력을 계속 제공해줄 수 있어야 합니다. 병실은 어둡게 하지 않고 낮에는 은은한 조도를 유지해야 하며, 가능하면 햇볕이 잘 드는 창가에서 시간을 보내게 하는 것이 수면·각성 주기의 장애 및 지남력 저하에 도움이 됩니다.

　수면·각성 주기의 장애를 호전시키기 위하여 낮에는 가능하면 깨어있을 수 있도록 적절한 감각적, 언어적 자극(친숙한 사람과의 대화 등)을 제공하는 것이 좋습니다. 환자가 보행할 수 있다면 낮에는 낙상을 주의하면서 보호자 도움 하에 적절한 보행을 하거나, 필요시 휠체어나 워커 등을 이용하여 안전하게 활동량을 늘리는 것이 좋습니다. 이러한 수면·각성주기의 변화는 광치료(light therapy)를 통해 보다 빠른 호전이 가능합니다.

　일부 환자에게는 섬망 기간의 기억이 다소 충격적으로 남아 섬망 후에 그에 대한 감정적 반응 혹은 급성 스트레스 반응을 보이기도 합니다. 특히 강박(신체 제한)의 경우 섬망의 유발 및 악화 인자로도 작용하며 섬망 호전 후 외상성 기억으로 남는 경우가 있어, 꼭 필요한 경우를 제외하고는 가급적 피하는 것이 좋습니다.

　섬망 증상이 심하여 상기 비약물적 치료를 통해 호전이 어려울 것으로 판단되는 경우에는 약물치료를 병행해야 합니다. 과도한 감정(불안 및 초조), 행동문제, 불면 등에 대해서는 항정신병 약제를 사용할 수 있고, 약제를 삼키지 못할 때는 주사 제제 혹은 구강 분해제제를 사용할 수 있습니다. 또한, 불면을 해결하기 위해 소량의 안정제나 수면제를 사용할 수도 있습니다. 이러한 섬망의 약물치료는 신체 상태와 기저질환을 고려하여 신중히 약제를 선택해야 하며, 효과가 있는 최소한의 용량을 사용해야 합니다. 주기적인 평가를 통하여 약제의 사용 기간 및 용량을 자주 조절하는 것이 효과를 최대화하고 부작용을 최소화하는 방법입니다.

낙상

임재영 (재활의학과)

낙상은 중풍이나 기절 등으로 본인의 의사와 상관없이 갑자기 쓰러지거나 넘어지는 것을 말합니다. 이처럼 노화에 따른 신체기능 저하는 낙상과 깊은 관련이 있습니다. 65세 이상 노인의 약 20% 정도가 일 년에 한 번 이상 낙상을 경험하는데, 이 중 10%는 의학적 치료가 필요하고 5%는 골절을 경험하게 되며 2.5%는 골절을 치료하기 위해 입원이 필요하게 됩니다. 낙상으로 사망하는 사람들의 75%가 65세 이상으로, 이는 질병이환과 사망의 주요한 원인이 됩니다. 낙상은 골다공증이나 보호 반사의 감소와 같은 신체적 질병 상태에 따라 많은 연관이 있으므로 잠재적인 질병을 많이 앓고 있는 노인에게는 심각한 손상을 일으킬 수 있습니다. 여기에서는 낙상에 대한 문제점과 예방에 대해서 알아보겠습니다.

1 낙상의 영향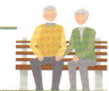

　노인에게 낙상으로 인한 영향은 여러 가지가 있지만 크게 의학적인 영향, 삶의 질에 대한 영향, 사회적인 영향으로 나눌 수 있습니다.
　먼저 의학적인 영향으로 낙상은 골절 등의 중증 합병증을 유발하여 노인의 질병 이환율과 사망률을 증가시킬 수 있습니다. 실제로 65세 이상 노인에게 발생하는 골절의 90%가 낙상으로 인한 골절이라는 보고가 있으며, 이 중에 대퇴부 경부 골절은 가장 흔한 골절 부위입니다. 또한, 낙상은 기존의 질환을 악화시킬 수 있고, 노인으로 하여금 의료 시설 이용을 더욱 빈번하게 만듭니다.
　이미 낙상한 경험이 있는 노인들은 재발에 대한 두려움 때문에 활동량의 감소와 운동능력의 저하가 나타납니다. 이로 인해 다시 낙상 위험도가 증가하고, 심혈관계질환 등의 만성질환이 악화될 수 있으며, 심리적 위축 및 삶의 질이 저하되는 악순환이 반복됩니다.
　2010년 국민건강보험공단의 발표에 의하면 국민 의료비 중 노인 의료비의 구성 비율이 점차 증가하여 이미 30%를 초과했고, 특히 대퇴골절에 대한 의료비에 사용된 금액이 매년 1,200억 원가량 지출되고 있으며 이는 장기 요양 의료비의 약 25%를 차지합니다. 이처럼 낙상은 사회경제적으로도 많은 영향을 주고 있음을 알 수 있습니다.

2 낙상의 발생요인

　낙상을 하는 요인으로는 크게 인지 심리적 요인, 신체적 요인, 환경적 요인 등이 있습니다. 각각의 요소들이 어떻게 낙상을 초래하는지 알아보겠습니다.

1 인지 심리적 요인

　낙상의 심리적 요인은 매우 다양한데, 이 중에 대표적인 것은 치매, 우울증 그리고 불안이나 공포 장애입니다. 치매는 보행의 변화와 인지 기능 장애를 발생시켜 주위의 자극에 적절하게 대처하지 못하게 합니다. 주변 환경에 대한 무관심, 집중력 저하, 위험한 환경에 대한 인지 둔감 등의 증상을 보이는 우울증 또한 낙상을 일으킬 수 있는 심리적 요인으로 작용할 수 있습니다. 불안이나 공포 장애로 인한 일상 활동 제약이나 신체 상태의 악화도 낙상을 발생시킬 수 있습니다.

2 신체적 요인

낙상을 유발하는 신체적 요인으로는 여러 신경학적 질환들로서 치매, 말초신경장애, 현훈, 어지러움, 뇌종양, 파킨슨병, 시력 저하 등을 고려해 볼 수 있습니다. 이러한 신경학적 질환들 외에 심혈관계질환, 저혈압, 대사성 질환, 만성질환, 근골격계질환도 낙상을 유발하는 신체적 요인입니다.

낙상의 신체적 요인

신경학적 질환	인지 기능의 저하(치매)
	감각 신경계 기능 감소 및 시력 저하
심혈관계질환	심혈관계 허혈, 뇌졸중, 울혈성 심부전
저혈압	기립성 저혈압, 일시적 저혈압, 탈수, 내출혈
대사성질환	빈혈, 과호흡증, 저혈당증세
만성질환	암, 폐 질환, 면역계 질환
근골격계질환	체지방, 하지근력, 유연성, 균형능력의 저하, 보행장애

3 환경적 요인

낙상이 잘 일어나는 환경으로는 미끄러운 바닥, 평평하지 못하거나 장애물이 있는 곳, 잘 안 보이는 곳이나 손잡이가 없는 계단, 화장실, 욕조 등을 생각해 볼 수 있습니다. 생활 장소에 따른 낙상의 위험 요인들을 살펴보면 일반 지역사회의 경우에는 여러 환경적 위해 요인, 여성 독거노인, 음주나 신경안정제를 복용하는 사람, 낙상을 이미 경험한 사람이 위험 요인으로 나타났으며, 입소시설에서 생활하는 경우에는 급성 또는 만성질환을 앓고 있는 사람, 75세 이상의 여성, 많은 약물을 복용하는 사람이 위험 요인으로 나타났습니다.

생활 장소에 따른 낙상 위험 요인

지역사회	입소시설
환경적 위해	급성, 중증 만성질환
여성 노인, 독거	자기 돌봄 행위의 기능적 제한
음주 신경안정제 복용	여성(75세 이상의 경우)

낙상 경험자	중복질환, 많은 약 복용
급성, 최근 질환 발생	최근에 방을 옮긴 경우
인지 기능 저하	친숙하지 못한 환경
균형과 보행의 이상	휠체어
발 문제	조정 능력의 장애
우울, 불안 증상	스트레스
시력 및 청력의 저하	이전 낙상에 대한 불안(공포)
낙상에 대한 두려움	치매
최근에 이사한 경우	요실금, 특히 야뇨증

3 낙상으로 인하여 발생하는 문제

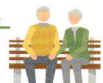

　낙상은 여러 형태로 나타날 수 있는데, 미끄러지거나 다리에 힘이 풀려서 넘어지는 경우가 가장 흔하게 조사됐으며, 이외에도 물건에 걸려 넘어진다거나 부딪혀서 발생하는 경우도 있었습니다. 낙상은 활동량이 많은 여름이나 빙판길이 있는 겨울에 발생률이 높았으며, 활동이 활발한 시간인 낮 11시부터 오후 3시까지가 낙상 발생률이 가장 높은 것으로 조사되었습니다. 이러한 낙상의 결과는 대표적으로 골절 등의 일차적 신체 손상과 이차적 손상으로 나눌 수 있는데, 각각의 손상에 대해서 어떠한 것이 있는지 알아보겠습니다.

1 골절

　노인이 넘어지면 발생할 수 있는 대표적인 문제가 바로 골절입니다. 골절이 많이 발생하는 부위는 고관절, 요골, 척추를 들 수 있고, 고관절 골절은 그 부위에 따라 대퇴 경부 골절, 전자부간 골절, 전자부하 골절로 나눌 수 있습니다. 골절이 발생하여 심한 내과적 문제가 동반된 경우, 골절 전 보행이 불가능했던 환자, 치매가 심한 경우 등 수술이 불가능한 경우를 제외하고 모든 환자가 수술적 치료를 필요로 합니다. 요골 골절은 팔을 뻗으면서 넘어질 때 요골 골단의 1인치 정도에 발생하는 골절로 폐경 이후 여성이 남성보다 7배 정도 많이 발생하며, 대퇴부 골절보다 3배 더 많이 발생합니다.

　골절은 특별한 뼈의 전위(어긋남)가 없다면 보존적 치료가 가능하나, 대부분은 핀을 이용한 고정이 필요합니다. 척추 압박 골절은 미끄러지거나 심한 기침, 물건을 드는 등 척추체에 가해지는 힘이 과도할 때 발생합니다. 척추체의 전방부에 주로 생기는 골절은 쐐기 골절이라 하고, 척추체 전체에 생기는 골절은 분쇄 골절이라 하여 특별히 주의해야 합니다. 후방부 척추체에는 골절이 생기지 않기 때문에 특별한 신경학적 증상은 잘 발생하지 않습니다.

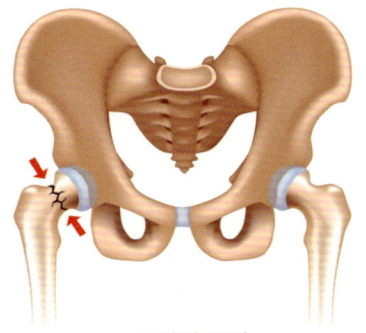

고관절 골절

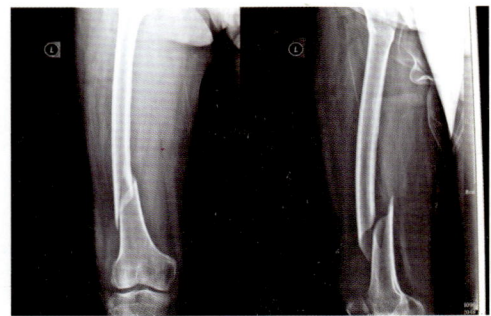

상완골 골절

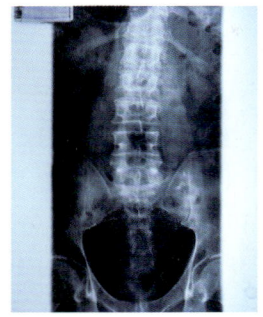

척추 골절

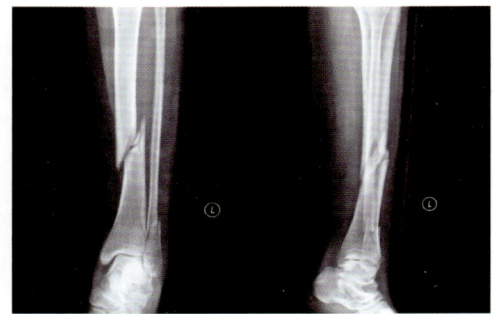

하지 골절

2 뇌 손상

넘어지면서 머리를 부딪히게 되면 뇌출혈이 생길 수 있습니다. 이는 고혈압이나 동맥경화에 의해 생기는 뇌출혈과는 다른 양상으로 부딪히는 부위 위주로 발생하게 됩니다. 경미한 경우는 경과를 지켜보면서 회복을 기다릴 수 있으나, 심한 경우에는 수술이 필요할 수 있습니다.

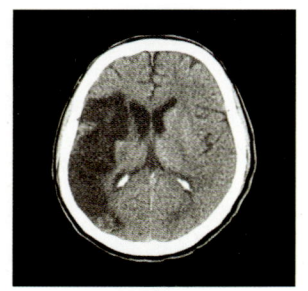

뇌 출혈

3 염좌, 열상

넘어지면 염좌가 발생할 수 있습니다. 염좌는 골절을 동반하지 않지만 인대나 근육, 건의 이완 또는 파열이 발생합니다. 대부분 보존적인 치료를 실시하며 경과도 양호합니다. 열상은 피부 혹은 근육 깊이로 찢어지는 경우로, 심하면 골절과 동반된 경우도 많습니다. 열상은 이차적 감염을 예방하기 위해 철저한 세척과 소독을 해야 하고, 응급으로 봉합술이 필요할 수도 있습니다.

4 이차적 문제

낙상으로 인한 장기적인 결과로는 음식 섭취 저하로 인한 탈수가 동반될 수 있으며, 운동 능력이 저하되고, 신체 활동량이 감소하여 전반적인 신체적 능력이 떨어집니다. 이로 인한 신체 대사 능력의 저하는 기존에 가지고 있던 고혈압, 당뇨, 고지혈증 등의 질병을 더욱 악화시킬 수 있고, 보행 능력을 떨어뜨려서 독립적인 일상생활을 불가능하게 할 수도 있습니다. 또한, 심리적 기능의 저하가 동반되어 기본적인 동작까지 가족의 도움을 필요로 할 수 있고, 자존감의 상실 및 위축으로 인해 우울증이 생길 수도 있습니다. 낙상의 일차 치료를 위한 수술 및 통증치료 등의 의료비와 안정치료를 위한 비용은 노년기 삶에 있어 경제적 부담을 지울 수 있고, 낙상 후 지속적인 간병은 가족들에게 부담이 될 수 있습니다.

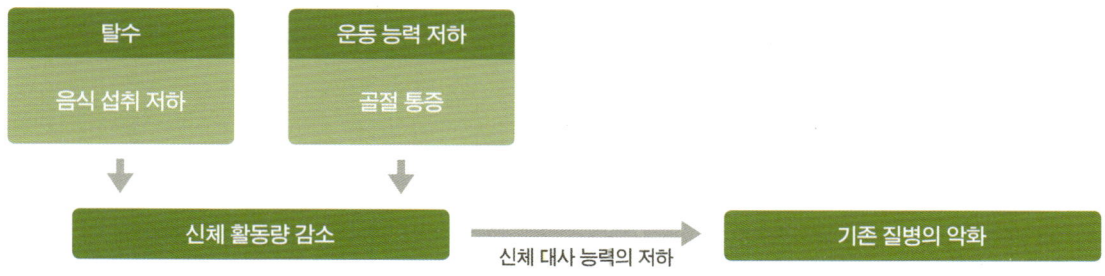

4 낙상 발생 시 응급 처치법

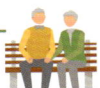

　낙상이 발생해서 환자가 의식이 없을 때는 먼저 119 구급대에 연락을 하는 것이 좋습니다. 환자의 의식이 있고 부상이 경미하더라도 응급처치를 하고, 병원으로 가서 검사를 받아보는 것이 좋습니다. 낙상이 발생하였을 때, 환자에게 어떠한 응급처치를 할 수 있는지 알아보겠습니다.

1 낙상 후 중증 손상이 의심될 때

　낙상으로 인한 손상은 타박상이나 찰과상, 열상 등의 경상에서부터 골절, 두부, 흉부 및 복부 장기 손상 등을 유발할 수 있으며 심하게는 사망에 이를 수도 있습니다. 응급처치로는 먼저 환자의 의식이 있는지를 살펴야 하는데, 이때 머리를 흔든다든지 뺨을 때리는 행동은 절대로 해서는 안 됩니다. 의식이 없는 경우는 대개 두부에 충격을 받은 경우가 많고, 두부 손상이 있는 환자는 목 부위 척추인 경추 손상을 동반하는 경우가 많습니다. 만약 경추 손상이 있는 환자를 움직이면, 척수 손상을 일으킬 수 있고, 심하면 평생 장애가 될 수도 있습니다. 따라서 의식을 확인할 때는 가볍게 환자의 어깨 부위를 손으로 두드리면서 확인하는 것이 올바른 방법입니다.

　환자가 의식이 있다면 자신의 아픈 부위를 이야기하기 때문에 상황에 따라서 대처해 주면 됩니다. 사지의 한 부분이 심하게 아프면서 변형되었다면 이는 그 부위의 골절을 의심할 수 있는 상황이므로 주위에 있는 나뭇가지 등으로 부목을 대고 병원으로 이송하는 것이 좋습니다. 만약 환자의 목이나 등 부위에 척추골절이 의심된다면 환자를 움직이지 말고 119 구급대에 연락하여 전문적인 척추 고정 장비를 사용할 때까지 기다리는 것이 올바른 응급처치 방법입니다.

　환자가 의식이 없으면 이는 전문 의료진의 진료를 필요로 하는 경우가 대부분이므로 먼저 119 구급대에 연락을 해야 합니다. 119 구급대를 기다리는 중에 혹시 있을지도 모르는 척추 손상을 염려하여 환자를 움직이지 않게 하고 환자의 호흡이 있는지를 확인하여야 합니다. 호흡이 있다면 환자가 호흡하는데 불편이 없도록 기도를 유지하는 것이 중요하고, 호흡이 없다면 두 번의 구조 호흡을 한 다음 혈액순환이 되는지를 살핍니다. 이때 환자가 호흡만 없다면 계속 구조 호흡을 시행하면서 119 구급대를 기다리고, 만약 호흡과 혈액순환이 모두 없는 상태라면 구조 호흡과 흉부 압박술을 함께 시행하는 것이 올바른 처치입니다.

2 경한 낙상의 응급처치

　타박상은 외부의 힘에 의하여 살갗이나 피하 조직(모세혈관)에 손상이 생기는 것을 말하며, 피멍이 들고 부종과 통증이 따릅니다. 이때는 상처 부위를 가슴보다 높게 하고 얼음찜질을 실시합니다.

　염좌란 관절이 정상 범위 이상으로 움직일 때, 관절과 연결되어 있는 인대가 늘어나거나 끊어지는 경우를 말하며 어깨, 무릎, 팔다리 등에 많이 발생합니다. 인대가 늘어나면 냉찜질을 하고 붕대나 부목으로 고정합니다. 마찰로 인하여 피부가 벗겨져서 생기는 찰과상 또는 근육 좌상은 통증을 느끼는 부위를 붕대로 감아 내부의 출혈을 막고, 얼음찜질을 실시하며 통증이 가라앉을 때까지 운동을 삼가야 합니다.

바늘이나 예리한 물체에 순간적으로 찔려서 피부 깊숙이 생기는 상처인 자상은 출혈이 적어도 근육, 인대, 혈관, 신경 및 내부 장기 등이 손상되었을 가능성이 있으므로 즉시 병원으로 가야 합니다.

3 심한 낙상의 응급처치

관절이 정상 범위 이상으로 움직이면 탈구를 의심할 수 있습니다. 이때는 해당 부위를 고정하고 얼음찜질을 한 후, 빨리 의사의 치료를 받도록 해야 합니다. 탈구는 치료 후에도 습관성 탈구로 재발하기 쉬우므로 탈구된 부위를 자주 사용하는 운동은 특히 삼가는 것이 좋습니다. 뼈에 금이 가거나 골절되었다면 해당 부위가 부어오르고, 심한 통증이 따릅니다. 이때는 상처 부위를 함부로 만지지 말고 부목으로 고정한 다음 의사의 치료를 받도록 합니다.

5 낙상 예방 운동의 필요성과 프로그램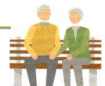

운동을 하면 각종 만성질환이 예방되고, 노화에 따르는 생리적 퇴화 현상을 어느 정도 막을 수 있습니다. 또한, 이미 질병에 걸린 사람도 운동을 하면 질병 악화를 막고 기능 저하를 늦출 수 있습니다. 규칙적인 운동은 심리적이나 정신적으로도 좋은 영향을 미쳐서 인지 기능 보존과 우울 증상의 개선 등 나이로 인한 많은 기능 저하를 막아주고, 사회활동 능력이 좋아지게 만들어 줍니다.

유산소 운동은 질병 관련 위험인자를 줄이고 건강 상태를 증진시키며 여명을 늘여줍니다. 근력 운동은 노화에 따르는 근육량과 힘의 저하를 막아줍니다. 이처럼 운동은 남녀 노인의 신체기능을 크게 향상시키고, 삶의 질을 좋게 만들 뿐만 아니라 골밀도를 좋아지게 하고 자세 안정성을 향상시켜서 낙상 위험을 감소시킬 수 있습니다. 또한, 유연성과 관절가동범위도 높인다고 알려져 있습니다.

1 운동의 종류

노인에게 필수적으로 요구되는 체력은 심폐기능, 근력과 근지구력, 유연성, 균형 감각입니다. 심폐기능이 강화되는 운동은 유산소 운동으로서 이는 성인병을 예방하고 치료하는 역할을 하지만 근력을 강화하는 효과는 작습니다. 반면, 근력 운동은 사람이 활동할 때 필수적인 근력과 근지구력을 향상시키지만 심폐기능 개선 효과가 작습니다. 유연성 운동은 신체의 손상을 방지하고 통증을 예방하며 관절과 근육의 유연성을 증가시키지만, 심폐기능을 개선하거나 근력을 강화하지는 못합니다. 균형 운동은 낙상, 발 접질림 등을 예방해 주지만 근력이나 지구력에는 효과가 미미합니다.

따라서 어느 한 가지 종류의 운동만으로 여러 기능이 감퇴한 노인의 운동 능력을 전반적으로 올리기는 어렵습니다. 각각의 운동 방법과 효과에 대해서 좀 더 자세히 알아보겠습니다.

○ 유산소 운동

운동 능력이 감소하면 활동이 힘들고 귀찮아지므로 더욱 활동량이 줄어듭니다. 하지만 유산소 운동을 꾸준히 실시하면 노인이라도 활동량이 많이 늘어납니다. 한 예로 60~70대가 6개월간 유산소 운동을 한 결과 최대 산소 섭취량이 30% 증가하였다거나, 9~12개월간 도보와 달리기를 주 4회, 45분씩 실시하였더니 유산소 운동 능력이 24% 증가하였다는 보고가 있습니다.

노인의 유산소 운동은 심장에 무리가 되지 않는 방법을 권하고 있습니다. 따라서 작은 근육을 쓰거나 정적인 근육 수축을 하는 것은 제한해야 합니다. 그렇지 않으면 심장 부하의 결정적 요인인 심박수와 수축기 혈압이 증가하기 때문입니다. 예를 들어 걷기, 자전거 타기, 수영하기를 비교하면 대근육을 쓰고 동적인 운동을 하는 걷기가 심장 부하가 가장 적은 운동이라고 할 수 있습니다.

운동의 종류를 선택할 때 가장 먼저 고려되어야 할 것은 개인의 선호도입니다. 개인이 즐기지 못하는 운동은 지속하기 어렵다는 것을 명심해야 합니다. 그다음으로 고려해야 할 것은 골관절염과 같은 개인의 특별한 신체적 문제입니다. 만약, 골관절염이 심한 경우에는 걷기나 조깅보다 체중 부하가 적은 수영이나 자전거 타기를 하는 것이 바람직합니다.

○ 근력 운동

근력 운동은 노인의 삶의 질을 좋아지게 하고 골밀도를 높이며, 근골격계 기능을 좋아지게 합니다. 노인들은 특히 대퇴, 복부, 하복부 등의 근력 저하가 두드러지고 정적인 자세 유지 근력보다 동적인 근육의 힘이 저하되는 비율이 더 높습니다. 또 근육이 신속하게 움직일 수 있는 민첩성도 저하됩니다.

근력 운동을 할 때는 작은 부하로 시작하여 조금씩 늘리는 것이 좋고, 6주 이상 꾸준히 해야 효과를 볼 수 있습니다. 헬스클럽을 이용하거나 아령, 모래주머니, 탄력밴드 등의 도구를 사용하여 운동해도 좋습니다. 고정식 자전거를 이용하는 것은 근력 및 지구력 향상에 도움이 되고, 무릎 또는 허리 높이에 물이 차있는 수영장에서 걷기를 하는 것은 유효한 저항운동이 됩니다. 일반적으로 근력 운동은 8~10가지 운동으로 1세트당 8~12회 반복하고, 일주일에 2~3회 정도, 20~30분간 약간 힘들 정도로 시행합니다.

○ 유연성 운동

관절이나 근육의 경직을 막기 위해 스트레칭을 하면 유연성이 좋아져서 신체 활동을 할 때 적절한 가동범위를 제공하고, 시급한 상황에서 근육이 재빨리 움직여 대처할 수 있도록 만들어 줍니다.

○ **균형감 향상 운동**

균형감 향상 운동을 하면 저하된 균형 감각이 개선되고 낙상 위험도 줄어듭니다. 균형 감각을 향상시키기 위해서는 한 발로 서기, 눈감고 서기, 밥스 보드(BAPS board) 등을 이용하는 방법이 있습니다. 그 외에도 태극 운동, 고전무용, 균형대 운동 등 다양한 형태의 운동이 균형감 향상에 도움이 됩니다.

2 운동의 강도 및 시간

운동 강도를 측정하는 쉬운 방법으로 최대 심박수(220 − 나이)를 이용하기도 하는데, 이는 오차가 많이 날 수 있다는 점을 염두에 두어야 합니다. 운동 중 힘든 정도를 나타내는 주관적 인지도가 오히려 운동 강도를 가늠하는 좋은 지표가 될 수 있습니다. 운동시간은 20~60분이 적절합니다. 가벼운 운동을 할 때는 30~45분, 중등도 강도에서는 20~30분, 강한 운동을 할 경우에는 15~20분 정도로 하는 것이 효과가 있습니다.

노인은 생리적 기능 저하에 비해서 정신적 지구력이 강하여 무리하게 장시간 운동을 할 가능성이 있다는 점을 염두에 두어야 합니다. 체력이 매우 약하거나 질병이 있거나, 고령인 경우에는 하루 수 분씩 수차례에 걸쳐서 운동할 수도 있는데, 가능하면 준비운동과 정리운동의 시간을 길게 설정합니다. 운동 빈도로는 유산소 운동은 일주일에 3~6회 하는 것이 적절합니다. 근력 운동은 근육이 강화되고 피로에서 회복되는 시간을 주기 위해 일주일에 2~3회 실시하는 것이 좋습니다. 운동 초기에는 근육의 회복과 뼈, 관절의 손상을 예방하기 위해서 격일로 운동하다가 점진적으로 횟수를 늘리는 것이 바람직합니다.

3 운동 시 주의 사항

운동을 하면서 반드시 지켜야 할 사항이 몇 가지 있는데, 그중 가장 중요한 것은 준비 및 정리운동을 하는 것과 탈수를 방지하는 것입니다. 각각에 대한 방법을 알아보고 그 밖의 주의사항에 대해서도 알아 보겠습니다.

○ **준비 및 정리운동**

준비운동은 관절을 유연하게 만들고, 근육 온도와 혈액순환을 증가시켜서 운동 손상을 예방하며 심근경색증의 발병률도 줄여줍니다. 따라서 본격적인 운동을 시작하기 전에 맨손체조, 스트레칭, 걷기 등을 5~10분 이상 실시하는 것이 좋습니다.

정리운동은 천천히 운동 강도를 감소시켜서 혈액이 중심부로 재순환되도록 도와줍니다. 본격적인 운동을 하다가 갑자기 멈추면 운동 중에 팔, 다리 등에 몰려 있던 혈액이 미처 심장으로 돌아오기 전에 심장 박동이 감소하여 심장 박출량이 줄어들기 때문에 뇌로 가는 산소 공급이 저하되어 어지럼증을 유발하고 심하면 졸도를 할 수도 있습니다. 따라서 정리운동도 준비운동과 비슷하게 5~10분 정도 실시합니다.

◯ 탈수 방지

섭씨 29도 이상, 상대 습도 70% 이상이라면 탈수 위험이 크기 때문에 실외에서 30분 이상 운동하지 않는 것이 좋습니다. 더운 날에 운동하거나, 오랜 시간 운동할 예정이라면 운동 시작 2시간 전에 500cc의 물을 섭취하고, 운동 30분 전에는 1~2컵, 운동 도중에는 15분마다 반 컵 정도의 물을 섭취합니다. 운동복은 시원하고 바람이 잘 통하며, 땀 흡수가 좋은 옷이 좋습니다.

◯ 순응도 향상

운동을 아무리 하도록 권고받아도 실시하지 않으면 아무 소용이 없습니다. 따라서 아래와 같이 현실에 맞는 순응도 향상 방법이 필요합니다.

- 운동 동료를 만드는 것이 좋습니다. 이는 서로 정보를 공유하고 심리적으로 의지하게 되며, 운동의 흥미를 더 커지게 합니다.
- 운동을 습관화하는 것이 좋습니다. 뉴스를 보면서 또는 좋아하는 음악이나 라디오 프로그램을 들으면서 운동하면 규칙적으로 시행할 수 있습니다.
- 운동은 6주 이상 꾸준히 해야 효과가 있다는 것을 인지합니다.
- 운동 후에 근육이 조금 불편할 수 있다는 사실을 알아야 합니다. 아프다고 운동을 그만두면 계속 못할 가능성이 높기 때문입니다. 만약 진통제를 먹어야 할 정도로 너무 심하거나, 2일 이상 지속된다면 진찰을 받도록 합니다.

4 운동의 지속적인 노력

나이가 들어감에 따라 운동 능력이 저하되는데, 신체 활동이 적어서 퇴행하는 것도 능력 저하의 주요인입니다. 근력이나 심폐지구력, 균형감, 유연성은 일상생활에 꼭 필요한 기초 체력이며, 운동을 하면 신체 능력의 저하를 방지할 수 있습니다. 또한, 노화에 의한 성장호르몬 저하도 어느 정도 예방할 수 있습니다. 운동은 유산소 운동과 근력 운동, 균형감과 유연성 향상 운동을 병행해야 하며, 꾸준히 오래 할 수 있는 순응도 향상을 위한 노력이 필요합니다.

6 낙상 위험의 환경적 요인 및 개선 방안

낙상은 가정, 길거리, 계단, 병원, 등 어디서나 일어납니다. 서울의 한 정형외과 전문병원에서 낙상으로 인한 골절 환자 1,064명을 조사한 결과 실내에서 넘어진 사람(53.5%, 569명)이 실외(46.7%, 495명)보다 오히려 더 많았습니다. 가정 내에서는 특히 방안, 화장실 등에서 잘 넘어집니다. 계절적으로는 겨울(30.5%), 가을(26.3%), 봄(23.6%), 여름(19.1%) 순이었습니다. 실내 낙상은 상대적으로 방심하기 쉽고, 넘어지면 집안 가구 등에 부딪힐 수 있으므로 더 심각합니다. 이러한 환경적 위험 요인을 파악하고, 이를 개선하여 낙상을 예방하는 것은 매우 중요한 일입니다.

1 낙상 예방을 위한 좋은 환경을 만들려면?

낙상 예방을 위한 좋은 환경을 만들려면 크게 네 가지를 주의해야 합니다.

○ 미끄럽지 않고 장애물 없는 바닥 유지하기

- 바닥에 물이나 기름기를 흘리면 미끄럽지 않도록 빨리 닦아내고, 화장실에는 미끄럽지 않은 깔개나 미끄럼 방지용 타일 등을 붙입니다.
- 이불, 전깃줄, 장난감, 가구, 애완동물 등 걸려 넘어질 만한 장애물을 치웁니다. 카펫이 찢어지거나 모서리가 고정되지 않으면 수리하거나 고정합니다.
- 겨울철에는 베란다, 현관 등에 빙판이 있는지 주의합니다.
- 집 주위의 눈이나 빙판을 빨리 치우거나 녹여 외출 시 넘어지지 않도록 합니다.
- 미끄럼 방지 양말을 신는 것이 좋습니다.

○ 어둡지 않도록 조명 유지하기

- 야간에 화장실을 갈 때 쉽게 불을 켤 수 있도록 손 닿는 곳에 전등 스위치를 두거나 미등을 켜 놓습니다.
- 계단은 처음과 끝에 조명을 설치하여 어두워서 넘어지지 않도록 합니다.
- 조명은 간접조명으로 밝아야 하며 특히 화장실에서 잘 넘어지므로 화장실 조명은 거실보다 더 밝아야 합니다.
- 지나치게 눈부신 것은 오히려 안 보일 수 있으므로 창어 블라인드나 커튼을 치는 것도 좋습니다.

○ 안전한 난간이나 손잡이 설치, 사용하기 편하도록 기구와 가구 배치하기

- 전화기나 전기 스위치는 쓰기 편한 위치에 두고 안경, 틀니 등 자주 쓰는 물건은 침대 옆 등 손이 닿는 곳에 둡니다.
- 낙상 위험이 큰 사람은 방바닥보다 침대에서 생활하는 것이 나은데, 침대 높이는 너무 높거나 낮은 것은 좋지 않으며 걸터앉았을 때 발이 땅에 닿는 정도가 좋습니다.
- 의자는 다리 높이가 고른 것이 안전하며 너무 푹신한 의자는 일어서기가 힘들기 때문에 좋지 않습니다. 또한, 양쪽에 손잡이가 있는 것이 일어나기에 편리합니다.
- 계단이나 화장실에는 난간이나 손잡이를 설치하는 것이 중요합니다. 60세 이상의 노인을 대상으로 한 연구에서 화장실에 안전손잡이를 설치하였더니 낙상 경험률은 변화가 없었으나, 낙상에 대한 두려움 점수는 통계학적으로 유의하게 감소하였다는 보고가 있었습니다. 이러한 연구결과만 보더라도 화장실 안전손잡이는 낙상 예방에 간접적인 효과가 있다고 할 수 있겠습니다.
- 문갑, 싱크대 수납장 등이 높은 경우 낮은 곳으로 옮겨 달고 자주 쓰는 물건은 아래에 둡니다.

○ 안전한 행동습관과 응급상황 대비

- 급하게 행동하는 습관이 있다면 고치는 것이 좋습니다.
- 침대나 의자, 욕조에서 일어날 때 천천히 움직이고 전화, 초인종이 울릴 때 여유 있게 나가서 받는 습관을 지니는 것이 좋습니다.
- 바닥까지 끌리는 치마, 잠옷은 걸려 넘어질 위험이 있으므로 좋지 않습니다.
- 만약 혼자 사는 경우, 가까이에서 위급할 때 도움을 받을 수 있는 이웃을 만들고 응급 시 연락할 전화번호를 전화기 옆에 적어둡니다.
- 낙상 위험이 높은 경우 대퇴 부위를 보호할 수 있는 패드를 댄 골절 예방용 속옷을 착용합니다.

낙상 예방을 위한 환경 체크리스트

장소	질문	해당 유무
방	잠잘 때 외에 바닥에 이불이 늘 깔려 있습니까?	
	침대에 걸터앉았을 때 바닥에 발이 닿습니까?	
	침대 주변에 필요한 물건이 잘 배치되어 있습니까?	
	밤중에 화장실을 가려고 할 때 쉽게 불을 켤 수 있도록 손 닿는 곳에 전등이나 전기 스위치가 있습니까?	

	문갑이 높아 물건을 꺼낼 때 의자를 놓고 올라갑니까?	
	자리에서 일어날 때 천천히 움직이는 편입니까?	
화장실 또는 욕실	바닥에 물기나 비눗기가 있어 미끄럽지 않습니까?	
	욕조, 화장실 바닥에 미끄럼 방지 처리가 되어 있습니까?	
	변기나 욕조에서 일어설 때 쉽게 잡을 수 있는 곳에 손잡이가 설치되어 있습니까?	
	욕실입구 깔개는 미끄러지지 않도록 고정되어 있습니까?	
	어두워서 문턱에 걸려 넘어질 위험은 없습니까?	
	욕실에서 신는 슬리퍼는 미끄럽지 않습니까?	
거실	바닥에 손주들의 장난감이 자주 흩어져 있는 편입니까?	
	선풍기의 전선 등이 바닥에 길게 늘어져 있지 않습니까?	
	애완동물이 있는 경우 갑자기 앞을 가로질러 가지는 않습니까?	
	카펫이나 깔개가 찢어지거나 고정이 안 되어 걸려 넘어질 위험이 있습니까?	
	탁자, 의자 등이 정리되지 않고 걸려 넘어질 위험이 있습니까?	
	전화나 초인종이 울릴 때 급하게 뛰어가는 편입니까?	
	계단이 있다면 처음과 끝에 전기 스위치가 있습니까?	
주방	쏟아진 물, 기름기, 음식껍질을 즉시 닦거나 집습니까?	
	자주 쓰는 물건을 손쉽게 닿을 수 있는 선반에 보관하고 있습니까?	
집 주변	보도블록이 튀어나온 것이 있어 넘어질 위험이 높습니까?	
	눈이 오거나 언 후 가능한한 빨리 눈을 치우거나 얼음을 녹이는 것들을 뿌립니까?	
	계단에 종종 물기가 있거나 걸려 넘어질 위험이 있는 카펫이 있습니까?	
응급상황 대비	응급 시 연락 전화번호를 전화기 옆에 적어두고 있습니까?	
	혼자 사는 경우, 친구나 이웃들과 매일 연락을 하는 편입니까?	

7 낙상 예방 전략과 대처 방법

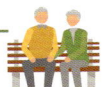

낙상에 취약한 환경을 개선하는 것도 중요하지만, 낙상을 예방하기 위한 생활습관도 중요합니다. 아래에 나오는 생활습관을 배워서 낙상을 예방하고 이미 낙상이 일어나더라도 적절한 대처가 가능하도록 하는 것이 좋습니다.

1 낙상 예방 전략

낙상을 예방하기 위한 방법에는 여러 가지가 있습니다. 다음에 소개된 사항을 잘 기억할 수 있도록 합니다.

- 규칙적으로 시력과 청력을 테스트합니다.
- 시력에 변화가 오면 바로 안과 의사나 안경사를 찾도록 합니다.
- 안경 렌즈를 깨끗하게 관리합니다.
- 새로운 안경의 경우 어느 정도 적응하는 시간을 갖도록 합니다.
- 불필요하거나 과다한 약물 복용을 하지 않습니다.
- 술은 되도록 하지 않습니다.
- 침상이나 의자에서 천천히 일어나도록 합니다.
  - 온돌을 사용하던 분이 갑자기 침대를 사용하는 경우 : 침대에서의 낙상 가능성을 항상 주의합니다.
- 바깥 외출 시에는 젖어있거나 미끄러운 노면을 잘 살핍니다.
  - 특히, 자동차(버스)에 오르내릴 때, 보행의 방향을 바꿀 때, 사람이 붐비는 곳에서 주의합니다.
- 신발은 적당하고 편안한 것으로 신는 것이 좋습니다.
  - 잘 맞고 미끄러지지 않는 신발을 신습니다.
  - 신발의 굽이 높거나 슬리퍼는 금물입니다.
- 필요하면 언제든지 주변에 도움을 요청하도록 합니다.
- 필요하다면 지팡이 등의 보조장비를 사용합니다.
- 신체적, 사회적으로 활동적인 상태를 유지하도록 합니다.
  - 활동은 조금씩 단계적으로 늘립니다.
- 불안정하거나 질환 관련 증상이 있을 때는 반드시 의사에게 의뢰합니다.

2 낙상 예방을 위한 운동

운동을 통해 뼈와 근력이 강해지면 외부의 물리적 힘으로부터 신체를 보호할 수 있으므로 낙상에도 뼈가 쉽게 부러지지 않습니다.

- 운동을 통한 기대 효과
  - 고유 수용 감각기관의 기능을 향상합니다.
  - 하지의 균형 기능을 향상합니다.
  - 뼈와 근육을 강화합니다.
  - 심폐 기능을 강화합니다.
  - 유연성과 평형감각을 증대시켜 낙상의 위험을 감소시킵니다.

3 낙상 시 대처 요령 또는 행동 수칙

낙상 시 시선은 항상 넘어지는 방향으로 두어야 합니다. 넘어지려 할 때의 순간적인 자세는 모든 관절을 굽혀서 몸의 중심을 최대한 낮추는 것이 좋고, 이미 넘어지는 상태라면 그 자세에 신경을 써야 합니다.

- 앞으로 넘어질 때는 양 팔꿈치를 90도 각도로 구부리고 손바닥은 땅을 향하도록 한 후 앞쪽 팔 전체로 착지합니다.
- 옆으로 넘어질 땐 갈비뼈와 골반, 어깨가 다칠 수 있으므로 팔꿈치를 90도 각도로 구부린 상태에서 팔 앞쪽 전체와 손바닥으로 착지해 몸을 보호합니다.
- 뒤로 넘어질 땐 뇌진탕과 꼬리뼈 척추에 압박 골절이 일어날 수 있으므로 엉덩이 부분이 먼저 땅에 닿게 해서는 안 되고, 비교적 충격 흡수가 좋은 등 전체로 몸을 약간 움츠린 상태에서 넘어지는 것이 안전합니다.

4 낙상 직후의 행동 수칙

상황을 침착하게 가늠하고, 얼마나 다쳤는지를 스스로 확인합니다. 그다음 어떻게 일어날지를 결정하고 되도록 가장 가까이에 있는 소파나 의자에 기어서 다가간 후에 일어나 보도록 합니다.

○ 혼자서 일어날 수 있는 경우

- 지탱할 수 있는 주위의 가구(소파, 탁자 등)를 이용하여 일어납니다.
- 그다음 누군가에게 내가 넘어졌음을 알리고 도움을 요청합니다.
- 다음 외래 진료 때 의사를 만나면 넘어진 사실을 이야기하는 것이 좋습니다.

◯ 혼자서 일어날 수 없는 경우

- 알람을 누릅니다.(가지고 있는 경우)
- 전화기에 손이 닿을 때까지 미끄러지듯 또는 기어서 연락을 합니다.
- 전화기에 닿을 수 없다면 크게 소리쳐 도움을 요청합니다.
- 일단 연락이 이루어지면 편안한 마음으로 기다립니다.
- 몸을 약간씩 움직여 몸의 일부분이 지나치게 눌리지 않도록 합니다.

5 낙상 대비를 위한 사전 준비

낙상이 일어나기 전에 대비하는 것도 중요합니다. 어떠한 상황에서도 주위에 쉽게 알릴 수 있도록 준비를 하는 것이 좋습니다.

◯ 혼자 거주하는 경우

- 바닥에 넘어진 후에도 손이 닿을 수 있는 곳에 전화기를 둡니다.
- 넘어진 후에 누군가 쉽게 집에 들어올 수 있도록 평소에 이웃, 친구, 친척들에게 여분의 열쇠를 맡깁니다. 또는 집 밖의 특정한 곳에 열쇠를 넣어둡니다

◯ 가족과 같이 거주하는 경우

- 주변 환경을 정리합니다.
- 집의 환경을 최대한 밝게 유지합니다.
- 바닥에 미끄러운 왁스나 페인트칠은 하지 않습니다.
- 욕실에는 미끄럼 방지대를 깔고 손잡이를 설치합니다.
- 쓰러질 때 충격을 완화하기 위해 노인이 있는 집안에서는 될 수 있으면 카펫을 깔아 놓는 것이 좋습니다.

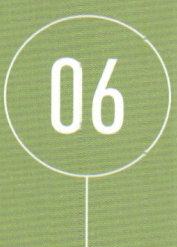

치매

김기웅 (정신건강의학과)

치매는 기억을 비롯한 복합적 인지 기능의 저하로 독립적 일상생활 수행에 어려움이 생긴 상태를 뜻합니다. 치매는 완치가 어렵고, 대부분이 진행성 질환이라서 진단을 미루게 되면 훨씬 더 치료가 어려워집니다. 하지만 조기에 진단해서 적극적으로 치료하면 충분히 관리할 수 있는 질환입니다. 치매를 조기에 발견하여 치료할 경우, 향후 8년간 약 6천만 원의 비용과 8천 시간의 간병 부담을 줄일 수 있습니다. 여기에서는 치매의 원인과 증상에 대해서 알아보고 이를 어떻게 관리하고 치료해야 하는지 살펴보겠습니다.

1 치매란 무엇인가요?

치매는 후천적으로 기억, 언어, 판단력 등 여러 영역의 인지 기능이 떨어져서 일상생활을 제대로 수행하지 못하는 상태를 말합니다. 일반적으로 치매가 발생하면 인지 기능 장애뿐만 아니라 망상, 배회 등의 정신병적 증상이나 보행 장애, 실금 등의 신경학적 증상을 동반하는 경우가 많아서 돌보기도 어렵고 치료도 복잡합니다. 또 치매는 아직 완치 가능한 치료제가 없어 정성껏 치료해도 대부분 조금씩은 악화되기 마련입니다. 따라서 증상이 악화되기 전에 조기에 진단하여 진행을 지연시키는 것이 가장 효과적인 방법입니다.

치매는 반드시 노인에게만 생기는 병은 아닙니다. 젊은 나이에도 교통사고로 머리를 다치거나 뇌출혈이나 뇌염으로 뇌가 손상되면 치매가 나타날 수 있습니다. 또한, 노년기에 주로 발병하는 알츠하이머병의 일부는 40~50대부터 일찍 발병하기도 합니다. 따라서 노인이 아니라고 해서 섣불리 치매가 아니라고 생각하는 것은 위험합니다.

치매를 유발하는 질환은 100가지가 넘을 정도로 다양하며, 원인질환에 따라 치매의 증상, 치료, 예후 등이 적지 않게 달라집니다. 원인질환만 잘 치료하면 치매가 완전히 호전될 수 있는 가역성 치매도 전체 치매의 10~15%에 이르기 때문에 원인을 조기에 파악하는 것이 무엇보다 중요합니다.

치매의 원인 질환

퇴행성 뇌질환	알츠하이머병, 픽병, 루이체병, 파킨슨병, 진행성 핵상 마비 등
뇌혈관질환	뇌경색, 뇌출혈 등
결핍성질환	베르니케뇌증, 비타민 B_{12} 결핍증 등
대사성질환	저산소증, 갑상선 기능 저하, 간성뇌병증, 요독증, 윌슨병 등
중독성질환	알코올 중독, 일산화탄소 중독, 약물 중독, 중금속 중독 등
감염성질환	신경매독, 크로이츠펠트 야콥병, 후천 면역 결핍증, 만성뇌수막염 등
수두증	정상압 수두증 등
뇌종양	뇌수막종 등
뇌외상	뇌좌상 등

2 치매의 발생빈도

2015년 기준으로 우리나라 65세 이상 노인 중 9.79%, 약 65만 명이 치매를 앓고 있는 것으로 추정됩니다. 그러나 이 수는 향후 17년마다 두배씩 증가하여 2024년에는 100만, 2041년에는 200만 명을 넘어설 것으로 추정됩니다.

해마다 노인인구 1,000명당 치매 환자는 10명, 알츠하이머병 환자는 8명, 경도인지장애 환자는 3명이 새로 발생하게 됩니다. 치매로 인해 발생하는 비용은 한 해 11조원이 넘고, 이는 우리나라 GDP의 0.8%에 해당하는 막대한 비용입니다. 이 비용 역시 향후 10년마다 2배씩 증가하여 2050년에는 100조 원을 훨씬 넘어서게 될 전망이고, 이는 고스란히 우리 후손의 부담이 될 것입니다.

2000년대 후반부터 알츠하이머병의 증가와 혈관성 치매의 감소 추세가 두드러집니다. 1990년대에는 전체 치매 환자 중에서 알츠하이머병과 혈관성 치매의 비율이 2:1 수준이었는데, 지금은 4:1로 알츠하이머병이 훨씬 많아졌습니다. 알츠하이머병은 나이가 많아질수록 환자 수가 기하급수적으로 증가하는 반면, 혈관성 치매는 상대적으로 사망률이 높아 80세 이후로는 환자 수가 줄어들기 때문에, 대한민국이 고령화될수록 알츠하이머병의 비율이 점점 더 높아질 것으로 예상됩니다.

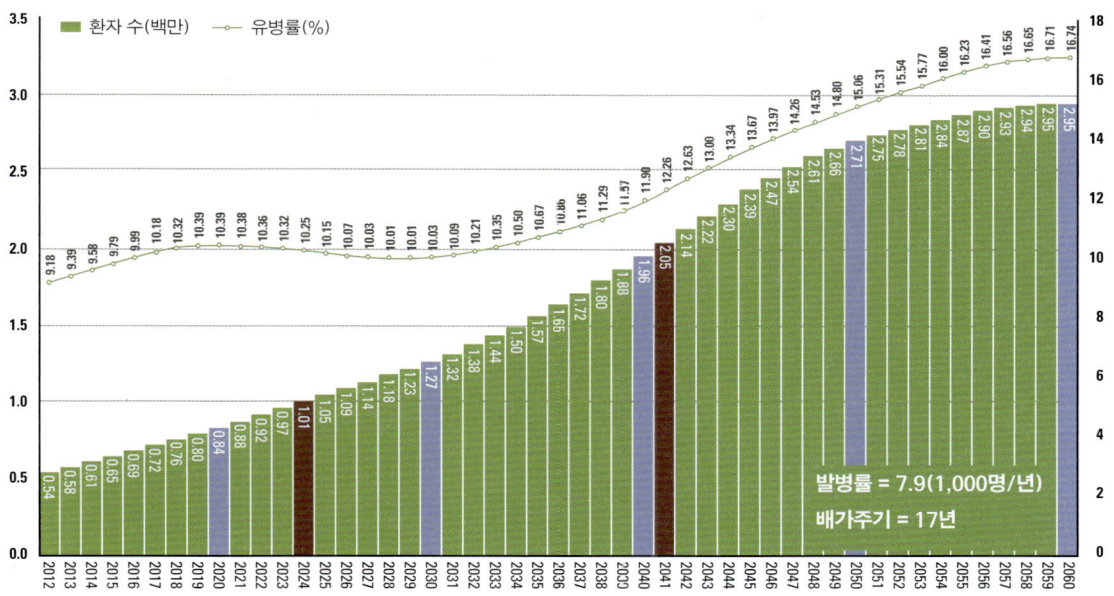

국내 치매 환자 수 및 유경률 추이

3 치매의 증상

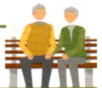

　치매의 대표적인 초기 증상은 기억력 장애입니다. 하지만 나이가 들면서 예전 같지 않게 아들네 집 전화번호가 잘 기억나지 않을 때가 있고, 메모해 두지 않았던 친구와의 약속을 잊어버린 적이 있다고 해서 모두 치매의 시작을 의미하는 것은 아닙니다. 보통 '건망증'이라고 불리는 기억력 감퇴는 정상적인 노화 과정에 수반되어 나타나는 노령에 매우 흔한 현상이므로 초기 치매 환자들이 보이는 기억력 장애와 구별되어야 합니다.

　우선 건망증은 사건이나 경험의 내용 중 일부분을 잘 기억하지 못하는 반면, 치매 환자는 그러한 사건이나 경험이 있었다는 사실 자체를 기억하지 못하는 경우가 많습니다. 예를 들어 낮에 딸이 환자에게 전화해서 오후 7시쯤 남편과 함께 저녁을 드시러 오라는 말을 했다고 가정합니다. 건망증이 있는 노인이라면 "몇 시에 오라고 했더라?" 하고 다시 딸에게 전화하겠지만, 치매 환자는 딸이 전화했었다는 사실을 잊어버린 채 남편 저녁을 준비합니다. 또 건망증은 기억나지 않던 부분이 어느 순간 다시 떠오르는 경우가 많지만, 치매 환자는 그런 경우가 거의 없습니다. 아울러 치매는 건망증과는 달리 진행성 장애이기 때문에 기억력 장애가 점점 더 심해져 직무 수행이나 가정생활에 영향을 주게 됩니다. 따라서 기억력이 계속 조금씩 나빠진다면 건망증보다는 치매를 의심해 보아야 합니다.

　치매는 흔히 알려진 바와는 달리 단순한 기억력 장애만이 아니라 지남력이나 언어 능력을 비롯한 인지 기능 전반의 장애이고, 성격 변화와 망상 등을 비롯한 정신병적 증상을 보이는 경우도 적지 않습니다. 대표적인 예로는 돈이 없어졌다며 근거 없이 가족을 반복적으로 의심하고, 예전에는 혼자서 잘 다니던 곳에서 길을 잃기도 합니다. 또 계절을 분간하지 못하기도 하며, 적절한 어휘를 생각해내지 못해 의사 표현이 점차 모호해지고, 돈 계산이 자주 틀리거나 그리 복잡하지 않은 계산인데도 아예 하지 않으려 합니다.

　오른쪽 표는 알츠하이머 환자의 증상이 단계에 따라 어떻게 변해 가는지를 간단히 기술한 것입니다. 물론 이러한 몇 가지 차이점만으로 건망증과 치매를 항상 감별할 수 있는 것은 아닙니다. 왜냐하면 치매 초기에는 다른 인지 기능의 장애가 동반되지 않을 수도 있고, 치매 환자가 보이는 기억력 장애의 특징이 비전문가인 환자나 환자 가족들에게는 분명하게 보이지 않을 수 있기 때문입니다. 또 치매는 종류에 따라 증상과 발현의 순서가 달라집니다. 예를 들면 알츠하이머병은 주로 기억력 장애가 먼저 나타나지만 루이체 치매는 파킨슨 증상이나 환각이 먼저 나타나는 경우가 많고, 전측두엽 치매는 성격 변화나 언어 장애가 먼저 나타나는 경우가 많습니다.

알츠하이머병의 단계별 증상

초기	• 오래 전에 경험했던 일은 잘 기억하나, 조금 전에 했던 일 또는 생각을 자주 잊어버린다. • 음식을 조리하다가 불 끄는 것을 잊어버리는 경우가 빈번해진다. • 돈이나 열쇠 등 중요한 물건을 보관한 장소를 잊어버린다. • 물건을 사러 갔다가 어떤 물건을 사야 할지 잊어버리고 되돌아오는 경우가 발생한다. • 미리 적어 두지 않으면 중요한 약속을 잊어버린다. • 평소 잘 알던 사람의 이름이 생각나지 않는다. • 조금 전에 했던 말을 반복하거나 물었던 것을 되묻는다. • 일반적인 대화에서 정확한 낱말을 구사하지 못하고 '그것', '저것'이라고 표현하거나 우물쭈물한다. • 관심과 의욕이 없고 매사에 귀찮아한다. • '누가 돈을 훔쳐갔다', '부인이나 남편이 바람을 피운다' 등의 남을 의심하는 말을 한다. • 과거에 비해 성격이 변한 것 같다.
중기	• 돈 계산이 서툴러진다. • 전화, TV 등 가전제품을 조작하지 못한다. • 음식 장만이나 집 안 청소를 포함한 가사일 혹은 화장실이나 수도꼭지 사용 등을 서투르게 하거나 하지 않으려고 한다. • 외출 시 다른 사람의 도움이 필요하다. • 오늘이 며칠인지, 지금이 몇 시인지, 어느 계절인지, 자신이 어디에 있는지 등을 파악하지 못한다. • 대개 가족은 알아보지만, 평소 잘 알고 지내던 사람을 혼동하기 시작한다. • 적당한 낱말을 구사하는 능력이 더욱 떨어져 어색한 낱말을 둘러대거나 정확하게 말하지 못한다. • 다른 사람들이 말하는 것을 이해하지 못하여 엉뚱한 대답을 하거나 그저 '예'라는 말로 대신하기도 하고 대답을 못하고 머뭇거리거나 화를 내기도 한다. • 신문이나 잡지를 읽기는 하지만 내용을 전혀 파악하지 못하거나 읽지 못한다. • 익숙한 장소임에도 불구하고 길을 잃어버리는 경우가 발생한다. • 집 안을 계속 배회하거나 반복적인 행동을 거듭한다.
말기	• 식사, 옷 입기, 세수하기, 대소변 가리기 등에 대해 완전히 다른 사람의 도움을 필요로 한다. • 대부분의 기억이 상실된다. • 집안 식구들도 알아보지 못한다. • 자신의 이름, 고향, 나이도 기억하지 못한다.

말기	• 혼자서 웅얼거릴 뿐 무슨 말을 하는지 그 내용을 전혀 파악할 수 없다. • 한 가지 단어만 계속 반복한다. • 발음이 불분명해진다. • 종국에는 말을 하지 않는다. • 표정이 사라지고 보행 장애가 심해지며 근육이 더욱 굳어지는 등 파킨슨 양상이 더욱 심해진다. 간질 증상이 동반될 수도 있다. • 결국은 모든 기능을 잃게 되고 누워서 지내게 된다.

4 치매의 진단은 어떻게 하나요?

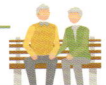

치매의 진단은 환자가 치매 상태인지를 판단하고, 환자에게 치매를 유발시킨 원인을 찾아내는 과정입니다. 현재 치매의 유일한 확진법은 뇌 조직검사 뿐이나, 통상 진단을 위해 뇌 조직검사를 시행하는 경우는 없습니다. 임상에서는 전문의가 철저한 병력청취와 이학적 검사, 신경학적 검사 및 정신 상태검사, 신경심리학적 검사(신경인지 기능 검사), 혈액 및 뇨검사와 심전도검사, 뇌 단층촬영(CT)과 뇌 자기공명촬영(MRI) 등을 포괄적으로 시행하고, 그

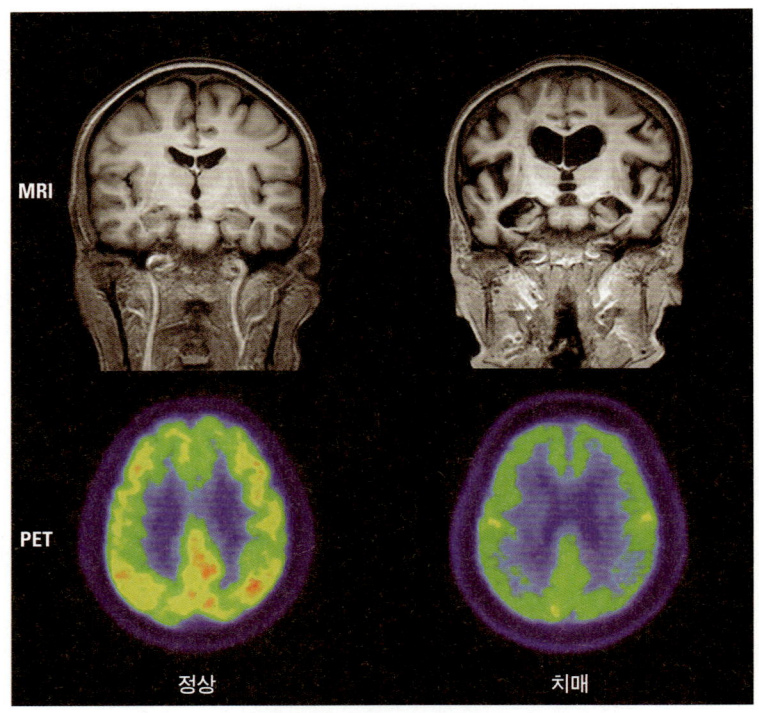

정상 노인과 치매 환자의 뇌 MRI 영상과 PET 영상

결과를 종합 분석하여 치매를 진단하게 됩니다. 특히 CERAD-K와 같이 표준화된 진단 도구를 이용하여 전문의가 진단할 경우, 단순 문진을 통해 진단하는 경우에 비해 진단 정확도를 85~95%까지 높일 수 있습니다.

　최근 치매 진단에 있어 뇌 영상학적 검사의 중요성이 점점 높아지고 있습니다. 치매 진단을 위한 뇌 영상학적 검사에는 뇌의 구조적인 이상을 살펴보는 뇌 단층촬영(CT)과 자기공명촬영(MRI), 그리고 뇌 혈류량이나 뇌의 대사 상태를 살펴볼 수 있는 단일광자방출 단층촬영(SPECT)과 양전자방출 단층촬영(PET)이 있습니다.

　이런 정밀진단을 받기 전에 진단을 받아봐야 할 인지감퇴가 있는지를 먼저 간단히 확인할 수도 있습니다. 60세 이상 어르신들은 주민등록상 거주지 보건소나 지역 치매 센터에서 무료로 간단한 치매 선별검사를 받을 수 있고, 여기에서 인지감퇴가 있다고 판명되면 전국가구 평균소득의 100% 이하에 해당하는 분들에 한해 뇌 영상검사를 포함한 치매 정밀진단을 무료로 받을 수 있습니다. 또 보건소나 지역 치매 센터로 무료 검진을 받으러 가기 전에는 중앙 치매 센터에서 개발 보급하고 있는 '치매 체크'라는 어플리케이션을 설치하여 스스로 인지감퇴 여부를 점검해볼 수도 있습니다.

5 치매의 치료

　치매의 경우 유독 "차라리 빨리 죽기나 하는 병이면 좋으련만…"하고 푸념하는 경우가 많습니다. 우리나라의 경우, 치매를 병이 아니라 단순히 노화의 한 과정으로 여기거나 치료가 전혀 불가능한 불치병으로 잘못 인식하여 전체 치매 환자의 80% 이상이 진단조차 받지 못하고 방치 또는 단순 보호 상태에 놓여 있다고 합니다. 특히 적절한 치료 없이 방치된 치매 환자들의 경우에는 병의 급격한 진행과 함께 필연적으로 다양한 정신병적 증상들을 동반하게 되며, 이와 같은 정신병적 증상들은 치매의 핵심 증상인 인지 기능 감퇴보다 오히려 더 큰 절망감을 가족들에게 안겨줌으로써 최소한의 보호마저 포기하게 만들기도 합니다.

　그러나 현재 치매 치료제로 널리 쓰이고 있는 아세틸콜린분해효소 억제제나 NMDA 수용체 길항제의 경우, 비록 완치하지는 못하더라도 증상을 경감시키고 증상 악화를 상당히 지연시킬 수 있습니다. 초기부터 약물치료를 한 환자는 그렇지 않은 환자에 비해 5년 뒤 요양시설에 입소해야 할 정도로 악화될 확률이 1/4 정도로 낮아지고, 가족들은 진단 후 8년 동안 약 8천 시간과 6천만 원을 아낄 수 있습니다. 노년에 발병하는 치매의 발병이나 진행을 5년에서 10년 정도 지연시킬 수 있다면 환자가 치매로 인한 불편 없이 여생을 보낼 수 있습니다.

6 치매의 예방

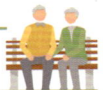

치매를 치료하는 최고의 방법은 예방입니다. 물론 아직 예방 접종과 같은 확실한 예방법이 있는 것은 아니지만, 치매의 발병 위험성을 높일 수 있는 인자들을 미리 조절함으로써 치매에 걸릴 확률을 현저히 줄일 수 있습니다.

우선 세 가지를 금해야 합니다(三禁). 첫째는 과음입니다. 과음은 치매 위험을 1.7배 높입니다. 한 번에 세잔 이상 술을 마시지 않는 절주를 생활화해야 합니다. 둘째는 금연입니다. 흡연은 치매 위험을 1.6배 높이고, 치매 환자의 13.9%는 흡연 때문에 발생합니다. 담배는 아예 시작하지 않아야 하고, 피우고 있다면 지금 당장 끊어야 합니다. 셋째, 뇌를 다치지 않게 조심해야 합니다. 뇌 손상은 치매 위험을 2배 이상 증가시킵니다. 보호장구 없이는 운동하지 않도록 하고, 머리를 부딪힌 경우에는 바로 검사를 받아야 합니다.

다음으로 세 가지를 열심히 해야 합니다(三勸). 첫째는 운동입니다. 운동 부족은 치매 위험을 1.8배 이상 높이고, 전체 치매의 12.7%가 운동 부족으로 발생합니다. 매주 세 번 이상, 한 번에 30분 이상 땀이 나도록 걷는 습관을 들여야 합니다. 둘째는 왕성한 두뇌 활동입니다. 교육수준이 낮으면 치매 위험이 1.6배 높아집니다. 전체 치매의 19%가 저학력 때문에 발생하므로 꾸준한 독서와 글쓰기를 통해 치매 위험을 낮춰야 합니다. 셋째는 건강한 식단입니다. 채소와 생선을 충분히 섭취할 경우 치매 위험을 30% 이상 줄일 수 있습니다. 또 음식을 천천히 많이 씹는 것이 좋고, 편식하지 않는 식습관을 길러야 합니다.

끝으로 세 가지를 잘 관리해야 합니다(三行). 첫째는 고혈압, 당뇨, 고지혈증과 같은 생활습관질환을 잘 관리해야 합니다. 중년에 발생하는 이 질환들은 치매 위험을 1.5배 이상 높일 수 있으며, 잘 관리하면 전체 치매 환자의 10%를 줄일 수 있습니다. 둘째는 우울증과 스트레스를 잘 관리해야 합니다. 우울증은 치매 위험을 약 1.6배 증가시키고, 전체 치매 환자의 8%는 우울증 때문에 발생합니다. 한 달에 한 번 이상 가까운 사람을 만나고, 함께 여가생활을 즐기면 치매 위험을 20% 이상 낮출 수 있습니다. 셋째는 정기적인 치매 조기 검진 입니다. 우리나라는 가까운 보건소에서 60세만 넘으면 무료로 이러한 검진을 받을 수 있습니다. 또 중앙 치매센터가 개발한 '치매체크'라는 앱을 이용하면 스스로 또는 자녀분들이 부모님의 인지 감퇴를 먼저 확인해 볼 수도 있습니다. 특히 치매의 가족력이 있는 경우, 고혈압이나 당뇨병 같은 생활습관질환을 앓고 있는 경우, 두부 손상의 병력이 있는 경우, 우울증을 장기간 반복적으로 앓은 경우 등 치매 발병 위험 인자가 있는 사람이 기억력 장애를 경험한다면 반드시 조기 검진을 받아보는 것이 좋습니다.

노인성 난청

구자원 · 한재준 (이비인후과)

65세 이상의 인구에서 경도 난청 증상을 보이는 비율은 1/3에 달할 정도로, 노화로 인한 난청은 매우 흔한 퇴행성 질환입니다. 또한, 난청은 양쪽 귀의 청력이 서서히 감소하기 때문에 상당히 진행할 때까지 불편을 느끼지 못해서 보청기를 사용해야 하는 시기를 놓치는 경우가 대부분입니다. 그렇다고 보청기를 일찍 쓴다고 해서 청력 저하를 멈출 수 있는 것은 아닙니다. 다만 난청 초기에 보청기를 착용하여 잘 적응을 하면, 난청이 진행되어도 어음변별력의 저하로 인한 불편을 덜어 삶의 질이 크게 달라질 수 있습니다. 보청기로도 재활이 어려운 경우에는 중이이식수술이나 와우이식수술과 같은 치료도 있으니 자신에게 알맞은 청각 재활법을 찾는 것이 중요합니다.

1 노인성 난청이란 무엇인가요?

　일반적으로 65세 이상을 기준으로 양쪽 귀에서 대칭적인 형태의 청력 저하를 보이는 경우를 노인성 난청이라고 합니다. 이는 다른 모든 신체기관과 같이 노화 현상의 일부로, 달팽이관의 청각 세포와 청신경의 퇴행성 변화 때문에 청력 감소가 나타나며 그 발생 연령과 진행 정도는 유전적 요인과 주위 환경에 의해 결정된다고 알려져 있습니다.

　노인성 난청은 대부분 감각신경성 난청의 형태로 나타나며 전형적인 증상은 양측 고주파 영역에 청력 감소가 나타나고, 어음변별력이 감소하면서 청각 중추에서 정보처리능력이 떨어지게 됩니다. 대부분의 노인은 소리를 듣지 못한다고 호소하는 경우가 많지만, 실제로 소리는 들리나 무슨 의미인지 이해하지 못하는 경우가 더 많으며 이러한 증상은 시끄러운 곳에서 더 심해지는 경향을 보입니다. 또한 전화 받기가 불편해지고, 사람을 만나더라도 동문서답을 하는 자신에 대해 자신감을 잃게 됩니다. 이로 인해 결국 외부 활동을 스스로 제한하여 대인관계가 위축되고 점차 더 큰 무력감을 느끼게 되어 인지 기능이 떨어지게 되며 우울증에 빠지는 원인이 되고 있습니다.

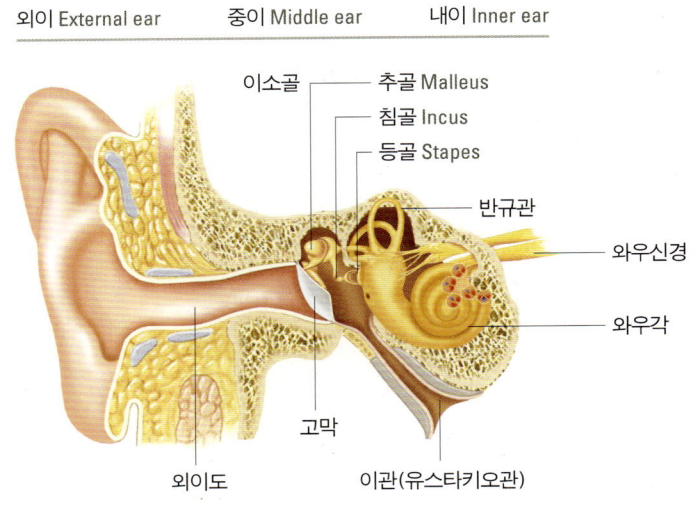

　현대 의학의 발전으로 고령화가 진행되면서 퇴행성 질환의 비중이 커지게 되었습니다. 특히 감각기능 중 청력의 저하는 피할 수 없는 퇴행성 변화의 하나로, 국민건강보험공단의 자료에 의하면 난청으로 진료를 받은 60대 이상 환자는 2013년 기준 전체 환자의 44.5%를 차지했으며, 2008년부터 2013년까지 연평균 5.5%가 증가한 것으로 나타났습니다. 이러한 퇴행성 변화는 갑자기 나타나는 것이 아니라, 30대 때부터 이미 시작하여 서서히 진행되기 때문에 상당히 진행될 때까지는 본인보다는 주변인들에 의해 인지되는 경우가 많습니다.

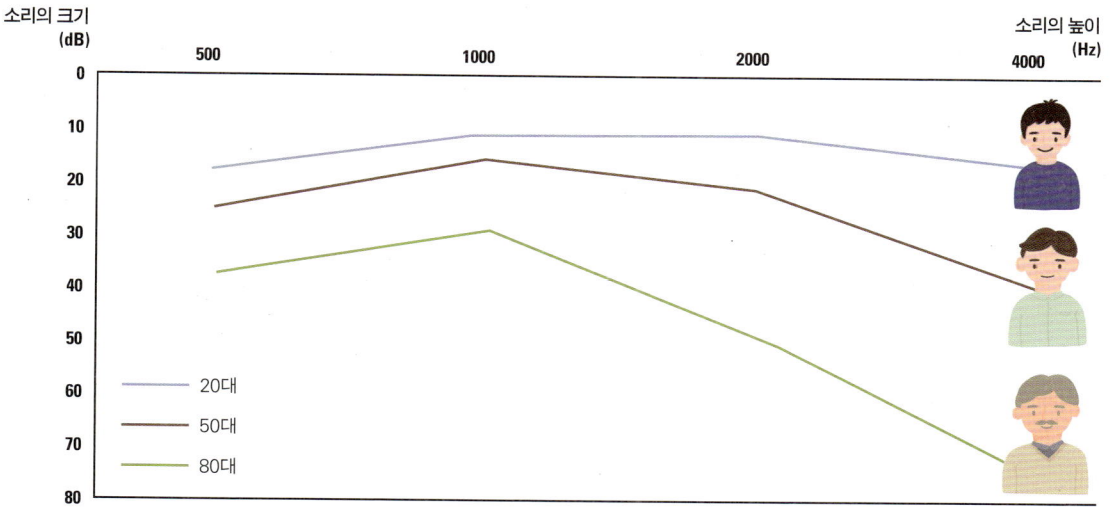

연령에 따른 청력의 변화

2 노인성 난청의 발생빈도

　노인성 난청의 빈도는 50~60세에서 5명 중 1명, 60~70세에서 3명 중 1명, 70세 이상에서 절반 정도의 빈도로 드물지 않게 나타나고 있습니다. 우리나라에서 시행된 노인성 난청의 유병률에 대한 조사에서, 500, 1,000, 2,000, 4,000Hz에서의 기도 청력 역치를 평균하여 27dB HL을 기준으로 하였을 때 65세 이상의 인구에서 37.8%를 차지하였습니다.(41dB 기준 시에는 8.3%) 따라서 우리나라에는 대략 170만 명의 노인성 난청 환자가 있을 것으로 생각되며, 의사소통에 어려움을 느낄 정도의 난청은 65세 이상 인구에서 40%에 달할 것으로 추정되고 있습니다.

3 노인성 난청의 발생요인

　노인성 난청의 원인은 아직 밝혀지지 않았지만, 일반적으로 받아들여지는 사실은 여러 가지 종류의 생리적 노화과정에 소음 노출, 내과적 질환과 그에 대한 치료, 유전적인 취약성 등이 복합적으로 작용한 결과라고 알려져 있습니다.(Gates, 1999) 다음은 노인성 난청을 유발할 수 있는 요인들입니다.

1 동맥경화

동맥경화는 달팽이관의 관류를 감소시켜 내이 구조와 미토콘드리아 DNA에 손상을 줍니다.

2 당뇨

당뇨로 인한 혈관병증은 동맥경화의 과정을 촉진시키는데, 이는 달팽이관의 관류 및 산소공급을 방해합니다.

3 소음 노출

지속적인 소음의 노출은 청각기관에 누적 손상을 발생시킵니다.

4 이독성 약물 및 환경 화학물질에 노출

아미노글리코사이드 계열의 항생제나 고리 이뇨제 등의 약물은 청각에 손상을 줄 수 있습니다.

5 유전

노인성 난청은 유전적 소인이 강한 것으로 알려져 있는데, 다양한 정도의 감각성 노인성 난청 중 35~55%가 유전적 영향으로 추산됩니다.

6 스트레스

스트레스는 혈관을 수축하게 하여 내이로 가는 혈액순환에 장애를 초래하고, 노인성 난청을 유발할 수 있습니다.

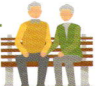

4 노인성 난청의 증상

노인성 난청은 갑자기 발생하기보다는 양쪽 귀가 점차적으로 서서히 안 들리게 되며 30대부터 시작되지만, 실제로 잘 안 들린다고 느끼게 되는 때는 40~60대가 많습니다. 대개 여자보다 남자에게서 더 일찍 나타나기 시작하고 진행 속도도 두 배 정도 더 빠르다고 알려져 있습니다. 보통 빠르게 말하는 것을 이해하는 데 어려움을 느끼고 덜 익숙하거나 복잡한 단어, 소음, 혼란스러운 환경에서 들리는 말을 이해하기 힘들어합니다. 또한, 난청이 진행함에 따라 소리가 어디서 나는지 구분이 더 힘들어지고 불분명하고 작게 들리게 됩니다.

5 노인성 난청과 치매

　최근 미국 존스 홉킨스 의대와 국립노화연구소의 발표(Lin 등, Arch Neurol. 2011)에 따르면 이러한 대표적인 노인성 질환인 난청과 치매는 서로 연관이 있다고 보고한 바 있습니다. 639명을 대상으로 청력검사와 인지 기능검사를 시행하면서 평균 12년 동안 관찰한 결과, 청력이 정상인 경우에 비해 경도 난청(25~40dB)을 갖는 경우에는 치매 발생률이 약 평균 2배, 중등도 난청(40~70dB)인 경우에는 3배, 고도 난청(70dB 이상)의 경우에는 5배 높게 발생하였습니다. 즉 난청이 심한 노인일수록 치매 발생률이 높아진다는 결과인데 특히 60세 이상의 노인에게 발생한 치매의 경우 약 1/3가량이 난청과 밀접한 관계를 보이는 것으로 나타났습니다.

　이 연구자들은 다른 논문(Lin, J Gerontol A Biol Sci Med Sci, 2011)을 통해 난청에서 보청기를 사용한 그룹의 경우 인지 기능 점수가 더 높아 보청기 사용이 인지 기능에 긍정적인 관련성이 있음을 보고하였습니다. 즉 난청이 있을 때 보청기나 인공와우를 통해 적절한 외부자극을 줄 수 있다면 난청으로 생기는 불편함을 해소할 뿐 아니라 인지 기능의 퇴화도 예방할 수 있다는 것입니다.

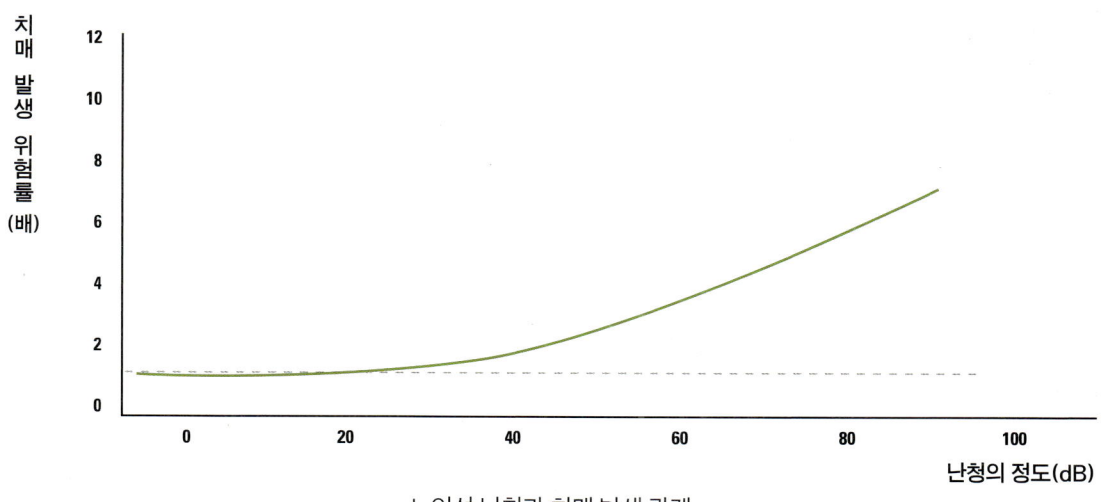

노인성 난청과 치매 발생 관계

노인성 난청으로 인한 장애도 선별검사를 위한 설문지

질문	예 (4)	가끔 (2)	아니오 (0)
청력 이상으로 전화를 원하는 것보다 덜 사용하십니까?			
청력 이상으로 새로운 사람을 만날 때 난처하십니까?			
청력 이상으로 여러 사람들과 함께 있는 것을 피하십니까?			
청력 이상으로 짜증이 나십니까?			
청력 이상으로 가족들과 대화할 때 좌절감을 느끼십니까?			
청력 이상으로 모임에 참석했을 때 어려움을 느끼십니까?			
청력 이상으로 스스로를 '바보스럽다' 또는 '멍청하다'고 느끼시는 적이 있습니까?			
누군가가 속삭일 때 알아듣기가 어렵습니까?			
청력 이상으로 스스로 장애가 있다고 느끼십니까?			
청력 이상으로 친구, 친척, 이웃들을 방문할 때 어려움을 느끼십니까?			
청력 이상으로 종교 집회에 원하는 것보다 덜 참석하십니까?			
청력 이상으로 성격이 과민해졌습니까?			
청력 이상으로 친구, 친지, 이웃들을 원하는 만큼보다 덜 방문하게 되십니까?			
청력 이상으로 가족들과 말다툼을 하시게 됩니까?			
청력 이상으로 TV나 라디오를 들을 때 어려움을 느끼십니까?			
청력 이상으로 쇼핑을 원하는 것보다 덜 하십니까?			
청력 이상이나 이로 인한 어려움으로 실망한 적이 있습니까?			
청력 이상으로 혼자 있고 싶다고 느끼십니까?			
청력 이상으로 가족들과 대화를 덜 하게 됩니까?			
청력 이상으로 귀하의 개인 생활이나 사회생활을 제한하거나 방해한다고 느끼십니까?			
청력 이상으로 친척이나 친구들과 식당에 있을 때 어려움을 느끼십니까?			
청력 이상으로 우울하다고 느끼십니까?			
청력 이상으로 TV나 라디오 청취를 원하는 것보다 덜 하게 되십니까?			
청력 이상으로 친구들과 대화할 때 불편함을 느끼십니까?			
청력 이상으로 여러 사람들과 함께 있을 때 소외된다고 느끼십니까?			

0~8까지는 정상이며, 10~24는 난청일 가능성이 50%, 26이상이면 심한 청력장애가 의심되며, 실제 난청일 가능성이 84%입니다. (Lichtenstein, Bess, & Logan, 1988)

난청과 함께 동반될 수 있는 증상

- 전화 통화하는 데 문제가 있다.
- '스'나 '트'와 같은 고음역의 소리가 듣기 어렵거나 멀리서 들리는 듯하다.
- 남성의 목소리가 여성의 목소리보다 듣기 쉽다.
- 특정 소리는 신경 쓰이게 들리며 과도하게 시끄럽게 들린다.
- 이명이 발생한다. '쉿쉿', '으르렁'과 비슷한 소리가 들린다.

6 노인성 난청의 진단 및 검사

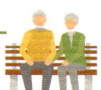

1 진단기준

노인성 난청의 대표적인 임상 양상과 검사소견은 다음과 같습니다. 65세 이상의 성인인 경우가 많으며, 청력 저하의 양상이 양쪽 귀에서 대칭적으로 나타납니다. 즉 주파수별 청력 저하 양상과 저하 정도가 양쪽 귀에서 비슷한 경우에 노인성 난청을 의심할 수 있습니다. 또한 노인성 난청 환자는 가족력, 외상, 이 독성 약물 복용, 귀의 질환, 소음에의 노출, 귀 수술 등의 과거력이 없으면서, 공기 전도와 골 전도 간의 차이가 10dB 이하인 감각신경성 난청의 소견을 보입니다.

2 청력검사

청력검사는 순음 청력검사와 언어 청력검사가 기본이 됩니다. 검사는 외부소리가 차단된 방음실에서 시행하게 되는데, 순음 청력검사는 이어폰이나 헤드폰을 쓰고 저주파수의 소리부터 고주파수의 소리까지 사람의 말소리 영역을 포함하는 다양한 주파수의 순음을 들려주고 얼마나 작은 소리까지 들을 수 있는지를 측정하는 검사입니다. 외이도에 음자극을 통해 실제 청력을 평가하는 기도 청력검사와 골 진동을 통해 달팽이관을 직접 자극하는 골도 청력검사를 통해 난청의 기전을 짐작할 수 있습니다. 여러 주파수별 청력역치의 기도 청력의 평균이 25dB 이하이면 정상이라고 판단합니다.

3 영상검사

양쪽 귀의 난청이 비대칭적인 경우와 전음성 난청인 경우에는 노인성 난청보다는 다른 원인이 있는지를 의심하여야 하며, 이를 감별하기 위해 측두골 단층촬영이나 MRI 등이 필요할 수 있습니다.

7 노인성 난청의 치료 및 재활

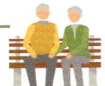

난청의 원인이 중이염이나 이경화증과 같은 치료가 가능한 경우에는 약물치료나 수술을 고려하게 되지만 감각신경성 난청이 서서히 진행되는 퇴행성 난청을 치료하는 방법은 아직까지 없습니다. 그러나 의학의 발전으로 다양한 방법들이 개발되어 적절한 청각 재활방법을 선택한다면 난청으로 인해 저하된 삶의 질을 충분히 개선할 수 있습니다. 그 방법으로는 보청기, 중이 임플란트와 인공와우 이식이 있습니다.

1 보청기

보청기는 소리를 증폭시키는 장치입니다. 귀걸이형부터 고막형까지 다양한 모양과 크기가 있으며 최근 나오는 보청기는 색상과 디자인이 다양하고 작은 액세서리처럼 보이는 보청기도 있습니다. 과거에는 단순히 소리를 증폭시키는 아날로그 보청기가 많이 사용되었지만, 요즈음은 난청의 형태와 주변 환경에 따라 자동으로 소리 조절이 가능한 디지털 보청기가 보편화 되었습니다.

디지털 보청기는 여러 개의 프로그램을 가지고 있어 사용자가 선택하거나 환경에 따라 자동으로 조절됩니다. 이러한 프로그램은 주위 소음을 줄이고 여러 가지 환경음을 감지하여 자동으로 조정하며, 복수의 마이크가 있어 음향 위치 판별을 향상시키고, 주파수 변조 등의 기능을 가지기도 합니다. 주파수별로 난청의 정도가 다르기 때문에 채널별로 보청기의 이득을 조절하여 고주파 영역에 국한된 난청에 적합하도록 조절할 수 있게 하고, 소음환경에서 환경음은 줄이고 말소리만을 선택적으로 증폭시킴으로써 신호대 잡음비를 높여 어음변별력을 높여주는 기능이 보편화 되고 있습니다.

2009년 국민건강통계에 의하면 만 65세 이상의 난청 환자 중 보청기 사용률은 전체 11.3%(남자 17%, 여자 7.2%)로 매우 낮은 수준이었고 특히 여자에게서 더 낮은 경향을 보였습니다. 2010년 한국보건의료연구원의 조사에 따르면 보청기 구입을 꺼리는 이유가 보청기 착용이 불편할 것이란 잘못된 생각(52.4%), 가격에 대한 부담(51.2%), 보청기 착용자에 대한 부정적 인식(31.7%) 등이라고 하였습니다. 노화로 인한 난청은 서서히 진행하기 때문에 청각이 나빠지는 것을 뚜렷하게 인지하지 못하고

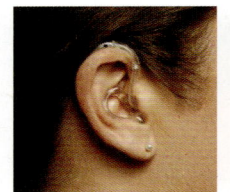 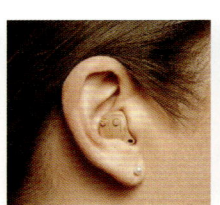 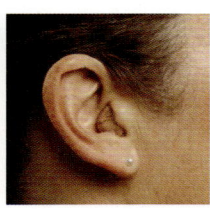 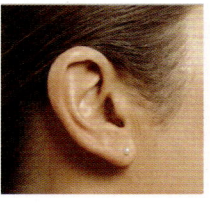 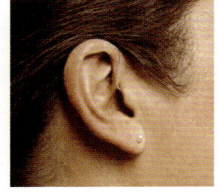

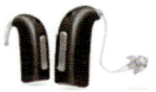 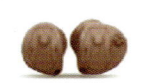 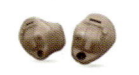 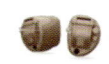 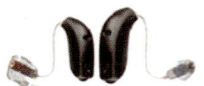

귀걸이형(BTE)   귓속형(ITE)   외이도형(ITC)   고막형(CIC)   개방형(open fit)

청력이 나빠도 그동안 잘 못 듣는 상황에 적응이 되어 당장 보청기가 필요하다고 느끼지 않습니다. 또한, 보청기를 쓰고 있는 주변인으로부터 '보청기는 잡음만 크게 들리고 정작 말소리가 또렷하게 들리지 않는다'는 불평을 흔히 들어왔기 때문에 '나중에 더 나빠지면 하겠다'고 마음을 먹기 쉽습니다.

보청기를 사용하더라도 노화로 인한 청각 세포의 손실을 막을 수는 없지만, 적절한 시기에 보청기를 착용하기 시작하면 내이 감각세포와 신경이 퇴화하더라도 보청기를 통해 받아들이는 소리에 적응하여 말소리를 듣는 데 큰 어려움 없이 지낼 수 있습니다. 하지만 보청기에 대한 부정적인 선입견으로 적절한 재활이 시작되지 못한다는 점이 노인성 난청의 재활에 가장 어려운 부분입니다.

2 중이 임플란트

보청기를 착용할 수 없거나 큰 도움이 되지 못하고 난청의 정도가 심하지 않아 인공와우 이식 수술의 대상이 되지 못하는 경우에는 중이 임플란트와 같은 수술적 방법도 있습니다.

다만 중이 임플란트는 난청이 진행하지 않은 경우에 고려하며 어음변별력이 50% 이상인 중증도 감각신경성 난청(노인성 난청을 포함) 또는 혼합성 난청에서 사용할 수 있습니다.

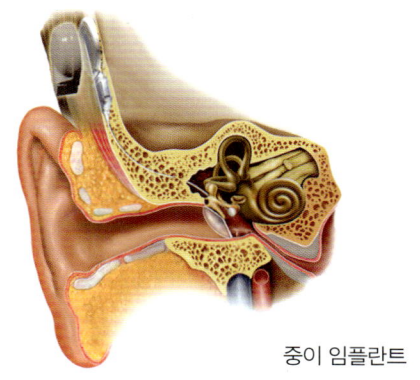

중이 임플란트

3 인공와우 이식

노인성 난청 환자 중에서 양측 청력이 70dB 이상의 고도 감각신경성 난청 혹은 농으로 보청기를 사용하여도 변별력이 낮아 말 지각에 도움이 안 되거나 적은 경우에 인공와우 이식을 고려하게 됩니다.

보청기로도 도움을 받지 못하는 중, 고도 난청에서는 인공와우 이식이 큰 도움이 되는데, 청력역치가 70dB 이상이며 문장이해도가 50%를 넘지 못하면 인공와우의 보험 혜택을 받을 수 있습니다. 노인의 와우 이식은 성인과 비교

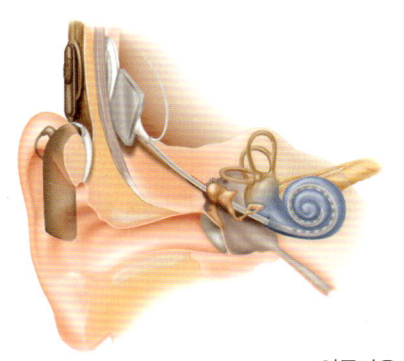

인공와우

하여 그 효과나 합병증에 큰 차이가 없는 것으로 알려져 있습니다.

이렇듯 현재까지 많은 종류의 재활장치가 개발되어 난청으로 인해 소리를 듣지 못하는 경우는 찾아보기가 어렵게 되었습니다. 하지만 노인성 난청도 개개인에 따라 정도와 양상이 다르므로 전문의와 상담하여 본인에게 맞는 청각 재활을 시행해야 효과를 극대화할 수 있습니다.

8 노인성 난청의 예방

  나이가 들면 유전적 원인이나 환경적인 영향의 축적으로 청력이 나빠지지만, 큰소리를 듣지 말라는 것 이외에는 뚜렷한 요인이 밝혀지지 않고 있습니다. 다만, 귀는 혈류변화에 민감한 기관입니다. 신체의 다른 부분은 평상시 혈류량이 절반 정도로 줄어든다고 해서 탈이 나지는 않지만, 귀는 그렇지 않습니다.

  따라서 혈류변화에 영향을 주는 병들, 특히 당뇨나 고혈압과 같은 만성질환이 있는 경우에는 귀 관리를 잘해야 하고, 스트레스나 흡연도 혈관수축을 초래하여 내이로 가는 혈액순환에 장애를 초래할 수 있으므로 잘 관리하여야 합니다.

난청의 일반적인 예방관리 생활수칙

이어폰을 자주 사용하는 등 큰 소리에 장시간 노출되지 않도록 합니다
- 소음으로 발생하는 청력 손상은 소음의 강도와 노출된 시간에 비례합니다. 3시간가량 헤드폰으로 음악을 들려주면 과반수 이상이 일시적인 청력 저하가 나타납니다. 고막에 가깝게 깊이 꽂을 수 있는 이어폰을 사용할 때는 더욱 주의가 필요합니다.

소음이 심한 곳에서는 적합한 귀마개를 사용합니다
- 소음에 의한 난청을 예방하려면 85dB 이상의 소음환경에서는 반드시 청력 보호구를 착용합니다.

담배는 끊고, 담배 연기에 노출되는 것도 피합니다
- 술과 담배는 혈관질환의 주요 악화 요인으로 미세혈관장애가 발생하여 난청이 일어납니다.

스트레스는 혈관질환의 위험 요인입니다
- 스트레스를 받을 때 나오는 여러 호르몬 중 베타아드레날린은 혈관 수축을 유발해 청신경과 청각세포 기능을 저하시켜 청력에 악영향을 주는 것으로 알려져 있습니다.

당뇨병, 신부전, 고혈압 등 만성질환은 적극적으로 치료합니다
- 노년층에 많은 심혈관질환은 미세혈류장애를 일으켜 난청을 유발할 수 있습니다. 또한, 당뇨병과 이상지질혈증도 내이로 흘러가는 혈류에 장애를 일으켜 난청을 발생시킬 수 있습니다. 신부전이 악화되면 고음역의 난청을 유발할 수 있습니다.

9 노인성 난청의 예후

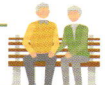

　노화가 진행함에 따라 나타나는 신체의 변화는 청각기관이라고 예외일 순 없습니다. 나이와 주파수에 따라 다르지만 매년 0.7~1.2dB이 감소하게 됩니다. 노인성 난청은 치료되지 않지만, 보청기를 조기에 착용한다면 난청으로 인한 불편을 줄이고 생활할 수 있어 조기 진단이 중요합니다.

　노인이라고 해서 잘 못 듣는 것이 당연하다고 생각하기보다는 약물치료나 수술로 개선 가능한 난청이 있는지를 먼저 확인해보는 것이 중요하고, 특히 최근 갑자기 시작된 난청이라면 치료 가능한 다른 원인이 있을 수도 있기 때문에 정확한 청력검사를 통해 최선의 방법을 찾는 것이 중요하겠습니다.

노인성 난청 환자와 대화 시 주의할 점

- 말하는 사람으로부터 약 2m 이내에 위치하도록 하십시오. 표정이나 입술, 그리고 손동작을 보기에 가장 적당한 거리가 2m 이내입니다.
- 밝은 불빛 아래서 대화하는 것은 상대방의 입술이나 몸짓 등을 잘 파악할 수 있어 도움이 됩니다.
- 대화 중에는 주변에 라디오나 텔레비전 등을 끄도록 합니다.
- 음식을 먹거나 껌을 씹으면서 대화하지 않도록 합니다.
- 보통의 경우보다 약간 크게 대화합니다. 소리를 지르게 되면 오히려 불편해지니 주의합니다.
- 말의 속도는 평소와 같거나 약간 느리게 합니다. 지나치게 느리면 오히려 도움이 안 됩니다.
- 대화에 필요한 사전 정보를 미리 주고 대화를 시작합니다.
- 가능한 짧고 간결한 문장으로 대화합니다.
- 식당, 교회 등의 장소에서는 가능한한 조용한 곳을 골라서 대화합니다.
- 대화가 잘 안 된다고 짜증을 내지 말고 자기들끼리 대화하는 모습을 보이지 않도록 조심합니다.

Part 3

노인의 생활 관리

① 노인의 약물 관리 145p
② 노인의 운동 관리 151p
③ 가정간호 159p
④ 사회복지 167p

노년기에는 건강한 생활습관이 무엇보다도 중요하지만 이에 대한 정보가 없어서 어떻게 해야 할지 모르는 경우가 많습니다. 또한, 잘못된 정보로 건강이 더 나빠지기도 합니다. 이번 장에서는 약물 관리의 주의 사항과 건강에 도움이 되는 운동, 노인이 지원받을 수 있는 가정간호와 사회복지 서비스에 대해서 알아보겠습니다.

노인의 약물 관리

허새미 · 서예원 (약제부)

노인은 노화와 관련한 생리적인 변화와 함께 다수의 질환을 앓고 있는 경우가 많아, 복용 약물이 복잡하고 그 수가 많습니다. 노화로 인한 생리적인 변화는 약물의 흡수, 분포, 대사, 배설에서도 차이를 나타나게 하여, 노인에게 동일한 약물요법을 하더라도 기대했던 것과 다른 약효를 보이거나 약물유해반응 또는 약물상호작용이 발생할 가능성이 큽니다. 또한, 노화로 인한 생리적인 변화는 개인별 편차가 커서 동일 약물에서도 반응의 차이가 있을 수 있으므로, 노인은 일반적인 지침을 엄격히 따르기보다는 상황에 맞게 적절히 약물을 조절하여 사용하는 것이 바람직합니다. 따라서 약물을 복용할 경우, 임의로 복용하기보다는 의사, 약사와 충분히 상의하고 복용하는 것이 안전하며, 가급적 단골 병원과 약국을 지정하여 복용 중인 약과 약물 알러지 여부를 충분히 알린 후 새로운 약을 처방받는 것이 좋습니다.

1 약물 복용 시 주의 사항

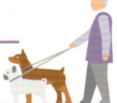

1 다약제 복용과 약물상호작용

다약제 복용이란 4~5종 이상의 의약품을 투여하는 약물요법을 의미하기도 하지만 부적절하게 과도한 약물 투여라는 의미를 내포하고 있기도 합니다. 노인은 여러 만성질환을 동시에 가지고 있고, 노화로 인한 약리, 약동학적 변화로 인해 다약제 복용으로 인한 상호작용 및 유해반응 발생 가능성이 특히 증가합니다. 이러한 다약제 복용으로 인한 위험을 최소화하기 위해서는 다음과 같은 사항을 유념하는 것이 좋습니다.

> **다약제 복용 시 주의 사항**
>
> - 의료기관에 내원할 때 복용 중인 모든 약물을 지참하여 의료진과 함께 확인하도록 합니다. 이때, 처방받은 의약품뿐 아니라 일반의약품, 한약, 건강기능식품을 포함한 모든 복용 약물을 지참하는 것이 좋습니다.
> - 평소 복용 중인 의약품의 명칭과 효능, 용법, 발생할 수 있는 유해반응에 대해 충분히 숙지합니다.
> - 노화로 인한 변화로 인해 약물유해반응에 취약함을 이해하고 있어야 하며, 유해반응 의심 시 임의로 약을 조절하지 않고 반드시 의료진과 상의하도록 합니다.
> - 임의로 약물을 복용하거나, 효과가 의학적으로 검증되지 않은 보조식품에 지나치게 의존하지 않습니다.

2 일반의약품의 복용

일반의약품이란, 처방전 없이 약국에서 구입할 수 있는 약을 말합니다. 가벼운 감기나 두통 등과 같이 증상 완화를 위해 단기간 약물이 필요할 때 일반의약품을 이용하지만, 노인의 경우 다약제 복용 및 생리적 변화로 인해 약물유해반응에 취약하므로, 일반의약품을 복용한 후에 여러 부작용이 나타날 가능성이 높아 주의해야 합니다. 따라서 일반의약품을 복용할 때는 의사, 약사와 상의 후 복용하는 것이 좋고, 가급적 최소한으로 필요한 기간만 복용하는 것이 좋습니다. 자주 복용하는 일반의약품과 관련한 주의 사항들을 몇 가지 알아보겠습니다.

○ 감기약

가급적 처방에 의해 복용하는 것이 안전하나, 만일 처방 없이 복용이 필요한 경우에는 약사와 상의하여 복용하고, 여러 성분이 포함된 종합감기약보다는 증상에 맞춰 최소한의 약물만 단기간 복용하는 것이 좋습니다. 알러지 및 콧물약을 복용할 경우 졸음, 소화장애, 목마름, 소변 저류 등이 나타날 수 있으며, 코막힘 개선제를 복용할 경우 신경과민, 불면 등이 나타날 수 있으니 주의해야 합니다.

○ 변비약

변비약의 경우 작용하는 방법에 따라 복용하는 방법과 주의점에 차이가 있습니다. 차전자피나 해초류 등은 대변의 부피를 늘려 배변을 돕는 변비약이므로 충분한 물과 함께 복용해야 효과적입니다. 변비가 심한 경우 효과가 감소하여 배변에 실패할 수 있지만 지시량 이상을 복용해서는 안 됩니다.

마그밀과 듀파락 등과 같은 변비약은 대장에서 수분을 많이 끌어당겨 배변을 돕는 변비약으로, 장기간 과도한 용량을 복용할 경우 체액 손실이나 전해질 이상 등이 발생할 수 있으므로 의사의 지시 없이 장기간 복용해서는 안 됩니다. 비사코딜이나 센나, 알로에와 같은 변비약은 장을 자극하여 배변을 유도하는 약으로, 장기간 사용하게 되면 내성을 일으켜 변비를 악화시킵니다. 일반적으로 7일 이상 복용하지 않는 것을 추천하므로 다른 약제도 효과가 없는 경우에 한해 단기간 사용하도록 합니다.

○ 진통제

일반의약품으로 구입할 수 있는 진통제는 크게 해열·진통 효과가 있는 아세트아미노펜 성분과 항염·해열·진통 효과가 있는 이부프로펜과 같은 비스테로이드성 소염진통제(Non-steroid anti-inflammatory drug, NSAID)로 나뉩니다.

상대적으로 유해반응이 적은 아세트아미노펜을 우선 사용하는 것이 추천되나, 다량 복용 시 간 독성이 나타날 수 있으므로 간 질환이 있는 경우에는 주의가 필요합니다. NSAID는 위장관 부작용, 콩팥기능 악화, 체액 저류에 의한 심부전 악화 등의 유해반응이 발생할 수 있으므로 관련 질환이 있는 경우 특히 주의를 요하며, 가능한한 단기간 사용하는 것을 추천합니다. 노인 환자는 이러한 유해반응에 더욱 취약하므로, 장기적인 사용이 필요할 경우 주의가 요구됩니다.

3 건강기능식품과 약초, 한약 등의 복용

건강기능식품이란 건강유지 및 증진에 도움이 되는 생체조절기능을 가진 원료나 성분을 사용하여 제조한 식품으로, 일정한 절차를 거쳐 그 기능성을 인정받은 원료를 사용하여 만듭니다. 평소 결핍되기 쉬운 영양소 등은 건강기능식품을 통해 적절히 보충하는 것이 유익할 수 있으나, 건강기능식품의 기능은 의약품과 같이 질병의 직접적인 치료나 예방을 하는 것이 아니고, 정상적인 신체 기능을 유지하거나 활성화시키는 것이므로 질병을 치료하는 의약품처럼 오해해서는 안 됩니다. 또한 다수의 약물을 복용하는 경우에는 건강기능식품과 상호작용이 발생할 가능성이 높습니다.

따라서 만성질환으로 다수의 약물요법을 유지하고 있는 환자라면 건강기능식품 복용으로 건강 상태의 개선을 기대하기보다는 치료를 위한 약물요법을 충실하게 유지하는 것이 좀 더 유익합니다. 복용이 필요하다고 생각될 경우에는 기저질환이나 복용 약물 등을 고려하고 의사나 약사와 충분히 상의하여 결정해야 합니다.

한약이나 약초는 양약과의 상호작용이 상대적으로 덜 알려져 있지만, 여러 한약재를 달인 탕약은 개별 약재를 확인하기도 어려워, 정기적으로 복용할 경우 기저질환이나 복용 약제와의 상호작용 발생 가능성을 배제하기 어렵습니다. 흔하게 접할 수 있는 인삼도 고혈압 환자에게는 혈압을 높일 수 있어 복용 시 주의가 필요하며, 감초 등과 같은 약재는 전해질 이상을 유발할 수 있으므로 유사한 부작용을 가진 양약과 함께 복용할 경우 특히 주의가 필요합니다. 기저질환이나 복용 약물이 있는 경우 임의로 한약재나 약초를 달여 상복하기보다는 의료진과 충분한 상의를 거친 후, 반드시 필요한 경우에만 복용하는 것이 좋습니다.

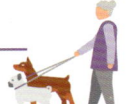

2 약물의 복용시점

대부분의 약제는 복약 순응도 향상과 위장장애를 최소화하기 위해 식후 복용이 추천되나, 위 내 산도가 높으면 흡수가 잘 되거나, 지방식이와 함께 복용 시 흡수율이 상승하여 충분한 약효를 내는 약제도 있으므로 지시된 용법을 지켜 복용하는 것이 바람직합니다. 위장운동조절제나 일부 혈당강하제 등은 식전 복용이 좀 더 효과적이며, 알마겔과 같은 제산제나 스멕타와 같은 지사제는 다른 약물의 흡수를 방해하므로 공복에 최소 두 시간 간격을 두고 복용하는 것을 추천합니다. 다만 다수의 약제를 복용하는 경우 복약 편의와 순응도 향상을 위해 주요 약의 복용 시점으로 통일할 수 있습니다.

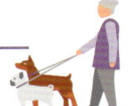

3 노인에게 신중한 투여가 필요한 의약품

전 세계적으로 노인 약물요법에 대한 특수성에 기반해 노인이 특히 신중해야 하는 약물에 관한 지침들을 개발하여 실제 진료환경에서 적극적으로 활용하고 있습니다. 대부분 처방 약제이나 일부 신중 투여 의약품의 경우 일반의약품으로도 판매되고 있으므로 의약품 복용 시에는 약사와 충분히 상의하고 가급적 필요한 최단기간만 사용하며 유해반응 발생 여부에 주의를 기울이는 습관이 필요합니다.

1 노인에게 항상 신중하게 투여가 필요한 의약품의 예시

○ 1세대 항히스타민제 (콧물, 알러지약)

착란, 구갈, 변비 등의 부작용이 발생할 가능성이 높으며, 안전한 대체 약이 있으므로 가급적 피하는 것이 좋습니다. 판피린 등과 같은 종합감기약에는 이러한 계열의 성분이 포함된 경우가 많으므로, 증상에 맞춰 최소한의 성분만 복용하는 것이 좋습니다.

○ 비스테로이드성 소염진통제

부루펜, 아스피린(500mg) 등과 같은 약제는 노인에게 위장장애 위험성이 많아 장기간 투여가 추천되지 않습니다. 특히 75세 이상이거나 스테로이드, 항혈전제 등을 복용하는 경우 주의가 필요하므로 장기간 복용 필요시 위 보호제와 함께 처방받아 복용하는 것이 추천됩니다.

4 약과 음식의 상호작용

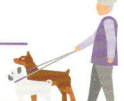

약물을 복용할 때는 미지근한 물 한 컵과 함께 복용하는 것이 이상적입니다. 너무 찬물은 위장 점막의 흡수력을 저하시킬 수 있으므로 가급적 미지근한 물이 좋으며, 위나 식도의 자극도 최소화할 수 있습니다. 연하게 우린 보리차나 옥수수차를 복용하는 것도 좋습니다.

하지만 주스나 우유와 함께 약물을 복용하는 것은 삼가는 것이 좋습니다. 유제품의 경우 우유 안의 칼슘 성분이 일부 약제와 결합하여 약효를 감소시킬 수 있으며, 특히 곰팡이 균을 억제하는 항진균제를 복용 중이거나 퀴놀론, 테트라사이클린계열 항생제를 복용하는 경우에는 약물 복용 전후로 최소 2시간 간격을 두고 유제품을 섭취하는 것이 좋습니다. 주스의 경우 산성도로 인해 약물 흡수에 악영향을 줄 수 있으며, 특히 자몽 주스나 크랜베리 주스는 혈압약, 고지혈증약, 항응고제, 와파린, 항경련제, 면역억제제 등을 복용하는 경우에 상호작용을 일으킬 수 있어, 섭취 자체를 피하는 것이 좋습니다. 단, 오렌지 주스는 철분제를 복용할 때 같이 먹으면 흡수율이 상승하여 추천되기도 합니다.

종합감기약이나 복합 진통제에는 카페인이나 크산틴계 성분이 함유되어 있는 경우가 많아 커피나 녹차, 콜라, 초콜릿과 같이 카페인을 함유하고 있는 식품과 함께 섭취하면 과다섭취로 인한 불안, 불면, 메스꺼움 등이 동반될 수 있습니다. 기관지 확장제인 테오필린을 복용 중인 경우에도 카페인 음료는 삼가는 것이 좋습니다. 홍차, 녹차의 타닌 성분은 철분제 복용 시 약효를 방해할 수 있으므로 시간 간격을 충분히 두고 마시는 것이 좋습니다.

와파린은 혈액에서 혈전이 생성되는 것을 막아주는 항응고제로, 체내에서 혈액 응고를 돕는 비타민 K의 작용을 방해하여 약효를 나타냅니다. 와파린은 필요량이 개인마다 다르고, 양이 지나치게 많거나 너무 적으면 위험성이 크기 때문에 약물의 효과를 일정하게 유지하는 것이 중요합니다. 비타민 K는 음식으로 섭취가 이루어지므로, 와파린을 복용 중이라면 음식으로 섭취하는 비타민 K의 양을 가급적 일정하게 유지하는 것이 필요합니다. 와파린 복용 시 특별히 피해야 할 음식은 없으나 시금치, 양배추, 상추, 케일, 브로콜리, 파슬리, 냉이, 콩, 동물의 간 등에는 비타민 K가 다량 함유되어 있으므로 이런 식품을 녹즙, 생식 등으로 매일 과다 섭취하는 것은 삼가야 합니다. 또한, 청국장 가루나 생 청국장을 매일 섭취하는 것도 삼가는 것이 좋습니다.

5 약품의 보관 및 폐기

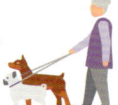

　의약품을 적절하게 보관하지 않으면 기재된 유효기간 이전이라도 변질되어 약효가 감소할 우려가 있으므로 약품별 보관 조건을 준수하여 보관하는 것이 좋습니다. 일반의약품의 경우 겉포장 및 첨부문서 등에 의약품 보관 방법이 명시되어 있으므로 이에 따라 보관을 하고, 유효기간이 기재되어 있는 부분이 소실되지 않게 하는 것이 좋습니다.

　겉포장이 없이 처방, 조제된 알약의 경우 처방받은 용기 그대로 건조하고 서늘한 곳에 보관합니다. 직사광선에 노출될 경우 변색되거나 약효가 감소할 수 있으므로 직사광선을 피해서 보관해야 하며, 냉장이 필요한 약을 제외하고는 습기가 차기 쉬운 냉장고에 약품을 보관하지 않는 것이 좋습니다. 가루로 조제된 약은 원형인 알약보다 유효기간이 짧으며, 습기에 약하므로 건조한 곳에 보관하도록 해야 합니다. 시럽제의 경우 특별한 지시사항이 없으면 실온보관을 하며, 개봉한 후에는 표기된 것보다 유효기간이 짧아질 수 있으니, 냄새나 색깔을 확인한 후 복용하는 것이 좋습니다. 안약은 용기 끝부분이 눈에 닿아 오염될 수 있으므로 사용 시에 가급적 눈에 닿지 않도록 하며, 개봉 후 1개월 정도 경과하면 유효기간 이내라도 과감히 폐기하고 새로 구입하는 것이 좋습니다. 일부 항생제 시럽이나 인슐린 주사 등은 냉장보관을 요하며, 이처럼 냉장이 필요한 의약품은 냉장고 안에서 얼지 않도록 주의해야 합니다.

　사용 후 남은 의약품을 하수구나 쓰레기통에 버리게 되면 하천 등이 폐의약품으로 오염될 수 있습니다. 의약품을 폐기할 때는 가까운 보건소나 약국에 비치된 폐의약품 수거함에 넣어 안전한 폐기과정을 거치도록 해야 합니다. 복용 후에 남은 약은 집안에 보관하기보다 폐기하여 오남용되지 않도록 합니다.

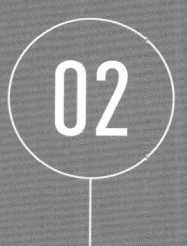

노인의 운동 관리

임재영 (재활의학과)

운동은 노년기에 규칙적인 신체 활동과 독립적인 생활을 할 수 있는 기간을 늘려줍니다. 또한, 신체 기능이 감소하는 것을 줄이고 삶의 질을 높여주기 때문에 노년기의 운동은 아주 중요하다고 할 수 있습니다.

1 운동 프로그램

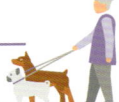

　노인의 운동 프로그램은 지구력, 근력, 유연성, 균형 훈련 등 다양한 신체 활동 프로그램으로 구성되어야 하며, 이러한 프로그램은 개개인의 기호와 필요에 맞추어 최대한 즐겁게 지속할 수 있도록 최적화되어야 합니다. 운동을 할 때 그룹으로 프로그램에 참여한다면 적절한 운동방법을 배우고 검증된 관리를 받을 수 있는 장점이 있습니다.

1 지구력 운동

　지구력 운동은 대근육의 움직임을 포함하는 운동을 10분 이상 지속하는 것을 의미하는데, 예를 들면 자전거 타기, 수영, 걷기와 같은 활동이나 창문 닦기, 청소, 걸레질과 같은 집안일, 풀베기, 가지치기 등의 원예 활동 등이 있습니다.

- **운동 빈도** : 주 5~7회
- **운동 강도** : 약간 힘들다고 느낄 정도, 최대 심박수의 40%~60%
- **운동량** : 쉬지 않고 10분 이상, 총 30분 이상
- **고려사항** : 체중 부하를 권장, 운동 강도를 올리기 전에 먼저 운동량을 늘리도록 합니다.

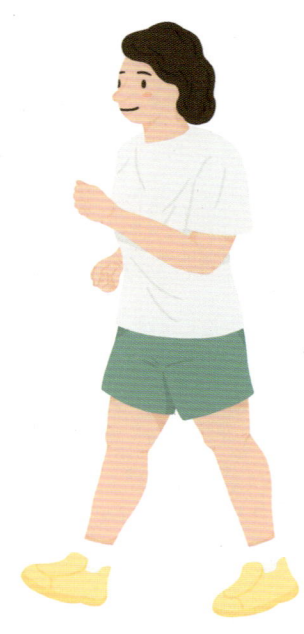

2 근력 운동

근력 운동은 무게, 탄력 밴드 등의 저항을 옮기거나 들면서 근력을 증가시키는 것을 의미합니다.

- **운동 빈도** : 주 2~3회
- **운동 강도** : 저항이 클수록 효과가 큽니다.
- **운동량** : 2~3세트를 10~12번 반복
- **고려사항** : 세트 사이에는 1분 정도의 휴식을 취하고, 근력 운동을 한 다음 날에는 운동을 하지 않도록 합니다. 또한, 상체보다는 하체 운동을 강조해서 하도록 합니다.

쪼그려 앉기

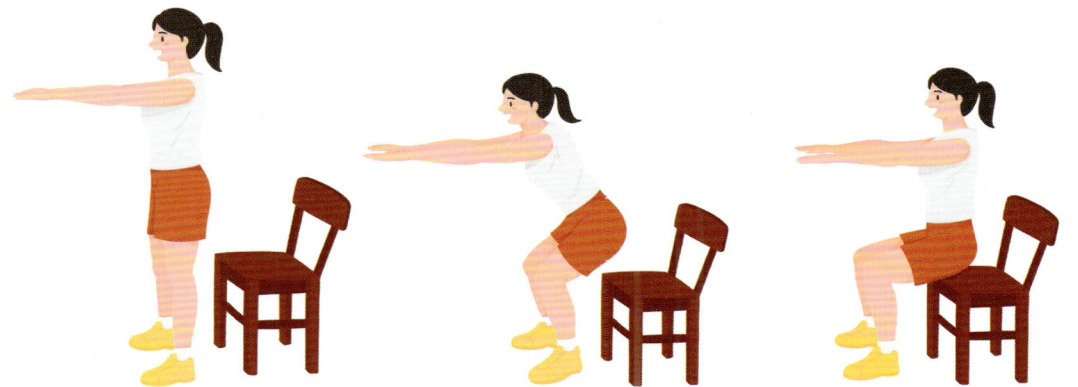

동작 설명: 양팔을 앞으로 나란히 한 후 편안한 자세로 서서 준비합니다.

동작 설명: 무게중심을 서서히 뒤로 움직이면서 의자에 앉기를 시도합니다. 이때 무릎이 자신의 발보다 앞으로 나가지 않도록 주의합니다.

동작 설명: 허리를 바르게 펴서 의자에 앉습니다.

벽 밀기

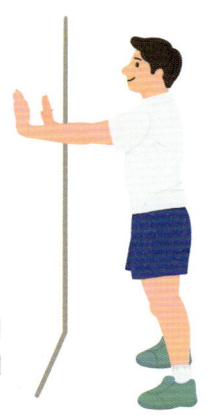
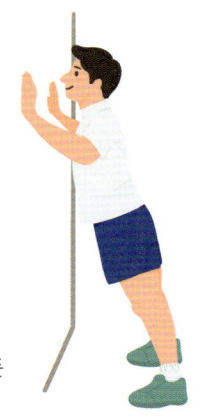

동작 설명: 손을 벽에 붙인 뒤 반걸음 뒤로 움직여 준비 자세를 취합니다.

동작 설명: 팔굽혀 펴기를 하듯이 천천히 팔을 굽혔다 폅니다.

뒤꿈치 들기

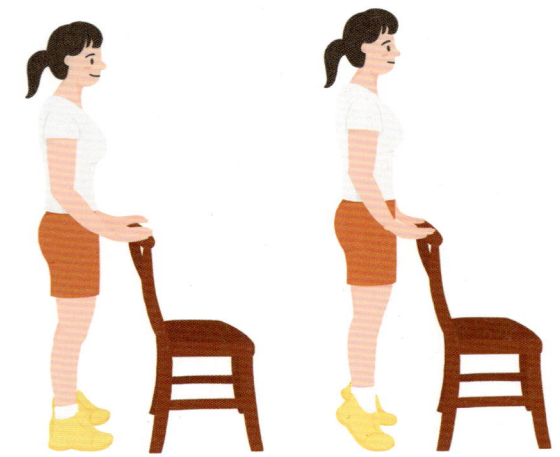

동작 설명: 바로 선 상태에서 손을 의자에 가볍게 올립니다. 뒤꿈치를 들고 내려올 때는 천천히 내려옵니다. 내려올 때 뒤꿈치가 세게 내려오지 않도록 주의합니다.

아령 들기

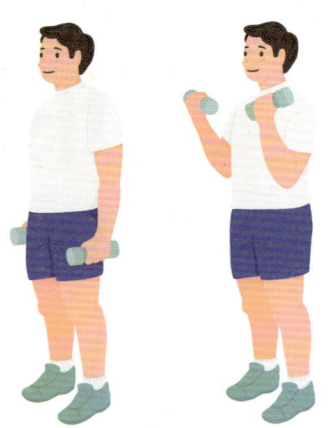

동작 설명: 바로 선 상태에서 팔꿈치를 몸에 붙이고, 천천히 아령을 들어 올립니다. 이때 지나치게 무거운 아령은 삼가도록 합니다.

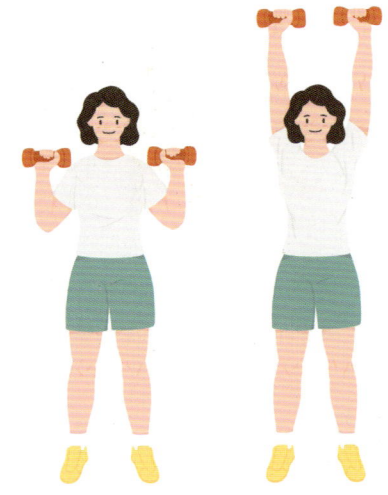

동작 설명: 손에 아령을 들고, 어깨높이만큼 든 상태에서 천천히 하늘을 향해 들어 올립니다. 이때 팔꿈치가 다 펴질 수 있도록 하고, 내려올 때는 천천히 내려오도록 합니다.

계단 올라가기

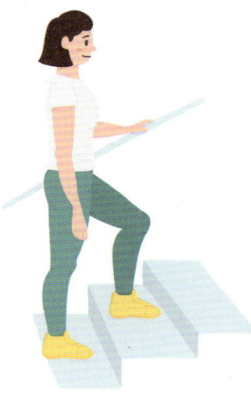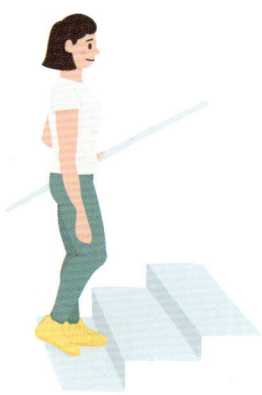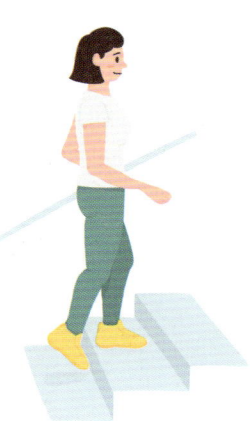

동작 설명: 균형을 잃지 않도록 주의하면서 계단을 하나씩 올라갑니다. 한 손으로 손잡이를 잡거나, 손을 가볍게 올리는 것도 좋은 방법입니다.

하지 운동

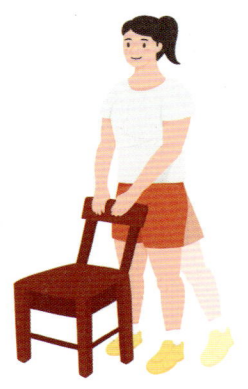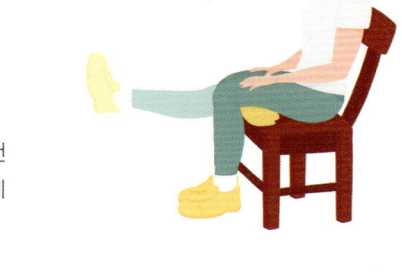

동작 설명: 의자에 바로 앉은 상태에서 한쪽 다리를 천천히 들어 올린 후 3초간 자세를 유지합니다.

동작 설명: 바로 선 상태에서 한 발을 옆으로 천천히 벌렸다 오므리는 동작을 합니다. 이때 과도하게 옆으로 벌려 균형이 무너지지 않도록 주의합니다.

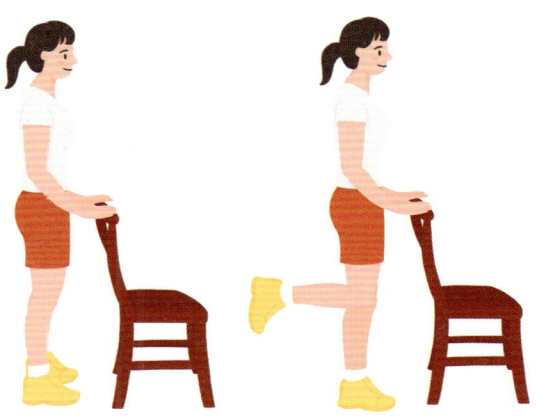

동작 설명: 바로 선 상태에서 한 발을 90도 정도 구부렸다 폈다 합니다. 이때 균형이 무너지지 않도록 주의합니다.

허리 운동

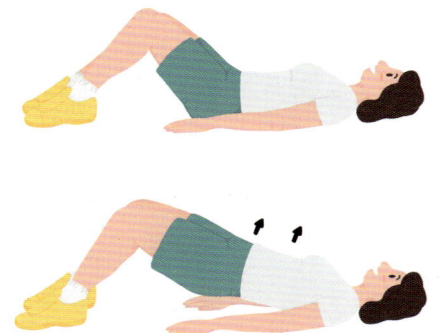

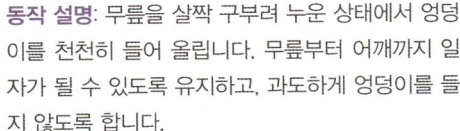

동작 설명: 무릎을 살짝 구부려 누운 상태에서 엉덩이를 천천히 들어 올립니다. 무릎부터 어깨까지 일자가 될 수 있도록 유지하고, 과도하게 엉덩이를 들지 않도록 합니다.

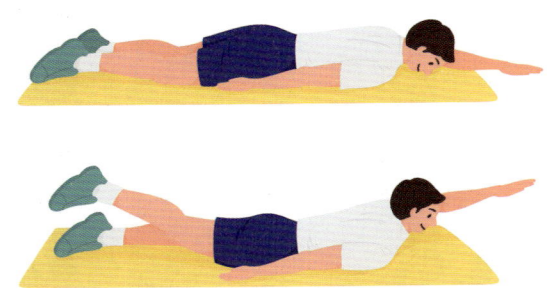

동작 설명: 한쪽 팔을 앞으로 편 상태로 편하게 엎드립니다. 앞으로 편 팔과 반대쪽 다리를 동시에 천천히 같이 들어 올릴 수 있도록 합니다. 동작이 어렵다면 한쪽 팔이나 다리를 하나씩 들어 올리도록 합니다.

3 유연성 운동

유연성 운동은 관절의 운동범위를 증가시키는데, 일상생활에서 사용하는 근육의 길이 이상으로 늘이는 스트레칭 운동을 말합니다. 지구력 운동이나 근력 운동을 하고 난 후에 마무리 운동으로 할 수도 있습니다.

- **운동 빈도** : 최소한 주 2회
- **운동 강도** : 저항이 느껴지거나 약간 불편한 정도까지
- **운동량** : 근육을 늘여서 10~30초 동안 유지하도록 합니다. 각각의 스트레칭 운동을 3~4회 반복하고 흉곽, 목, 슬와부 근육, 대퇴근, 고관절 굴곡근, 장딴지 근육, 손목, 삼두근 등의 부위를 포함시켜서 합니다.
- **고려사항** : 스트레칭 운동을 할 때 근육을 과도하게 늘이지 않도록 주의합니다.

상지 스트레칭 운동

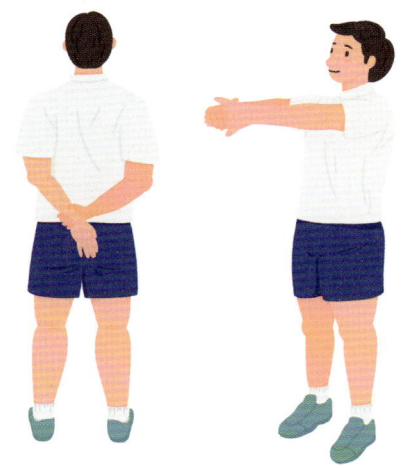

동작 설명: 양손을 마주 잡고 앞으로 들어 올려 팔을 펴 줍니다. 이때 과도한 스트레칭이 되지 않도록 주의합니다.

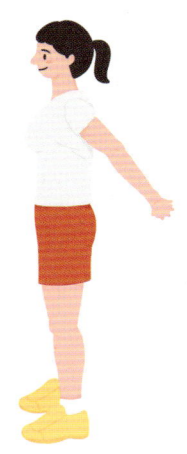

동작 설명: 양손을 뒤쪽으로 마주 잡고 들어 줍니다. 이때 과도하게 들어 올리는 동작은 부상 위험이 있으므로 주의하도록 합니다.

하지 스트레칭 운동

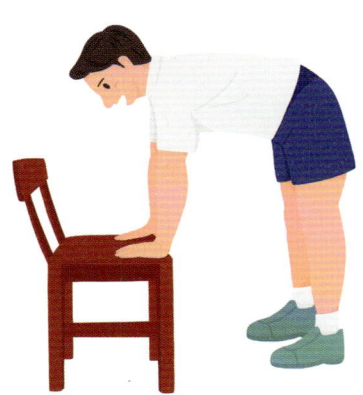

동작 설명: 허리를 구부려 의자에 손을 올려 등과 다리에 무리가 가지 않도록 스트레칭을 합니다. 좀 더 가능하다면 의자보다 더 아래쪽으로 손바닥이 내려갈 수 있도록 합니다.

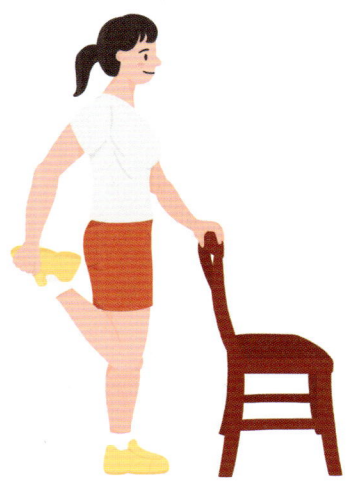

동작 설명: 한 손은 의자를 잡고, 다른 한 손은 발등을 잡아 뒤로 서서히 당겨줍니다. 반대쪽도 똑같이 실시합니다.

4 균형 운동

균형은 몸의 중심을 조절하여 넘어지지 않도록 유지하는 능력으로 균형 운동에는 정적 균형 운동과 동적 균형 운동이 있습니다. 정적 균형 운동은 몸을 움직이지 않는 상태에서 균형을 유지하는 것을 의미하는데, 두 다리를 모아서 서다가 한 다리로 서서 버티기와 같이 지지하는 면을 점점 줄여가면서 균형 능력을 향상시킬 수 있습니다. 정적 균형 운동의 효과를 좀 더 내려면 두 눈을 감고 하도록 합니다. 동적 균형 운동은 걸어가면서 지지하는 면을 줄여가도록 하는데, 평상시처럼 걷다가 양발을 일렬로 걷고, 발뒤꿈치와 반대편 발의 발가락을 붙여서 걷는 식으로 진행합니다.

- **운동 빈도** : 주 1~7회
- **운동 강도** : 지지하는 면을 점점 줄여가면서 진행합니다.
- **운동량** : 4~10가지 다른 방법으로 운동합니다.
- **고려사항** : 일상생활에 접목시키도록 하고, 주변 환경의 안전이 중요합니다.

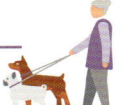

2 부상 위험의 관리

부상의 위험은 운동 강도와 관련이 있는데, 낮은 강도의 운동이 부상 위험이 가장 낮습니다. 하지만 중등도의 운동은 부상의 위험보다 이득이 더 많기 때문에 중등도 운동 강도를 추천하게 됩니다. 따라서 건강하고 특별한 증상이 없는 어르신은 낮은 강도의 운동에서 시작하여 점차 운동 강도를 높이도록 합니다. 가능하면 준비 운동과 마무리 운동을 포함하고, 체중 부하가 되는 관절 주위, 특히 무릎 관절 주위의 근력을 강화하여 근골격계 부상을 줄일 수 있도록 합니다.

달리기와 스포츠 활동 등 고강도 운동은 충분한 근력과 유연성을 습득한 사람들에게만 권고해야 합니다. 운동 강도는 점진적으로 변화를 주어야 하고, 다양한 운동으로 프로그램이 구성되어야 과도한 사용으로 인한 근골격계 부상 위험을 줄일 수 있습니다.

운동은 장애나 만성질환을 앓고 있는 노인에게 신체 기능을 유지하고 건강 수준을 높일 수 있는 좋은 방법이므로, 운동 프로그램을 만드는 것이 좋습니다. 프로그램을 짤 때는 의료인과 상의하여 환자 스스로 그것에 대해 잘 이해해야 하고, 문제가 생겼을 때도 의료인과 상의하도록 합니다.

가정간호

가정간호사업실

의료인과 노령 인구, 만성질환 발병률 등의 증가에 따른 의료비 절감 및 의료자원의 효율적인 활용을 위해 1994년부터 병원 중심의 가정간호 사업이 도입되어 점차 확대되고 있습니다. 가정간호는 환자의 가정이나 간호를 제공하는 전문간호의 한 분야로 담당의의 의뢰에 의해서 이루어지며, 담당의와의 지속적인 협의 체계를 통해서 퇴원 후에도 조기퇴원환자 및 만성질환자의 관리가 가능합니다. 이로 인해서 환자의 입원일수 감소, 의료비용의 절감 및 환자의 편의 증진과 심리적인 안정을 도모할 수 있습니다. 여기에서는 가정간호 서비스에는 어떠한 것이 있고 어떻게 이용할 수 있는지에 대해서 알아보겠습니다.

1 가정간호제도
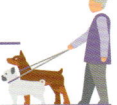

퇴원 후 또는 외래 및 응급실에 내원한 대상자로 가정에서 지속적인 치료와 간호가 필요할 때, 가정전문간호사가 환자의 집으로 방문하여 의사의 처방에 따라 필요한 치료와 간호를 제공해주는 서비스 제도입니다.

2 가정전문간호사
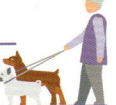

종합병원 3년 이상 경력이 있는 간호사로 대학원 과정 이수 후 가정전문간호사 국가고시에 합격한 자 또는 보건복지부 장관 인정기준에서 가정전문간호사 자격증을 취득한 간호사로, 병원 소속 간호사입니다.

3 가정간호를 이용하면 좋은 점
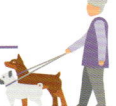

가정간호를 이용하면 다음과 같은 장점이 있습니다.

- 거동이 불편하여 병원을 방문하기 어려운 환자도 가정에서 필요한 치료와 간호를 받을 수 있습니다.
- 심리적인 안정감을 도모하고 정상적인 가정생활을 유지할 수 있습니다.
- 편안한 가정에서의 치료로 환자와 그 가족의 삶의 질을 향상시키고 질병으로 인한 부담을 경감시킬 수 있습니다.
- 환자와 그 가족에 대한 상담과 교육, 훈련을 통하여 건강 관리능력을 향상시킵니다.
- 환자의 건강 회복 저해하는 요인 발견 및 중재로 효과적인 건강 관리를 도모할 수 있습니다.
- 환자에 대한 의료비 및 간접경비가 절감됩니다.

4 가정간호 대상자

1 대상자의 등록 기준

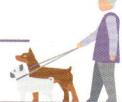

가정간호 대상자는 담당의가 의뢰한 환자 중 방문지역에 거주하며, 가정 내에서 의뢰서비스를 제공할 수 있는 환자, 즉 집에서 안전하게 서비스를 제공할 수 있는 범위 내에서만 가정간호 대상자로 등록이 가능합니다.

- 수술 후 조기퇴원환자
- 만성질환자(고혈압, 당뇨, 암 등)
- 만성폐쇄성 호흡기질환자
- 산모 및 신생아
- 뇌혈관질환자
- 기타 의사가 필요하다고 인정하는 환자

2 대상자의 종결 기준

지속적인 가정간호서비스를 제공하여 가정간호계획에 수립하였던 목표를 달성한 경우나 질병이 위중해진 경우입니다.

- 환자 스스로 외래진료를 받을 수 있는 경우
- 월 1회 미만으로 가정간호서비스가 제공되는 경우
- 환자의 질병 상태가 심각하여 가정간호 대상자로 부적합하다고 인정되는 경우
- 환자가 사망하는 경우
- 의료인의 치료 및 간호 지시에 특별한 사유 없이 따르지 않는 경우
- 기타 서비스 이용료의 장기미납, 가정전문간호사의 신변상 위협 등의 이유로 가정간호서비스 제공이 불가능한 경우 등

5 주요 서비스 범위

1 가정전문간호사의 주요 업무

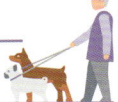

○ 기본 간호
기본 간호업무는 간호사정 및 간호진단 외에 온냉요법, 자세변경, 등 마사지, 구강 간호 등으로 의사의 처방 없이도 가정전문간호사의 독자적인 판단 하에 시행합니다.

○ 치료적 간호
치료적 간호업무는 진료업무 영역에 속하는 비위관 교환, 정체도뇨관 교환, 기관지관 교환 및 관리, 산소요법, 욕창 관리, 단순 상처치료, 염증성 처치, 봉합사 제거, 방광세척 등 주로 건강보험 진료수가 항목에 포함되는 서비스 내용이 주를 이루며 의사의 처방이 필요합니다.

○ 검사 관련 업무
환자의 상태 변화를 파악하는 데 필요하여 의사가 처방한 검사 중 가정에서 시행할 수 있는 혈당 검사, 뇨당 검사, 산소포화도 검사를 현장에서 실시하고 기타 검사물을 채취하여 의료기관에 의뢰합니다.

○ 투약 및 주사
의사의 처방에 의하여 투약 및 주사요법을 시행하며, 수액요법은 수액 감시와 속도 조절 등에 대한 관리가 가능한 경우에 실시합니다.

○ 교육 및 훈련
가정에서 환자 및 가족을 대상으로 건강 관리에 필요한 식이요법, 운동요법, 처치법, 기구 및 장비 사용법 등에 대한 교육 및 훈련을 시행합니다.

○ 상담
- 환자의 상태 변화 시 대처방법
- 질병의 진행 과정 및 예후
- 주 보호자와 가족 문제
- 환경 관리 등에 관한 상담

◯ **의뢰**

가정간호가 종결된 후에도 계속적인 건강 관리가 요구된다고 판단되는 환자는 희망에 따라 공공보건기관으로 의뢰하거나 장기요양보험 등으로 의뢰할 수 있습니다.

2 의사 처방 및 치료계획

- 가정간호 등록 시 의사의 기본처방에 의거하여 초기 가정간호계획을 수립합니다.
- 의사 처방은 90일까지 유효하며 환자 상태의 변화에 따라서 수시 처방을 받을 수 있습니다.
- 가정간호 대상자로 등록받은 후 종결에 이르기까지 상시 보고체계를 갖추어 필요시 의사와 협의하여 치료 및 가정간호계획을 변경할 수 있습니다.

3 세부 가정간호서비스 내용

영 역	서비스 내용
기본간호	건강 상태 파악 및 관찰 문제 확인과 간호 진단 활력 징후 측정 섭취량과 배설량 확인 자세변경 온/냉 요법 눈 간호 구강 간호 유방 간호 복부 마사지 등 마사지 기스모 관리
치료적 간호	비위관 교환 및 관리 산소요법 (산소흡입) 인공호흡기 관리 상처 치료 (단순 드레싱) 염증성 처치 (흡입 배농 및 배액 처치) 봉합사 제거 욕창 간호 및 치료 방광세척 도뇨관 삽입/단순도뇨 정체도뇨관 교환 및 간호 기관지절개관 교환 및 간호

치료적 간호	위관 영양 비구강 내 흡인/기도 흡인 장루/요루/누공 간호 절개 및 배농 배뇨 및 배변훈련 회음부 간호 관장 관절운동 신생아 처치 및 간호 중심정맥관 간호 – PICC, Hickmann cath, Chemo port 등 치료용 삽관 세척 및 간호 – PTBD, PCN, PCD 등
검사	검사물 수집 – 혈액, 소변, 대변, 가래, 상처 분비물 피부반응 검사 산소포화도 검사 뇨당 검사 혈당 검사
투약 및 주사	내복약 투약 관리 근육 주사 혈관 주사(일반수액제제, TPN, 면역 증강제, 항생제 등) 피하 주사 수액 감시 및 관찰 기타 외용약 및 안약 투여
교육 및 훈련	식이요법 위관 영양법 보행훈련 투약방법 특수처치 기구 및 장비 사용법 감염증상 판별법 혈당 검사법 피하 주사 자가주사법 고/저혈당 시 응급처치 자세변경법 운동요법 상처소독법 온/냉 요법

교육 및 훈련	수액 감시 및 관리법 중환자 구강 및 회음부 간호 개인위생관리방법 단순도뇨법 방광훈련법 관장법 배설훈련교육 기구소독법
상담	환자 상태 상담(직접 및 전화 상담) 재입원 상담 주 간호자 및 가족 문제 환경관리
의뢰	타 가정간호실시기관 의뢰 보건소 의뢰 종합사회복지관 의뢰 주간보호시설 의뢰 이동목욕센터 의뢰 정신보건센터 의뢰 호스피스 의뢰 노인장기요양기관 의뢰

6 가정간호 비용

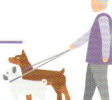

가정간호 기본 방문료	일반 보험환자 : 20% 보험 적용 중증 환자 : 5% 보험 적용
처치 및 재료비	
가정간호 교통비	전액 본인 부담

7 가정간호 절차

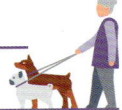

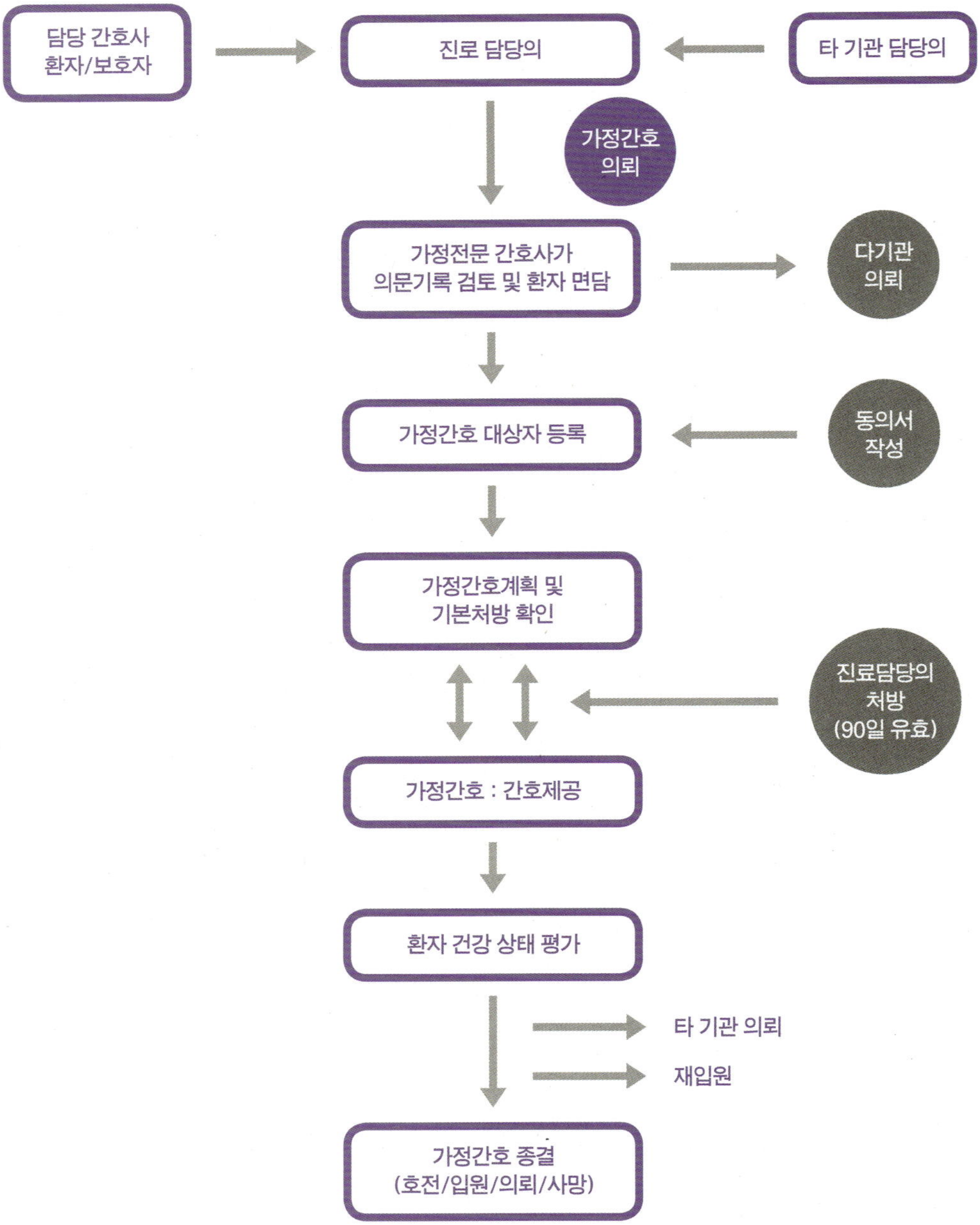

```
담당 간호사        →    진로 담당의    ←    타 기관 담당의
환자/보호자
                         ↓
                    [가정간호 의뢰]
                         ↓
            가정전문 간호사가        →   [다기관 의뢰]
            의문기록 검토 및 환자 면담
                         ↓
            가정간호 대상자 등록      ←   [동의서 작성]
                         ↓
            가정간호계획 및
            기본처방 확인           ←   [진료담당의 처방
                         ↕              (90일 유효)]
            가정간호 : 간호제공
                         ↓
            환자 건강 상태 평가
                         ↓              → 타 기관 의뢰
                                        → 재입원
            가정간호 종결
            (호전/입원/의뢰/사망)
```

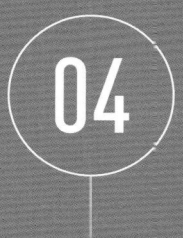

사회복지

이강현 (공공의료사업단)

많은 전문가들이 10년 이내에 우리 사회가 초고령사회로 진입할 것이라고 예측하고 있습니다. 이러한 현실 속에서 노인복지의 중요성은 점점 커지고 있습니다. 노인복지란 사회적 욕구, 경제적 욕구, 심리적 욕구, 건강 상태 등을 만족할 수 있는 생활을 영위할 수 있는 제도로 노인을 대상으로 한 사회복지제도입니다. 노인들에게 제공하는 복지 시스템이 갖추어져 있지만 잘 알지 못하는 경우가 많이 있습니다. 여기에서는 어떠한 사회복지제도가 있고, 이를 신청하려면 어떻게 해야 하는지에 대해 알아보도록 하겠습니다.

1 노인장기요양보험

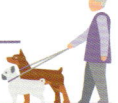

치매나 고령으로 인한 질병 등 노인 환자가 발생했을 경우 그동안 우리나라에서는 전통적으로 환자에 대한 부양을 가족 내에서 책임져 왔습니다. 배우자 혹은 자녀, 자녀의 배우자가 생업까지 포기한 채 환자의 간병을 위해 매달려 왔었고, 이로 인한 가족 갈등 및 사회적 비용이 심심찮게 발생했습니다. 노인장기요양보험은 바로 이 부분을 개선하기 위해 시작된 제도라고 할 수 있습니다. 즉, 노인 혹은 노인성 환자에 대한 부양을 가족 내에서 해결해야 했던 전통적 방법에서 탈피하여 부양의무를 사회적 책임으로 확대하여 환자에게는 노후의 건강 증진 및 생활안정을 도모하고 해당 가족에게는 보호 부담을 경감함으로써 국민 전체의 삶의 질을 향상시키고자 출발한 사회보험제도입니다.

노인장기요양보험은 65세 이상의 노인 혹은 65세 미만이라도 노인성 질병(치매, 중풍, 파킨슨 등)으로 일상생활을 혼자서 하기 어려운 노인 등이 수급자로 인정받은 경우, 수급자의 가정이나 장기요양기관(입소시설, 주·야간보호, 단기보호)에서 신체활동이나 인지활동, 가사활동 등의 장기요양급여를 제공받을 수 있는 제도입니다.

1 노인장기요양보험의 개요

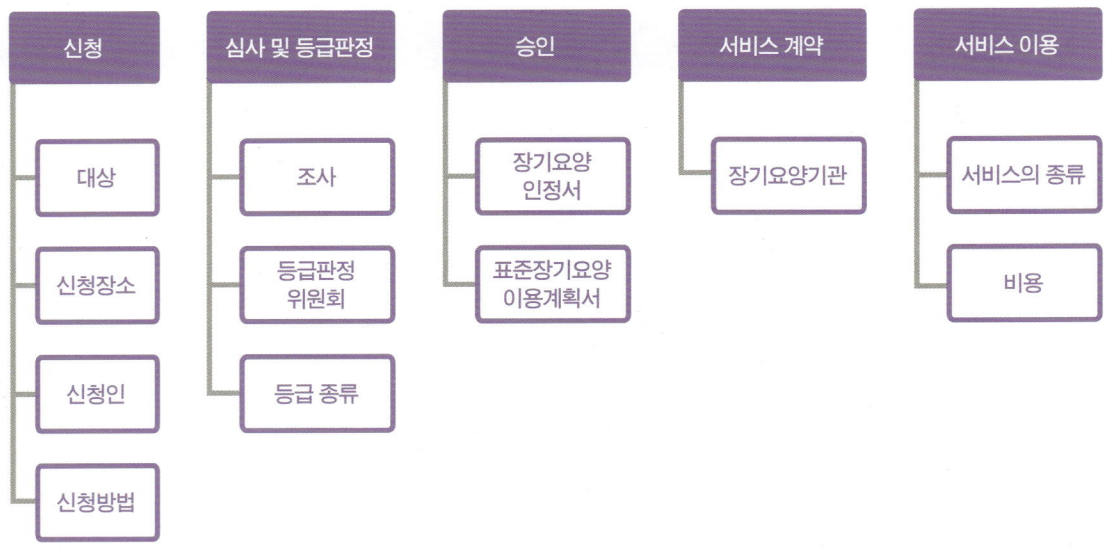

노인장기요양보험을 이용하기 위해서는 신청, 심사 및 등급판정, 승인, 서비스 계약, 서비스 이용의 단계를 거쳐야 합니다. 각 단계별로 자세한 내용을 살펴보겠습니다.

2 신청

○ 대상
- 65세 이상 또는 65세 미만으로 노인성 질병을 앓고 있는 사람
- 치매, 뇌혈관성질환, 파킨슨병 등 대통령령으로 정하는 노인성 질병을 앓고 있는 사람
- 장애인복지법에 따른 1·2급 등록 장애인이 활동지원 급여를 이용 중이거나 이용을 희망하는 경우 장기요양 등급이 인정되면 장애인 활동지원 신청이 제한-되며, 장애인 활동지원 신청을 위해 이미 인정된 장기요양 등급은 취소할 수 없습니다. (장애인 활동지원 문의 : 국민연금공단 ☎ 1355)

○ 신청장소
- 전국 공단지사(노인장기요양보험운영센터)

○ 신청인
- 본인 또는 대리인
   ※ 대리인이 신청하는 경우 : 가족, 친족 또는 이해관계인, 사회복지전담공무원, 시장·군수·구청장이 지정하는 자 (대리 신청할 때 대리인 본인임을 확인할 수 있는 신분증을 제시 또는 제출하여야 하며, 팩스 및 우편으로 접수할 경우 신분증 사본을 제출해야 합니다.)
- 제출서류: 장기요양인정신청서

○ 신청방법
- 방문, 우편, 팩스, 인터넷
   ※ 단, 65세 미만 노인성 질병을 가진 분의 경우 의사소견서 또는 진단서를 함께 제출해야 하므로 인터넷 접수가 불가능합니다.
   ※ 65세가 되기 30일 이전부터 신청할 수 있으며 이 경우 장기요양급여는 65세가 되는 날부터 적용됩니다.

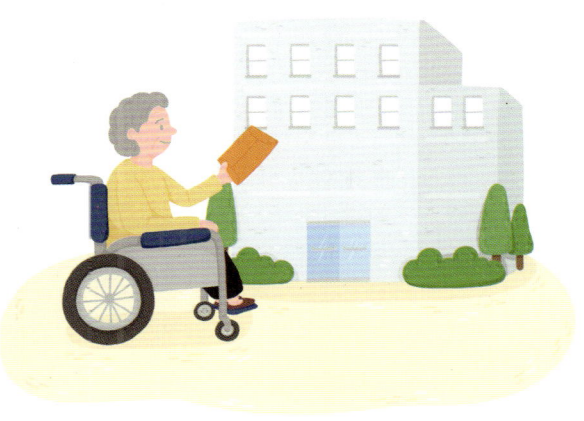

3 심사 및 등급신청

○ 조사

신청이 이루어지면 운영센터 소속 직원이 방문하여 장기요양인정조사표에 따라 신청인의 심신 상태를 확인하게 됩니다. 조사는 5개 영역에 걸쳐 진행되며 세부적으로는 다음과 같습니다.

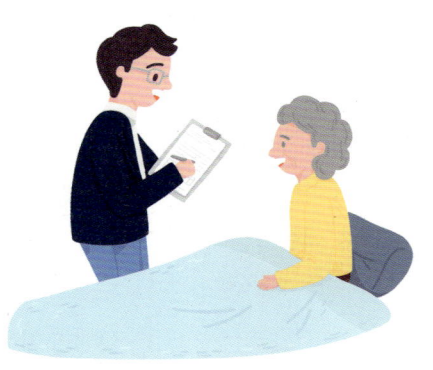

영역	항목		
신체 기능 (12항목)	옷 벗고 입기 식사하기 일어나 앉기 화장실 사용하기	세수하기 목욕하기 옮겨 앉기 대변 조절하기	양치질하기 자세변경하기 방밖으로 나오기 소변 조절하기
인지 기능 (7항목)	단기 기억장애 날짜 불인지 장소 불인지 나이·생년월일 불인지	단기 기억장애 날짜 불인지 장소 불인지 나이·생년월일 불인지	
행동 변화 (14항목)	망상 환각, 환청 슬픈 상태, 울기도 함 불규칙 수면, 주야혼돈 도움에 저항	서성거림, 안절부절 못함 길을 잃음 폭언, 위협행동 밖으로 나가려 함 의미 없거나 부적절한 행동	물건 망가트리기 돈이나 물건 감추기 부적절한 옷 입기 대소변불결행위
간호 처치 (9항목)	기관지 절개관 간호 흡인 산소요법	경관 영양 욕창 간호 암성통증 간호	도뇨 관리 장루 간호 투석 간호
재활 (10항목)	운동장애(4항목) 우측상지 좌측상지 우측하지 좌측하지	관절제한(6항목) 어깨관절 고관절 팔꿈치관절 무릎관절 손목 및 수지관절 발목관절	

○ 등급판정 위원회

52개 항목에 대한 조사 결과를 입력하여 장기요양인정점수를 산정하고 되며, 산정 점수 및 의사소견서, 특이사항 등을 토대로 등급판정 위원회에서는 등급판정을 실시하게 됩니다.

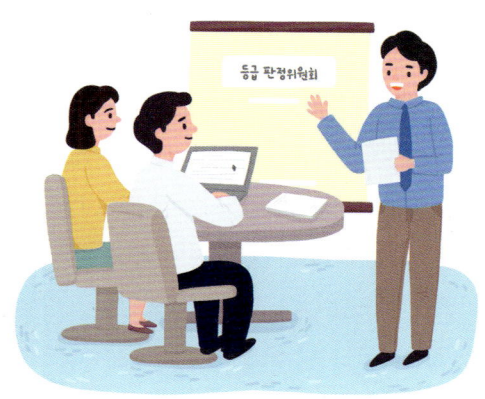

○ 등급 종류

등급판정은 1등급부터 5등급으로 나뉩니다. 세부 내용은 아래와 같습니다.

등급	심신의 기능상태	인정점수
1등급	일상생활에서 전적으로 다른 사람의 도움이 필요한 상태	95점 이상
2등급	일상생활에서 상당 부분 다른 사람의 도움이 필요한 상태	75점 이상 95점 미만
3등급	일상생활에서 부분적으로 다른 사람의 도움이 필요한 상태	60점 이상 75점 미만
4등급	심신의 기능상태 장애로 일상생활에서 일정 부분 다른 사람의 도움이 필요한 사람	51점 이상 60점 미만
5등급 (치매특별등급)	치매(제2조에 따른 노인성질병으로 한정한다) 환자	45점 이상 51점 미만

기존 3등급으로 분류되었던 등급은 2014년 7월 1일부터 4개 등급으로 세분화하였으며, 5등급(치매 특별등급)을 신설하였습니다. 치매 등급의 신설로 인허 신체기능이 상대적으로 양호하여 등급 외 판정을 받았던 치매 환자들이 급여를 제공받을 수 있게 된 것입니다. 치매 등급을 받기 위해서는 치매 관련 소견서를 함께 제출해야 합니다.

4 승인

○ 장기요양인정서

장기요양인정을 받은 대상자는 장기요양인정서에 기재된 장기요양등급, 유효기간, 급여 종류 및 내용에 따라 장기요양급여 즉, 서비스를 받을 수 있습니다. 노인장기요양보험 운영센터에서는 장기요양인정서, 표준장기요양이용계획서, 복지용구급여확인서의 내용에 대한 설명을 받을 수 있습니다.

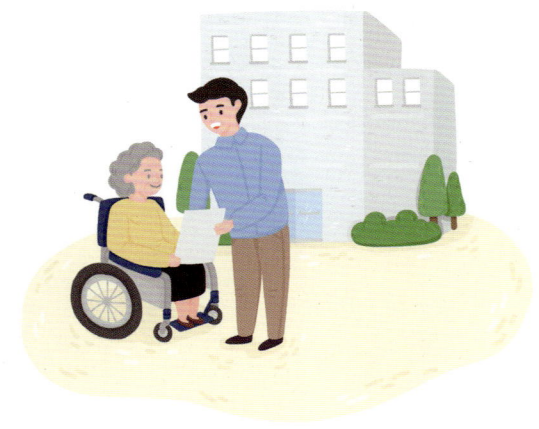

○ 표준장기요양이용계획서

수급자의 심신 상태에 맞춰 가장 적절한 급여이용 계획을 작성하여 제공되는 계획서로서 장기요양목표, 급여 내용, 주의 사항, 이용계획 및 급여비용(복지용구) 등의 기재란이 포함되어 있습니다. 각각의 내용에는 다음과 같이 알맞은 내용을 기재하면 됩니다.

- 장기요양목표 : 급여를 이용하면서 달성할 것으로 기대되는 심신 상태 목표
- 급여 내용 : 장기요양 목표를 달성하는 데 필요한 세부 급여 내용
- 주의 사항 : 수발할 때 가족이나 급여 제공자가 유의해야 할 사항
- 이용계획 및 급여비용(복지용구) : 가장 적절한 급여이용 계획을 작성하여 제공

이러한 표준장기요양이용계획서는 장기요양급여의 종류와 횟수를 결정할 때 활용할 수 있고 급여계약을 체결할 때 장기요양기관에 제출하여 계획적이고 효과적인 급여를 이용할 수 있습니다. 또한, 적절한 급여를 이용하고 있는지 판단의 기준이 될 수 있습니다.

5 서비스 이용 계약

○ 장기요양기관

장기요양기관이란 장기요양급여를 제공하는 기관을 의미하며 노인요양시설, 노인요양 공동생활가정, 재가 장기요양기관 등이 있습니다.

수급자는 장기요양기관과 계약을 함으로써 적절한 급여를 받게 되고, 장기요양기관은 계약 내용에 의해 수급자에게 적절한 급여를 제공하게 됩니다.

- 계약 내용 : 계약 당사자, 계약 기간, 장기요양급여의 종류 및 내용, 급여비용, 비급여대상, 장기요양급여의 월 한도액을 초과하여 이용할 경우 본인 일부 부담금 등
- 구비서류 : 장기요양인정서, 표준장기요양이용계획서, 본인 일부 부담금 경감대상자 증명서(해당자 한함)
- 계약서는 2부를 작성하여 1부는 수급자, 1부는 장기요양기관이 보관합니다.

6 서비스 이용

○ 서비스의 종류

서비스의 종류에는 크게 재가급여와 시설급여가 있습니다. 각각이 어떠한 것을 포함하고 있는지 알아보겠습니다.

재가급여
- 주·야간보호 : 수급자를 하루 중 일정한 시간 동안 장기요양기관에 보호하여 목욕, 식사, 기본간호, 치매 관리, 응급서비스 등 심신기능의 유지·향상 위한 교육, 훈련 등을 제공하는 급여
- 방문간호 : 의사, 한의사 또는 치과의사의 지시에 따라 간호사, 간호조무사 또는 치위생사가 수급자의 가정을 방문하여 간호, 진료의 보조, 요양에 관한 상담 또는 구강위생 등을 제공하는 급여
- 방문요양 : 장기요양요원이 수급자의 가정을 방문하여 신체활동 및 가사활동 등을 지원하는 장기요양급여
- 방문목욕 : 장기요양요원이 목욕설비를 갖춘 차량을 이용하여, 수급자의 가정을 방문하여 목욕을 제공하는 급여
- 단기보호 : 수급자를 월 15일 이내 기간 동안 장기요양기관에 보호하여 신체활동 지원 및 심신기능의 유지·향상을 위한 교육·훈련 등을 제공하는 장기요양급여
- 기타 재가급여 : 수급자의 일상생활 또는 신체활동 지원에 필요한 용구로서 보건복지부 장관이 정하여 고시하는 것을 제공하거나 대여하여 노인 장기요양보험 대상자의 편의를 도모하고자 지원하는 장기요양급여

  ※ 휠체어, 전동·수동침대, 욕창 방지 매트리스·방석, 욕조용 리프트, 이동 욕조, 보행기 등

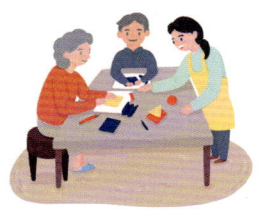
주·야간 보호
수급자를 하루 중 일정한 시간 동안 장기요양기관에 보호하여 신체활동 지원 및 심신기능의 유지·향상을 위한 교육·훈련 등을 제공하는 급여입니다.

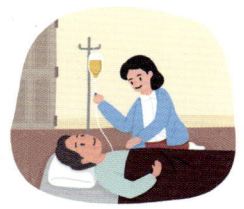
방문간호
장기요양요원 간호사, 치과위생사, 간호조무사가 의사, 한의사 또는 치과의사의 방문간호지시서에 따라 수급자의 가정 등을 방문하여 간호, 진료의 보조, 요양에 관한 상담 또는 교육, 구강위생 등을 제공하는 급여입니다.

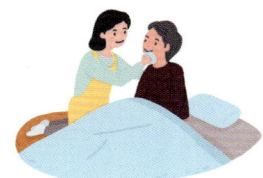
방문요양
장기요양요원이 수급자의 가정 등을 방문하여 신체활동 및 가사활동 등을 지원하는 급여입니다.

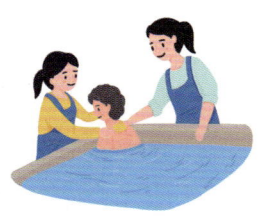
방문목욕
장기요양요원이 목욕설비를 갖춘 장비를 이용하여 수급자의 가정 등을 방문하여 목욕을 제공하는 급여입니다.
목욕준비, 입욕 시 이동보조, 몸 씻기, 머리 감기기, 옷 갈아입히기, 목욕 후 주변 정리까지가 포함되며 수급자의 안전을 위하여 입욕 시 이동보조와 몸 씻기의 과정은 반드시 2인 이상의 요양보호사에 의해 제공되어야 합니다.

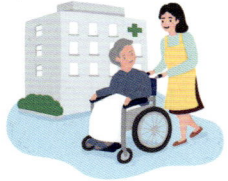
단기보호
수급자를 일정 기간 동안 장기요양기관에 보호하여 신체활동 지원 및 심신기능의 유지·향상을 위한 교육·훈련 등을 제공하는 급여입니다.

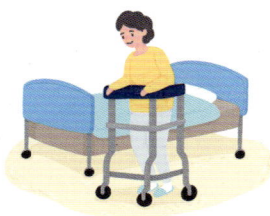
복지용구
심신기능이 저하된 수급자의 일상생활 또는 신체활동 지원에 필요한 용구로서 보건복지부 장관이 정하여 고시하는 품목을 구입하거나 대여하는 급여입니다.

시설급여

- **노인요양시설** : 시설에 입소한 수급자에게 신체활동 지원 및 심신기능의 유지 및 향상을 위한 교육 및 훈련 등을 제공하는 급여
- **노인요양 공동생활가정** : 수급자에게 가정과 같은 주거여건에서 신체활동 지원 및 심신기능의 유지 및 향상을 위한 교육 및 훈련 등을 제공하는 급여
(입소정원 : 5~9명)

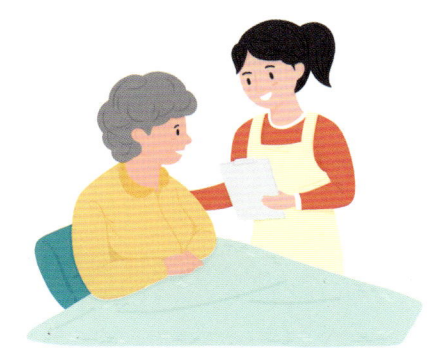

○ 비용

장기요양기관과 이용 계약을 통해 급여(서비스)를 제공받는 것인 만큼 이에 상응하는 비용이 발생합니다. 재가급여 일반 대상자의 경우 이용한 총 급여비용 중 15%는 수급자 본인이 부담하고, 85%는 국민건강보험공단이 지급합니다.

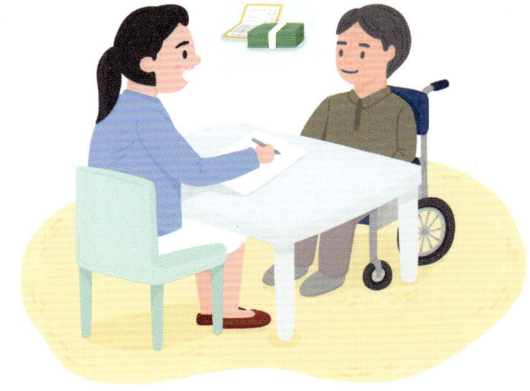

단위 : 원

장기요양 등급	장기요양급여의 월 한도액(원)	본인 일부 부담액		기초생활보장 수급자
		일반(15%)	의료급여수급자 및 감경대상자(7.5%)	
1등급	1,185,300	177,790	88,890	면제
2등급	1,044,300	156,640	78,320	
3등급	964,800	144,720	72,360	
4등급	903,800	135,570	67,780	
5등급	766,600	114,990	57,490	

2 국민기초생활보장제도

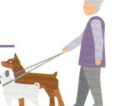

생활이 어려운 사람에게 최저 생활비를 보장하여 일상을 영위할 수 있도록 지원하는 제도로서 생계급여, 의료급여, 주거급여, 교육급여 등으로 세분화하여 지원하고 있습니다.

1 2016년 기준중위소득 및 급여종류별 수급자 선정기준

단위 : 원

가구 규모	1인	2인	3인	4인	5인	6인	7인
기준중위소득	1,624,831	2,766,603	2,766,603	4,391,434	5,203,849	6,016,265	6,828,680
생계급여 선정기준 (중위소득 29%)	471,201	802,315	1,037,916	1,273,516	1,509,116	1,744,717	1,980,317
의료급여 선정기준 (중위소득 40%)	649,932	1,106,642	1,431,608	1,756,574	2,081,540	2,406,506	2,406,506
주거급여 선정기준 (중위소득 43%)	698,677	1,189,640	1,538,978	1,888,317	2,237,656	2,586,994	2,936,333
교육급여 선정기준 (중위소득 50%)	812,415	1,383,302	1,789,502	2,195,717	2,601,925	3,008,132	3,008,132

※ 8인 가구 선정기준 = 7인 가구 선정기준 + (7인 가구 선정기준 - 6인 가구 선정기준)

2 신청기간
연중 수시 접수

3 신청장소
주소지 읍·면사무소 및 동 주민센터

4 구비서류

복지대상자 보장/급여 신청서(읍·면사무소 및 동 주민센터에 비치), 금융정보제공동의서, 임대차계약서, 기타 요구서류

※ 소득, 재산확인, 근로능력 판단 등에 필요한 서류 추가요청 가능

5 급여 유형별 세부 내용

○ 생계급여

일상생활에 기본적으로 필요한 생계비를 지원하는 제도로 생계급여는 현금으로 지원되며 가구별 생계급여 선정기준액에서 소득인정액을 뺀 금액이 지원됩니다. 급여는 매월 20일 또는 말일 지급(주말·공휴일인 경우 그 전일에 지급)됩니다.

○ 의료급여

질병, 부상, 출산 등의 상황에서 필요한 의료서비스를 낮은 본인 부담으로 이용할 수 있습니다. 의료급여 본인부담금 수준은 아래 표를 참고하시기 바랍니다.

구분		1차(의원)	2차(병원, 종합병원)	3차(지정병원)	약국
1종	입원	없음	없음	없음	-
	외래	1,000원	1,500원	2,000원	500원
2종	입원	10%	10%	10%	-
	외래	1,000원	15%	15%	500원

※ 건강보험이 적용되는 의료서비스에 한하며 비급여 항목은 전액 본인 부담

○ 주거급여

주거상태에 따라 임차가구는 전·월세 비용을 지원하고 자가가구는 낡은 집을 고쳐 주는 지원 제도입니다. 임차가구는 지역 및 가족 수에 따라 산정한 기준임대료 상한으로 실제 전·월세비용(월 임차료+보증금 환산액)을 지원합니다. 매월 20일 또는 말일 지급(주말·공휴일인 경우 그 전일에 지급 됩니다.)

○ 교육급여

학령기 아동의 교육을 위한 입학금, 수업료, 학용품비 등이 지원됩니다.

3 긴급복지지원

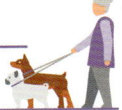

생계 곤란, 중한 질병이나 부상으로 위기 상황에 처한 가구를 대상으로 생계비, 의료비, 주거비 등 각종 지원을 한시적으로 제공하는 사회복지 서비스제도입니다.

1 지원대상

- 가구 구성원의 소득이 최저 생계비 이하인 경우
- 중한 질병 또는 부상을 당한 경우
- 가구 구성원으로부터 방임, 유기되거나 학대 등을 당한 경우
- 가정 폭력 또는 가구 구성원으로부터 성폭력을 당한 경우
- 화재 등으로 거주하는 주택, 건물에서 생활하기 곤란하게 된 경우

2 지원내용

종류		지원내용	지원금액	지원기간
금전·현물지원	생계지원	식료품비, 의복비 등 생계유지에 필요한 비용 지원	1,009천 원 (4인기준)	1개월 (최대 6개월)
	의료지원	각종검사, 치료 등 의료서비스 지원 (300만 원 이내, 본인 부담금 및 비급여항목)	300만 원 이내	1회 (최대 2회)
	주거지원	임시거소 제공 또는 이에 해당하는 주거비용	365천 원 (3~4인기준)	1개월 (최대 6개월)
	사회복지시설이용지원	사회복지시설 입소 또는 이용서비스 제공	1,251천 원 (4인기준)	1개월 (최대 6개월)
	교육지원	초중고등학생의 수업료, 입학금, 학교운영지원비, 학용품비	초191천 원, 중 304천 원, 고373천 원 및 수업료,입학금	1회 (최대 2회)
	그 밖의 지원	위기사유 발생으로 생계유지가 곤란한 가구 중 다음의 경우에 지원		1개월 (최대 6개월) 1회
민간기관 및 단체 연계지원 등		사회복지공동모금회, 대한적십자사 등 민간의 긴급지원 프로그램으로 연계		제한 없음
		상담 등 기타 지원		

4 신청절차

연중 수시로 시·군·구·주민센터(동사무소) 방문 문의 및 신청

4 가사간병 도우미 (경기도 한정)

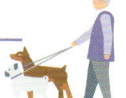

차상위 계층을 대상으로 재가간병인을 일시적으로 파견해주는 사회복지 서비스입니다.

1 지원대상
- 중증질환자, 희귀난치성 질환 등으로 진단서 또는 소견서를 첨부한 자 등 재가간병인이 필요하다고 시·군·구청장이 인정한 자
- 소득 기준으로 건강보험료 본인부담금에 의한 최저생계비 120% 이하인 자

2 지원내용
- 가사지원 : 청소, 식사준비, 양육보조 등
- 간병지원 : 자세변경, 간단한 재활운동 보조 등
- 신체수발지원 : 목욕, 대소변, 세면, 식사보조 등

3 본인부담금

서비스 제공시간	서비스 금액	수급자	차상위
18시간/월	248,400	면제	17,820
24시간/월	331,200	8,400	23,760

4 신청
본인 및 가족 등이 거주지 읍·면·동 주민센터에서 신청

5 기초연금

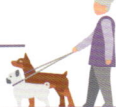

소득인정액 기준 이하의 대상자에 월 단위 연금을 지급하는 제도입니다.

1 지원대상

만 65세 이상의 한국 국적을 가지고 주민등록이 되어있는 어르신 중 가구의 '소득인정액'이 '선정기준액' 이하(소득 하위 70%)인 자

단위 : 원

단독가구	부부가구
870,000원	1,392,000원

※ 소득인정액 : 월 소득평가액과 재산의 월 소득환산액을 합산한 금액을 의미함

2 지원내용

- 20만 원 산정 대상
- 국민연금을 받지 않고 있는 자(무연금자)
- 국민연금 월 급여액이 30만 원 이하인 자
- 국민연금의 유족연금이나 장애연금을 받고 있는 자
- 장애인연금을 받고 있는 자 등

위에 해당하지 않는 자는 별도 계산을 통해 차등 지급

4 신청

주소지 관할 읍·면사무소 및 동 주민센터 또는 가까운 국민연금공단 지사 및 상담센터에서 신청

Part 4

노인의 영양 관리

01 노인의 영양 관리 182p
02 노인 건강 레시피 219p

의료와 생활 수준의 향상으로 인해 평균 수명이 연장되면서 노인 인구가 늘어나고 있습니다. 이에 따라 건강한 노후생활에 대한 관심도가 높아지고 있으며, 언론 매체에서는 '건강하게 오래 사는 법'에 대한 여러 정보가 쏟아져 나오고 있습니다. 영양 관리 부분에서는 어르신들의 건강한 삶을 유지하기 위한 식생활 및 질환에 따른 식사요법에 대한 실질적인 정보를 알아보겠습니다.

01

노인의 영양 관리

영양실

노년기에는 신체기능, 식욕, 소화흡수 능력의 저하로 인해 여러 가지 영양과 관련된 문제가 생길 수 있으므로 적절한 식생활 관리를 통한 올바른 영양섭취가 필요합니다. 우리나라 65세 이상 노인을 대상으로 실시한 한 연구 조사에 따르면, 만성질환 유병률이 약 90%에 달하며 복합질병 환자는 69.7%, 만성질환을 3개 이상 지닌 경우도 46.2%에 달해 전체 노인에서 평균 2.6개의 만성질환을 앓고 있는 것으로 보고되었습니다. 노년기에는 고혈압, 당뇨병 등과 같은 만성질환의 위험이 증가하므로 만성질환의 자가 관리 능력과 합병증 예방을 위한 관리 또한 중요합니다. 이 장에서는 노인에게 있어서 좋은 영양 상태를 유지하기 위한 식사요법과 만성질환의 관리 및 합병증 예방을 위한 식사요법, 질환에 따른 상황별 대처방법 등을 소개하고자 합니다.

1 노인 영양 관리의 중요성

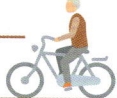

노년기에는 노화로 인한 생리적 기능 저하와 만성질환, 사회 경제적 여건의 악화 등으로 인해 영양 상태가 불량해지기 쉽습니다. 또한 다양한 약물 복용으로 인한 식욕의 변화와 영양소 흡수 불량, 부작용으로 인한 위장장애 등의 증상이 발생할 수 있습니다. 이처럼 영양 상태가 좋지 않으면 신체적, 정신적 기능이 저하되고, 입원 환자의 경우 합병증, 입원 기간, 사망률 등이 증가할 수 있습니다. 그러므로 노년기의 영양 상태 개선을 위한 적절한 식생활 관리와 올바른 영양 섭취가 중요합니다.

1 영양 상태 평가

노년기에 영양불량 위험을 줄이고 올바른 식생활을 실천하기 위해서는 현재의 영양 상태를 아는 것이 필요합니다. 전문적으로 영양 상태를 평가하는 방법으로는 병력이나 임상검사 등을 바탕으로 평가하는 방법(Subjective Global Assessment: SGA)과 이와 유사한 주관적인 영양지표를 활용한 영양평가 방법(Patient-Generated Subjective Global Assessment: PG-SGA)이 있으며, 영양상태를 포괄적으로 평가할 수 있도록 개발된 평가 방법(Mini-Nutritional Assessment: MNA) 등이 있습니다.

하지만 이러한 영양 상태 평가 방법들은 전문적인 지식이 없는 일반인이 사용하기에는 다소 어려운 부분이 있습니다. 아래에 제시된 '영양 위험도 평가 문항'을 이용하면 비전문가들도 쉽게 자신의 영양 상태를 확인할 수 있으니 참고하시기 바랍니다. 보다 정확한 상태와 문제를 알고 해결 방법을 찾고자 할 경우에는 전문가와 상담하는 것이 좋습니다.

영양 위험도 평가 12문항

	문항		
1	75세 이상이다.	예	아니오
2	혼자 산다.	예	아니오
3	생활비를 자녀나 정부보조 등에 의존한다.	예	아니오
4	담배를 피운다.	예	아니오
5	운동을 규칙적으로 하지 않는다.	예	아니오
6	당뇨병, 고혈압, 뇌졸중 등 만성병을 앓고 있다.	예	아니오
7	현재 약을 먹는다. (비타민 제제, 보약 제외)	예	아니오
8	종종 소화가 잘 안 된다.	예	아니오

9	치아에 문제가 있다. (틀니, 치아가 빠짐)	예	아니오
10	식욕이 좋지 않다.	예	아니오
11	식사는 하루에 1~2끼만 먹는다.	예	아니오
12	저체중이다.	예	아니오

영양 위험도 평가 결과

평가 기준		내용
예 (0~2개)	영양 상태가 좋음	상태를 잘 유지하기 6개월 내에 다시 평가할 것
예 (3~4개)	영양 상태에 문제가 있을 수 있음	답한 항목을 수정하도록 노력하기 3개월 내에 다시 평가할 것
예 (5개 이상)	영양불량의 가능성이 높음	답한 항목을 반드시 수정하기 영양사, 의사, 가족의 도움 받기

출처 : 건강식생활-노인을 위한 영양교육 프로그램, 보건복지부, 한국건강증진재단, 2011

2 노인을 위한 건강한 식생활

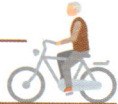

노년기에는 신체적, 경제적 원인으로 식품 이용에 제한이 생길 수 있고, 식욕 저하나 소화 기능의 변화로 인해 충분한 식사가 어려울 수 있습니다.

건강한 식생활을 유지하기 위해서는 균형 있는 영양 섭취가 기본입니다. 다양한 식품군 섭취를 통해 우리 몸에 필요한 영양소인 탄수화물, 단백질, 지방, 비타민, 무기질을 적절하게 공급받을 수 있습니다. 이러한 영양소들은 에너지 생성, 면역기능 강화, 세포 구성 등의 임무를 수행하여 우리 몸이 다양한 기능을 하도록 도와줍니다. 이처럼 건강한 식생활을 위해서 우리가 신경 써야 할 사항들이 몇 가지 있는데, 하나씩 살펴보도록 하겠습니다.

1 다양한 식품군을 골고루 섭취합니다

우리가 주로 섭취하는 식품군에는 곡류, 고기·생선·달걀·콩류, 채소류, 과일류, 우유·유제품류가 있고, 각 식품군을 적절히 섭취하는 것이 중요합니다.

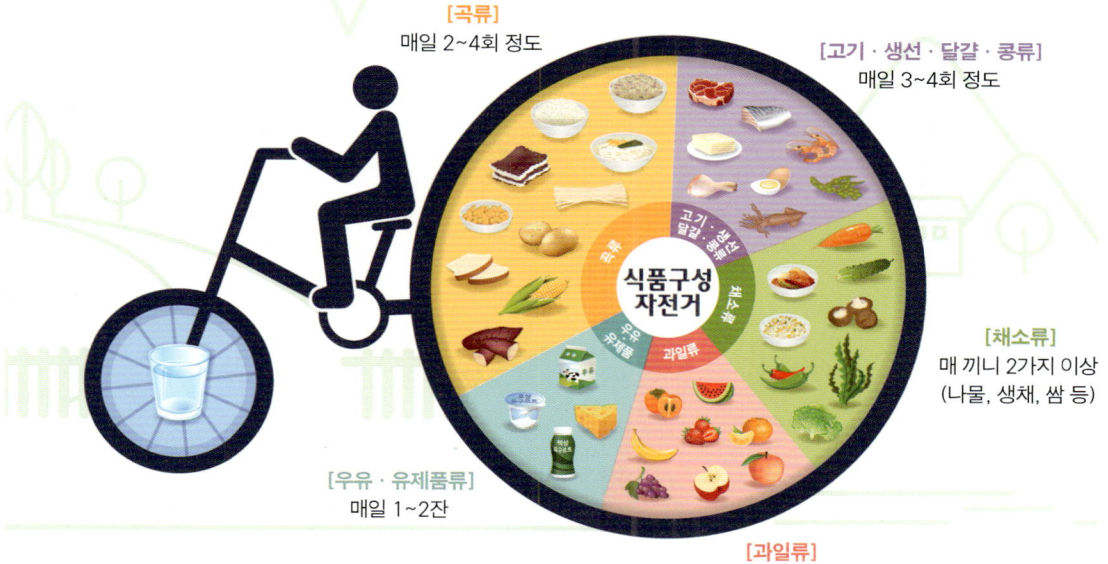

출처 : 보건복지부, 2015 한국인 영양소 섭취기준, 2015

◯ 곡류

곡류군은 탄수화물로 구성된 식품이며, 우리 몸에서 에너지 생성에 주된 역할을 하므로 매끼 섭취합니다. 소화기능에 문제가 없다면 섬유소가 풍부한 잡곡밥을 권장하지만, 위장기능의 저하로 소화기능이 좋지 않은 경우에는 도정이 된 곡류(흰 밥, 흰 빵) 또는 죽으로 섭취하도록 합니다.

◯ 고기·생선·달걀·콩류

고기·생선·달걀·콩 등의 단백질 급원 식품은 매일 3~4회 섭취합니다. 단백질은 우리 몸에서 에너지를 생성할 뿐만 아니라, 면역기능과 근육 형성에도 중요한 역할을 합니다. 단백질은 동물성 식품과 식물성 식품으로 나눌 수 있는데 콩, 두부와 같은 식물성 식품보다 고기, 생선, 달걀 등 동물성 식품의 단백질이 더 우수합니다. 이와 같이 양질의 단백질 식품을 선택하여 매끼 적당량 섭취하는 것이 좋습니다.

◯ 채소류

다양한 채소 반찬을 매끼 2가지(나물, 생채, 쌈 등) 이상 섭취합니다. 채소에는 비타민과 무기질뿐만 아니라 다양한 생리활성 물질과 섬유소가 함유되어 있습니다. 매끼 다양한 채소를 섭취하면 노인에게 있어 결핍되기 쉬운 비타민 A, 비타민 B_1, 리보플라빈, 비타민 C, 칼슘 등 영양소를 보충할 수 있습니다. 특히 식이섬유소는 배변 활동에 도움을 주고 식사 후 포만감 증가시키며, 식후 급격한 혈당 상승을 지연시키는 등의 역할을 합니다. 단, 식이섬유소를 섭취할 때 충분한 물을 마시지 않으면 변비가 생길 수 있으므로 수시로 물을 마시는 것이 좋습니다.

◯ 과일류

과일은 매일 1~2개 섭취합니다. 과일도 채소와 마찬가지로 무기질, 비타민, 섬유소 등을 함유하고 있습니다. 과일은 신선한 제철과일을 섭취하고 섬유소 섭취를 위해 생과일 형태로 섭취하는 것이 좋습니다. 저작기능이 저하되어 있다면 주스 형태로 섭취하고, 당뇨나 비만이 있다면 과도한 과일 섭취를 주의하도록 합니다.

◯ 우유 및 유제품류

우유 및 유제품류는 노년기에 부족하기 쉬운 칼슘의 주요 급원으로, 충분히 섭취하면 뼈가 약해지는 속도를 늦출 수 있습니다. 우유 및 유제품은 칼슘 함량이 높은 제품을 선택하는것이 좋습니다. 우유는 딸기, 바나나 우유 등과 같은 가당 우유보다 흰 우유를 섭취하도록 하고, 우유를 먹었을 때 복부 불편감이나 설사가 있을 경우에는 유당 분해 우유, 두유, 요거트, 치즈 등으로 섭취합니다. 우유를 자주 구입하는 것이 어렵다면 유통기한이 긴 멸균제품으로 구입하도록 합니다.

⭕ 지방

지방은 탄수화물과 함께 에너지원으로 사용될 수 있으며, 우리 몸에 필요한 필수 지방산이 함유되어 있습니다. 지방 섭취의 부족은 지용성 비타민 흡수를 저해할 수 있으므로 조리 시 적당량을 사용하도록 합니다. 또한, 견과류 등의 간식을 통해서 우리 몸에 필요한 불포화지방산을 섭취할 수 있도록 합니다.

2 규칙적인 식사를 합니다

노년기로 접어들면 우리 몸에 필요한 식품군을 권장 횟수만큼 섭취하지 못하는 경우가 많습니다. 특히 독거노인의 경우 식사를 자주 거르게 되고 골고루 챙겨 먹지 못하는 경우가 많습니다. 또한 경제적, 정신적 원인과 만성질환에 의한 식품 선택의 제한으로 영양 섭취에 문제가 발생할 수 있습니다. 노년기의 영양 상태를 좋게 유지하고 질환의 예방 및 노화지연을 위해서는 규칙적인 식사가 매우 중요합니다. 하루 세 끼의 식사와 1~2회의 간식을 섭취하도록 하고, 많은 양을 한번에 소화하기 어렵다면 5~6회로 소량씩 나누어 섭취하도록 합니다.

노화가 진행되면 침과 위산의 분비가 감소하고, 위장관 운동의 저하로 인해 소화기능이 떨어지게 되며 칼슘, 철분, 엽산, 비타민 B_{12}, 비타민 B_6와 같은 미량영양소의 이용률도 떨어지게 됩니다. 또한 탄수화물, 단백질, 지방의 소화를 도와주는 소화효소의 양도 부족하고, 치아 손실의 문제로 섭취량이 감소할 수 있으므로 상황에 맞는 조리방법 및 식품을 선택하여 섭취하는 것이 필요합니다. 단단한 질감보다는 부드러운 질감으로 구성된 식품을 선택하고 한 번에 많이 섭취하는 것보다 소량씩 자주 섭취하는 것이 좋습니다.

기름진 음식보다는 삶거나 찐 음식들이 소화하기 쉬우며, 입맛을 돋우기 위해 식초, 레몬 등을 첨가하는 것도 좋습니다. 상황에 따른 식사 방법은 뒤에 나오는 레시피를 참고하시기 바랍니다.

노인은 다른 연령층에 비해 외식 횟수가 많지는 않지만, 나트륨 함량이 높은 음식을 선택할 수 있으므로 주의가 필요합니다. 자주 외식을 하면 채소와 과일 섭취가 부족하여 식이섬유소가 부족할 수 있고, 기름진 육류를 섭취하여 콜레스테롤과 포화지방산의 섭취량이 많아질 수 있습니다. 따라서 외식을 할 경우에는 평소 식사량과 비슷한 양으로 섭취하고, 채소의 섭취를 보충할 수 있는 메뉴를 선택합니다. 소금의 섭취를 줄이기 위해 탕과 국물은 남기도록 하며, 장아찌나 김치의 섭취도 줄입니다. 또한 중국음식, 튀김, 삼겹살과 같은 기름진 음식은 자주 먹지 않도록 합니다.

외식 시 메뉴 선택 요령

- 비빔밥, 쌈밥 등 다양한 식품이 골고루 포함된 메뉴를 선택합니다.
- 섬유소가 풍부한 채소를 많이 섭취할 수 있는 메뉴를 선택합니다.
- 중국음식, 튀김, 치킨, 삼겹살과 같이 지방이 많은 음식은 자주 먹지 않습니다.
- 과도한 소금 섭취를 줄이기 위해 탕 및 찌개류, 면류의 국물, 장아찌는 많이 먹지 않습니다.
- 지나치게 달거나 자극적인 음식은 선택하지 않습니다.

3 짠 음식을 피하고 싱겁게 먹습니다

소금의 주성분인 나트륨은 우리 몸에서 혈압과 수분량을 조절하는 역할을 하며, 근육과 신경에도 중요한 영양소입니다. 하지만 과도한 나트륨의 섭취는 고혈압과 같은 심뇌혈관계질환 및 신장질환, 골질환 등의 발생 위험을 높일 수 있습니다. 2014년 국민건강영양조사에 따르면 우리나라 국민의 나트륨 1일 섭취량은 세계보건기구(WHO) 권장량인 2,000mg보다 1.9배 이상인 3,890mg으로 조사되었습니다. 또한 연령이 증가할수록 짠맛에 둔해지면서 더 짜게 먹게 되고 김치, 찌개류 등의 고염분 식품의 섭취 증가로 나트륨 섭취량이 늘어나게 됩니다.

나트륨은 소금, 간장, 된장, 고추장 등의 장류 및 배추김치, 장아찌 등의 염장식품에 함유되어 있습니다. 조리 시 나트륨 함량을 줄이고 식품 고유의 맛을 즐기면서 싱겁게 먹으면 고혈압과 같은 심뇌혈관계질환 등을 예방할 수 있습니다.

음식을 선택할 경우 싱거운 음식으로 입맛을 길들이는 것이 필요하며, 조리 시에는 조림보다 구이나 찜 등을 활용하는 것이 좋습니다. 라면, 통조림 식품 등의 가공식품은 나트륨 함량이 높으므로 가능한한 섭취를 제한하고, 조미료는 소금이나 간장보다 천연 조미료를 사용하도록 합니다. 천연 조미료는 버섯가루, 멸치가루, 들깨가루 등이 있으며, 식초나 레몬을 사용하여 새콤하게 섭취하는 것도 도움이 됩니다.

식사 시에는 국물의 섭취를 줄입니다. 국은 건더기 위주로 섭취하고 밥을 국에 말아먹지 않도록 합니다. 국이나 찌개의 소금간은 먹기 직전에 하고, 식사할 때 추가로 소금과 간장을 첨가하지 않으며, 소스는 소량씩 찍어서 섭취하도록 합니다.

4 물은 많이 마시고 술은 적게 마십니다

수분은 노년기에 가장 많이 섭취해야 하는 식품입니다. 수분을 충분히 섭취해야 몸의 수분량이 적절하게 유지되고 영양소와 노폐물의 운반이 원활할 수 있습니다. 또한, 배변 활동과 면역력을 높이는 데도 기여합니다. 나이가 들면서 필요로 하는 수분의 양은 많으나 갈증에 대한 욕구 저하와 불편한 거동으로 인한 화장실 출입 제한으로 인해 수분 섭취가 줄어들게 됩니다. 수분 결핍은 탈수를 일으킬 위험이 있으며, 감염이나 변비를 유발할 수 있습니다. 따라서 하루 8컵 정도의 수분 섭취가 권장되며 꼭 물이 아니더라도 주스, 우유, 짜지 않은 국 등의 액상 식품을 적당히 섭취하는 것이 좋습니다.

물은 식전 30분이나, 식후 2시간 뒤에 마시는 것이 좋으며, 천천히 섭취하도록 합니다. 운동을 하는 경우에는 운동 시작 1시간 전에 1~2컵, 15~20분 전에 1/2~1컵, 운동이 끝난 후에 1/2~3컵의 물을 섭취하는 것이 좋습니다.

물 대신 커피를 마실 경우 카페인을 과다 섭취할 수 있으므로 갈증 해소를 위해서는 되도록 물을 섭취하도록 합니다. 또한, 술과 같은 알코올은 수분 섭취에 포함하지 않습니다. 신장 및 심장질환과 같은 질병으로 부종이 있는 경우에는 수분 섭취에 제한이 필요하므로 의료진과 상담 후 적절한 수분 섭취를 하도록 합니다.

과도한 알코올 섭취는 심혈관계질환, 암, 간 질환 등을 유발할 수 있으며, 실제로 알코올 섭취량이 많을수록 부정맥, 고혈압, 뇌졸중 등의 위험이 크다고 보고되고 있습니다. 또한 면역장애, 수면장애, 복부비만, 영양불량 등의 위험이 커질 수 있습니다. 노년기에는 알코올의 분해 능력이 저하되므로 알코올을 섭취할 경우 하루 한 잔 이하의 음주를 권고하고 있습니다. 공복 시에는 알코올의 흡수 속도가 빨라져 쉽게 취할 수 있으므로 음식물과 함께 섭취하거나 알코올 섭취 전에 가벼운 식사를 하는 것이 좋습니다. 알코올을 한 잔 섭취할 때, 물도 한 잔 섭취하면 혈중알코올농도를 낮추는 데 효과가 있으며, 음주 뒤 탈수 증상도 예방할 수 있습니다. 여러 종류의 술을 같이 마실 경우 취기가 더 오래가므로 섞어 마시지 않도록 합니다.

표준잔의 양

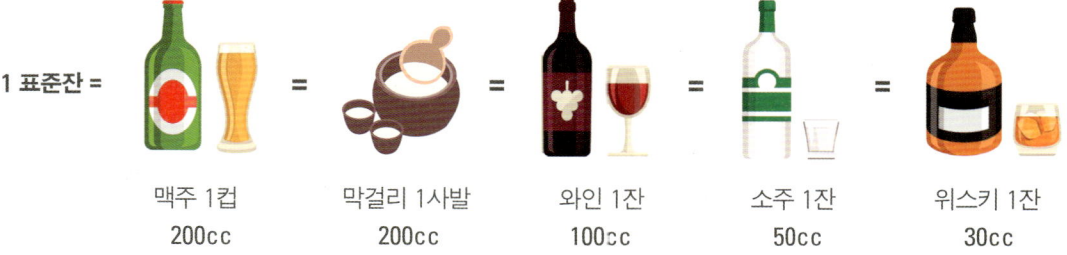

5 활동량을 늘리고 건강한 체중을 유지합니다

　노년기로 접어들수록 근육량의 감소로 인해 대사 능력과 체력 등이 저하됩니다. 이를 예방하기 위해서 운동이나 스트레칭 같은 신체활동을 하는 것이 좋습니다. 신체활동 증가는 뇌혈관계질환, 당뇨, 골다공증, 비만 등을 예방하고 심근을 강화합니다. 또한, 골격근을 강화하고 근육량을 증가시켜서 기초대사량 감소를 예방하며, 스트레스와 피로를 풀어주어 치매와 우울증 예방에도 도움이 됩니다.

　무리한 운동은 오히려 피로감을 줄 수 있으므로 본인의 체력 수준에 따라 신체활동 강도를 정하도록 합니다. 운동의 동기를 높이고 사회적 만족감 향상을 위해 다른 사람과 같이할 수 있는 운동을 하는 것이 좋습니다.

　자신의 키에 따른 건강한 체중은 아래를 참고하도록 합니다.

건강한 체중 계산방법

- **표준체중**

  남자: 신장(m) X 신장(m) X 22　　　여자: 신장(m) X 신장(m) X 21

- **체질량지수 BMI(Body mass index)** : 체중(kg) / 신장(m)X신장(m)

  BMI < 18.5 : 저체중　　　　　　BMI 18.5~22.9 : 정상
  BMI 23~24.9 : 위험 체중　　　　BMI 25~29.9 : 1단계 비만
  BMI ≥ 30 : 2단계 비만

신장 (cm)	표준 체중 (kg)		최대 허용 체중 (kg)	
	남자	여자	남자	여자
150	49.5	47.0	54.5	52.0
155	53.0	50.5	58.5	55.5
160	56.5	54.0	62.5	59.5
165	60.0	57.0	66.0	63.0
170	63.5	60.5	70.0	66.5

6 올바른 식품을 선택하고 안전하게 보관합니다

안전한 식생활을 위해서는 오래된 음식을 섭취하지 않고, 위생적으로 신선한 식품을 선택하도록 합니다. 가공식품의 경우 유통기한을 확인하고 보관상태가 적절한 것을 선택하도록 합니다. 상하기 쉬운 식품은 가장 마지막에 구입을 하고, 장을 본 후 1시간 이내에 냉장 및 냉동 상태로 보관합니다.

육류와 어패류는 다른 식품과 분류하여 보관하고, 보관한 식품 중 먼저 구입한 식품부터 섭취합니다. 장기간 보관을 할 경우 반드시 냉동보관하도록 하며, 냉동보관 시 식품의 표면이 건조해지는 것을 막기 위해 밀폐용기나 비닐 팩에 담도록 합니다. 한 번 해동한 식품은 다시 얼리지 않는 것이 좋으므로 가능한 1회 섭취분량으로 나누어 보관합니다.

채소와 과일은 밀폐용기나 비닐봉지에 담아서 보관하는 것이 좋고, 신문지는 인쇄 물질이 묻을 수 있으므로 신문지로 싸서 보관하지 않습니다. 과일은 열대 과일을 제외하고는 냉장보관하고, 사과는 다른 과일을 빨리 무르게 할 수 있으므로 분리하여 보관합니다.

냉장고에 상한 음식이 없도록 주기적으로 점검하는 것이 필요하며, 음식이 상한 경우 빨리 폐기합니다. 냉장고 안의 저장위치에 따라 온도 차이가 있으므로 식품에 따라 알맞은 위치에 보관하는 것이 좋습니다. 또한, 냉장고 내에 식품을 70% 정도만 채워야 냉기가 잘 흐를 수 있으므로 주의합니다.

음식을 조리하거나 보관 및 저장을 할 경우에는 깨끗하게 손을 씻은 후 작업하도록 합니다. 재채기나 기침을 하거나 청소용품 등 손을 오염시킬 수 있는 것을 만졌을 때에도 손을 씻도록 합니다.

식품을 안전하게 보관하는 방법

- 식품을 냉장, 냉동고에 넣을 때 날짜를 표기합니다.
- 냉장, 냉동식품은 가능한한 빨리 먹습니다.
  - 냉장식품 보관기간 : 조리한 식품(반찬, 국) ⇨ 3~5일 이내
    육류 ⇨ 2~3일, 생선 ⇨ 1~2일
  - 냉동식품 보관기간 : 만두, 떡, 육류, 생선 ⇨ 6개월 이내
- 한 번 해동한 식품은 다시 냉동고에 넣지 않습니다.
- 조리된 음식, 육류 ⇨ 생선, 채소 ⇨ 과일은 서로 다른 칸에 분리 보관합니다.
  예) 조리된 음식(위층), 육류, 어패류(중간층), 채소, 과일(아래층)

식품을 안전하게 조리하는 방법

- 채소, 과일은 물에 1분 정도 담근 후 흐르는 물에 여러 번 씻습니다.
- 육류나 가금류는 완전히 익을 때까지 가열합니다.
- 냉장보관된 음식은 완전히 재가열하여 섭취합니다.
- 냉장보관된 음식은 먹을 만큼만 그릇에 덜어서 먹습니다.
- 조리된 음식을 취급할 때는 1회용 위생장갑을 사용합니다.

조리 도구를 청결하게 유지하는 방법

- 칼, 도마는 채소용과 어·육류용으로 구분하여 사용합니다.
- 칼과 도마를 하나로 사용할 경우 재료가 바뀔 때마다 세제와 뜨거운 물로 세척합니다.
- 사용한 행주는 꼭 삶아서 건조합니다.

※ 본 자료는 2011년 식품의약품안전청 용역연구개발사업(1162미래식205)에 의해 수행된 연구의 일부임

7 식품의 영양표시를 바로 알도록 합니다

영양성분표는 과자, 음료수, 빵, 가공식품 등의 포장에 표시되어 있는 것으로 제품이 가진 영양소와 함량에 대해 표시한 것입니다.

영양성분표 읽는 방법

1회 제공량 1개(80g), 총 2회 제공량(160g)
이 제품의 총 중량은 160g이고, 1회 제공량인 80g을 기준으로 영양성분의 함량을 표시하였습니다.

영양성분
영양성분표시에는 열량, 탄수화물, 당류, 단백질, 지방, 포화지방, 트랜스지방, 콜레스테롤, 나트륨을 의무적으로 표시하고 있습니다.

1회 제공량당 함량
1회 제공량당인지, 식품 100g(㎖)당인지에 따라 영양성분 함량이 크게 달라집니다. 1회 제공량을 꼭 확인하세요!

% 영양소 기준치
% 영양소 기준치는 하루에 섭취해야 할 영양성분인 영양소 기준치를 100%라고 할 때 해당 식품의 섭취를 통해 얻는 영양성분의 비율입니다.

영양성분		
1회 제공량 1개(80g) 총 2회 제공량(160g)		
1회 제공량당 함량		% 영양소 기준치
열량	285kcal	–
탄수화물	46g	14%
당류	23g	–
단백질	5g	8%
지방	9g	18%
포화지방	2.5g	17%
트랜스지방	2g	–
콜레스테롤	80mg	27%
나트륨	150mg	6%
칼슘	140mg	20%
철	2mg	13%
비타민 C	2mg	2%
%영양소기준치 : 1일 영양소기준시에 대한 비율		

열량
체중이 신경 쓰인다면 열량을 확인하세요. 열량은 탄수화물(4kcal), 단백질(4kcal), 지방(9kcal)의 함량으로부터 결정됩니다.

단백질
1회 제공량을 먹으면 단백질 5g을 섭취하게 되고, 1일 단백질 기준치(60g)의 8%를 섭취하는 것입니다.

나트륨
1회 제공량을 먹으면 나트륨 150mg을 섭취하게 되고, 1일 나트륨 기준치(2,000mg)의 6%를 섭취하는 것입니다.

트랜스지방
가능한 적게 드세요! WHO에서는 하루 섭취열량 2,000kcal 기준으로 2.2g을 넘지 않도록 권고하고 있습니다.

유사한 식품을 선택할 경우에는 % 영양소 기준치를 참고하면 도움이 됩니다. % 영양소 기준치는 하루 필요한 영양성분의 %로 해당 식품을 통해 얻는 영양소 비율을 나타냅니다. 당류, 지방, 나트륨 등 과잉 시 문제가 될 수 있는 영양소는 % 영양소 기준치를 확인하는 것이 필요합니다.

1회 제공량은 1회 섭취하기에 적당한 양을 말하며, 제품 1팩에 들어있는 제공량이 몇 회 분량인지에 따라 총열량이 차이가 나므로 확인이 필요합니다. 이로 인해 얼마만큼 먹을지 확인 후, 해당하는 열량 및 영양소 함량을 계산해 볼 수 있습니다.

3 노인을 위한 상황별 음식 섭취 방법

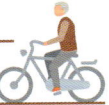

노인은 신체기능 감소 및 환경 변화에 대한 적응력 저하, 질병 상태 등으로 인해 식품 섭취에 어려움을 겪을 수 있습니다. 따라서 노인이 처할 수 있는 여러 가지 상황을 고려하여 충분한 영양 섭취를 할 수 있도록 해야 합니다.

1 식사용 보조기구가 필요한 경우

나이가 들면서 발생하는 퇴행성 변화로 연골 손상이 있을 수 있습니다. 이처럼 노인에게 흔하게 나타나는 비염증성 만성질환을 관절염(주로 퇴행성 관절염)이라고 합니다. 관절의 이상으로 인한 불편한 손놀림은 식사를 어렵게 만들 수 있으므로 일반 식기보다는 불편한 사항들을 보조할 수 있는 적절한 식사 도구를 이용하는 것이 필요합니다.

식사 테이블이나 휠체어 테이블 등에 식기를 놓을 때는 접시가 미끄러지는 것을 방지하기 위해 젖은 천을 깔고 식기를 놓거나 부드러운 실리콘 소재의 미끄럼 방지 매트 등을 이용하도록 합니다. 쟁반을 사용할 경우에는 표면에 미끄럼 방지 처리가 되어 있는 것을 이용하는 것이 좋습니다. 또한, 밑면과 옆에 경사가 있는 식기는 음식이 밖으로 나가는 것을 방지할 수 있으며, 음식을 한쪽으로 모으는 데 편리합니다. 일반적인 접시를 사용하는 경우에는 음식 보호대(plate guard)를 접시 모서리 부분에 끼워 음식을 뜰 때 접시 밖으로 나가지 않도록 합니다.

손이 불편한 경우에는 큰 손잡이가 달린 컵을 사용하여 잡기 쉽도록 하는 것이 좋습니다. 양쪽으로 손잡이가 있으면서 마개가 있는 컵은 손목에 힘이 덜 가며 액체가 쏟아지는 것을 방지하여 안정감을 주고, 경사가 있어 음료 섭취를 쉽게 할 수 있도록 도와줍니다. 컵은 가볍고 깨지지 않는 것이 좋습니다. 컵을 손으로 잡거나 들어 올리는 것이 힘들다면 빨대를 이용하도록 합니다. 구강 움직임에 제약이 있는 경우에는 꼭지가 있는 컵을 이용하는 것이 좋습니다.

원하는 모양으로 자유롭게 구부리는 것이 가능한 숟가락과 포크는 팔 움직임에 제약이 있는 경우에 유용합니다. 또한, 손이 불편하여 잡는 데 어려움이 있다면 두툼하고 잡기 쉬우면서 미끄럼 방지 기능이 있는 손잡이가 달린 숟가락과 포크를 사용하도록 합니다. 잡기 편하고, 손을 가볍게 쥐었다 폈다 하는 동작만으로도 쉽게 젓가락질이 가능한 집게 모양의 젓가락은 손힘이 부족한 노인에게 도움을 줄 수 있습니다.

손이 불편한 경우에는 식사 도중 음식을 많이 흘릴 수 있고, 식사 후 음식물에 의해 어지러워진 주변의 모습은 노인뿐만 아니라 돌봐주는 사람 모두를 힘들게 할 수 있습니다. 이때는 커다란 방수재질의 앞치마를 사용하여 주변이 더럽혀지는 걱정 없이 안심하고 편안하게 식사할 수 있도록 합니다.

2 연하장애가 있는 경우

연하장애는 음식을 입에서 저작하여 삼키는 과정이 어렵고, 불편함을 느끼는 것을 말합니다. 이는 뇌졸중, 파킨슨병, 치매와 같은 노인성 질환으로 인해 나타날 수 있고, 또한 건강한 노인이라도 노화 현상에 따라 여러 가지 해부, 생리적인 기능에 변화가 생겨서 나타날 수도 있습니다.

연하장애의 가능성을 예측할 수 있는 증상

- 음식물을 입안에 물고 있는 경우
- 음식을 입 밖으로 내뱉거나 혀를 내미는 경우
- 혀의 조절이 잘 안 되는 경우
- 혀의 움직임이 지나치게 많은 경우
- 입안에서 음식물이 통과하는 시간이 오래 걸리는 경우
- 음식을 삼키는 동안이나 삼키기 전후에 기침을 하는 경우
- 질식
- 입안의 분비물이 지나치게 많은 경우
- 음식을 먹거나 음료를 마신 후에 가글할 때와 같은 소리가 나는 경우
- 쉰 목소리, 거친 목소리, 숨 가쁜 소리를 내는 경우
- 말이 분명치 않은 경우
- 음식물 및 음료의 섭취가 감소하여 체중이 감소하는 경우
- 식사시간이 지나치게 오래 걸리는 경우
- 식사를 거부하는 경우(이를 악물거나, 음식을 밀어내는 등의 행위)
- 흡인으로 인해 폐렴이 자주 재발하는 경우

연하장애로 인해 섭취량이 부족해지면 체중이 감소하고 영양 상태가 불량해지기 쉽습니다. 또한, 필요한 약물을 복용하지 못하거나 삼킨 음식물이나 약물이 기도로 잘못 들어가 흡인성 폐렴이 발생하는 등 심각한 문제를 야기할 수 있습니다. 따라서 음식을 안전하게 섭취하고, 좋은 영양 상태를 유지하기 위해서는 어르신의 연하능력을 고려한 식사요법이 필요합니다.

연하장애가 있는 경우 식사요령

- 식사시간을 충분히 갖고, 음식을 천천히 섭취하도록 합니다.
- 피곤한 상태이거나 초조해 하는 경우에는 억지로 식사를 하지 않도록 합니다.
- 작은 수저를 이용하여 음식이나 음료를 섭취하도록 합니다.
- 식사에 집중할 수 있도록 텔레비전 등 주의를 산만하게 하는 물건을 치웁니다.
- 국이나 물 등에 밥을 말아먹는 것과 같이 한 번에 서로 질감이 다른 음식을 섭취하지 않도록 합니다.
- 한쪽에 마비가 있는 경우 마비가 없는 쪽으로 음식을 섭취하도록 합니다.
- 음식 잔여물을 내려보내기 위해 물(국물)과 고형의 음식을 번갈아 가며 섭취하도록 합니다.
- 섭취 시 음식덩이(food bolus) 형성에 도움이 될 수 있도록 조리할 때 소스나 걸쭉한 육수(수프 등)를 이용합니다.
- 목에 잘 들러붙는 음식(떡, 구운 김 등)이나 입자가 남는 음식(견과류, 과자류 등)은 주의합니다.
- 수분 섭취 시 사레 걸리는 증상이 있다면 액상의 음식(물, 음료 또는 국)은 점도 증진제를 첨가하여 걸쭉한 형태로 점도를 조절하여 마시도록 합니다. 약을 섭취하는 경우에도 점도를 조절한 물을 이용합니다.

점도 증진제란?

음식물의 기도 흡인의 위험을 감소시키기 위해 사용하는 분말 형태의 제품(비스코업, 토로미퍼팩트, 토로미업 등)입니다. 이를 액상식품에 첨가하여 점도를 증진시켜 연하장애 환자의 탈수 방지와 영양 공급을 도와줍니다.

점도 증진제의 사용방법

- 액상 식품을 신속하게 저으면서 점도 증진제를 넣고, 30초 정도 더 저어줍니다. 저을 때는 숟가락보다 포크를 이용하는 것이 좋습니다. 뜨거운 음료나 기존에 점도가 있는 식품은 멍울이 생기기 쉬우므로 주의합니다.
- 용해 후 1~3분 정도 지나면 점도가 형성되지만 첨가하는 식품의 종류, 온도, 양에 따라서 점도가 안정되기까지 시간이 다소 걸릴 수 있습니다.
- 제품에 명시된 표준 사용량에 따라 사용하고, 점도 상태를 반드시 확인하고 나서 섭취하도록 합니다. 제품을 용량보다 과하게 첨가할 경우 목 넘김에 부담을 줄 수 있으므로 주의가 필요합니다.
- 우유나 영양보충음료 등 점도 증진이 어려운 식품의 경우에는 5~10분 동안 방치한 후 다시 30초 동안 충분히 잘 저어줍니다.

연하장애가 있는 노인이 식사를 할 때는 자세에 유의해야 합니다. 의자에 앉을 때는 의자 뒤쪽으로 엉덩이를 붙이고 자세가 90도가 되도록 허리를 쭉 펴도록 합니다. 머리는 중앙에, 턱은 약간 아래를 향하도록 하여 고개를 숙인 채 식사하고, 절대로 머리를 뒤로 젖히지 않도록 합니다. 식사 전후에는 15~30분간 앉아 있도록 합니다.

연하장애의 증상이 심하여 음식을 입으로 섭취하기 어려운 경우에는 경관급식(코나 위로 관을 삽입하여 영양 공급을 하는 방법)을 통해 유동식을 섭취하도록 합니다.

⇨ ⑥ 경구섭취가 부족한 경우 참고 (200쪽)

3 치아 상태가 나쁜 경우(치아탈락, 치주질환 등)

치아는 음식을 섭취할 때마다 자극을 받아서 노화가 빨리 오는 부위입니다. 음식을 씹어 먹는 것은 소화에 도움을 주고 씹는 과정을 통해 뇌에 자극을 주는 효과가 있으므로 어르신의 치아 상태를 정기적으로 점검하고 치료하는 것이 중요합니다.

탈락된 치아가 많거나 치주질환 등으로 인해 음식을 잘 씹을 수 없는 경우에는 식재료를 삶거나 칼집을 내어 부드럽게 조리하는 것이 필요합니다. 단백질 식품은 질감이 부드러운 생선살이나 달걀찜, 두부 등으로 선택하고, 고기는 질긴 부위를 제외하고 씹기 좋게 자르거나 다져서 조리하도록 합니다. 단단한 채소나 과일의 경우는 갈아서 먹도록 하며, 이때 당질의 섭취가 늘어나지 않도록 설탕이나 꿀 등을 넣지 않는 것이 좋습니다.

치아 상태가 나쁜 경우 식사요령
- 음식의 크기와 모양은 먹기 좋은 작은 한입 크기가 적당하며, 모가 나지 않은 둥근 모양은 삼켰을 때 식도에 부담을 덜 주게 됩니다.
- 육류의 경우 질긴 부위는 피하고, 갈거나 다지거나 삶는 방법을 이용하여 부드럽고 자극적이지 않게 조리합니다.
- 섬유소가 많은 채소 종류는 씹기 어려운 줄기 부분을 제외하고 부드러운 잎 부분을 조리하여 섭취합니다.
- 수분이나 섬유질 함량이 많은 과일 대신 복숭아 통조림, 멜론, 바나나, 딸기와 같이 부드러운 과일을 소량씩 저며서 섭취하도록 합니다.
- 질감이 거칠어 채소나 과일 섭취량이 충분하지 못하다면 부드럽게 갈아서 섭취하도록 합니다.
- 튀김의 경우 외피가 딱딱해 노인이 먹기 어려우므로 튀긴 후 다시 간장양념에 조리거나 소스에 담가 부드럽게 합니다.
- 두부, 연두부, 순두부찌개 등 씹기 쉬운 음식이나 야채국을 끓여 건더기를 충분히 섭취합니다.
- 간식으로 옥수수죽, 깨죽, 고기죽, 해물죽, 양송이 스프 등을 활용합니다.

4 변비가 있는 경우

노인들은 장의 긴장 저하 및 운동 부족으로 인해 이완성 변비가 흔할 수 있습니다. 복용하는 약물에 의해 변비가 유발되기도 하고, 사고 혹은 만성질환으로 인해 거동이 불편해지거나 오랫동안 누워 있게 되면서 변비가 생기는 경우도 있습니다. 이 경우에는 변비의 발생 원인을 알고 예방 또는 치료를 위해 생활습관과 식습관을 개선할 수 있도록 해야 합니다.

섬유소는 대변의 부피를 늘리고, 장의 연동 운동을 자극하여 배변 활동에 도움을 줍니다. 섬유소 섭취는 하루 20~25g 정도가 적당하며, 곡류(잡곡류), 콩류, 채소·과일류, 해조류에 섬유소가 많습니다.

흰 쌀밥보다는 현미밥이나 잡곡밥, 채소밥, 과실밥, 감자·고구마밥을 섭취하는 것이 섬유소 섭취에 도움이 됩니다. 죽은 채소죽, 잣죽, 깨죽 등이 좋고, 빵은 통밀빵 또는 보리빵으로 섭취하는 것이 좋습니다.

섬유소가 많은 채소는 나물, 생채, 샐러드 등 다양한 조리법을 이용하여 섭취하거나 국에 넣어 부드럽게 섭취하는 것도 좋습니다. 단, 쑥이나 산나물은 탄닌이 많아 변비를 일으키기 쉬우므로 데친 다음 물에 충분히 담가서 탄닌 성분을 제거하는 것이 좋습니다.

과일은 섬유소뿐만 아니라 과당, 펙틴 등의 유기산이 풍부하여 변비에 도움이 되는데, 위장이 약하거나 과일이 딱딱할 경우 주스나 넥타, 과실죽의 형태로 섭취하는 것이 좋습니다. 우유에 들어있는 유당 성분은 장내 세균에 의해 발효되어 유산이 되며, 유산은 장의 연동 운동을 도울 수 있습니다. 만약 소화가 잘 안 되어 우유를 섭취하지 못한다면 발효유인 요구르트, 아이스크림, 치즈 등으로 대체할 수 있습니다.

변비가 있다면 충분한 수분을 섭취하는 것이 중요합니다. 물 외에도 식사 시 섭취하는 국물과 우유, 주스 등도 수분을 공급하는 데 도움이 됩니다. 우리나라 노인의 충분한 수분 섭취량은 1,800 ~2,000 ml 이며 이를 충족하기 위해서 하루에 6~8컵의 물을 마시는 것이 좋습니다.

변비가 있는 경우 식사요령

- 가능하면 일정한 시간에 식사를 합니다. 일정한 식사는 장운동에 규칙성을 주어 변 생성을 용이하게 합니다.
- 식사량이 부족하다면 1일 총 섭취량을 늘립니다.
- 식사에 채소, 과일, 콩류와 견과류의 양을 증가시킵니다.
- 정제된 식품 대신 전곡으로 만든 식품을 이용합니다.
- 우유나 발효된 유제품을 매일 섭취합니다.
- 아침 식전에 시원한 물을 마심으로써 장운동을 촉진하고 물, 음료수, 차, 주스 등으로 수분을 보충하여 대변을 부드럽게 만들어 줍니다.
- 몸 상태가 허락된다면 체조나 걷기 등 가벼운 운동을 대일 합니다.

5 소화가 안 되는 경우(위장관 기능 저하)

노화로 인해 분비되는 침의 양이 줄어들면 구강 위생과 건강을 지키는 것이 어려울 수 있고, 위산 분비의 감소로 인해 칼슘, 철, 비타민 B_{12}, 엽산 등의 미량영양소의 흡수 능력이 떨어지며, 다량영양소인 탄수화물, 지방, 단백질도 소화하는 데 어려움이 생깁니다. 따라서 노인은 소화하기 쉬운 음식을 섭취하고, 필요한 경우 음식의 형태를 조정하여 섭취하는 것이 충분한 영양소 공급에 도움이 될 수 있습니다.

소화가 잘되는 음식은 질기거나 단단하지 않고 부드러우며 위장에 머무르는 시간이 짧습니다. 부드러운 질감으로 섭취하기 위해서는 찌기, 데치기, 끓이기, 삶기 등의 조리법을 이용하는 것이 좋고, 딱딱하거나 자극적일 수 있는 굽기, 튀기기, 볶기 등의 조리법은 피하도록 합니다.

필요한 열량 및 영양소 공급을 위해서 하루 세 끼 식사를 규칙적으로 하는 것이 좋으나, 소화하는 데 시간이 오래 걸린다면 한 끼 식사량을 줄이는 대신 섭취 횟수를 늘리도록 합니다.

소화가 안 되는 경우 적절한 간식

누룽지, 숭늉, 쌀미음, 야채미음, 스프, 연두부, 달걀찜, 삶은 감자, 과일 등

6 경구 섭취가 부족한 경우

식욕 저하나 연하장애와 같은 문제가 있는 경우에는 식사를 제대로 하지 못하거나 식사량이 감소할 수 있습니다. 이때는 식사 대용이나 간식으로 특수영양식품을 이용하도록 합니다. 탄수화물, 단백질, 지방과 비타민, 무기질 등 다양한 영양소가 농축된 특수영양식품은 영양보충음료, 영양 푸딩 등의 형태로 시판되고 있습니다.

영양보충음료는 여러 가지 맛(구수한 맛, 단호박 맛, 검은깨 맛 등)과 형태(액상 또는 분말)로 구성되어 있으므로 입맛과 기호에 따라 선택하도록 합니다. 영양보충음료 1캔(200㎖)에는 일반 우유 1.5~2팩에 해당하는 열량과 단백질이 들어있습니다. 당뇨 또는 신장 질환이 있는 경우에는 이를 고려한 영양보충음료를 이용하도록 합니다.

특수영양식품의 맛과 냄새가 익숙하지 않아 섭취하기 어렵다면 물에 희석하거나 입맛에 맞게 미숫가루나 과일 등을 첨가하여 먹을 수 있습니다. 영양보충음료에 과일이나 견과류, 미숫가루, 아이스크림 등을 넣고 함께 갈아서 먹는다면 열량을 더욱 높일 수 있습니다.

특수영양식품의 종류의 예

경구 영양보충음료(기본 제품)

액상
뉴케어(구수한 맛, 딸기맛 등)
그린비아 마일드케어(구수한맛, 검은 참깨 등)
메디웰(구수한 맛)
미니웰(바나나맛, 고구마맛)

분말
뉴케어 데이밀
메디푸드 스탠다드

- 섬유소 포함 제품 : 그린비아 화이바, 뉴케어화이바, 메디푸드엘디
- 농축 제품 : 그린비아1.5, 메디푸드1.5, 뉴케어칼로리1.5, 메디웰프로틴1.5
- 질환에 따른 제품
  - 당뇨환자용 : 그린비아 당뇨식, 뉴케어 당뇨식, 메디푸드 당뇨식
  - 신장환자용 : 그린비아 알디(비투석환자용), 그린비아 알디플러스(투석환자용)
    뉴케어 케이디(비투석환자용), 뉴케어 케이디플러스(투석환자용)
- 영양 푸딩 : 무스웰밸런스, 무스웰고단백

7 관을 통한 영양 공급이 필요한 경우

위장관 기능은 정상이지만 경구 섭취가 불가능하거나, 경구 섭취량이 필요량보다 부족한 경우에는 충분한 영양을 공급하기 위해서 관을 통해 유동식 형태의 영양혼합물을 공급할 수 있는데, 이를 경관급식이라고 합니다. 몸 안에 관을 삽입하여 인위적으로 영양 공급을 하는 방법이므로 올바른 주입 방법을 이해하고, 부작용을 예방하는 것이 적절한 영양 상태를 유지하는 데 도움이 됩니다.

경관급식을 할 때는 한 끼의 식사를 대신할 수 있도록 5가지 영양소(탄수화물, 단백질, 지방, 비타민, 무기질)의 균형이 적당한 특수영양식품을 이용하도록 합니다.

⇨ ⑥ 경구섭취가 부족한 경우 '특수영양식품의 종류' 참고 (200쪽)

외부의 온도가 그대로 위에 전달되므로 너무 뜨겁거나 찬 것은 피하는 것이 좋고, 일반적인 식사와 마찬가지로 천천히 주입하도록 합니다.

경관급식의 올바른 주입방법

- 손을 비누로 닦고 1회용 비닐장갑을 착용합니다.
- 위에 잔여물이 남아있는지 확인합니다.

위 잔여물 검사

① 주사기를 급식관에 꽂아 공기를 밀어 넣어 관이 위에 있는지 확인 후, 서서히 주사기를 당겨 위 내용물을 빨아들입니다.
② 위 잔여물의 양을 확인하고 다시 그대로 위로 주입합니다.
③ 검사 후 물 20~30cc로 관을 씻어줍니다.
④ 위 잔여물이 250~500cc 이상이거나 복부 불편감이 있는 경우 1시간 후에 다시 검사합니다.
⑤ 위 잔여물이 지속적으로 남아있는 경우 주입량을 감량합니다.

- 미음을 천천히 주입합니다. 미음의 온도가 너무 차면 설사, 복통을 유발할 수 있으므로 실온으로 주입합니다.
- 경관영양액 주입 후 다시 물 30cc로 관을 깨끗이 세척합니다.
- 구토를 예방하기 위해 1시간 후에 눕도록 합니다.

주입이 끝난 후에는 남아있을 수 있는 미음이 부패하지 않도록 주입용기와 주사기 등의 경관 도구를 바로 세정합니다. 경관 도구는 가능한 매일 새것으로 교체하는 것이 좋으며, 1회 급식이 끝나면 따뜻한 물로 헹군 후 완전히 건조시킵니다.

경관급식을 하는 경우 설사, 변비, 구토, 흡인·폐렴 등 발생 가능한 부작용을 알고 대처해야 합니다.

아래의 표를 참고하시기 바랍니다.

경관급식 시 나타날 수 있는 부작용

부작용	원인	대책
설사	영양액의 온도가 낮음	실온 또는 따뜻하게 데워서 주입
	빠른 주입속도	주입속도를 늦춤
	관리 소홀로 인한 세균번식	기구 및 영양액의 위생적인 처리와 보관
	경관영양액의 섬유소 부족	섬유소가 포함된 경관영양액으로 변경
변비	수분섭취 부족	주입 전후로 물을 주입해서 수분이 부족하지 않도록 함
	장 운동 저하	운동량을 늘림
구토	빠른 주입속도	주입속도를 늦춤
흡인/폐렴	내용물의 역류	위 잔여물을 확인하여 소화 여부를 판단한 후, 상체를 30~45도가량 높인 자세에서 주입
위 잔여물	소화력 저하	한 끼 정도 관급식 중단, 주입량을 조절(감량)하도록 함

4 질환별 영양 관리 방법

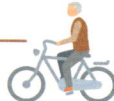

노인의 영양섭취는 특히 만성질환을 앓고 있을 때, 유의하여 섭취해야 합니다. 여기에서는 노인들이 가장 많이 앓고 있는 만성질환에 따라 영양섭취를 어떻게 해야 하는지 알아보겠습니다.

1 당뇨병

당뇨병은 주요 성인병의 하나이며 특히 노인은 만성질환 발생의 고위험군에 해당합니다. 노인의 당뇨병은 노화로 인한 당처리 기능장애와 관련 있으며 인슐린에 대한 저항력이 증가해 혈당이 상승하는 것으로 알려져 있습니다. 그러나 초기엔 증상이 거의 없기 때문에 노인 환자의 1/3은 당뇨병을 앓고 있음에 모르고 있는 경우가 많아 더 큰 문제가 될 수 있습니다.

노인 당뇨병의 치료 계획은 신체기능이나 인지기능에 문제가 없다면 일반 성인과 유사합니다. 하지만 노인은 저혈당에 취약하므로 노인의 임상적 특성 및 기능상태를 고려한 치료 목표 설정이 필요합니다. 당뇨병 관리의 목표는 식사 및 운동요법을 통한 생활습관 교정과 함께 약물요법을 병행하여 혈당 농도를 정상 수준으로 유지하는 것입니다. 특히 평소 식습관 및 섭취량에 따라 혈당에 변화를 주므로 아래와 같은 식사요법을 준수하는 것은 필수적입니다.

● 규칙적인 식사를 합니다

노인 환자의 경우 사회적, 경제적 여건 등으로 결식이 빈번하거나 불규칙적인 식사로 인해 저혈당에 취약하며 영양불량 위험과 같은 요인들이 혈당관리에 부정적인 영향을 가져올 수 있습니다. 그러므로 1일 3회 규칙적인 식사를 해야 합니다.

● 필요한 양을 적절히 섭취하고 여러 식품군(곡류군, 어육류군, 채소군, 지방군, 우유군, 과일군)을 골고루 섭취합니다

노인 환자의 경우 치아 문제, 미각 감소, 소화기능 장애, 경제적 또는 환경적 문제 등으로 충분한 영양을 섭취하지 못해 영양적 불균형이 초래될 수 있습니다. 하루에 필요한 열량을 알고 그에 알맞은 양을 섭취해야 합니다. 또한, 한두 가지 식품에 치우치지 않고 다양한 식품군(곡류군, 어육류군, 지방군, 우유군, 과일군)을 골고루 섭취합니다.

● 섬유소가 풍부한 식품을 섭취합니다

식이섬유소는 인슐린 감수성을 증가시키고 식후 혈당 반응과 위 내용물 배출 속도를 지연시켜 당뇨병 예방과 혈당 조절에 도움을 주는 것으로 알려져 있습니다. 한국인 영양섭취기준에서 식이섬유소의 충분섭취량(20~25g)을 근거로 식이섬유소 섭취 권고량을 설정하였습니다. 이를 위해서는 흰밥보다는 잡곡밥, 채소는 충분히(매끼 두 가지 이상), 과일은 적당히(하루 1~2회) 섭취하며 즙·주스 형태보다 생과일, 생채소로 섭취하는 것이 바람직합니다.

◯ 싱겁게 식사합니다

당뇨병 합병증의 예방이나 지연을 위해서는 혈당뿐만 아니라 혈압조절도 중요합니다. 나트륨은 1일 2,000mg(소금 5g/일) 이내로 제한하는 것이 좋습니다.

⇨ ② 고혈압 '나트륨 섭취를 줄이는 방법' 참고 (207쪽)

◯ 저혈당을 알고 적절히 대처합니다

저혈당의 원인은 인슐린 투여량이 너무 많은 경우, 식사량이 너무 적거나 굶은 경우, 구토나 설사가 있는 경우, 평소보다 운동량이나 활동량이 많은 경우, 술을 마신 경우 등입니다. 나타날 수 있는 증상은 무력감, 불안, 공복감, 어지러움, 식은땀, 두통 등이 있으며 오래 지속되면 의식장애와 경련이 일어날 수 있습니다.

저혈당을 대처하는 방법은 단순당 15~20g을 포함하는 간식을 섭취하는 것입니다. 처치 후에도 증상이 회복되지 않으면 단순당 15g을 다시 섭취하거나 다음 식사까지의 시간이 많이 남아 있는 경우에는 복합당질과 단백질로 100~150kcal(우유+과일) 정도를 추가로 섭취합니다.

★ 저혈당 대처 식품: 가당 주스 3/4컵, 사탕 3~4개, 요구르트(65ml) 1개 등

당뇨환자가 주의해야 할 식품

다음에 나오는 식품들은 당질이 많고 열량이 높아 혈당 조절을 어렵게 하므로 주의합니다.

곡류	케이크, 달콤한 과자, 파이류, 약과, 꿀떡
우유류	가당 요구르트, 가당 연유, 초코우유, 바나나우유, 현미우유
과일류	과일 통조림, 가당 과일 주스
기타	유자차, 모과차 등 달콤한 차류, 사탕, 꿀, 젤리, 시럽, 조청, 물엿

당뇨환자가 자유롭게 섭취 가능한 식품

아래에 나오는 식품은 열량이 비교적 적어 혈당에는 큰 영향을 주지 않고 포만감을 주므로 배고플 때 도움이 됩니다.

채소류	대부분의 채소류
해조류	김, 미역, 우무, 곤약, 한천
음료수	녹차, 홍차, 보리차, 다이어트 콜라, 사이다, 생수, 옥수수 수염차
향신료	겨자, 식초, 계피, 후추, 레몬
저열량 감미료	그린스위트, 화인스위트, 네오스위트, 이퀼, 뉴슈가, 신화당

외식 시 식사 관리

- 가능한한 외식 횟수를 줄입니다.
- 외식할 때는 과식하기 쉬우므로, 식사량을 지킬 수 있도록 미리 먹을 음식의 종류와 양을 계획합니다.
- 채소와 어육류가 골고루 들어 있는 음식을 선택합니다.
- 가급적 기름기 많은 음식이나 단 음식을 피하고 담백한 음식을 선택합니다.
- 밑반찬을 많이 먹지 않도록 하고, 염분과 기름이 많이 들어 있는 국물은 적게 먹도록 합니다.

외식 종류에 따른 식사요법

한식	평상시 자신의 필요열량에 따른 식사에 준하여 섭취를 조절합니다. 염분이 많은 젓갈류, 장아찌 등은 피하는 것이 좋으며, 여러 가지 식품군이 골고루 포함된 비빔밥, 쌈밥, 한정식 등을 선택합니다.
일식	튀김요리나 단 음식은 주의해야 합니다. 초밥의 경우는 밥을 손으로 뭉쳐 만든 요리이므로 1인분 밥량에 주의해야 합니다. 회덮밥은 곡류군, 어육류군, 채소군 등이 골고루 들어 있으며, 한 끼 식사량을 조절할 수 있는 요리입니다.
중식	면류 섭취 시 야채나 건더기가 있는 요리로 선택하며, 면류는 한 끼 식사량에 맞추어 섭취합니다. 탕수육은 기름에 튀긴 고열량 음식으로 1회 섭취량을 줄이고, 소스 없이 먹도록 합니다.
양식	빵은 허용된 식사량에 맞추어 섭취하며, 잼과 버터 등은 바르지 않습니다. 메인요리는 튀긴 요리보다는 그릴에 구운 요리로 선택하며, 샐러드는 저열량 소스에 찍어 섭취하도록 합니다.
분식	곡류가 주재료인 요리가 많으며, 1인분을 다 먹기보다는 일부를 남기고 부족한 채소군과 어육류군은 다른 끼니에 보충합니다.

죽식	대부분 곡류가 주를 이루는 요리로, 부족한 어육류나 채소류를 보충하는 것이 필요합니다. 호박죽이나 단팥죽 등에는 맛을 내기 위해 설탕을 첨가하는 경우가 있으니 외식 시 주의합니다.
패스트 푸드/ 뷔페식	채소가 많이 들어 있는 햄버거나 우유 한 잔 정도를 선택하고 콜라, 사이다, 감자튀김 등 사이드 메뉴와 세트 메뉴의 주문은 피합니다. 뷔페식은 다양한 종류의 메뉴로 인해 열량을 쉽게 초과하여 섭취할 수 있으므로 주의가 필요합니다. 먼저 열량이 적은 소스를 곁들인 채소류를 자유롭게 섭취한 후 어육류, 곡류, 과일을 식사 계획에 맞추어 섭취합니다.

2 고혈압

고혈압은 노인에게 가장 흔한 질환 중 하나이며 치료하지 않고 방치하면 심뇌혈관질환, 신장질환 등 심각한 합병증을 유발합니다. 고혈압은 노화, 유전적 요인, 내분비 이상 등이 원인이 되어 나타나거나 염분 과다 섭취, 알코올, 비만 등과 같은 식생활 요인으로 인해서 나타납니다. 그러므로 고혈압 예방과 치료를 위해서는 다음에 소개된 식사 및 생활습관 원칙을 준수하는 것이 중요합니다.

● 체중을 조절합니다

체중과 혈압은 양의 상관관계가 있으며 체중 감량은 혈압강하 또는 정상화에 있어 중요한 요인입니다. 체중은 서서히 줄이는 것이 바람직하며, 단식 등의 방법으로 단기간 내 급격히 체중 감량을 할 경우 관상동맥질환이나 협심증 등이 악화될 수 있으므로 주의해야 합니다. 적절한 체중 조절을 위해 식사를 통한 열량 감량과 함께 운동요법을 병행하면 효과가 증가합니다.

● 나트륨 섭취를 제한합니다

염분을 많이 섭취하면 체내의 삼투농도가 증가하면서 세포외액이 증가하고, 이로 인해 갈증을 느껴 수분 섭취가 많아집니다. 수분의 섭취가 증가하면 혈액의 양이 많아져 혈압이 증가합니다. 또한, 나트륨 섭취가 과다하면 위 점막을 악화시켜 위암의 촉진원인이 되기도 합니다.

현재 우리나라 건강인의 1일 나트륨 섭취 권장량은 WHO(세계보건기구)와 동일한 1일 2000mg(소금 5g/일)입니다. 그러나 2014년 국민영양조사 결과에 따르면 1일 평균 섭취량은 권장량의 1.9배로 과다하게 섭취하고 있는 것으로 나타났습니다. 특히 국, 찌개, 김치 및 면류를 통한 나트륨 섭취량이 대부분을 차지합니다. 그러므로 다음 사항들을 참고하여 저염식 식사요법을 실행하는 것이 좋습니다.

소금 1g에 해당하는 염분량

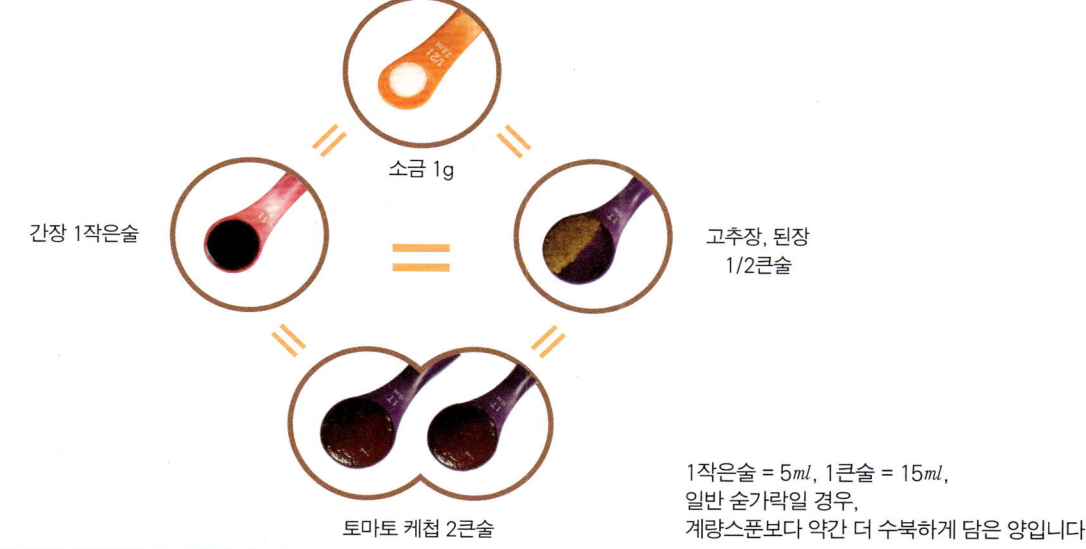

1작은술 = 5㎖, 1큰술 = 15㎖,
일반 숟가락일 경우,
계량스푼보다 약간 더 수북하게 담은 양입니다.

나트륨 섭취를 줄이는 방법

- 장아찌, 젓갈, 김치의 섭취를 줄입니다.
- 인스턴트 식품, 통조림, 가공식품 섭취를 줄입니다.
- 국, 찌개의 섭취를 줄이고 국그릇은 작은 것을 이용합니다.
- 소금, 간장, 고추장 등의 양념을 추가로 첨가하지 않습니다.
- 양념의 양을 조절할 수 있는 메뉴를 선택합니다.
  예) 비빔밥, 회덮밥(고추장의 양 조절)
- 소금, 소스, 양념을 넣지 않고 조리하도록 주문합니다.
  예) 양식, 볶음밥, 설렁탕 등

저염식을 맛있게 먹는 방법

- 신맛과 단맛(식초, 레몬즙, 설탕)을 이용하여 맛을 내거나 나트륨이 적은 양념류 (파, 마늘, 고춧가루, 후추, 겨자)를 충분하게 이용합니다.
- 식물성 기름(참기름, 들기름)을 사용하여 음식의 고소한 맛을 즐깁니다.
- 육류나 생선 조리 시 조림보다는 구이로 하고, 양념장이나 쌈장을 짜지 않게 만들어 먹습니다.
- 간은 조리 마지막 단계에 합니다.

○ 칼륨이 풍부한 식사를 합니다

칼륨은 나트륨과 길항작용을 하여 적게 섭취하면 혈압이 상승하고, 많이 섭취하면 혈압이 저하된다고 알려져 있습니다. 칼륨은 주로 채소, 과일에 풍부하며 식사 또는 간식을 통해 적절히 섭취하는 것이 좋습니다. 다만, 신장질환 합병증이 있는 환자의 경우 칼륨 배출이 용이하지 않으므로 과다 섭취를 주의해야 하며 칼륨이 혈압에 좋다고 해서 약물로 나와 있는 정제나 액체 제제를 함부로 복용하는 것은 위험합니다.

○ 알코올 섭취를 주의합니다

알코올을 하루에 45g 이상(소주 1잔 정도) 섭취하면 혈압이 3mmHg 정도 상승합니다. 그러므로 금주, 절주할 것을 권장합니다.

3 고지혈증

지방은 우리가 섭취해야 하는 열량의 근원으로 몸을 만들고 유지하는 데 필요하며, 지용성 비타민의 흡수를 돕습니다. 또한, 지방이 함유된 식품은 부드럽고 풍미가 있어 조리 시 적절하게 사용하면 식욕을 돋우는 역할을 하기도 합니다.

하지만 노인의 경우 소화액의 분비가 저하되어 지방의 소화 및 흡수가 지연될 수 있으며, 지방 및 콜레스테롤을 과잉 섭취하게 될 경우 고지혈증을 유발하여 동맥경화 및 뇌, 심혈관계질환의 위험률을 높이므로 적정 수준으로 섭취하는 것이 무엇보다 중요합니다.

○ 총 지방 섭취를 조절하며 포화지방, 트랜스지방 및 콜레스테롤 섭취를 제한합니다

지방 섭취는 총 에너지의 15~25%(1일 35~55g) 정도로 조절하며, 포화지방은 7% 미만, 트랜스지방은 1% 미만, 콜레스테롤은 1일 300mg 미만으로 섭취를 제한합니다.

지방의 종류와 식품

고포화지방 함유식품	고트랜스지방 함유식품	고콜레스테롤 함유식품
• 육류의 기름이 많은 부위 • 베이컨, 소시지, 햄 등의 가공육 • 우유, 버터, 치즈, 크림, 커피 프림 • 팜유, 코코넛유 등	• 냉동식품, 가공식품, 패스트푸드 　(피자, 자장면, 감자튀김) • 오랜 시간 고온 처리한 기름 　(마가린, 쇼트닝 등)	• 알류(달걀 노른자, 생선알) • 내장류(동물 내장, 생선 내장) • 해물류(미꾸라지, 장어, 낙지, 문어, 오징어, 게, 새우)

◯ 조리 시에는 불포화지방을 사용합니다

불포화지방은 어유(fish oil)와 들기름, 참기름, 콩기름, 해바라기씨유, 홍화유 등에 풍부하며, 적절한 양을 사용하였을 경우 고지혈증 및 심뇌혈관질환을 예방합니다. 반면 과잉으로 섭취할 경우 체중 증가 및 비만의 원인이 될 수 있으므로 조리 시 적당량을 첨가하여 섭취하는 것을 권장합니다.

◯ 섬유소 섭취를 늘립니다

섬유소를 섭취할 경우 혈중 콜레스테롤 수치를 낮추며, 체중 조절에도 좋은 영향을 줍니다. 섬유소는 과일 및 채소류, 해조류, 콩류, 도정되지 않은 잡곡류에 많이 포함되어 있으므로 가급적 잡곡밥을 선택하며, 매끼 두 가지 이상의 채소 및 해조류 반찬을 섭취하도록 합니다. 과일과 채소는 즙, 주스보다는 생과일, 생채소 형태 그대로 섭취하는 것을 권장합니다.

◯ 단순당 섭취를 제한합니다

설탕, 사탕, 꿀, 엿, 초콜릿, 아이스크림, 케이크, 빵, 과자, 탄산음료 등 단순당 섭취가 과다할 경우 체중 및 중성지방 수치를 증가시키며, HDL 콜레스테롤 수치를 낮춥니다. 그러므로 불필요한 단순당 간식 섭취를 제한하도록 합니다.

4 골다공증

골다공증은 노화로 인한 골격 대사의 이상, 칼슘 대사의 불균형 등으로 인해 골질량과 골밀도가 감소하여 나타나는 질환입니다. 골다공증은 노인과 폐경 후 여성에게서 발생빈도가 높으며, 특히 노인들은 일상생활에서 흔히 경험하는 가벼운 충격에도 쉽게 골절이 되는 경향이 있습니다.

골다공증의 예방과 치료는 충분한 칼슘 섭취와 밀접한 연관이 있으므로 칼슘 고함량 식품을 자주 섭취하고, 칼슘의 흡수와 이용을 증진시키는 요인 및 저해시키는 요인을 파악하는 것이 중요합니다.

충분한 칼슘 섭취와 더불어 올바른 방향으로 생활습관이 개선되면 골질량 및 골밀도 감소, 골절 발생을 예방할 수 있습니다.

● 충분한 칼슘을 섭취합니다

우리나라 정상 노인의 1일 칼슘 권장섭취량은 700~800mg이며, 폐경 후 여성이나 골다공증 환자의 경우에는 1일 1,500mg 정도의 칼슘 섭취가 권장됩니다. 특히 칼슘은 우리나라 식생활에서 가장 결핍되기 쉬운 영양소이므로 칼슘이 많이 함유된 식품을 위주로 식사를 구성하는 것이 중요합니다. 일반적으로 칼슘은 우유와 유제품에 가장 많이 함유되어 있으며 이 밖에도 뼈째 먹는 생선류, 해조류, 두류, 곡류, 녹색 채소류 등에 많이 함유되어 있습니다.

● 비타민 D의 섭취가 중요합니다

비타민 D는 칼슘의 체내 흡수 및 이용을 도우므로 비타민 D가 풍부한 생선류, 난황, 표고버섯 등을 고르게 섭취합니다. 또한, 일광욕을 통해서도 체내에서 비타민 D가 생성되므로 가능하다면 하루 한 시간 정도 일광욕하는 것을 권장합니다.

● 짠 음식 섭취에 주의합니다

염분(나트륨)이 많은 음식을 섭취할 경우 신장에서 소변으로 배설하는 칼슘의 양이 증가하게 됩니다. 칼슘의 배설이 많아져 체내 칼슘이 부족해지면 뼈로부터 칼슘이 빠져나오게 되어 골다공증을 유발할 수 있습니다.

● 카페인과 알코올 섭취를 제한합니다

카페인은 신장과 장을 통한 칼슘 배설을 촉진시키므로 커피는 하루 2잔 이하로 조절합니다. 과다한 알코올 섭취 또한 뼈의 생성을 억제하고, 칼슘의 흡수 저해 및 배설을 증가시키므로 지나친 음주는 피하고 술을 마시는 경우라면 하루 1~2잔 이내로 조절합니다.

5 빈혈

노년기에는 골수기능의 변화, 혈액을 구성하는 영양소의 섭취 및 흡수 부족으로 빈혈이 발생할 수 있습니다. 또한 감염이나 암, 류마티스 관절염, 염증성 대장질환 등 만성질환으로 인해서도 빈혈이 유발될 수 있습니다. 우리나라 노인의 약 14%는 빈혈이 있는 것으로 조사되어 높은 유병률을 나타내고, 그 중에서도 철 결핍성 빈혈이 많은 것으로 나타났습니다. 노인의 식사 특성상 철분이 풍부한 육류와 신선한 채소에 대한 선호도가 낮다는 점은 철 결핍성 빈혈의 원인 중 하나입니다.

철 결핍성 빈혈은 철의 충분한 섭취뿐만 아니라 열량, 단백질, 무기질, 비타민 등을 적절히 섭취하는 것이 매우 중요합니다. 특히 철의 흡수를 높이기 위해서 과일, 야채 등을 통해 비타민 C를 충분히 섭취하는 것이 좋습니다.

노년기에는 비타민 B_{12}의 흡수가 감소하고 혈중 농도가 감소하는 경향이 있어 비타민 B_{12}의 부족으로 인한 거대적 아구성 빈혈이 발생할 가능성이 있습니다. 따라서 이를 예방하기 위해 다음에 제시된 사항을 준수하고, 육류나 간 등에 많이 포함되어 있는 비타민 B_{12}를 충분히 섭취하여야 합니다.

◉ 다양한 식품을 골고루 섭취합니다

혈액 생성에는 거의 모든 영양소가 관여하므로 충분한 열량, 단백질, 무기질, 비타민을 섭취하기 위해 다양한 식품을 골고루 섭취합니다. 또한, 끼니를 거르지 않고 규칙적으로 식사하도록 합니다.

◉ 철분이 풍부한 식품을 섭취합니다

철분이 풍부한 식품(쇠고기, 닭고기, 간, 어패류, 두부, 달걀)을 매끼 한두 가지 이상 섭취하도록 합니다. 특히 육류, 가금류, 생선류 등 동물성 식품에 포함된 헴철은 비헴철에 비해 흡수율이 높습니다.

◉ 철의 흡수를 높이기 위해 비타민 C를 적절히 섭취하여야 합니다

비타민 C는 철분을 철 이온으로 바꾸어 흡수율을 높이므로, 비타민 C가 풍부한 야채와 과일을 충분히 섭취하는 것이 좋습니다. 식사 후에 비타민 C가 풍부한- 오렌지 주스 등과 함께 철분제를 복용하는 경우 철분의 흡수율을 증가시킬 수 있습니다.

◉ 식사와 함께 차나 커피를 과다하게 섭취하지 않도록 합니다

커피, 녹차, 홍차 등에 함유된 탄닌(tannin)은 철의 흡수를 저해하므로 식후 1시간 이내에 차나 커피를 마시지 않도록 합니다.

권장식품과 제한식품

권장식품			제한식품
양질의 단백질 식품	철분이 많은 식품	비타민 C가 많은 식품	
달걀 우유 및 유제품 육류 어패류	육식동물의 간, 콩팥 육류, 난황 생선, 조개류 강낭콩, 견과 녹황색 채소 당밀	감귤류, 딸기 키위, 자몽 오렌지, 레몬 브로콜리, 파슬리 고추, 양배추 무청, 시금치	커피 홍차 녹차

6 치매

치매의 일반적인 영양 관리의 목표는 적절한 체중 및 영양 상태를 유지하고, 치매의 악화를 최소화하는 것입니다. 적절한 영양 상태 유지를 위해 충분한 단백질과 열량을 공급하여야 하며 비타민, 무기질의 적절한 섭취를 위해 다양한 식품을 골고루 섭취해야 합니다. 특히 세포의 산화를 방지하는 것으로 알려진 비타민 C, E 등 항산화 물질 및 섬유소의 적절한 섭취를 위해 채소와 과일을 충분히 섭취하는 것은 치매의 예방 및 치료에 도움이 될 수 있습니다.

◯ 치매 환자의 상황에 따른 열량 조절이 필요합니다

치매로 인해 활동량의 변화나 체중 증감이 있는 경우, 상황에 따른 열량 섭취 조정이 필요합니다. 즉 활동량이 증가하거나 체중이 감소하는 경우 열량 밀도가 높은 음식을 제공해야 하며, 활동량이 감소하거나 체중이 증가하는 경우 적정 체중 유지를 위해 식사 섭취량을 줄여야 합니다. 또한, 갈증 호소가 없더라도 충분한 수분 공급을 위해 물이나 음료 등을 하루 6~8컵 정도 공급하도록 합니다.

◯ 치매 환자는 주변에서 식사를 도와주어야 합니다

치매 노인의 가장 큰 식사 문제는 기억력, 판단력 및 운동기능의 저하로 인해 혼자 식사를 준비하거나 섭취하기 어렵다는 점입니다. 식사를 한 사실을 잊고 두 번 식사를 하거나 음식을 삼키지 않고 물고 있거나 거부하는 경우도 있으며, 음식이 아닌 것을 입에 넣거나 먹기도 합니다. 또한, 뇌의 식욕 중추 및 감각기관에도 장애가 발생해 단 음식, 짠 음식, 기호에 맞는 음식만 섭취하여 영양 불균형이 초래될 수 있습니다. 대부분의 치매 노인은 연하곤란이 발생할 수 있으며 이로 인해 식사량이 감소하여 영양 결핍이 초래될 수 있으므로 상태에 따라 경관 영양을 공급하거나 형태나 점도가 조절된 식사가 필요할 수 있습니다.

치매 노인의 식사 문제와 대처방안

식사 문제	대처방안
식사량이 감소하는 경우	• 소량씩 자주 식사를 제공합니다. • 열량이 높고 영양이 풍부한 음식을 제공합니다. • 하루 중 상태가 가장 양호할 때나 먹고 싶어할 때 중점적으로 섭취합니다. • 친근하고 좋아하는 음식 위주로 제공합니다. • 밝고 안정된 분위기에서 식사하도록 합니다.
식사를 계속 요구하거나 너무 빨리 먹는 경우	• 소량씩 자주 식사를 제공합니다. • 음식을 한 가지씩 따로 제공합니다. • 관심을 다른 곳으로 돌리도록 유도합니다. • 뻥튀기나 튀밥 등 부피가 큰 음식을 제공합니다.
식사를 너무 천천히 먹는 경우	• 식사 시간을 여유 있게 줍니다. • 적절한 온도를 유지하도록 보온이 가능한 식기를 사용합니다. • 식사 속도를 모니터링하고 섭취를 격려합니다.
식사를 거부하는 경우	• 가능하면 혼자 식사하지 말고 어울려 식사할 수 있도록 합니다. • 구내염 등 치아, 잇몸의 건강 상태를 확인합니다. • 식사를 잘 하면 수시로 칭찬해줍니다.
삼키기 어려운 경우	• 음식물 삼킨 것을 확인하고 다음 음식을 줍니다. • 콩, 옥수수, 견과류, 떡 등 기도를 막을 수 있는 음식은 주지 않습니다. • 필요시 연하곤란식이나 경관 영양을 제공합니다.
잘 씹지 못하는 경우	• 부드러운 음식, 갈은 음식, 체에 거른 음식 및 액상 음식을 제공합니다. • 음식을 작게 잘라서 제공합니다. • 잘 씹도록 주의를 환기시킵니다. • 치아, 잇몸의 건강 상태를 확인하고 의치가 잘 맞는지 확인합니다.
스스로 먹지 못하는 경우	• 가능하면 스스로 식사할 수 있도록 돕습니다. • 수저를 잘 사용하지 못하는 경우 포크를 사용합니다. • 손가락으로 집어 먹을 수 있는 음식을 제공합니다.
음식을 뱉는 경우	• 씹고 삼키는 능력을 평가합니다. • 음식을 뱉지 않도록 설명합니다

5 장수를 위한 식생활

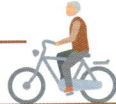

건강한 노후를 위해서는 건강한 식습관이 우선되어야 합니다. 여기에서는 세계적으로 알려진 건강식품에 대해서 알아보고 건강 기능식품에 대한 오해와 올바른 섭취방법을 알아보겠습니다.

1 세계 10대 장수식품

컬러푸드란 조화로운 식생활, 건강한 삶을 대표하는 건강식품으로 불리고 있습니다. 과일, 채소, 곡류가 가지고 있는 빨강, 노랑, 주황, 보라 등의 독특한 색깔 속에는 각각 파이토케미컬이라 불리는 식물성 생리활성물질이 들어 있어 노화를 지연시키고 고혈압, 골다공증, 암 등 각종 질환을 예방하는 것으로 알려져 있습니다. 이러한 파이토케미컬을 골고루 섭취하기 위해서는 한두 가지 종류에 치우치지 않고 다양한 색의 채소, 과일, 곡류를 하루 5회 이상 섭취하는 것이 좋습니다.

미국 시사주간지 〈타임(TIME), 2006〉은 각 나라마다 장수하는 마을에서 즐겨 먹는 건강에 좋은 식품을 선정하였으며, 그에 따른 '세계 10대 장수 식품'은 다음과 같습니다.

○ 토마토

토마토는 붉은색 식품(레드푸드)의 대표식품이며, 주요 성분으로 라이코펜(lycopene)을 함유하고 있습니다. 라이코펜은 전립선암을 비롯한 각종 암 발생 위험을 줄이는 데 도움을 줍니다. 또한, 토마토는 비타민 C가 풍부하여 감기 바이러스와 스트레스에 대한 저항력을 높여주고 다른 과일에 비해 칼로리가 낮아 다이어트 및 당뇨병 환자에게도 추천되는 식품입니다.

토마토는 생으로 먹기보다 기름과 함께 조리하는 것이 지용성인 라이코펜의 흡수율을 높일 수 있어 좋습니다.

○ 시금치

채소의 왕으로도 불리는 시금치는 베타카로틴(beta-carotine)을 많이 함유하고 있으며, 다양한 비타민이 골고루 들어있어 성장기 어린이의 발육은 물론 임산부에게도 좋은 식품으로 알려져 있습니다. 또한, 치매의 위험 인자로 알려진 호모시스테인의 농도를 낮추기 위해서는 충분한 엽산 섭취가 권장되는데, 시금치에는 이러한 엽산이 많이 들어있습니다.

시금치에 들어있는 수산은 체내 칼슘과 결합하여 신장이나 방광에 결석이 생길 수 있다고 알려져 있으나, 식사를 통해 일반적으로 먹는 분량은 안심해도 됩니다.

○ 마늘

마늘에 들어있는 알린(alliin), 알리신(allicin) 등의 성분은 살균, 항균 작용을 하여 식중독균 및 다양한 질병을 일으키는 미생물을 죽이는 효과가 있습니다. 또한, 활성 산소를 제거하는 항산화 작용을 하는 다양한 유황화합물질을 함유하고 있습니다.

마늘에 함유된 생리활성물질인 스코르디닌(scordinin) 성분은 혈중 콜레스테롤을 낮추고 혈액순환을 원활하게 하여 심혈관질환에도 이로운 것으로 알려져 있습니다.

단, 마늘은 맛이나 향이 강한 식품으로 피부나 위장에 자극을 줄 수 있으므로 주의가 필요합니다. 마늘을 익히면 영양가의 변화가 거의 없고, 마늘 특유의 매운맛이 사라지므로 먹기에 좋고 소화, 흡수율이 높아집니다.

○ 녹차

녹색 식품(그린 푸드)을 대표하는 녹차는 주성분으로 항산화 작용을 하는 폴리페놀(polyphenol)의 일종인 카테킨(catechin)을 함유하고 있으며, 이 성분은 항암효고와 혈관 건강에 이로운 기능을 하는 것으로 알려져 있습니다. 하지만 약을 복용할 때 녹차를 함께 먹으면 약효를 떨어뜨리거나 이뇨작용으로 인해 약물을 체외로 배설할 수 있고, 녹차의 카페인은 불면증을 일으킬 수 있으므로 주의가 필요합니다.

○ 레드와인

포도껍질의 보라색 색소인 안토시아닌(anthocyanin)은 강력한 항암 작용을 하는 것으로 알려져 있으며, 와인의 떫은맛을 내는 성분인 탄닌과 폴리페놀의 일종인 레스베라트롤(resveratrol)은 우리 몸에 유익한 HDL 콜레스테롤을 활성화시키고 유해한 LDL 콜레스테롤을 낮춰주어 동맥경화를 예방합니다. 하지만 와인이 좋다고 많이 마시게 되면 오히려 건강을 해치게 되므로 하루 1~2잔 정도로 적당히 섭취합니다. 암 환자의 경우는 소량의 음주라도 피하는 것이 좋습니다.

○ 견과류

호두, 잣, 아몬드, 땅콩 등의 견과류에는 리놀렌산(linolenic acid)과 같은 불포화지방산과 비타민 E가 풍부하여 콜레스테롤이 혈관 벽에 붙는 것을 막아 동맥경화를 예방하는 데 도움을 주며, 노화 억제 및 항산화 효과가 있는 것으로 알려져 있습니다. 견과류는 섬유질이 풍부하여 포만감을 주지만 열량이 높으므로 적절하게 섭취하는 것이 좋습니다.

○ 연어

연어에 다량 함유되어 있는 EPA, DHA 등의 오메가-3 지방산은 고혈압, 동맥경화 등 혈관 질환을 예방합니다. 또한 오메가-3 지방산은 염증을 감소시키기 때문에 루푸스나 류마티스 관절염 같은 자가 면역 질환에 도움이 됩니다. DHA는 기억력과 학습능력을 유지하는 효과가 있어 수험생에게 좋고, 노인성 치매에도 효과가 있는 것으로 알려져 있습니다.

오메가-3 지방산은 연어 외에도 고등어, 정어리, 참치, 꽁치 등 다른 등푸른생선에도 많이 들어있습니다.

○ 블루베리

블루베리에는 보라색을 나타내는 안토시아닌(anthocyanin) 색소가 있어 동맥경화, 심장병, 뇌졸중, 백내장을 예방하는 것으로 잘 알려져 있습니다. 블루베리는 즙이나 엑기스로 섭취하는 것보다 과실로 섭취하는 것이 바람직합니다.

○ 브로콜리

브로콜리에는 설포라판(sulforaphane), 인돌(indole) 등의 화합물이 풍부하여 폐암, 위암, 대장암, 유방암, 자궁암, 전립선암 등 암 발생 억제 효과가 있는 것으로 알려져 있으며, 비타민 C와 베타카로틴 등 항암물질도 다량 함유되어 있습니다. 또한 고혈압 위험을 낮추는 칼륨, 빈혈 예방에 도움이 되는 엽산 등도 다량 함유되어 있습니다.

○ 귀리

귀리에 많이 들어있는 베타글루칸(beta-glucan)이라는 수용성 식이 섬유소는 대장에서 담즙과 결합하여 몸 밖으로 배설되면서 해로운 콜레스테롤을 제거합니다. 또한, 포만감을 느끼게 하여 과식을 방지하고 혈당 조절에도 도움을 주며, 칼륨이 풍부하여 고혈압 및 심장병에도 효과가 있습니다.

2 건강기능식품 바로 알기

건강기능식품은 인체에 유용한 기능을 가진 원료나 성분을 사용하여 제조한 식품으로 식품의약품안전처에서 과학적 근거를 평가하여 인정받은 기능성 원료로 만든 제품을 말합니다. 모든 식품은 기능을 가지고 있고, 그 기능별로 다음과 같이 분류할 수 있습니다.

- 1차 기능 : 생명 및 건강 유지와 관련된 영양기능
- 2차 기능 : 맛, 냄새, 색 등 감각적, 기호적 기능
- 3차 기능 : 건강 유지 및 증진에 도움이 되는 생체조절 기능

건강기능식품은 3차 기능에 초점을 맞춘 제품입니다. 건강기능식품은 어떤 식품이 좋다고 알려졌다고 해서 되는 것이 아니고, 건강기능식품에 관한 규정에 따라 일정 절차를 거쳐 만들어지는 것으로

'건강기능식품'이라는 문구 또는 인증마크가 표기되어 있습니다.

건강기능식품은 의약품과 같이 질병의 직접적인 치료나 예방을 하는 것이 아니라 몸의 정상적인 기능을 유지하거나 생리기능을 활성화하여 건강을 유지하고 개선하는 것입니다. 따라서 이를 질병을 치료하는 의약품으로 오해하지 않도록 합니다.

● 건강기능식품 구매 시 확인사항

나에게 꼭 필요한 기능성인지 확인합니다

건강기능식품은 식품의약품안전처에서 인정된 기능성만 표시할 수 있으며, '영양기능 정보'를 잘 확인하여 내 몸에 알맞은 기능성을 갖춘 제품을 선택하도록 합니다.

국가에서 인정한 건강기능식품인지 확인합니다

건강기능식품 마크가 있는지 확인합니다. 식품의약품안전처에서 인정, 신고된 제품만 포장에 건강기능식품 마크가 표기되어 있습니다. 제품 앞면에 이러한 마크가 없다면 식품의약품안전처에서 인정한 것이 아닙니다. 또한 수입품의 경우, 한글로 표시되어 있지 않다면 식품의약품안전처를 거쳐 정식 수입된 것이 아닙니다.

믿을 수 있는 표시, 광고인지 확인합니다

'표시, 광고 사전 심의필 마크'를 확인합니다. 기능성을 인정받은 건강기능식품은 소비자에게 판매되기 전 제품 포장에 표시하거나 광고를 하게 되는데, 이때 표시, 광고하는 내용에 대해서는 사전 심의를 받아야 합니다.

제조 및 품질관리 기준을 준수한 제품인지 확인합니다

식품의약품안전처에서는 우수 건강기능식품 제조기준 및 품질관리기준을 준수하는 건강기능식품 제조업소를 GMP 적용업소로 지정하고 있습니다. 지정한 제조 및 품질관리기준을 준수하는 업소는 GMP 인증마크를 사용할 수 있으며, 일반 건강기능식품보다 더 믿을 수 있습니다.

● 안전한 섭취방법

섭취량을 지킵니다

건강기능식품은 일반식품과 달리 섭취량과 섭취방법이 정해져 있으므로 반드시 이를 확인하고 지켜야 합니다.

섭취 시 주의 사항을 확인합니다

원료의 특성상 취약계층(어린이, 임산·수유부, 노약자), 특정 질환자, 의약품 복용자의 경우 특히 주의가 필요한 경우가 있습니다. 건강기능식품은 의약품의 부작용 수준은 아니지만, 섭취 시 주의를 요하는 정도로 안전정보의 근거가 있거나, 근거가 없더라도 제조자가 최대한 안전하게 취약계층에게 안전 정보를 제공하는 의미에서 '섭취 시 주의 사항'이 설정되어 있습니다. 따라서 구매 전 건강기능식품 포장에 적힌 '섭취 시 주의 사항'을 확인하도록 합니다.

여러 가지 제품을 같이 섭취 시 주의하도록 합니다

건강기능식품에는 많은 성분이 포함되어 있는데 여러 제품을 동시에 섭취할 경우 우리 몸에서 각각의 성분들이 서로의 흡수를 방해하거나 화학 반응 등을 일으켜 예상하지 못한 결과를 초래할 수 있습니다.

의약품을 복용하는 경우 의사와 상담합니다

특정 질환으로 치료를 받거나 약을 복용하고 있는 사람은 섭취 전에 반드시 의사와 상담해야 합니다. 식품이나 건강기능식품을 의약품과 함께 사용하면, 경우에 따라서 의약품의 효능이 저해되거나 영양소 결핍이 나타날 수도 있습니다. 현재까지 알려진 바로는 건강기능식품과 의약품을 함께 사용했을 때 심각한 부작용이 보고된 바가 없지만 특정 질환으로 의약품을 복용하시는 분은 건강기능식품을 섭취하기 전에 반드시 의사와 상담하는 것이 좋습니다.

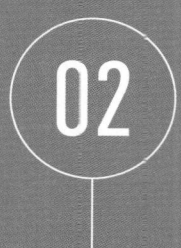

노인 건강 레시피

이선웅 (영양실)

노년기에는 바람직하지 못한 식습관으로 인해 영양 불량 상태가 되기 쉽고, 이러한 영양 불량 상태는 신체적, 정신적 기능 저하와 함께 삶의 질을 떨어뜨립니다. 평소 건강한 식사를 통한 적절한 영양소의 섭취는 어르신에게 있어 중요한 건강관리 방법이며, 가족과 함께 먹고 즐거워함으로써 노년기의 외로움과 쓸쓸함을 달래 주는 정서적 지지가 됩니다. 음식은 우리 가족을 서로 행복하게 만들어 주는 천연의 영양소입니다. 이 장에서는 생활 속에서 발생할 수 있는 여러 상황에서 건강하게 영양 섭취량을 높일 수 있는 음식 레시피를 소개합니다.

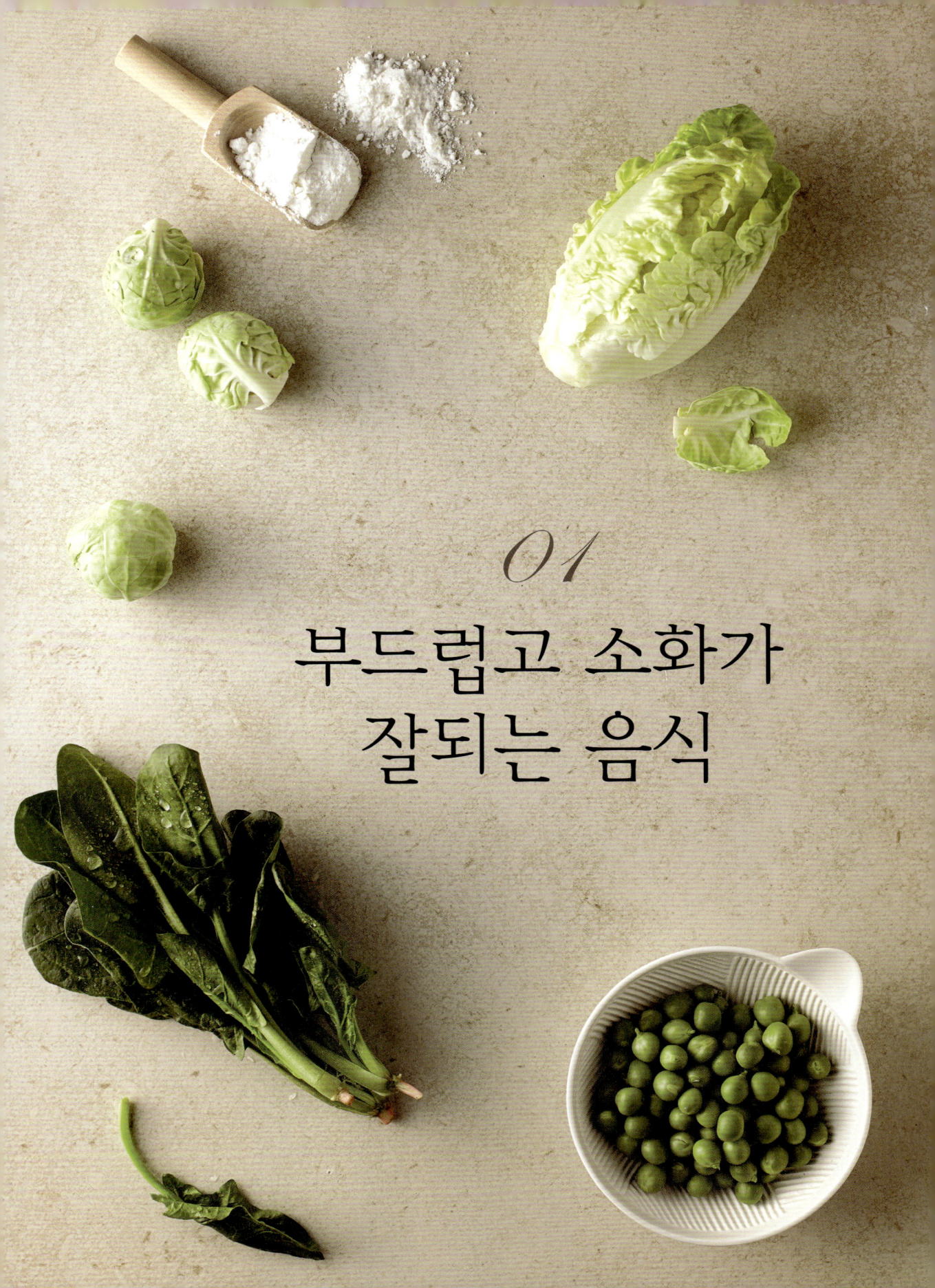

01
부드럽고 소화가 잘되는 음식

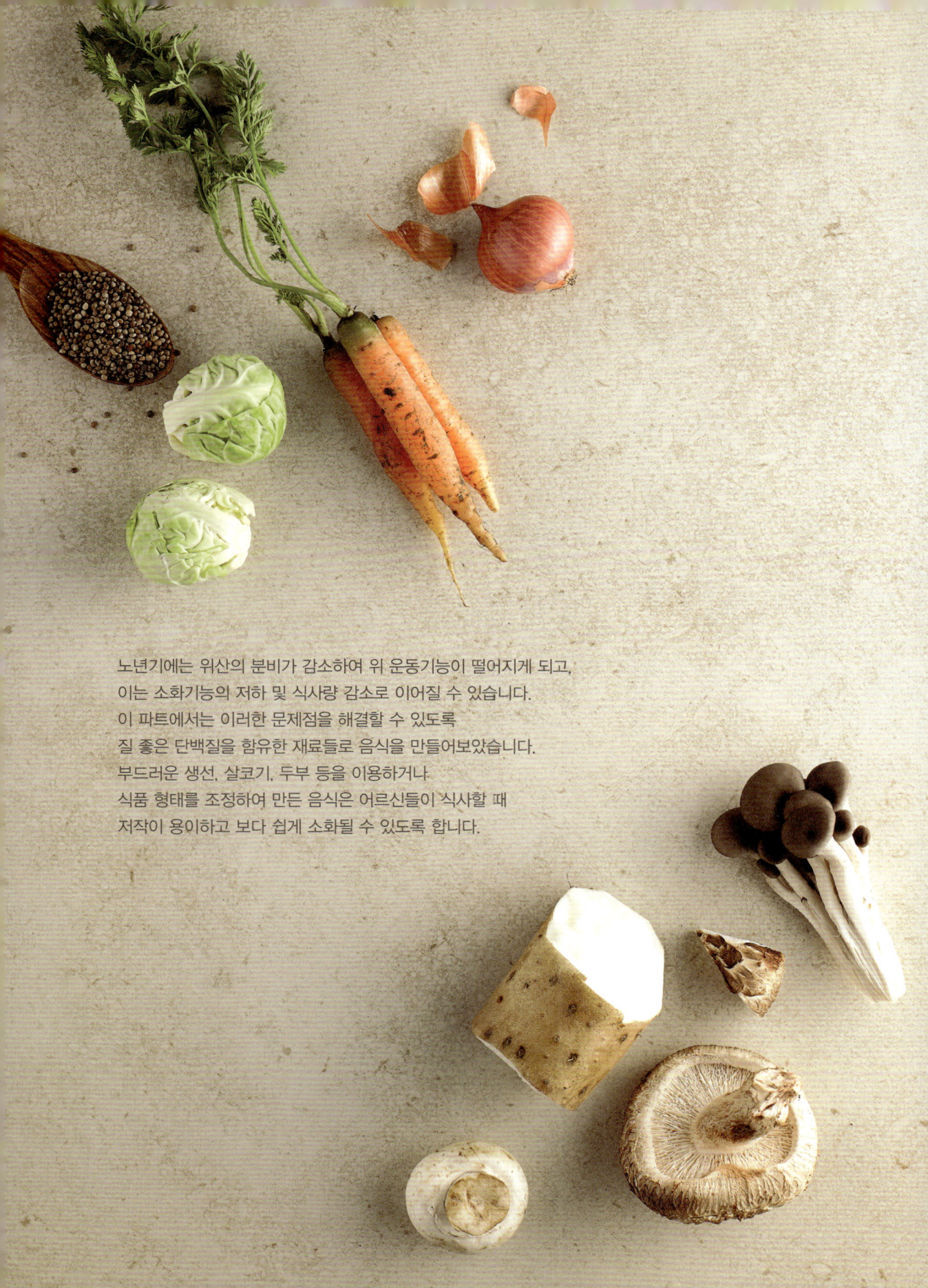

노년기에는 위산의 분비가 감소하여 위 운동기능이 떨어지게 되고,
이는 소화기능의 저하 및 식사량 감소로 이어질 수 있습니다.
이 파트에서는 이러한 문제점을 해결할 수 있도록
질 좋은 단백질을 함유한 재료들로 음식을 만들어보았습니다.
부드러운 생선, 살코기, 두부 등을 이용하거나
식품 형태를 조정하여 만든 음식은 어르신들이 식사할 때
저작이 용이하고 보다 쉽게 소화될 수 있도록 합니다.

모시조개콩탕

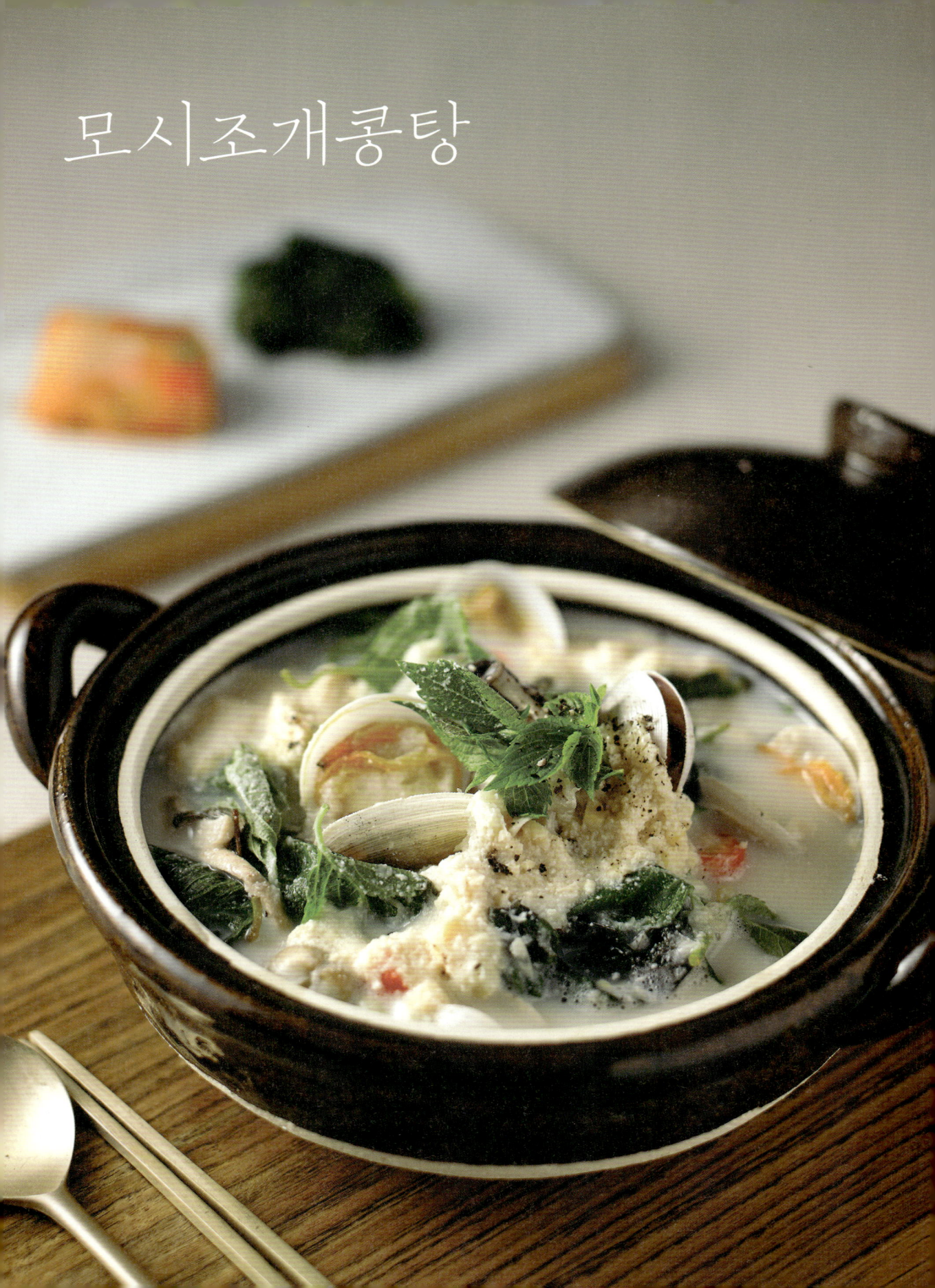

비지 특유의 식감을 좋아하시는 어르신들이 많아 백태와 모시조개를 이용하여 영양가를 높이고, 불린 노란콩을 갈아서 소화가 잘되는 콩탕을 만들어 보았습니다. 일반적으로 검은콩이 영양가가 높은 것으로 알고 있지만 노란콩 또한 양질의 단백질과 지방, 비타민, 칼슘 등의 미네랄이 풍부합니다. 또한, 노란콩에는 골다공증 예방을 위한 칼슘 및 여성호르몬인 에스트로겐과 유사한 역할을 하는 이소플라본이 함유되어 있어서 폐경기 여성의 골밀도를 유지하는 데 도움이 됩니다. 모시조개는 가무락 또는 가무락조개라고도 하는데, 칼로리와 지방 함량이 낮고 필수아미노산과 비타민, 철분이 풍부합니다. 모시조개콩탕은 감칠맛을 내는 호박산이 풍부한 모시조개로 시원한 국물을 만들고, 여기에 단백질이 풍부한 콩의 고소한 맛이 더해져 부드러운 식감을 느낄 수 있습니다.

재료 | 2인 기준 |

- 모시조개 200g
- 노란콩 200g
- 발아 깻잎 40g
- 느타리버섯 40g
- 홍고추 2g
- 소금/깨소금 약간

요리 만들기

1. 모시조개는 소금물에 담가 해감을 합니다.
2. 노란콩은 손질하여 30분간 물에 불린 다음, 물을 약 100cc를 넣고 곱게 갈아 줍니다.
3. 발아 깻잎은 굵은 줄기 부분을 다듬어 준비합니다.
4. 느타리버섯은 결대로 찢습니다.
5. 홍고추는 둥글게 썹니다.
6. 냄비에 50cc의 물과 2의 노란콩 물, 모시조개, 발아 깻잎, 느타리버섯을 넣고 중간 불로 10분간 타지 않도록 저어가며 끓인 다음 뚜껑을 닫고 약한 불로 10분간 더 뜸 들이듯이 한소끔 끓인 후 소금으로 간을 맞춥니다.
7. 그릇에 모시조개콩탕을 담고 그 위에 홍고추와 깨소금으로 장식하여 완성합니다.

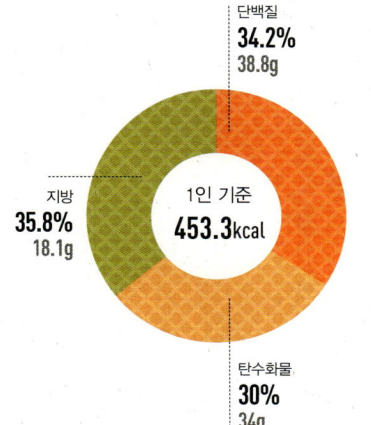

단백질 34.2% 38.8g
지방 35.8% 18.1g
탄수화물 30% 34g
1인 기준 453.3kcal

> **TIP 요리를 더욱 맛있게**
>
> ❶ 조개별로 차이는 있지만 해감을 하려면 소금물의 비율은 바다(바닷물의 염도 : 3%)와 비슷한 수준으로 물 1ℓ에 소금 2큰술로 해감을 합니다. 해감을 토하게 할 물의 분량은 조개가 살짝 잠길 정도가 되어야 합니다.
>
> ❷ 해감할 때, 검은 비닐봉지를 씌워 빛이 들어오지 않게 하면 빨리할 수 있습니다. 조개가 땅 속에 있던 습성 때문에 빨리 해감을 토하기 때문입니다.
>
> ❸ 해감을 충분히 하지 않으면 조개 안쪽에 남아 있던 이물질이 씹힐 수 있으니 충분한 시간을 두고 해감을 합니다.

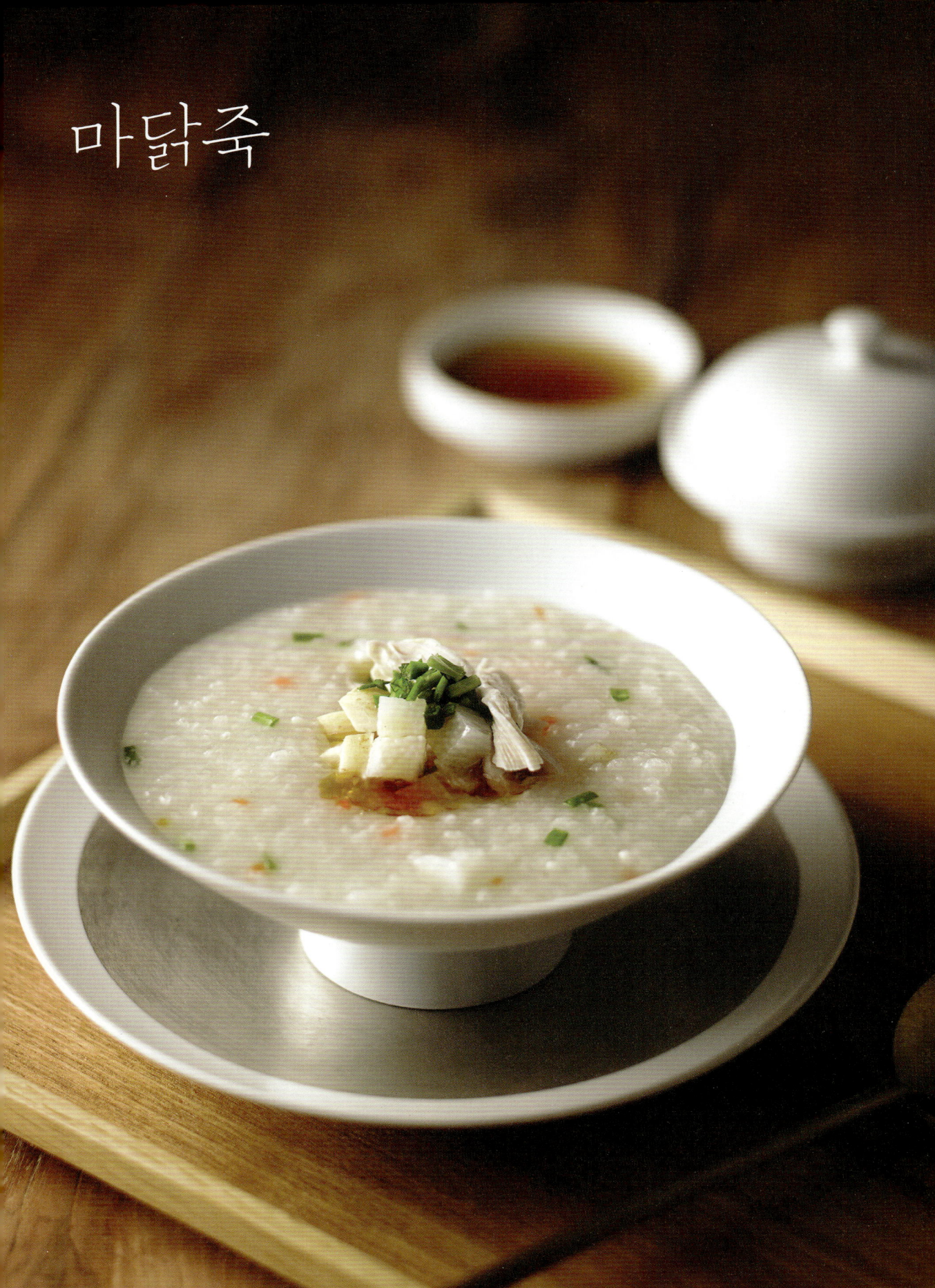

마닭죽

산에서 나는 장어라고도 불리는 마는 노화를 방지하는 생리활성물질이 함유되어 있습니다. 마의 끈적끈적한 성분인 '뮤틴'은 단백질의 흡수를 도와주는 역할을 하지만 이러한 성분이 일부 사람에게는 좋지 못한 식감을 주거나 목 넘김을 어렵게 만들 수가 있습니다. 이 경우에는 볶은 콩가루나 미숫가루를 묻혀 같이 먹으면 부드럽게 먹을 수 있습니다. 닭가슴살은 단백질이 다른 동물성 식품보다 월등히 높고 지방의 함량이 낮습니다. 어르신은 노화로 인해 근육량이 점점 감소하므로 평상시 건강한 몸을 유지하기 위해서는 양질의 단백질을 적절히 섭취하는 것이 중요합니다. 하지만 대부분의 어르신은 치아 상태가 부실하여 육류 음식을 점점 기피하기 때문에 단백질 섭취량이 저하되는 경향이 많습니다. 이를 해소하기 위해 소화 기능을 촉진하는 성분을 가진 마와 부드러운 닭가슴살로 죽을 끓여 보도록 하겠습니다.

재료 | 2인 기준 |

마 200g
닭가슴살 600g
찹쌀 200g, 인삼 40g
당근 10g, 부추 5g
참기름 20g, 소금 약간

요리 만들기

1. 찹쌀은 찬물에 불려 놓습니다.
2. 마는 껍질을 벗겨 완두콩 크기로 굵게 다진 후 끓는 물에 넣어 충분히 익을 때까지 삶습니다.
3. 인삼과 당근은 깨끗이 씻어 잘게 다지고 부추는 0.5cm 길이로 자릅니다.
4. 냄비에 물 10컵과 닭가슴살을 넣고 물이 절반가량 줄 때까지 끓인 다음, 육수는 식혀서 면 보자기로 걸러 기름기를 제거하고, 닭고기는 결대로 찢어 놓습니다.
5. 냄비에 참기름을 두르고 1의 찹쌀을 넣어 투명해질 때까지 볶다가 4의 육수를 부어 중간 불에서 약한 불로 불의 세기를 조절하면서, 죽이 바닥에 눌어붙지 않도록 저어가며 끓입니다.
6. 쌀알이 충분히 퍼지면 삶은 마와 3의 채소, 찢어 놓은 닭고기를 넣고 골고루 섞어가면서 좀 더 끓이고 소금으로 간을 맞춥니다.
7. 준비한 그릇에 죽을 담아 완성합니다.

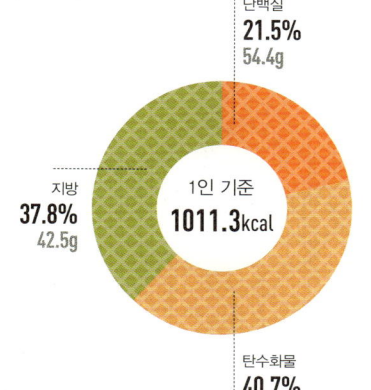

TIP 요리를 더욱 맛있게!

❶ 닭고기를 우유에 1시간 동안 담가 놓으면 비린내를 없앨 수 있으며, 육질 또한 부드러워집니다.
❷ 닭고기는 냉장육 상태로 필요한 부위를 구입하는 것이 좋습니다.
❸ 냉동 닭고기를 해동하게 되면 조리 시 육즙이 함께 빠져나가 윤기와 탄력이 떨어지고 육질이 퍽퍽해집니다.

양배추완자조림

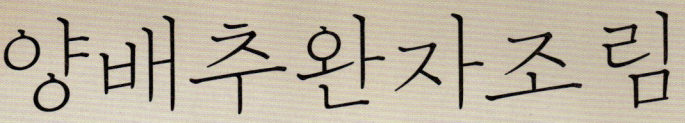

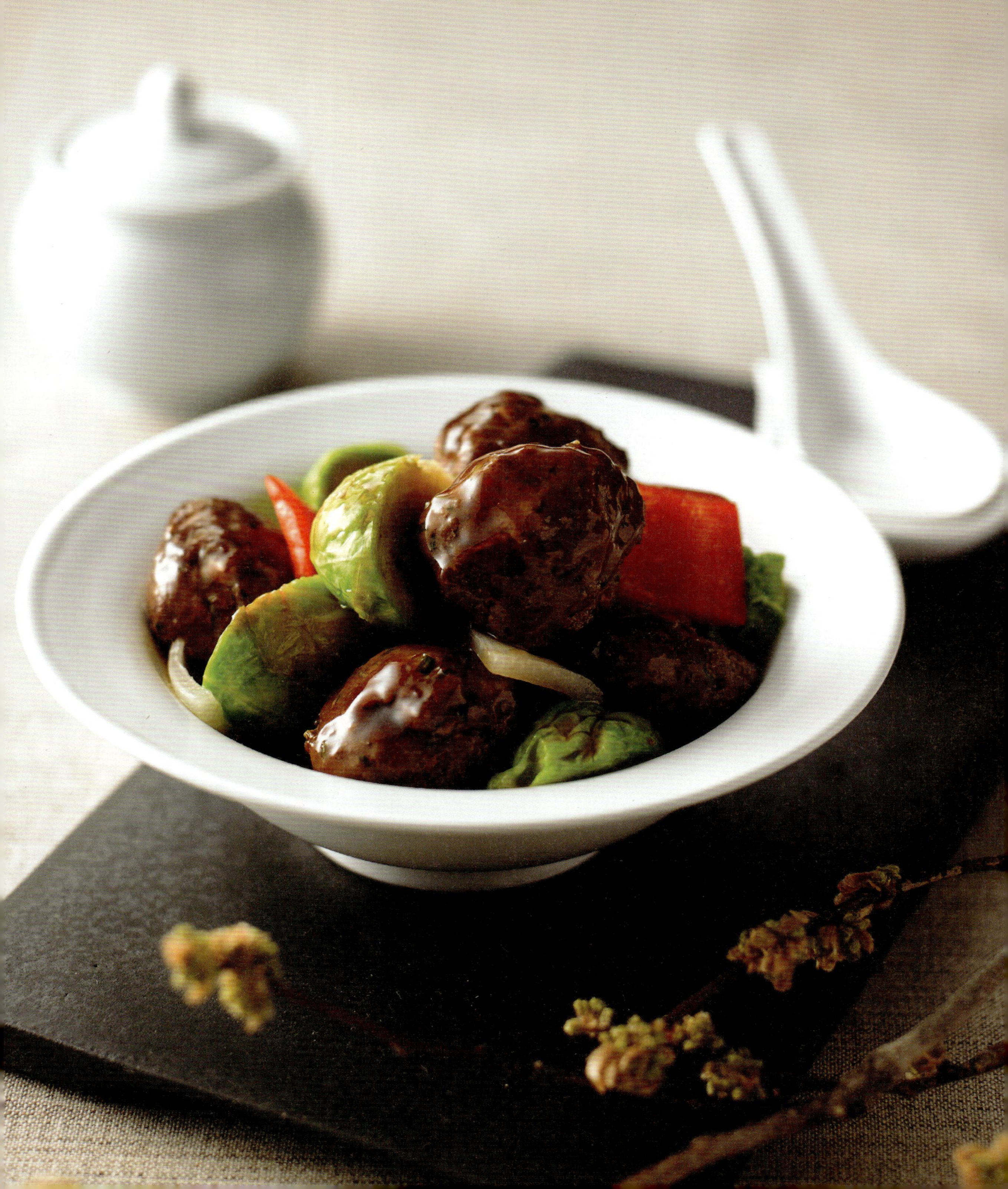

색다른 맛과 부드러운 식감을 위해서 쇠고기와 양배추를 이용한 완자조림을 만들어 보았습니다. 노년기에는 장운동 기능이 저하되어 변비가 종종 발생할 수 있는데, 이는 양배추와 같이 식이섬유가 풍부한 식품을 섭취하여 예방할 수 있습니다. 특히, 미니양배추는 일반 양배추보다 비타민이 5배나 높아 노화예방에도 도움을 줍니다. 쇠고기는 단백질과 아연, 철분, 칼슘, 마그네슘 등을 제공하는 훌륭한 영양 공급원이며 특히, 철분은 곡류나 채소에 함유된 것보다 흡수력이 훨씬 우수합니다. 양배추는 모양이 봉긋하고 윗부분은 뾰족하지 않으며 겉잎이 짙은 녹색인 것이 좋습니다. 쇠고기는 덩어리 형태보다 갈아서 조리하면 씹기 편하고 소화하기에도 용이해집니다.

재료 | 2인 기준 |

미니양배추 80g
쇠고기(간 것) 100g
당근 20g, 계란 1/2개
양파 10g, 피망 10g
실파 5g, 마늘 3g
참기름 3g
전분가루/소금 약간

굴 소스 조림장
굴 소스 30g, 참기름 1g
설탕/후추 약간

요리 만들기

1. 미니양배추 30g은 얇게 채를 썬 후, 소금물에 20분간 절인 다음 물기를 꼭 짜서 놓습니다.
2. 당근과 실파, 마늘은 곱게 다집니다.
3. 그릇에 간 쇠고기와 **1**의 미니양배추, **2**의 채소, 계란, 전분가루, 참기름, 소금을 넣고 끈죽을 치대며 골고루 섞어 한입 크기로 동그랗게 완자를 만듭니다.
4. 남은 미니양배추는 반으로 잘라 준비합니다.
5. 양파와 홍피망을 1 X 1cm 길이로 썹니다.
6. 냄비에 물, 굴 소스, 참기름, 설탕, 후추를 넣고 중간 불에서 약한 불로 조절해가며 5분 정도 조립니다.
7. 조림장이 완료되면 **3, 4, 5**의 완자와 양배추, 양파, 홍피망을 넣고 10분간 약한 불로 조려 완성합니다.

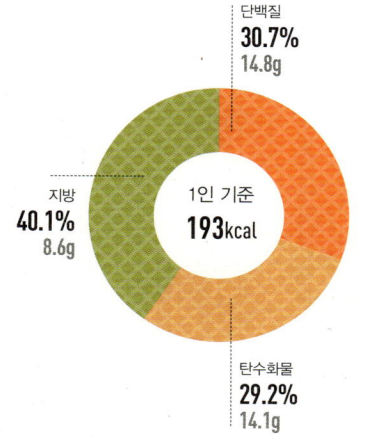

1인 기준
193kcal

단백질 30.7% 14.8g
지방 40.1% 8.6g
탄수화물 29.2% 14.1g

> **TIP** 요리를 더욱 맛있게!
> ❶ 매콤한 맛의 완자조림을 원하면 풋고추나 청양고추를 굵게 다져 넣습니다.
> ❷ 미니양배추 대신 일반 양배추나 다른 채소를 이용하셔도 됩니다.
> ❸ 조림장은 굴 소스 대신 간장이나 고추장, 케첩 등을 이용하여 색다른 완자조림으로 조리하셔도 됩니다.

동태살카레찜

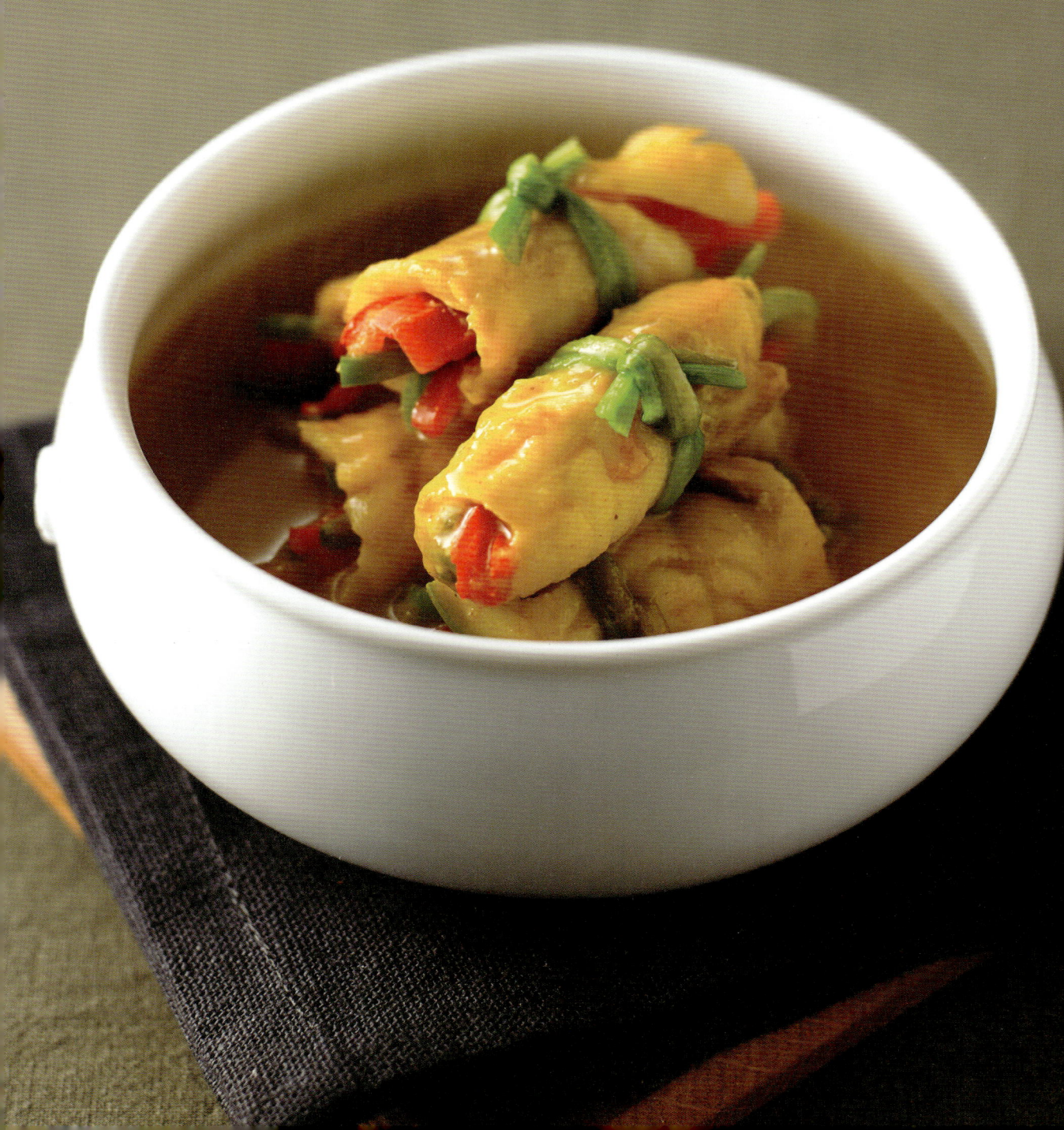

육류를 잘 섭취하지 못하는 어르신들을 위해 부드러운 식감과 소화하기 쉬운 흰살생선을 이용하여 요리를 만들어 보았습니다. 동태는 살이 희고 비린내가 나지 않으며 맛이 담백하고 깔끔하여 부담 없이 드실 수 있습니다. 또한, 동태는 콜레스테롤과 지방 함량이 낮고 메치오닌, 나이아신, 트립토판 등과 같은 필수아미노산이 풍부합니다. 동태에 함유된 필수아미노산은 우리 몸의 조직을 유지하는 데 도움이 되며, 비타민 A와 레티놀은 피부노화 방지에도 도움이 됩니다. 같이 조리되는 카레에는 노란빛을 띠게 하는 커큐민이라는 성분이 있는데 이는 노화를 방지하고 면역력을 높이는데 도움이 되는 것으로 알려졌습니다.

재료 | 2인 기준 |

- 동태포 100g
- 카레 가루 20g
- 미나리 5g
- 초록 파프리카 또는 청피망 20g
- 빨간 파프리카 20g
- 식용유/소금/후추 약간

요리 만들기

1. 동태포는 5 X 5 X 0.6cm 크기로 잘라 식용유와 소금, 후추로 밑간을 하고 10분간 재워 둡니다.
2. 미나리는 잎을 제거하고 줄기 부분만 소금물에 삶아 데칩니다.
3. 초록 파프리카와 빨간 파프리카는 0.5 X 5cm 길이로 굵게 채를 썹니다.
4. 카레 가루와 물을 1 : 1의 비율로 넣고 개어 놓습니다.
5. 밑간을 한 동태포 위에 **3**의 파프리카를 올린 다음, 동그랗게 말아 데친 미나리를 이용하여 열십자(+) 모양으로 묶습니다.
6. 냄비에 물 1컵, **4**의 카레 물, **5**의 동태살을 넣고 15분간 익힙니다.
7. 준비된 그릇에 동태살카레찜을 담아 완성합니다.

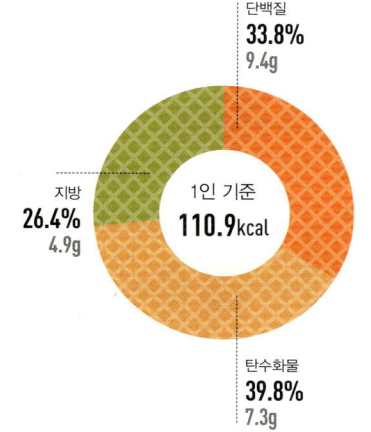

단백질 **33.8%** 9.4g
지방 **26.4%** 4.9g
1인 기준 **110.9kcal**
탄수화물 **39.8%** 7.3g

> **TIP** 요리를 더욱 맛있게!
>
> ❶ 카레 가루를 정해진 양보다 많이 넣어 카레의 간이 짠 경우에는 고구마나 우유를 넣어주면 짠맛을 조정할 수 있습니다.
>
> ❷ 카레의 매운맛이 부담스러울 경우, 사과 1/2개를 1 X 1cm 크기로 썰어 넣으면 사과의 단맛이 감돌아 개콤한 맛을 조정할 수 있습니다.

버섯두부새우젓찜

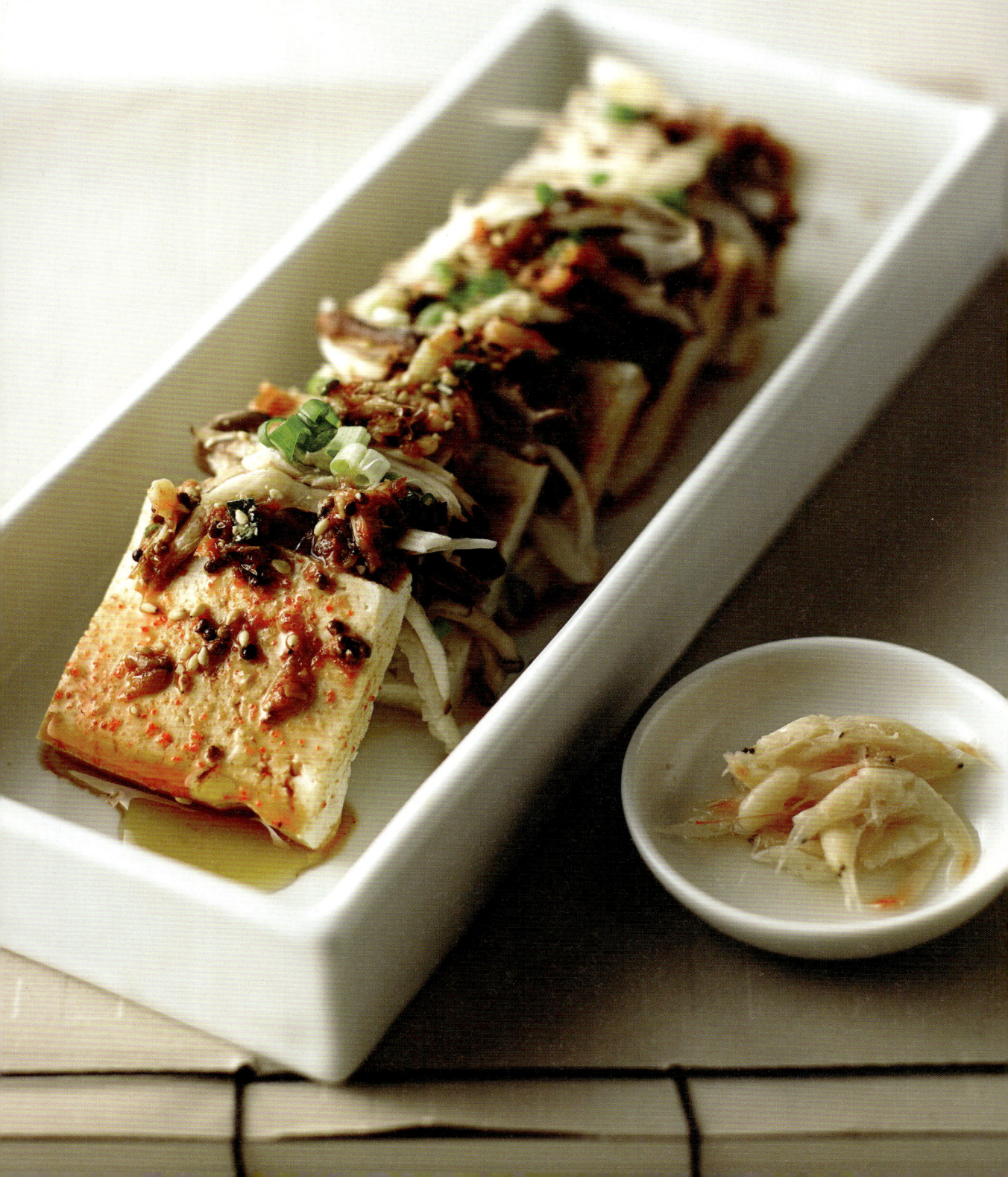

밭에서 나는 쇠고기라는 별명이 붙은 두부는 고단백 식품이며, 육류 식품보다 열량과 포화지방산, 콜레스테롤이 낮게 함유되어 있습니다. 또한, 두부는 지방 성분 중 약 80% 이상이 불포화지방산이며, 특히 리놀렌산이 많이 들어 있습니다. 불포화지방산은 콜레스테롤이 우리 몸에 축적되는 것을 억제하고 심장과 혈관을 튼튼하게 해주는 역할을 합니다. 칼슘이 풍부한 두부와 비타민 D가 많이 함유된 버섯을 같이 섭취하면 칼슘의 흡수와 대사에 도움이 되어 궁합이 좋습니다. 버섯두부새우젓찜은 비타민 D가 풍부한 버섯을 넣어 두부의 맛을 더 풍성하게 하고, 누구나 손쉽게 만들 수 있는 건강 요리입니다.

재료 |2인 기준|

느타리버섯 40g
표고버섯 15g, 두부 140g
양파 20g, 새우젓 10g
실파 1g, 마늘 3g
간장 10g
고춧가루 5g, 들깨 3g
참깨/들기름 약간

요리 만들기

1. 느타리버섯은 깨끗이 씻어 결대로 찢고, 표고버섯은 1cm 크기로 채를 썹니다.
2. 두부는 4 X 4 X 1cm 크기로 자릅니다.
3. 새우젓은 이물질을 제거합니다.
4. 양파는 곱게 채를 썰고, 실파는 송송 썰고, 마늘은 다집니다.
5. 준비한 양념장 그릇에 새우젓, 실파, 마늘, 간장, 고춧가루, 참깨, 들깨를 넣고 조림장을 만듭니다.
6. 냄비에 두부를 옆으로 켜켜이 쌓고, 그 위에 양파와 버섯을 올려준 뒤, 4의 양념장을 뿌리고 찜니다.
7. 어느 정도 익으면 들기름을 뿌리고 그릇에 담아 완성합니다.

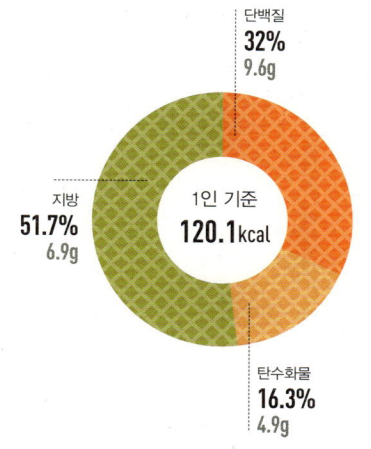

TIP 요리를 더욱 맛있게!

❶ 두부를 으깨서 국물에 넣으면 걸쭉하고 고소한 맛을 좀 더 느낄 수가 있습니다.

❷ 자른 두부에 소금을 약간 뿌려 놓으면 두부가 단단해져서 조리할 때 부서지지 않습니다.

❸ 포장된 두부를 구입할 경우는 유통기한과 보관방법대로 판매되고 있는지를 확인하고, 포장되지 않은 두부를 구입할 때에는 가급적 제조 후 24시간 이내의 것을 구입하는 것이 좋습니다.

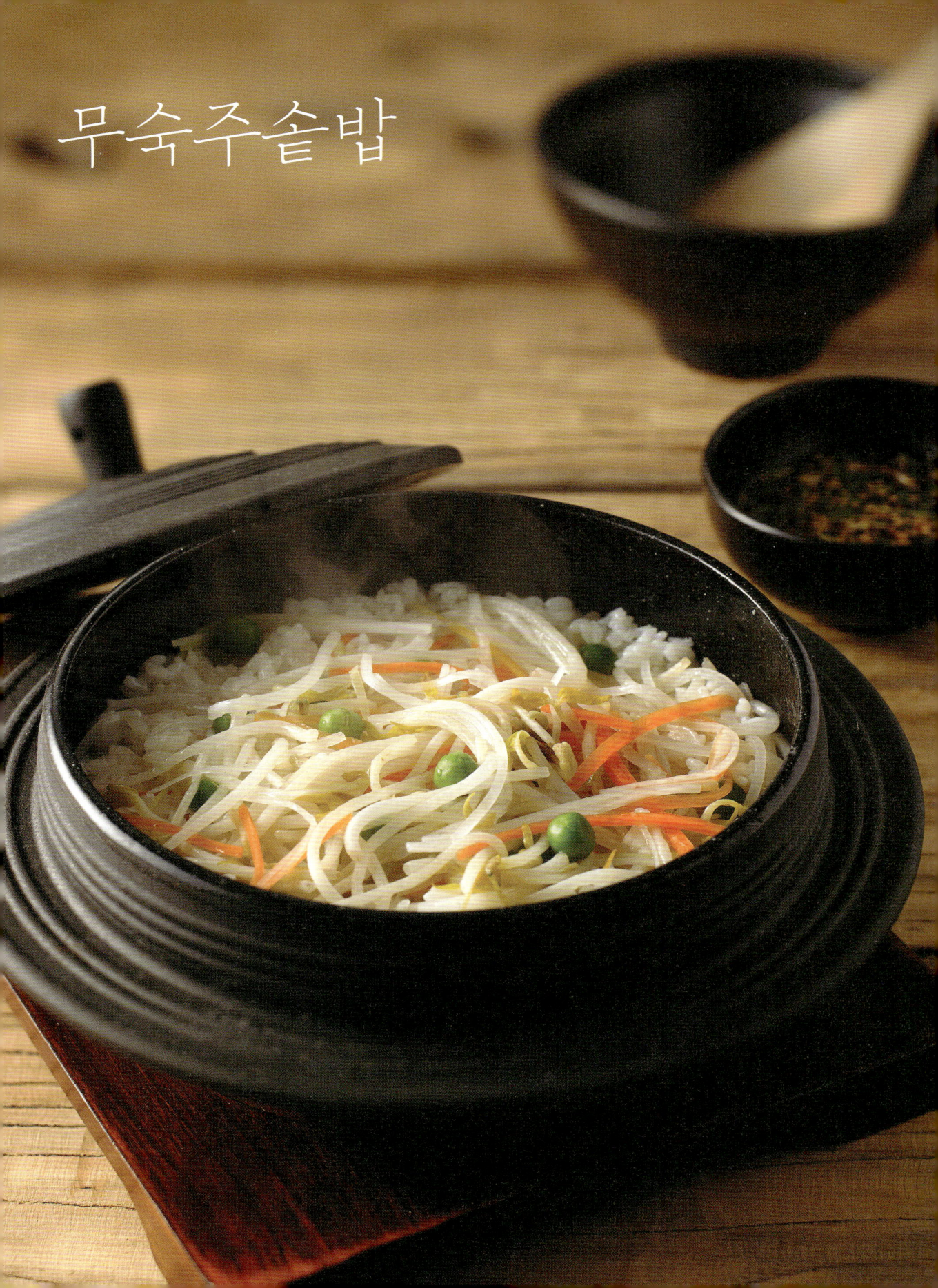

무숙주솥밥

무는 옛날부터 소화에 좋은 음식으로 여겨져 무뿐만 아니라 무청까지도 버리지 않고 즐겨 먹는 국민 채소입니다. 무에 함유된 비타민 C는 항노화 작용을 하며, 디아스타제라는 효소는 소화에 도움을 줍니다. 무청을 말려서 먹는 시래기는 겨울철에 부족하기 쉬운 비타민 C를 보충하기에 좋은 방법입니다. 무에는 수분이 약 94%, 탄수화물이 약 4.2%, 단백질이 약 1.1% 함유되어 있고, 단백질 중 라이신(Lysine)의 함량이 많아 곡류 단백질의 결점을 보충해줍니다. 이처럼 영양가 높은 무와 탄수화물의 주공급원인 쌀을 이용하여 소화에 부담되지 않는 요리를 만들어 보았습니다.

재료 | 2인 기준

무 100g, 숙주 100g
당근 20g, 완두콩 20g
쌀 240g

다시 육수
다시마 2g, 무 100g

달래 양념간장
달래 20g, 간장 20g
들기름 5g
고춧가루 1g
참깨/생수 약간

요리 만들기

1. 무는 0.5 X 5cm 길이로 채를 썹니다.
2. 숙주는 깨끗하게 손질하여 씻어 놓습니다.
3. 당근도 0.5 X 5cm 길이로 채를 썹니다.
4. 완두콩은 손질하여 놓습니다.
5. 쌀은 깨끗이 씻어 놓습니다.
6. 냄비에 다시마와 무를 넣고, 10분간 끓여 다시 육수를 만듭니다.
7. 냄비에 1~5의 재료를 넣고 6의 다시 육수로 밥을 짓습니다.
8. 달래는 다듬어서 1cm 길이로 자릅니다.
9. 달래와 간장, 들기름, 고춧가루, 참깨, 생수를 넣고 달래 양념장을 만듭니다.
10. 밥이 완성되면 달래 양념장과 함께 상차림을 합니다.

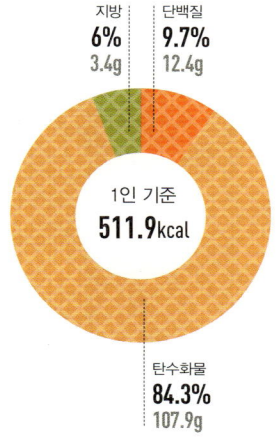

지방 6% 3.4g
단백질 9.7% 12.4g
1인 기준 511.9kcal
탄수화물 84.3% 107.9g

> **TIP** 요리를 더욱 맛있게!
> ❶ 부드러운 식감보다 쫄깃한 식감을 더 좋아하시는 경우, 무를 새끼손가락 크기로 잘라 햇빛에 3일 정도 말려 무말랭이로 밥을 지으면 더 구수한 맛과 쫄깃한 맛을 즐길 수 있습니다-.
> ❷ 무밥을 할 때는 보통 밥을 지을 때 보다 물의 양을 조금 적게 잡아서 조리합니다.
> ❸ 부추를 이용한 양념장을 만들어도 좋습니다.

감자으깸인절미

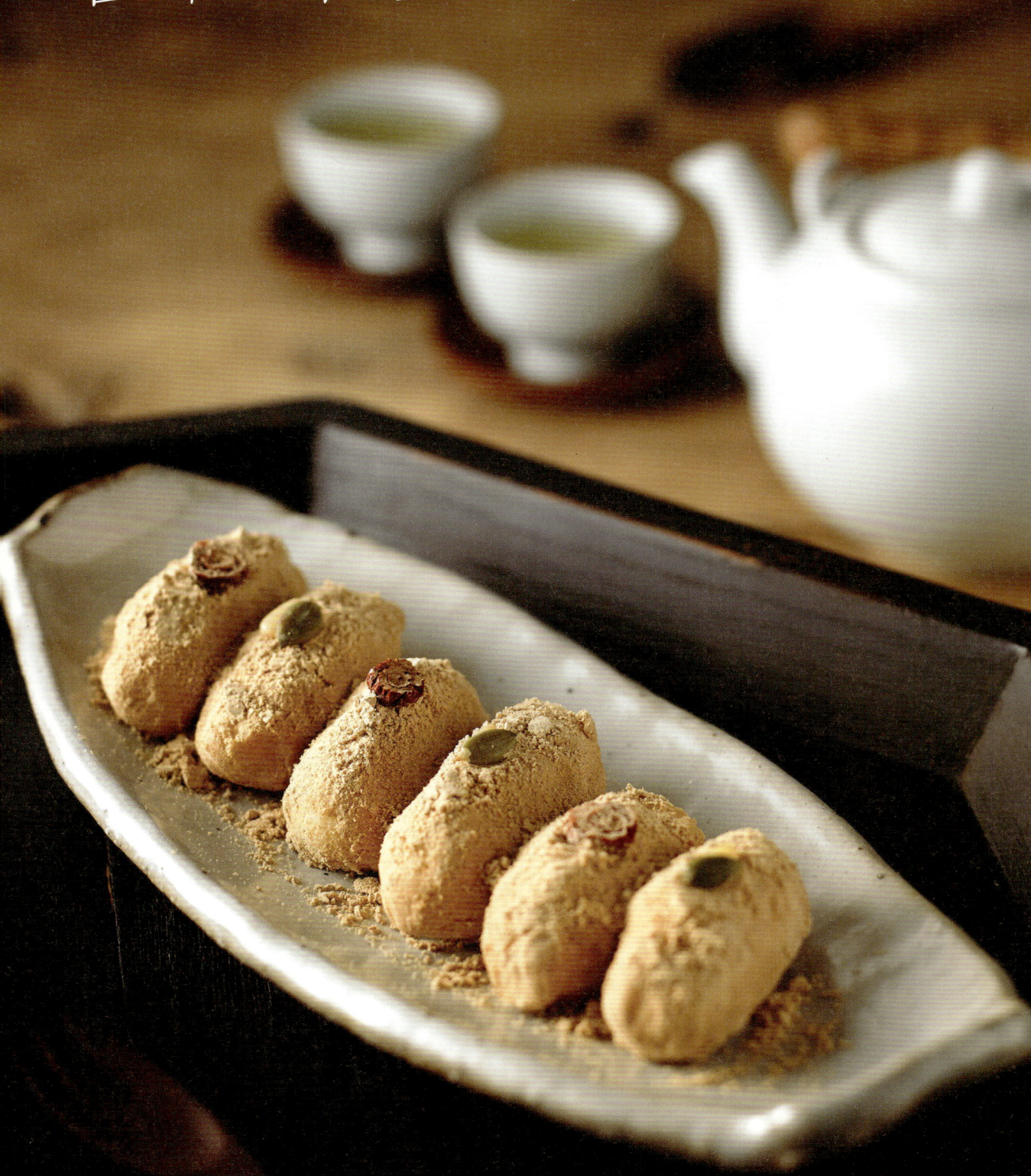

감자는 복합 당질과 필수아미노산, 비타민 C, 칼륨 등이 풍부한 식품입니다. 장수마을로 유명한 '불가리아의 훈자'와 '에콰도르의 비루카밤바' 지방 주민들의 식생활을 조사한 결과 '유카'라는 감자류를 주식으로 한다는 것이 발견되었습니다. 감자에는 항노화 효과가 있는 비타민 C가 사과보다 두 배 정도 더 많이 함유되어 있고, 다른 채소에 있는 비타민 C와는 달리 전분으로 둘러싸여 있어서 가열해도 파괴되지 않습니다. 또한, 칼륨도 풍부하여 혈압 조절에도 도움이 되는 식품이지만, 신장 질환이 있는 경우에는 섭취에 주의가 필요합니다. 포실포실한 감자를 이용하여 부드럽고 소화가 잘되는 인절미는 집에서도 손쉽게 만들 수 있습니다.

재료 | 2인 기준 |

감자 200g
찹쌀가루 100g
볶음 콩가루 40g
소금/설탕/대추/호박씨 약간

요리 만들기

1. 감자는 껍질을 제거하여 1/2로 잘라 놓습니다.
2. 찜기에 베보자기를 깔고 감자 위에 찹쌀가루를 흩뿌려 버무린 후 15분간 찝니다.
3. 찜기에서 감자떡을 꺼내어 접시에 놓고 주걱으로 으깨가며 감자와 찹쌀이 잘 엉기게 합니다.
4. 3의 감자떡에 소금, 설탕으로 간을 하고 적당한 크기로 떼어내어 주먹을 쥐듯 가볍게 한두 번 잡아서 모양을 잡아준 뒤 볶음 콩가루를 묻혀 먹기 좋은 크기로 자릅니다.
5. 4를 접시에 담고 대추와 호박씨로 장식하여 완성합니다.

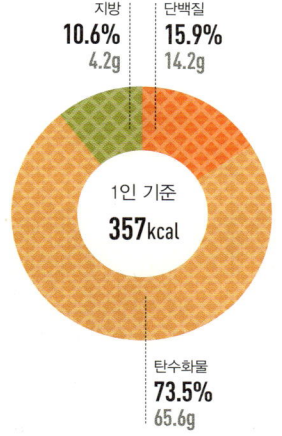

지방 10.6% 4.2g
단백질 15.9% 14.2g
1인 기준 357kcal
탄수화물 73.5% 65.6g

> **TIP 요리를 더욱 맛있게!**
> ❶ 감자의 싹과 녹색 표면에는 솔라닌이라는 독이 있으므로 잘라내고 조리합니다.
> ❷ 감자를 보관하는 상자에 사과를 같이 보관하면 감자의 발아를 억제하는 에틸렌이 생성되어 감자의 발아를 방지할 수 있습니다.

가지고기숙회

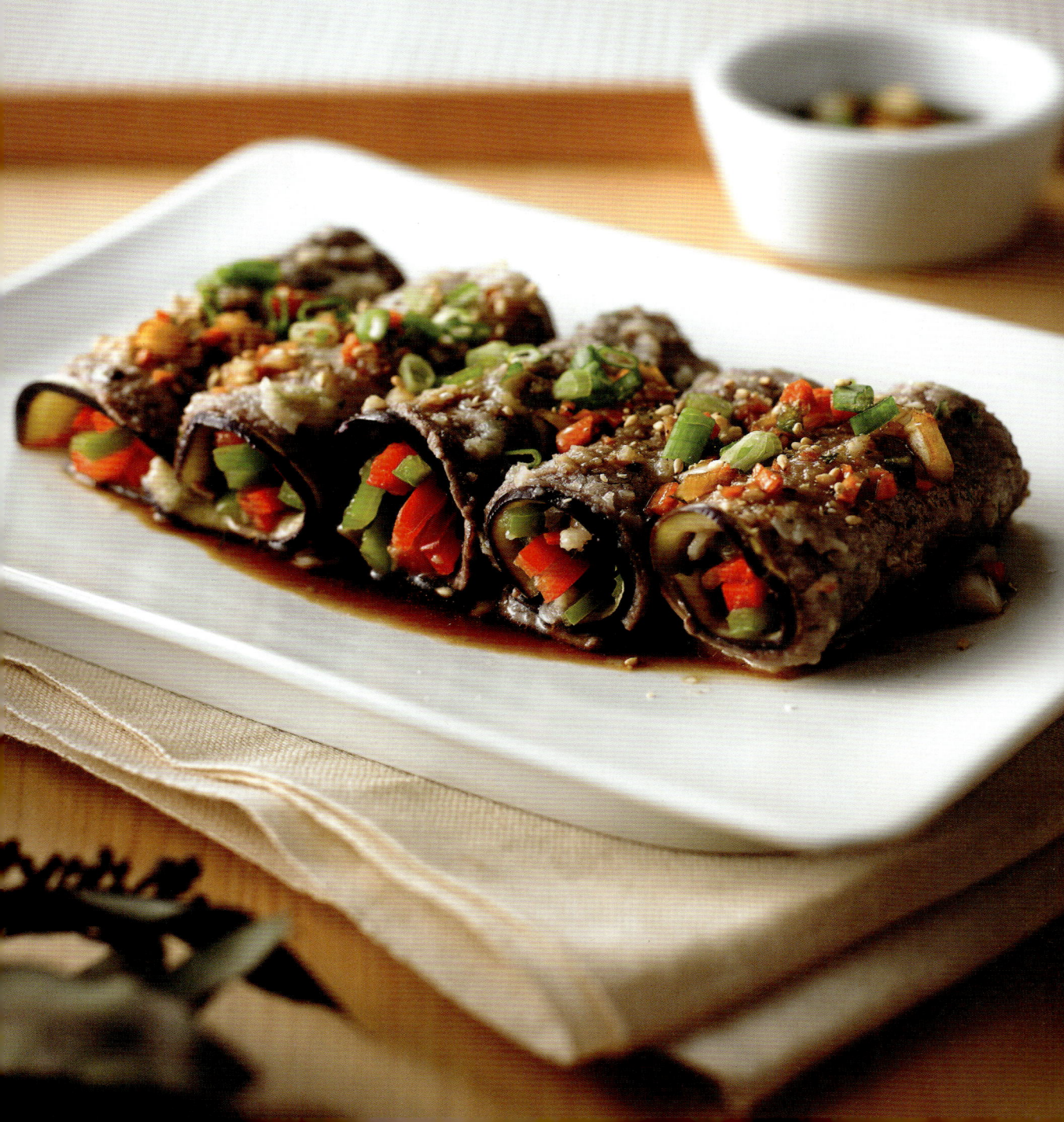

베타카로틴과 안토시아닌, 비타민 C 등 항산화 물질이 많이 함유된 가지는 가지나물, 가지김치와 같이 가지 하나만으로 조리하는 것이 일반적입니다. 여기에서는 가지와 쇠고기를 활용하여 단백질과 식이섬유를 같이 보충할 수 있는 요리를 만들어 보았습니다. 쇠고기는 일반 불고기나 덩어리 형태보다 아주 얇게 자른 샤브용으로 조리하는 것이 어르신의 음식 저작과 소화에 도움이 됩니다. 가지고기숙회는 식감이 부드러워 목 넘김이 편하고, 가지에 함유된 식이섬유는 장운동을 활발하게 해주기 대문에 노인성 변비에도 도움이 됩니다.

재료 | 2인 기준 |

가지 140g
쇠고기(샤브용) 80g
청피망 20g, 홍피망 20g
찹쌀가루 40g, 실파 10g
참기름 10g, 대파 5g
마늘 5g
소금/후추 약간

양념장

간장 40g, 양파 20g
당근 10g, 청양고추 3g
실파 5g, 참기름 10g
참깨 5g, 생수 약간

요리 만들기

1. 가지는 긴 모양 그대로 0.5cm 두께로 포를 떠서 소금물에 10분간 담가 놓습니다.
2. 청피망과 홍피망은 0.2 X 4cm 길이로 채를 썹니다.
3. 쇠고기에 다진 대파와 다진 마늘, 후추, 참기름을 넣고 골고루 섞어 5분간 재워 놓은 후 그 위에 찹쌀가루를 골고루 무쳐 놓습니다.
4. 접시에 3의 고기를 올리고 1의 가지를 물기를 짜서 올립니다. 그다음 청피망과 홍피망을 올려 동그랗게 말아줍니다.
5. 찜기에 10분간 쪄냅니다.
6. 양파와 당근, 청양고추 실파를 곱게 다진 다음, 간장, 참기름, 참깨, 생수를 넣어 양념장을 만듭니다.
7. 접시에 가지고기숙회를 올리고 6의 양념장과 실파를 뿌려 완성합니다.

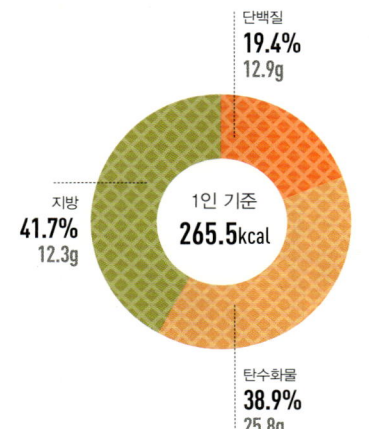

TIP 요리를 더욱 맛있게!

❶ 쇠고기를 생강즙과 다늘즙에 10분 정도 재워서 사용하면 누린내를 없앨 수 있습니다.

❷ 가지를 보관할 때 비닐봉지에 넣어 밀봉 후 냉장고에 보관하면 5일 이상 수분을 유지할 수 있어 탱탱한 가지 식감을 그대로 느낄 수 있습니다.

시금치완두오믈렛

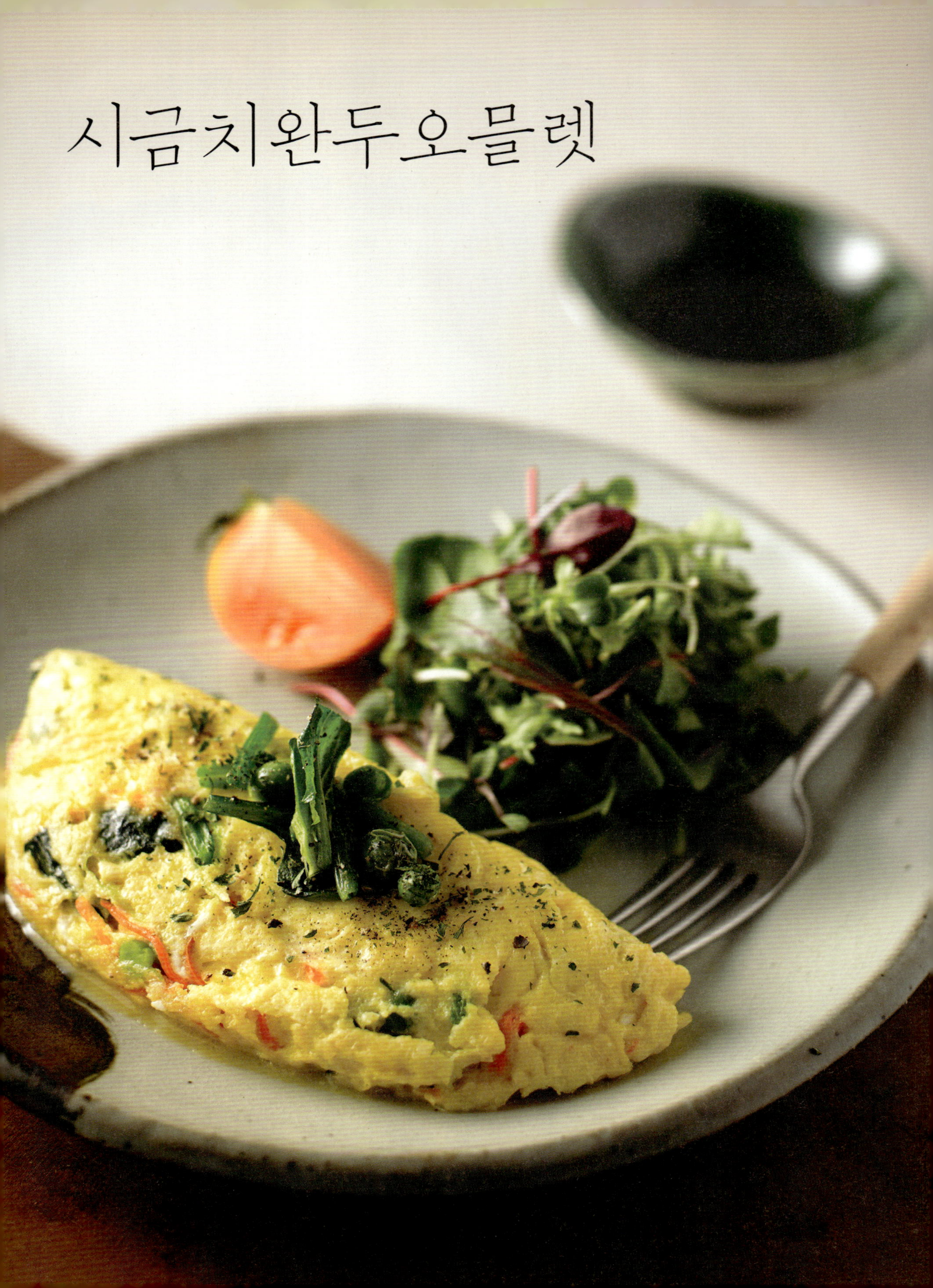

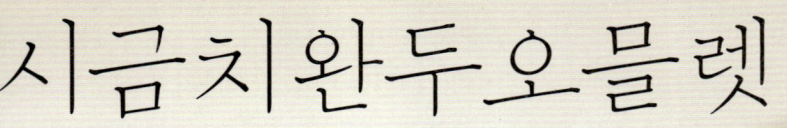

건강채소인 시금치는 철분 외에 라이신, 트립토판, 시스테인 등 다량의 필수아미노산과 비타민을 함유하고 있습니다. 특히 시금치에 함유된 철과 엽산은 빈혈을 예방하고, 뿌리의 붉은 부분에는 망간이 많아 혈액생성에도 도움을 줍니다. 또한, 시금치에는 베타카로틴이 풍부한데, 이 베타카로틴은 항산화, 항노화 작용을 하며 체내에서 비타민 A로 전환되어 시력을 보호하고 유지하는 데 도움을 줍니다. 여러 영양소를 다량 함유한 시금치를 이용하여 어르신 건강에 도움이 되는 요리를 만들어 보았습니다.

재료 | 2인 기준

계란 5개, 시금치 60g
우유 200㎖ 1/3개
완두콩 40g
당근 20g, 홍피망 10g
버터 20g, 식용유 5g
소금 약간

가니쉬

어린잎채소 20g
토마토 20g

요리 만들기

1. 시금치는 2cm 길이로 자릅니다.
2. 완두콩은 깨끗이 손질하여 씻어 놓습니다.
3. 홍피망과 당근은 0.2 X 2cm 크기로 채를 썹니다.
4. 달군 팬에 버터를 두르고 시금치, 완두콩, 홍피망, 당근을 볶아 줍니다.
5. 그릇에 분량의 계란, 우유, 소금을 넣고 섞어 계란 물을 만듭니다.
6. 달군 팬에 기름을 두르고, 계란 물을 넣습니다. 그다음 4의 볶은 채소를 올리고 반으로 접어서 오믈렛을 만듭니다.
7. 접시에 오믈렛을 담고, 토마토와 어린잎채소를 곁들여 완성합니다.

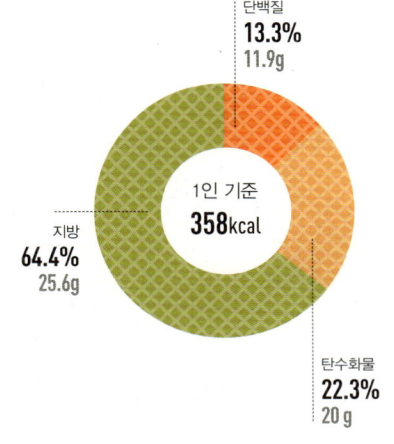

TIP 요리를 더욱 맛있게!
❶ 부드러운 식감의 오믈렛을 만들려면 계란 물을 한 번 더 체에 걸러 사용합니다.
❷ 계란 물에 카레 가루를 약간 넣으면 비린내도 잡고 색도 선명한 노란색을 띱니다.

돼지안심소스구이
& 백김치묵은지쌈

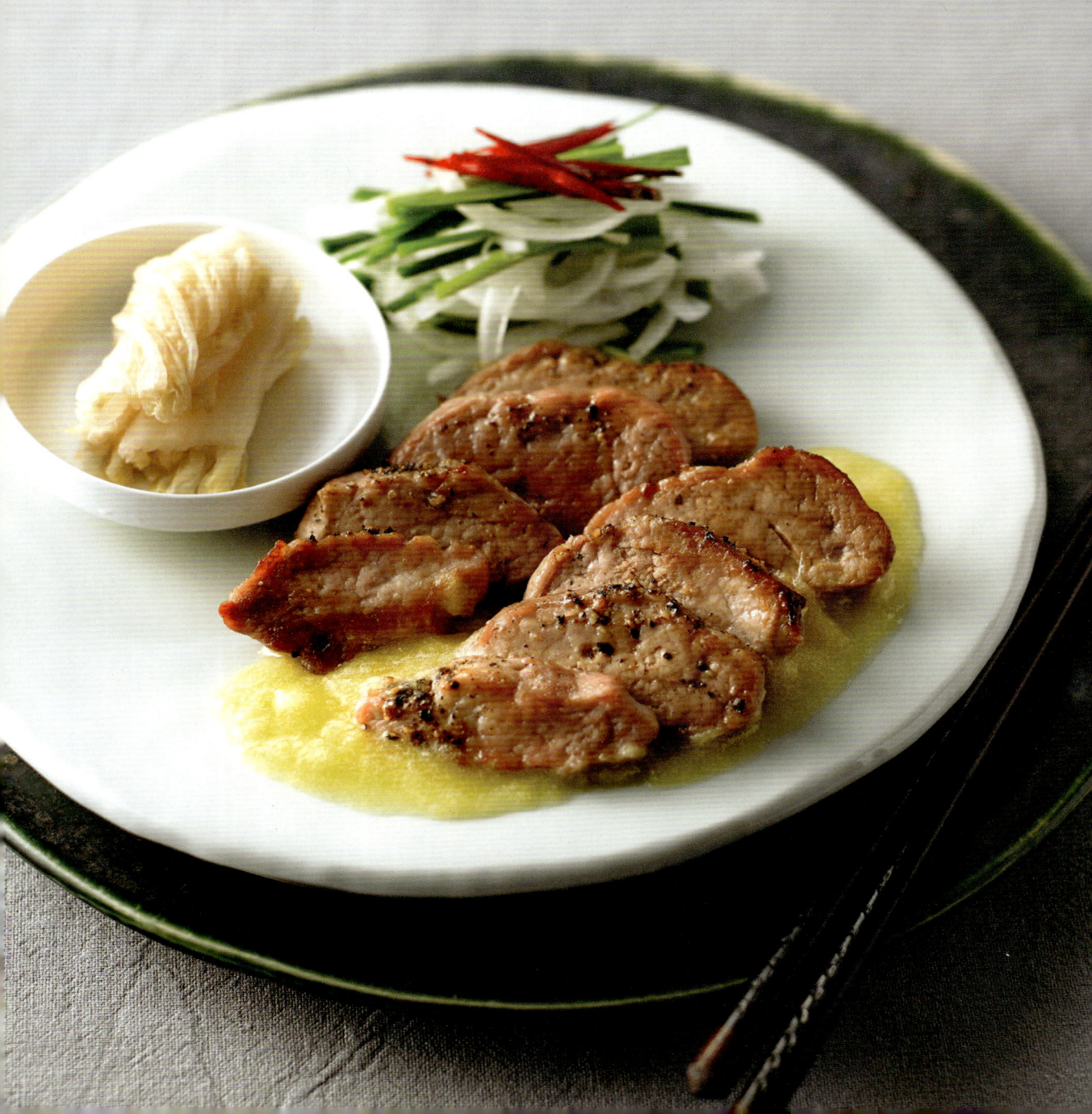

일반적으로 고기 중에서 쇠고기가 가장 으뜸이라고 생각하기 쉽지만, 사실 돼지고기도 쇠고기에 뒤지지 않는 영양 성분을 가지고 있습니다. 돼지고기는 양질의 단백질 급원 식품이며, 비타민 B_1은 쇠고기보다 10배나 더 많이 함유되어 있습니다. 비타민 B_1은 주로 곡류 섭취가 많은 우리에게 중요한 영양소로 탄수화물 대사에 관여하는 필수영양소입니다. 묵은지쌈 위에 부드러운 돼지 안심 살코기와 상큼한 채소, 과일 소스를 같이 올려 먹으면 입안 가득 고소하고 새콤달콤한 맛으로 단백질과 비타민을 함께 보충할 수 있습니다.

재료 | 2인 기준

돼지고기(안심) 100g
생강즙 10g, 마늘즙 10g
양파 30g, 부추 20g
붉은양배추 2g, 식초 5g
간장 5g, 매실액 2g
통후추/생수 약간
백김치 묵은지 60g

파인애플 소스
파인애플 50g
오렌지 20g
오렌지 주스 20g
물 녹말 5g
소금/생수 약간

요리 만들기

1. 돼지고기(안심)는 생강즙과 마늘즙에 2시간 재워 놓습니다.
2. 양파는 곱게 채를 썰고, 부추와 붉은양배추는 4cm 길이로 자릅니다.
3. 그릇에 식초, 간장, 매실액, 생수를 섞어 초간장을 만듭니다.
4. 묵은지(백김치)는 5분간 물에 담근 후 헹굽니다. 그다음 물기를 꼭 짜서 5cm 길이로 자릅니다.
5. 파인애플과 오렌지는 0.5 X 0.5cm 크기로 다집니다.
6. 냄비에 다진 파인애플과 오렌지, 오렌지 주스, 물을 넣고 2분 정도 끓인 다음 소금과 물 녹말을 넣고 1분간 더 끓입니다.
7. 돼지고기는 예열한 오븐을 사용하여 180℃에서 15분간 구워 30분간 식힌 후 0.7cm 두께로 자릅니다.
8. 양파, 부추, 붉은양배추를 3의 간장 소스에 무칩니다.
9. 접시에 구운 돼지고기를 올리고, 옆에 8의 양파와 부추, 4의 묵은지를 세팅한 다음 구운 돼지 고기 위에 6의 파인애플 소스와 통후추를 뿌려 완성합니다.

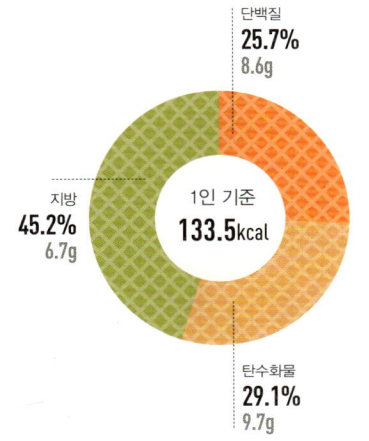

TIP 요리를 더욱 맛있게!
돼지고기는 지방과 살코기의 비율과 분포 등에 따라 1+, 1, 2, 등외로 축산물등급제의 등급으로 나뉘게 되며, 부위별로 맛의 특징이 있어 요리 용도에 맞게 사용하는 것이 좋습니다.

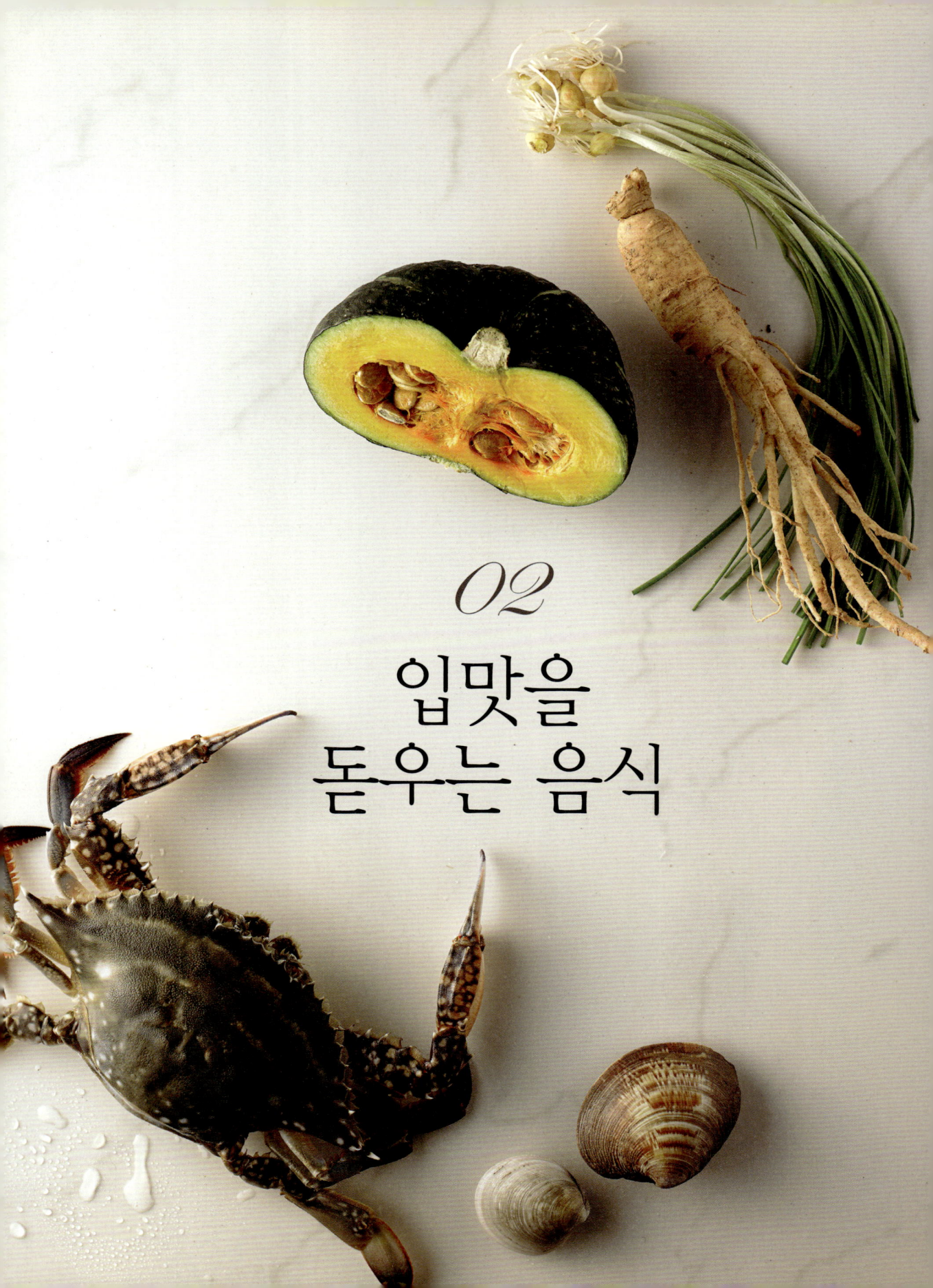

02
입맛을 돋우는 음식

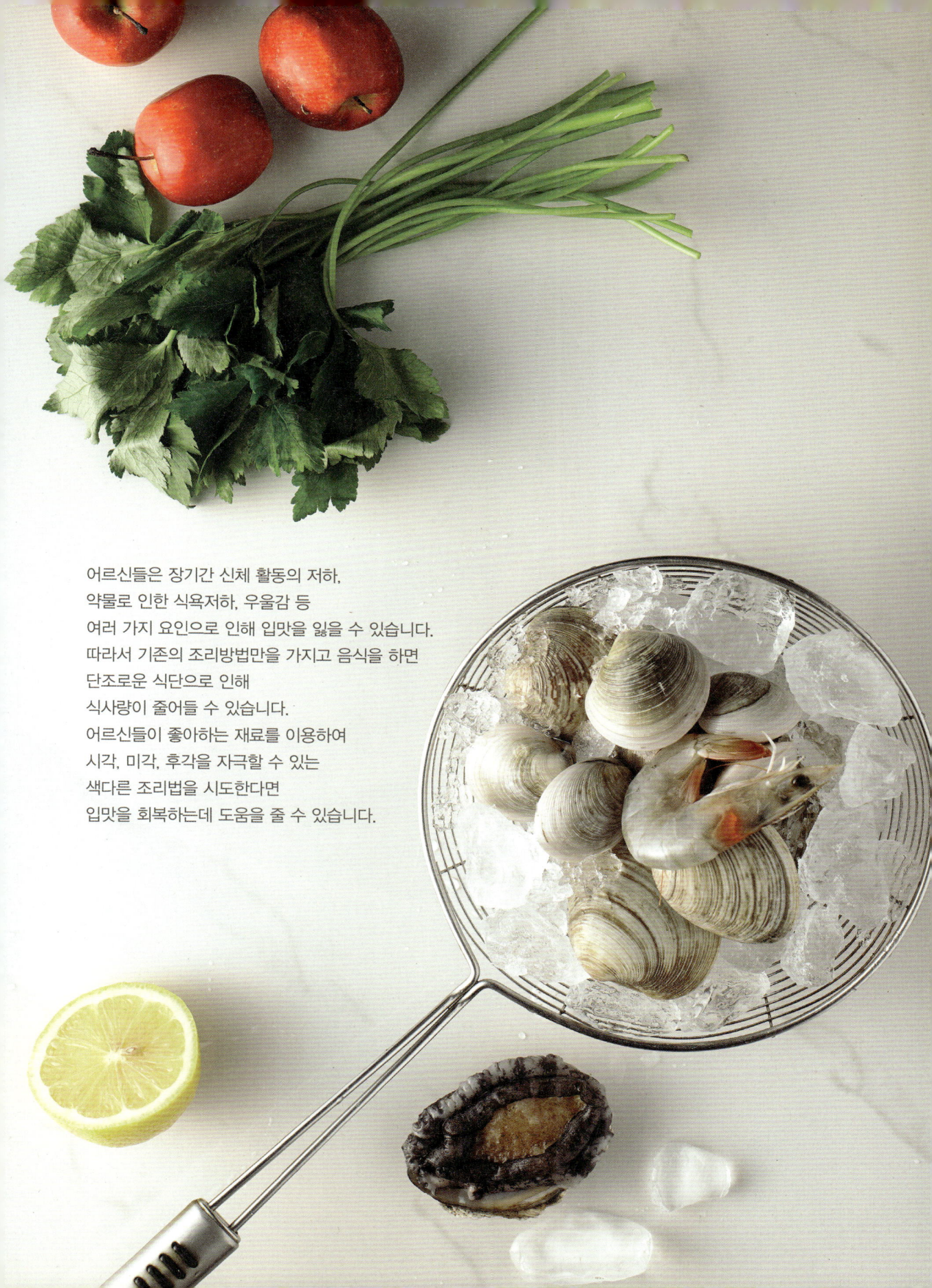

어르신들은 장기간 신체 활동의 저하,
약물로 인한 식욕저하, 우울감 등
여러 가지 요인으로 인해 입맛을 잃을 수 있습니다.
따라서 기존의 조리방법만을 가지고 음식을 하면
단조로운 식단으로 인해
식사량이 줄어들 수 있습니다.
어르신들이 좋아하는 재료를 이용하여
시각, 미각, 후각을 자극할 수 있는
색다른 조리법을 시도한다면
입맛을 회복하는데 도움을 줄 수 있습니다.

전복참나물비빔국수

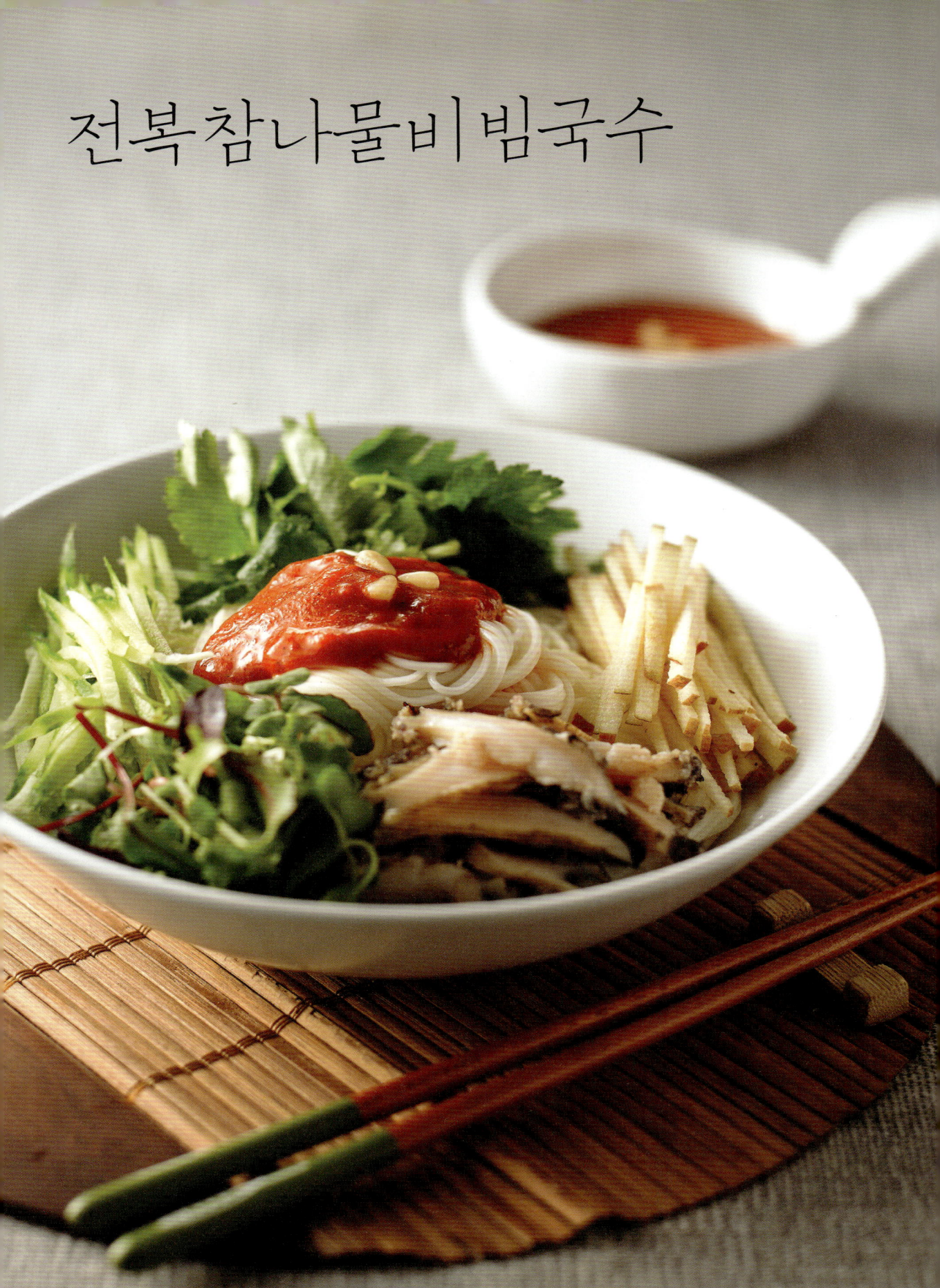

일반적으로 몸이 허약할 때, 전복죽을 끓여 먹으면 기운이 난다고 하여 예로부터 전복은 보양식으로 많이 이용하였습니다. 바다의 산삼이라고 불리는 전복은 다른 어패류보다 지방이 적고, 단백질을 비롯하여 인, 철, 요오드, 칼슘 등 여러 영양소가 함유되어 있습니다. 참나물에는 비타민 A와 베타카로틴, 엽산, 칼륨이 풍부하게 들어 있어 시력보호와 면역력을 높이는데 도움을 줍니다. 보양식품인 전복과 독특한 향을 가지고 있는 참나물을 이용하여 어르신들의 떨어진 입맛을 돋우어 줄 수 있는 비빔국수를 만들었습니다.

재료 | 2인 기준

건국수 180g, 전복 4마리
참나물 60g, 사과 40g
오이 40g
어린잎채소 20g
참기름 5g, 참깨 3g

비빔 고추장
사과 40g, 배 40g
키위 40g, 고추장 60g
다진 마늘 5g

요리 만들기

1. 전복은 내장을 제거하고 끓는 물에 살짝 데칩니다. 그다음 얼음물에 담갔다가 건져서 0.5cm 두께로 자릅니다.
2. 참나물은 여린 부분만 깨끗이 손질하여 4cm 길이로 자르고, 어린잎채소도 깨끗이 손질합니다.
3. 고명으로 올릴 사과와 오이는 깨끗이 씻어 0.5 X 4cm 길이로 채를 썹니다.
4. 비빔 고추장용 사과와 배, 키위는 0.5 X 0.5cm 크기로 다져 놓습니다.
5. 4에 고추장, 다진 마늘을 넣고 비빔 고추장을 만듭니다.
6. 냄비에 5컵의 물을 넣고 끓이다가 면을 넣어 삶은 다음, 건져서 찬물에 헹굽니다.
7. 준비된 그릇에 국수를 담고 그 위에 전복, 참나물, 사과, 오이, 어린잎채소를 고명으로 올립니다.
8. 7의 고명을 올린 국수와 비빔 고추장을 담아 완성합니다.

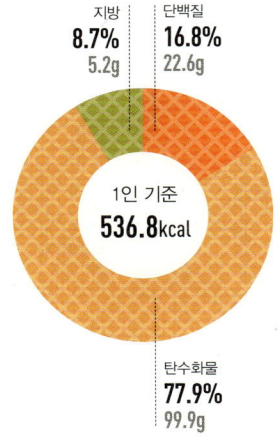

TIP 요리를 더욱 맛있게!

❶ 전복은 흐르는 물에 솔이나 수세미로 문질러 껍질 부분의 이물질을 제거하고, 숟가락의 오목한 부분으로 껍데기와 전복을 분리한 다음, 전복살과 내장을 손이나 가위를 이용해 제거합니다.

❷ 전복 껍데기는 깨끗이 닦아 냉동실에 보관하였다가 국물을 만들 때 사용하면 깊은 바다의 향을 느낄 수 있습니다.

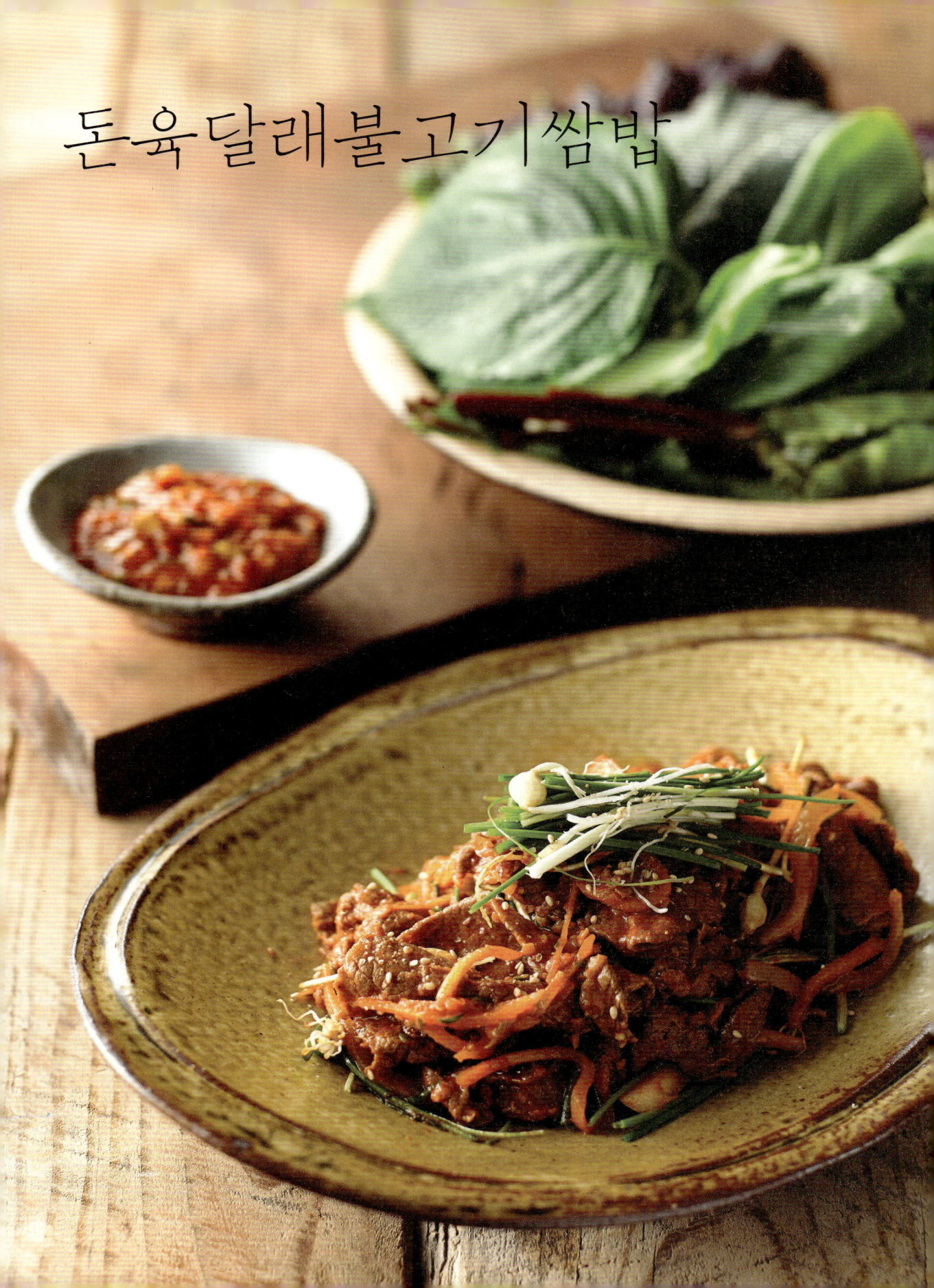

돈육달래불고기쌈밥

우리나라 식문화의 특징 중 하나인 쌈은 된장, 고추장, 간장 등 발효식품이 발전하면서부터 배춧잎이나, 김, 취나물 등의 잎채소를 넓게 펴서 싸먹는 복쌈에서 유래되었다고 합니다. 한입 가득 입을 크게 벌린 행동은 복이 덩굴째 들어온다는 느낌이 들도록 하기 위해서라고 합니다. 녹황색채소에는 비타민 A, 비타민 B군 등이 함유되어 있어 신진대사를 원활하게 합니다. 쌈 요리는 이처럼 영양소와 식이섬유가 풍부한 채소뿐만 아니라 탄수화물의 주공급원인 밥, 단백질 급원인 고기나 생선, 쌈장 등을 한입에 넣어 여러 영양소를 골고루 섭취할 수 있는 장점이 있습니다.

재료 | 2인 기준

돼지고기(불고기) 300g
양파 20g, 당근 10g
달래 10g, 고추장 20g
설탕/참기름/
다진 대파/다진 마늘/
고춧가루 약간

모듬쌈
상추 10g, 단깻잎 2g
겨자잎 5g, 청경채 10g
레드치커리 5g
비트잎 5g, 쌈케일 2g

쌈장
된장 20g, 애호박 20g
양파 10g, 표고버섯 5g
참기름 약간

요리 만들기

1. 양파와 당근은 0.5cm 두께로 채를 썰고, 달래는 깨끗이 손질하여 5cm 길이로 자릅니다.
2. 그릇에 고추장, 설탕, 참기름, 참깨, 다진 대파, 다진 마늘, 고춧가루를 넣고 양념장을 만듭니다.
3. 그릇에 돼지고기와 1의 채소, 2의 양념장을 넣고 양념이 골고루 배게 버무린 다음, 30분간 숙성시킵니다.
4. 여러 종류의 모듬쌈은 흐르는 물에 깨끗이 씻어 준비합니다.
5. 쌈장에 들어갈 어호박, 양파, 표고버섯은 0.5 X 0.5cm 크기로 썰어 놓습니다.
6. 냄비에 4의 채소와 된장, 참기름, 물을 약간 넣고 자작하게 조려 쌈장을 완성합니다.
7. 큰 접시에 돼지 불고기와 모듬쌈을 골고루 담고, 옆에 쌈장을 담아냅니다.

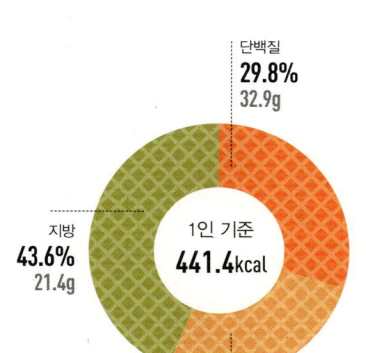

TIP 요리를 더욱 맛있게!

❶ 고추장에 오렌지, 사과, 키위, 파인애플을 다져서 넣으면 과일 쌈장을 만들 수 있습니다.

❷ 된장에 으깬 두부와 호두, 땅콩, 아몬드를 다져서 넣으면 고소한 맛의 쌈장을 만들 수 있습니다.

닭살더덕구이

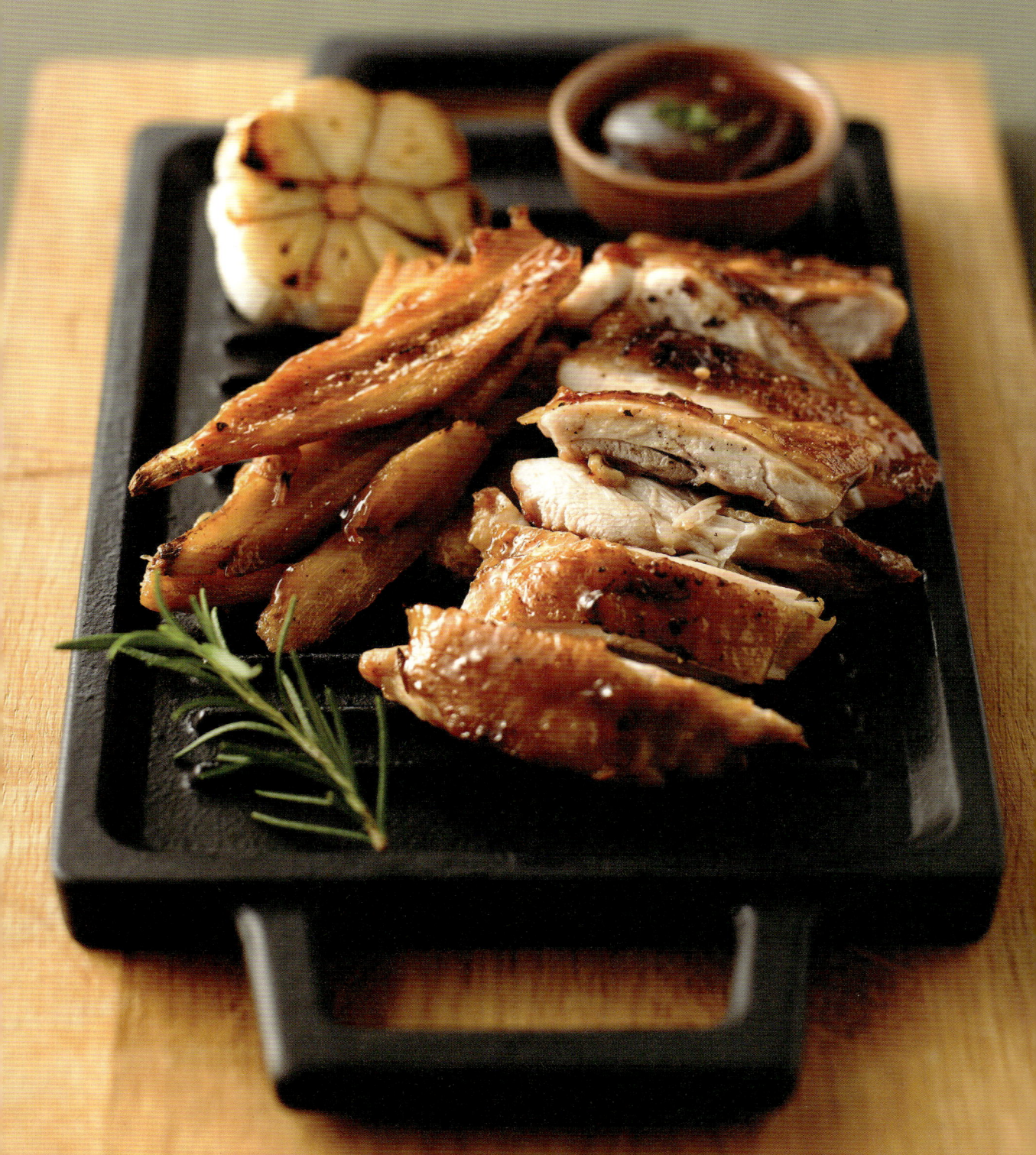

특유의 향과 맛으로 잃었던 입맛을 살려주는 더덕은 단백질과 철, 칼륨, 인, 마그네슘 등의 무기질과 식이섬유가 풍부하게 함유되어 있습니다. 또한, 더덕에는 면역증진에 도움을 주는 사포닌이라는 성분이 많이 있습니다. 여기에 글루타민산과 각종 아미노산이 함유된 닭고기를 함께 구워서 담백하고 소화가 잘되는 요리를 만들어 보았습니다. 닭살더덕구이는 부드러운 닭고기에 매콤한 청양고추가 맛을 더하고 더덕 본연의 기품을 살린 음식입니다.

재료 | 2인 기준 |

닭고기(다리 살) 200g
통더덕 100g
다진 마늘 10g
다진 생강 5g
후추/식용유 약간

청양풍 소스
간장 40g, 청양고추 10g
올리고당 20g
생수 1/2컵

요리 만들기

1. 닭다리살은 기름을 제거하고 1.5 X 4cm 크기로 준비하여 다진 마늘, 다진 생강, 후추를 넣고 30분간 재워 둡니다.
2. 통더덕은 껍질을 벗기고 1.5 X 5cm 크기로 잘라 칼등이나 방망이로 두들겨 놓습니다.
3. 냄비에 간장, 청양고추, 올리고당, 생수를 넣고 약한 불에서 20분간 서서히 조려 소스를 만듭니다.
4. 소스가 완성되면 닭고기와 통더덕에 충분히 바르고 20분간 재워 둡니다.
5. 달군 팬에 기름을 두르고 재워 둔 닭고기와 통더덕을 굽습니다.
6. 접시에 닭고기와 통더덕을 담아 완성합니다.

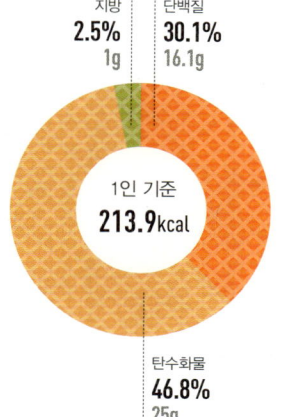

지방 2.5% 1g
단백질 30.1% 16.1g
1인 기준 213.9kcal
탄수화물 46.8% 25g

> **TIP 요리를 더욱 맛있게!**
> 더덕은 솔을 이용하여 표면을 빡빡 문지르면 겉에 묻은 흙과 잔줄기에 붙어있는 이물질을 깨끗하게 제거할 수 있습니다. 그다음 칼로 껍질을 벗겨내고 칼등이나 방망이로 두들겨서 조직을 연하게 합니다. 혹여 더덕의 하얀 진액이 손에 묻을까 걱정이 된다면 일회용 비닐장갑을 끼고, 그 위에 면장갑을 끼도록 합니다.

어린채소묵말이밥

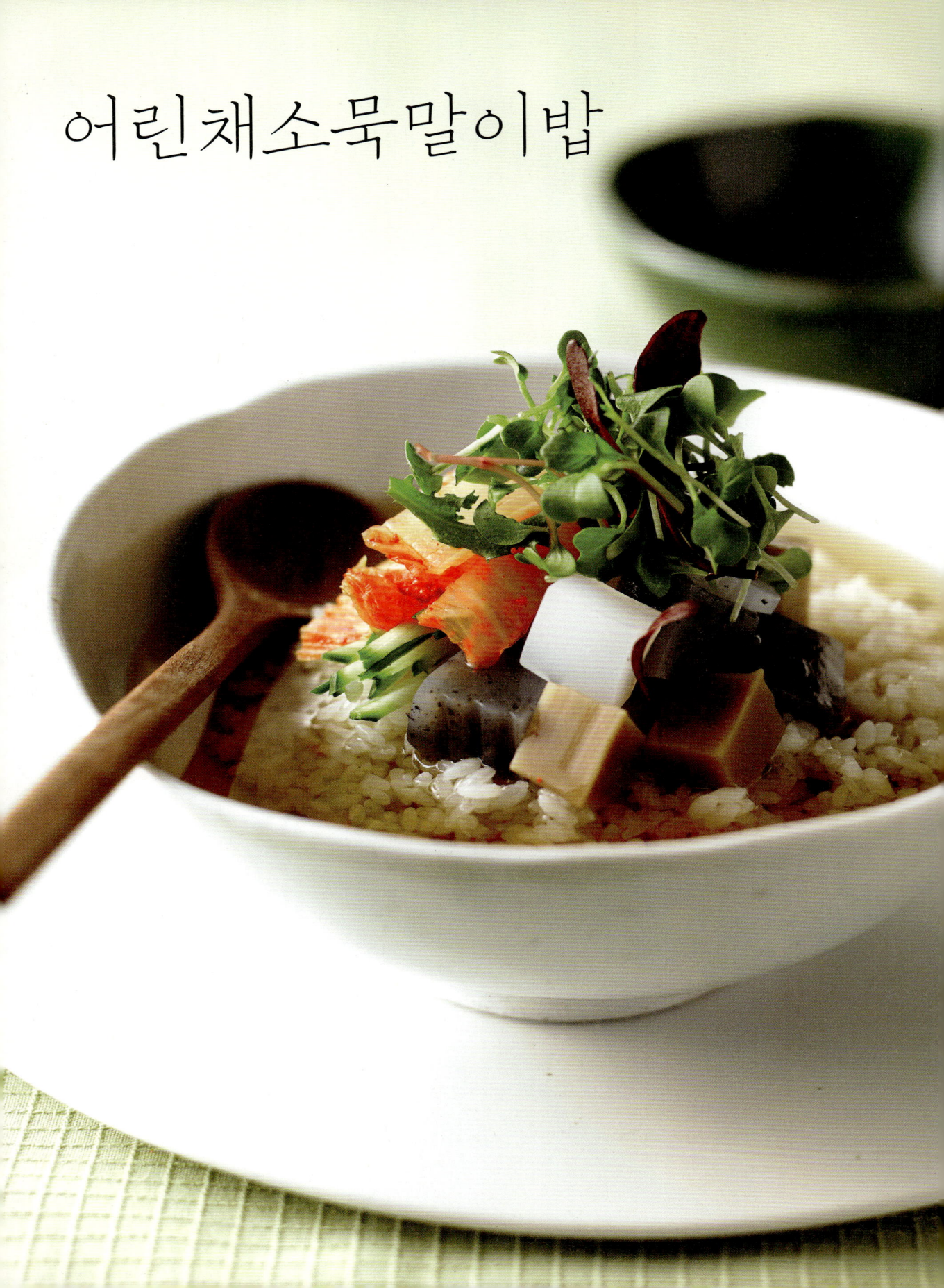

도토리묵은 수분 함량이 높고, 열량을 내는 탄수화물이 주를 이루고 있습니다. 도토리의 떫은맛을 내는 탄닌 성분은 묵으로 만드는 과정에서 제거되지만, 변비를 유발할 수 있으므로 식이섬유가 많은 채소와 함께 섭취하는 것이 좋습니다. 여기에 탄수화물과 단백질, 필수아미노산이 풍부한 청포묵과 비타민, 칼슘, 철분, 식이섬유 등 항산화 물질을 많이 함유한 어린잎채소를 이용해 맛있는 묵말이밥을 만들어 보았습니다. 치아 상태가 불편한 어르신의 경우 이처럼 부드러운 묵을 이용하여 조리하면 충분한 열량을 섭취하는데 도움이 될 수 있습니다.

재료 | 2인 기준

밥 2공기
어린잎채소믹스 60g
도토리묵 80g
청포묵 80g
검은깨묵 80g
포기김치 50g, 오이 20g

다시 멸치육수
다시 멸치 10g
다시마 4g
양파 40g, 대파 10g
간장 20g, 소금 약간

요리 만들기

1. 어린잎채소는 손질하여 깨끗이 씻습니다.
2. 도토리묵, 청포묵, 검은깨묵은 1 X 1cm 크기로 자릅니다.
3. 포기김치는 1cm 두께로 썹니다.
4. 오이는 가늘게 채 썹니다.
5. 냄비에 다시 멸치와 물 500cc를 넣고 끓인 뒤 다시마, 양파, 대파를 넣고 약한 불에서 20분간 더 끓입니다.
6. 육수는 체로 건더기를 건져내고 간장과 소금으로 간을 합니다.
7. 그릇에 밥, 어린잎채소, 묵, 오이, 김치를 보기 좋게 담고, 육수를 부어 완성합니다.

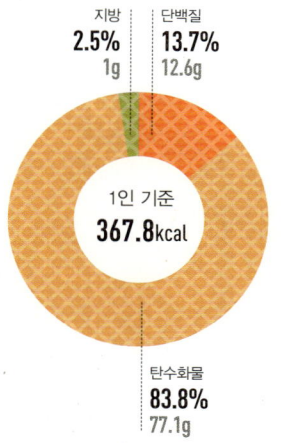

지방 2.5% 1g
단백질 13.7% 12.6g
1인 기준 367.8kcal
탄수화물 83.8% 77.1g

> **TIP 요리를 더욱 맛있게!**
> ❶ 늘 먹는 다시멸치육수가 싫다면 무, 양파, 표고버섯, 대파를 넣은 채소육수나 가스오부시, 무, 다시마로 가스오부시육수를 이용하셔도 좋습니다.
> ❷ 묵밥은 기호에 따라 국물을 차갑게 즐길 수도 있고, 따뜻하게 즐길 수도 있습니다.
> ❸ 육수에 간장으로 간을 하지 않고 별도로 간장 양념장을 만들어서 먹기 직전에 넣어 드셔도 좋습니다.

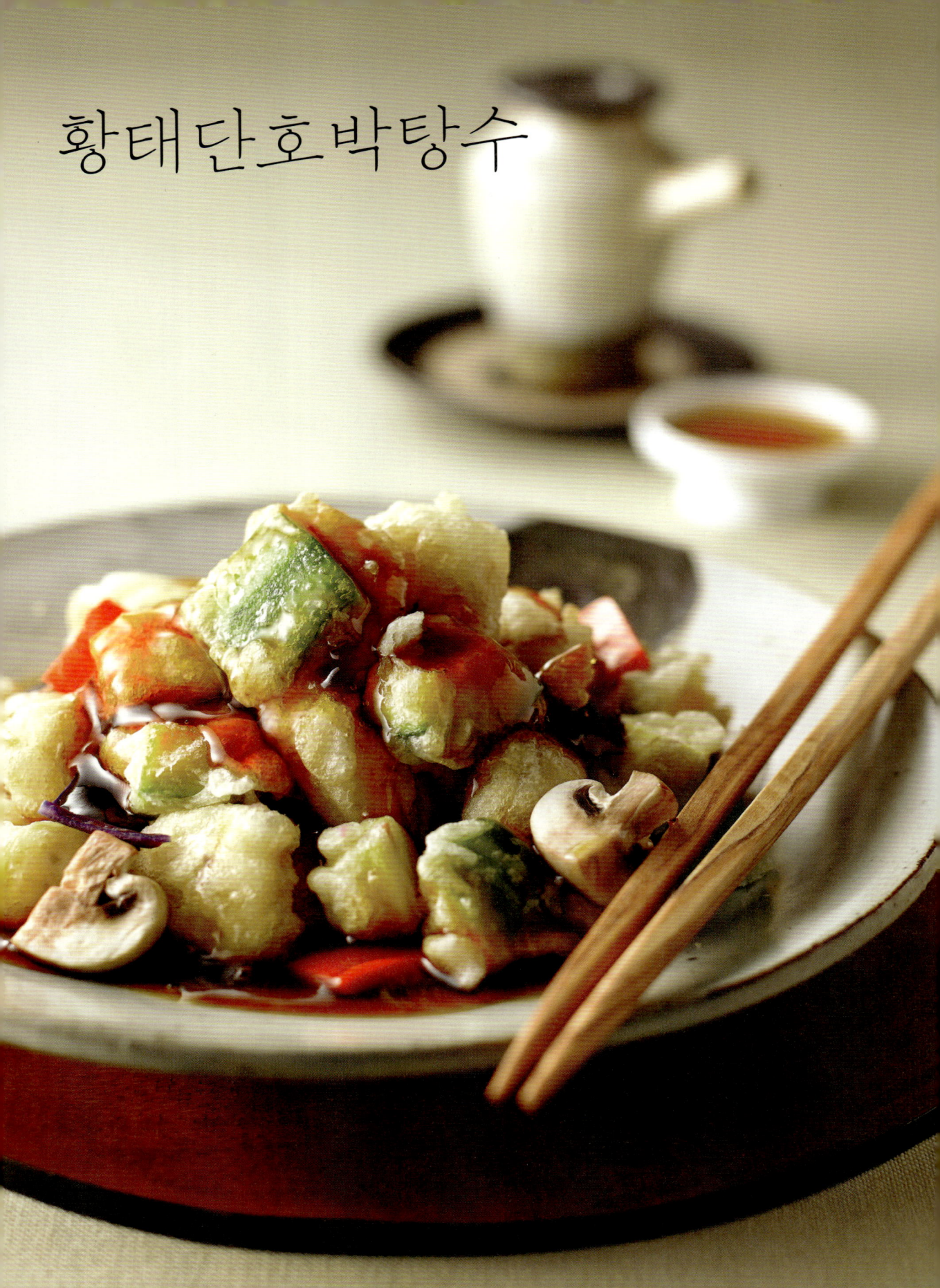
황태단호박탕수

황금빛의 황태는 고단백, 저지방 식품으로 콜레스테롤이 거의 없으며, 특히 간을 보호하는 메타오닌 등 아미노산이 풍부한 식재료입니다. 황태는 건조된 상태로 고유의 빛이 누렇고 살이 연한 것이 좋습니다. 단호박에는 베타카로틴이 다량 함유되어 있는데, 베타카로틴은 지용성 성분으로 기름을 사용하여 조리하면 흡수율이 높아지고, 체내에서 비타민 A로 전환이 됩니다. 비타민 A는 눈 건강에 도움을 줄 뿐만 아니라 면역력을 높여주고, 피부 노화를 억제하는 역할도 합니다. 황태단호박탕수는 달콤한 단호박과 쫄깃한 황태의 식감에 새콤달콤한 소스로 입맛을 돋우어 줄 수 있는 요리입니다.

재료 | 2인 기준 |

황태포 90g
단호박 90g, 깐 밤 50g
튀김가루 20g, 식용유
청피망 10g, 홍피망 10g
양송이 10g, 적채 5g

탕수소스
생수 100cc, 간장 20g
설탕 30g, 식초 60g
소금 약간
물 녹말(고구마 전분)

요리 만들기

1. 황태포는 2×2cm 크기로 잘라 찬물에 20분 동안 불린 다음, 건져서 물기를 꼭 짭니다.
2. 단호박은 껍질을 제거하고 2×2cm 크기로 자릅니다.
3. 깐 밤은 1/2등분 합니다.
4. 청피망, 홍피망 2×2cm 크기로 자르고, 양송이는 1/4등분 합니다.
5. 적채는 2×2cm 크기로 자릅니다.
6. 냄비에 생수, 간장, 설탕, 식초, 소금을 넣고 끓이다가 물 녹말을 넣어 농도를 맞추고 4, 5의 재료를 넣어 소스를 완성합니다.
7. 그릇에 튀김가루와 얼음물을 넣고, 젓가락으로 살살 개어 튀김옷을 만듭니다.
8. 냄비에 기름을 넣고 끓으면 황태포, 단호박, 깐 밤을 차례대로 튀김옷을 입혀 튀깁니다.
9. 접시에 튀긴 황태포, 단호박, 깐 밤을 담고 옆에 6의 탕수소스를 담아 완성합니다.

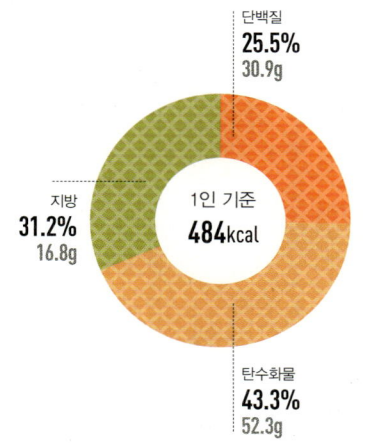

단백질 25.5% 30.9g
지방 31.2% 16.8g
탄수화물 43.3% 52.3g
1인 기준 484kcal

TIP 요리를 더욱 맛있게!
기름기가 많은 탕수가 소화에 부담되신다면 모든 재료를 기름으로 튀기기보다는 오븐에 구워서 탕수를 만들어 보세요. 황태포가 오븐에서 구워지는 동안에는 건조해지지 않도록 물을 충분히 적셔서 굽도록 합니다.

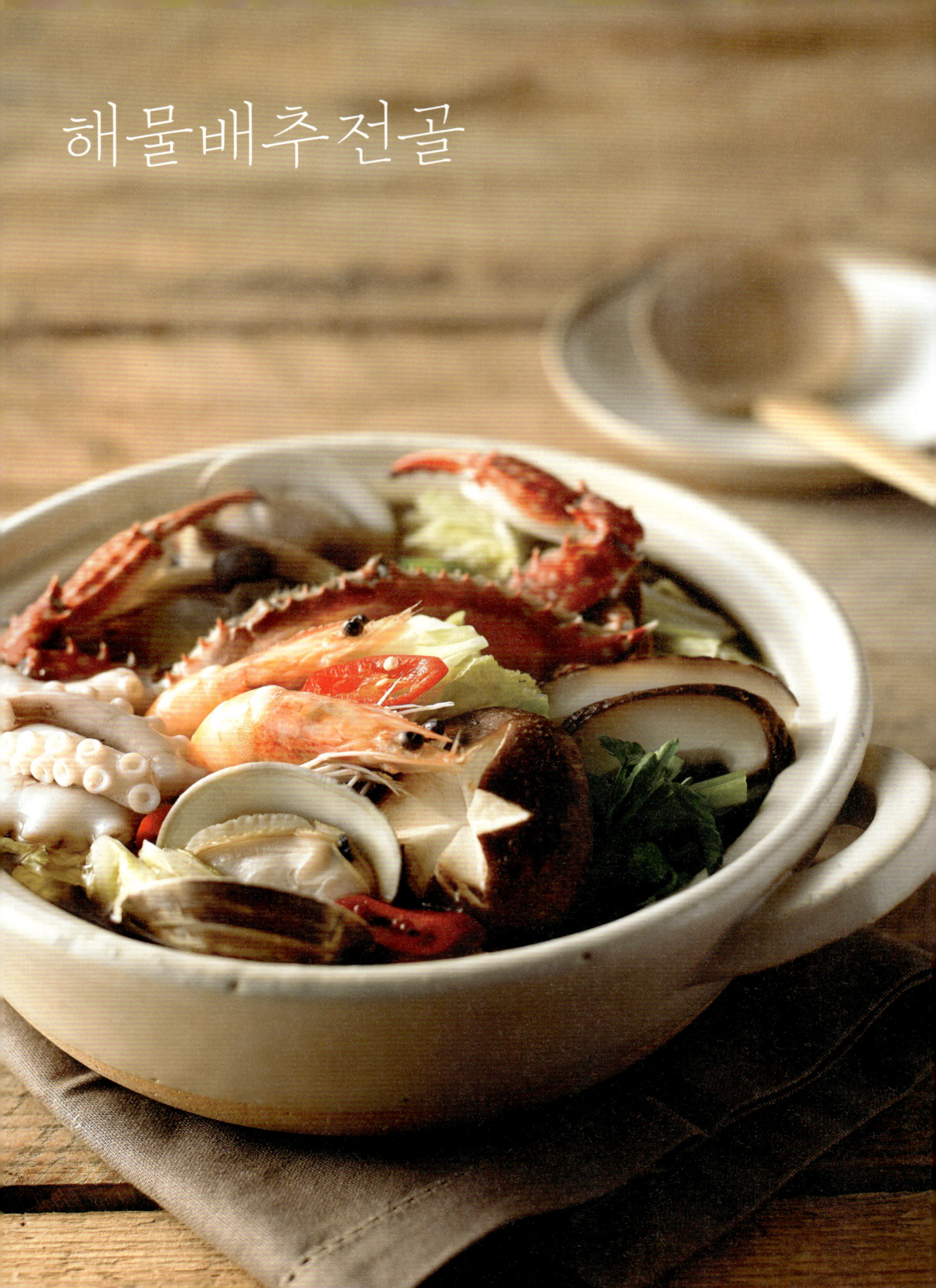

해물배추전골

전골 요리는 국이나 찌개와 달리 만들어진 육수에 각 재료를 넣어 끓여가면서 먹는 음식입니다. 꽃게에는 단백질과 베타카로틴, 비타민, 칼슘, 칼륨이 많이 들어 있으며, 아미노산의 일종인 타우린과 키토산도 풍부하여 체내 콜레스테롤 수치를 낮추는 데 도움을 줍니다. 대합은 지방이 적고 단백질이 풍부하며, '바다의 황금'이라고 할 만큼 단백질의 아미노산 조성이 우수합니다. 또한, 철분, 엽산, 칼슘이 풍부하여 혈액을 만드는 조혈작용과 골다공증 예방에도 도움이 됩니다.

재료 | 2인 기준 |

꽃게 70g, 낙지 50g
중하 새우 30g, 대합 70g
통배추 50g, 미나리 20g
양파 20g, 느타리버섯 20g
표고버섯 10g, 홍고추 3g
풋고추 3g, 대파 10g
다진 마늘 5g
국간장 20cc
소금/후추 약간

전골 육수

무 100g, 다시마 5g
양파 20g, 대파 10g

요리 만들기

1. 꽃게는 날카로운 발을 손질합니다. 낙지는 소금을 사용하여 주물러 이물질을 제거하고 5cm 길이로 자릅니다.
2. 중하 새우는 수염을 제거하고, 대합은 소금물에 담가 해감합니다.
3. 통배추는 4×4cm 크기로 자르고, 미나리는 다듬어서 4cm 길이로 자릅니다. 양파는 1cm 두께로 채를 썹니다.
4. 느타리버섯은 결대로 찢고, 표고버섯은 모양대로 1cm 두께로 채를 썹니다.
5. 홍고추와 풋고추는 둥근 모양으로 썹니다.
6. 냄비에 무, 다시마, 양파, 대파를 넣고 20분간 끓여 육수를 만들고 국간장으로 간을 합니다.
7. 냄비에 육수와 해물, 채소를 넣고 20분간 끓인 다음 대파와 다진 마늘을 넣고 소금으로 간을 하여 완성합니다.

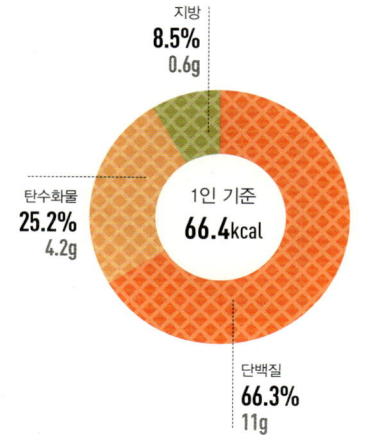

TIP 요리를 더욱 맛있게!

❶ 매콤한 맛을 좋아하신다면 고춧가루를 넣고, 구수한 맛을 좋아하신다면 된장을 넣는 것이 좋습니다.

❷ 고춧가루에 육수와 다진 마늘을 넣고 미리 30분 정도 숙성시키면 고춧가루 특유의 냄새가 나지 않아 좀 더 칼칼하고 개운한 맛을 느낄 수 있습니다.

❸ 육수에 칼국수 생면을 넣어 익히면 해물 칼국수로도 즐길 수 있습니다.

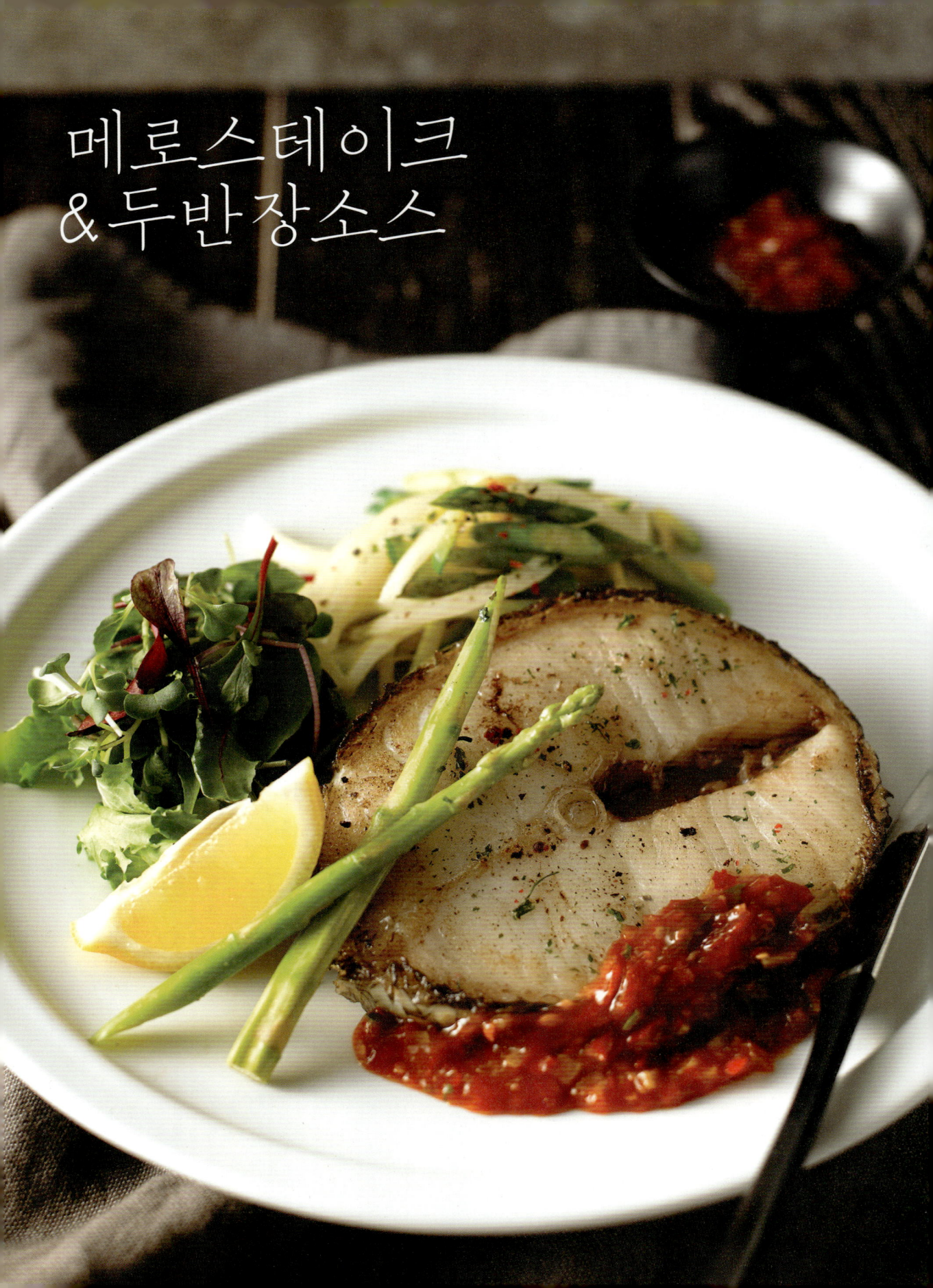
메로스테이크 & 두반장소스

미국에서 '칠레 농어'라고 불리는 메로는 러시아 깊은 바다에서 잡히는 생선으로 단백질보다는 지방을 많이 함유하고 있는데, 지방의 90% 이상이 불포화지방산으로 체내 혈중 콜레스테롤 수치를 떨어뜨리는데 도움이 됩니다. 또한, DHA, EPA, 오메가-3 성분이 들어 있어 심혈관계질환 예방에도 도움이 됩니다. 두반장은 대두와 잠두를 함께 발효시켜 만든 일종의 중국식 된장입니다. 다른 된장과는 다르게 발효가 된 후에도 콩의 잘린 조각들이 장에 남아 있는데, 여기에 마른 고추 등을 넣어서 다시 발효시킨 것으로 맵고 짠맛이 특징입니다. 부드러운 식감을 가졌지만, 지방이 풍부하여 느끼할 수도 있는 메로에 매콤하고 짭짤한 두반장소스를 곁들여 입맛을 사로잡을 수 있는 요리를 만들었습니다.

재료 | 2인 기준 |

메로 200g, 양파 20g
애호박 20g
아스파라거스 20g
식용유 10g, 버터 20g
어린잎채소 10g

두반장소스
두반장 20g, 풋고추 1g
애호박 10g, 양파 10g
물 녹말(고구마 전분) 약간

가니쉬
레몬 1/4조각
아스파라거스 10g
피클링스파이스 약간

요리 만들기

1. 메로는 1cm 두께의 원통 모양으로 준비합니다.
2. 양파, 애호박은 곱게 채를 썰어 버터에 볶고, 아스파라거스도 다듬어서 버터에 볶습니다.
3. 어린잎채소는 흐르는 물에 깨끗이 씻어 놓습니다.
4. 두반장소스용 풋고추와 애호박, 양파는 곱게 다집니다.
5. 냄비에 두반장과 3의 채소를 넣고 끓이다가 물 녹말을 넣어 농도를 맞춥니다.
6. 달군 팬에 기름을 두르고 메로를 노릇노릇하게 굽습니다.
7. 접시에 메로와 2의 채소, 어린잎채소를 세팅한 후, 두반장소스를 뿌리고 피클링스파이스, 레몬, 볶은 아스파라거스로 장식하여 완성합니다.

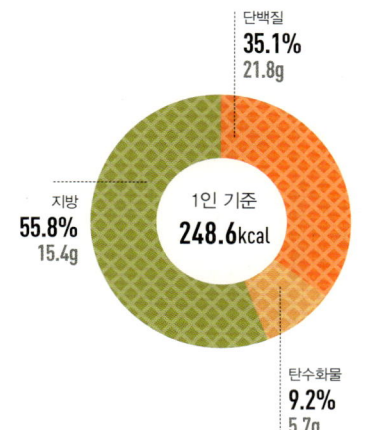

단백질 35.1% 21.8g
지방 55.8% 15.4g
탄수화물 9.2% 5.7g
1인 기준 248.6kcal

TIP 요리를 더욱 맛있게!

❶ 메로의 살이 부서지기 쉬워서 걱정되신다면 시중에 나온 반건조된 메로를 이용하면 좋습니다.

❷ 메로 대신 연어나 대구살 등 여러 생선살을 재료로 이용하셔도 좋습니다.

❸ 가니쉬로 곁들이는 채소는 브로콜리나 당근, 껍질 콩 등으로 이용하셔도 됩니다.

김치아욱수제비

김치아욱수제비는 비 오는 날 뜨끈한 국물이 생각날 때, 집에서 손쉽게 해먹을 수 있는 요리입니다. 김치는 젖산과 유산균을 많이 함유하고 있는데, 김치 1g에는 젖산균 1억 마리를 가지고 있어 같은 무게의 요구르트보다 약 4배 더 많습니다. 또한, 김치는 비타민 A와 비타민 C, 칼슘, 철, 인 등 무기질과 식이섬유소가 풍부하고 항암, 항노화 작용을 하는 성분들이 많이 들어 있는 식품입니다. 밀가루는 쌀과 같이 주열량 급원으로 이용되는 식품으로써, 단백질 함량은 쌀보다 많지만, 필수아미노산인 리신과 트레오닌이 쌀보다 약간 적게 함유된 단점이 있습니다. 이를 보완하기 위해 밀가루에 계란이나 우유를 넣어 반죽을 하면 부족한 필수아미노산을 보충할 수 있습니다.

재료 | 2인 기준 |

포기김치 120g
아욱 60g, 애호박 60g
감자 60g, 양파 20g
밀가루 200g, 대파 10g
다진 마늘 10g, 된장 10g
식용유/소금 약간

수제비 반죽
밀가루 200g, 계란 1/2개
생수 1/2컵 (2:1 비율)

멸치육수
다시 멸치 20g
다시마 10g, 양파 40g
대파 10g

요리 만들기

1. 밀가루와 소금을 체에 친 다음 생수, 식용유, 계란을 넣어 반죽을 만들고, 비닐에 넣어 냉장고에서 20분 정도 숙성시킵니다.
2. 냄비에 다시 멸치, 다시마, 양파, 대파를 넣고 육수를 만듭니다.
3. 포기김치, 애호박, 감자, 양파는 0.5cm 두께로 채 썹니다.
4. 아욱은 굵은 줄기는 제외하고 5cm 길이로 자릅니다.
5. 냄비에 2의 육수와 된장을 넣고 끓인 후, 1의 밀가루 반죽으로 수제비를 뜹니다.
6. 수제비가 떠오르면 3의 채소와 아욱을 넣고 5분 정도 더 끓인 다음, 대파와 다진 마늘을 넣어 완성합니다.

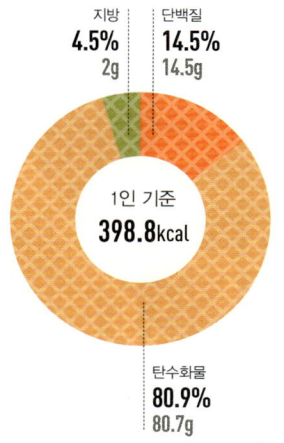

지방 4.5% 2g
단백질 14.5% 14.5g
탄수화물 80.9% 80.7g
1인 기준 398.8kcal

TIP 요리를 더욱 맛있게!

❶ 억센 아욱은 씻기 전에 줄기 부분의 두꺼운 껍질을 벗겨 제거하고, 흐르는 물에 굵은 소금을 넣고 녹색 물이 나올 때까지 조물조물 주물러서 2~3번 찬물에 헹구면 풋내를 제거할 수 있습니다.

❷ 밀가루 음식의 맛을 제대로 내기 위해서는 반죽을 잘해야 합니다. 밀가루에 물을 붓고, 손으로 주물러서 덩어리를 만든 다음 위생 비닐봉지에 싸서 20분 정도 두면 밀가루 반죽이 부드러워져 반죽하기 쉬워집니다.

쇠고기볶음고추장김밥 & 순무초절이

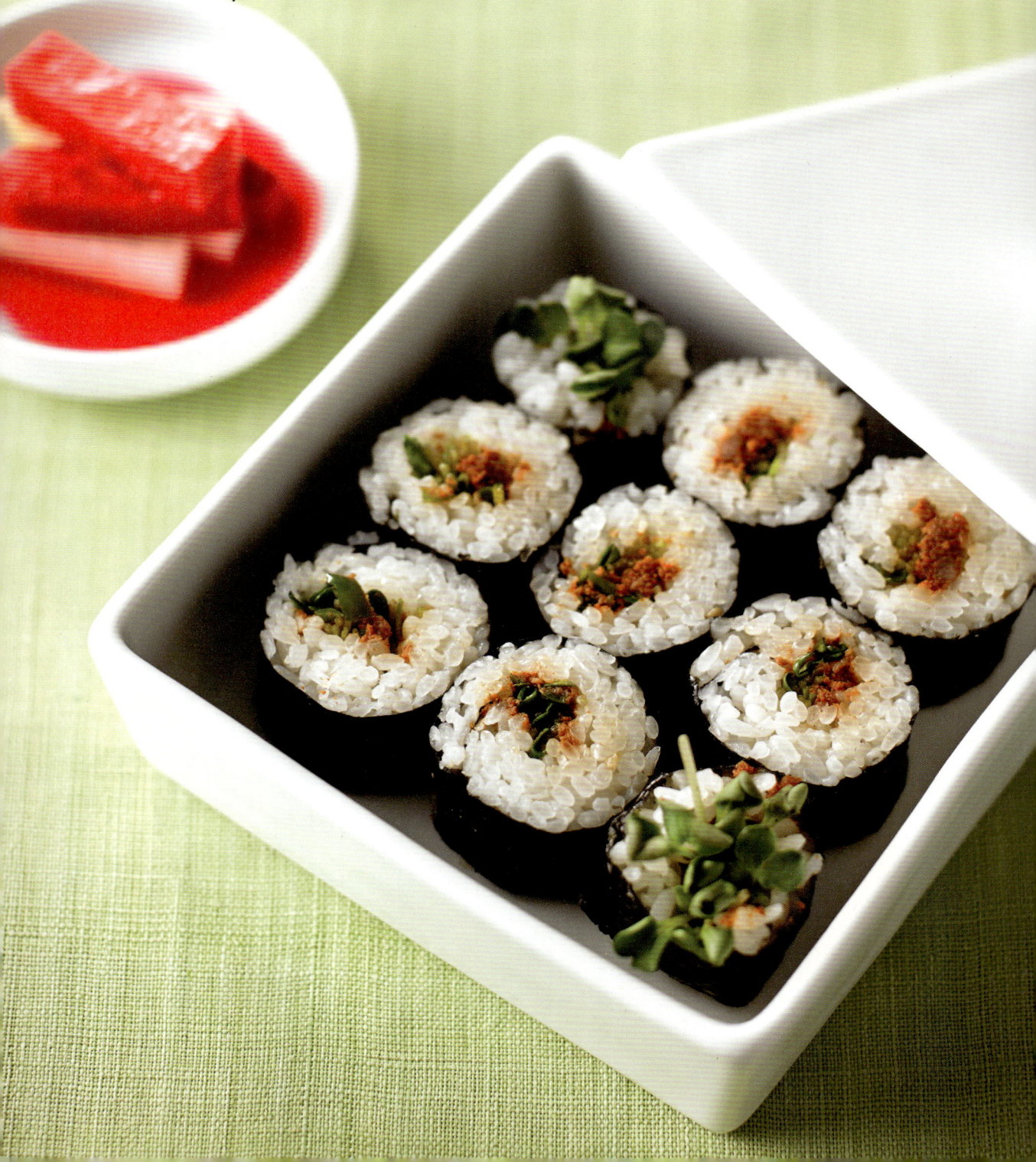

어르신들은 단백질 섭취량이 부족하게 되면 근력이 약해지기 쉽고 면역력도 약해져서 감기와 같이 폐렴을 일으킬 수 있는 질병에 걸릴 확률이 높아집니다. 따라서 어르신의 경우 매 끼니 고기, 생선, 계란, 두부 등 양질의 단백질 급원을 한두 가지씩을 섭취하는 것을 권장합니다. 밥과 함께 양질의 단백질 급원인 쇠고기를 양념하여 손에 쥐고 먹을 수 있는 핑거푸드 요리를 만들어 보았습니다.

재료 | 2인 기준 |

쇠고기(간 것) 100g
풋고추 20g, 생강 4g
무순 20g, 고추장 40g
참기름 5g, 설탕 5g
식용유 10g, 쌀밥 400g
김밥용 김 4장
순무 200g, 비트 20g
설탕 20g, 식초 20g
소금/생수 약간

요리 만들기

1 풋고추와 생강은 곱게 다집니다.
2 달군 팬에 기름을 두르고 간 쇠고기와 풋고추, 생강, 고추장, 참기름, 설탕을 넣고 볶습니다.
3 무순은 손질하여 깨끗하게 씻어 놓습니다.
4 김밥용 김은 4등분 합니다.
5 깨끗한 접시에 4의 김을 깔고, 그 위에 쌀밥 ⇨ 2의 쇠고기볶음고추장 ⇨ 3의 무순을 올려 김밥을 말아 줍니다.
6 순무와 비트는 1 X 1 X 4cm 크기로 자릅니다.
7 냄비에 설탕, 식초, 소금, 생수를 넣고 끓여서 썬 순무와 비트에 넣고 하루 정도 숙성시킵니다.
8 준비된 그릇에 김밥과 순무초절이를 담습니다.

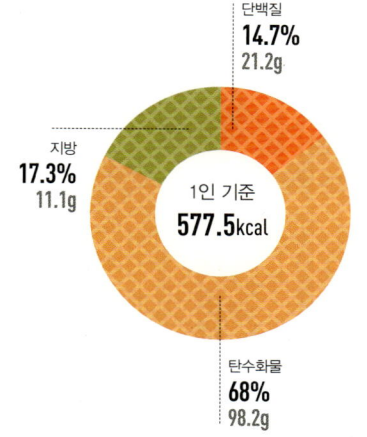

단백질 **14.7%** 21.2g
지방 **17.3%** 11.1g
탄수화물 **68%** 98.2g
1인 기준 **577.5kcal**

> **TIP** 요리를 더욱 맛있게!
>
> ❶ 쌉쌀한 배추 뿌리 맛이 나는 순무는 겉과 속 빛깔이 모두 흰색인 것과 겉만 자주색인 것이 있습니다. 서로 색이 다르지만, 맛과 영양에 있어서 다른 점은 없습니다. 순무를 고를 때는 모양이 고르고, 잘라서 단면에 구멍이 없는 것이 싱싱하고 좋은 순무입니다.
>
> ❷ 쇠고기 대신 백진미채, 멸치를 고추장에 조려 김밥 속 재료로 이용해도 좋습니다.

머위대오징어된장무침

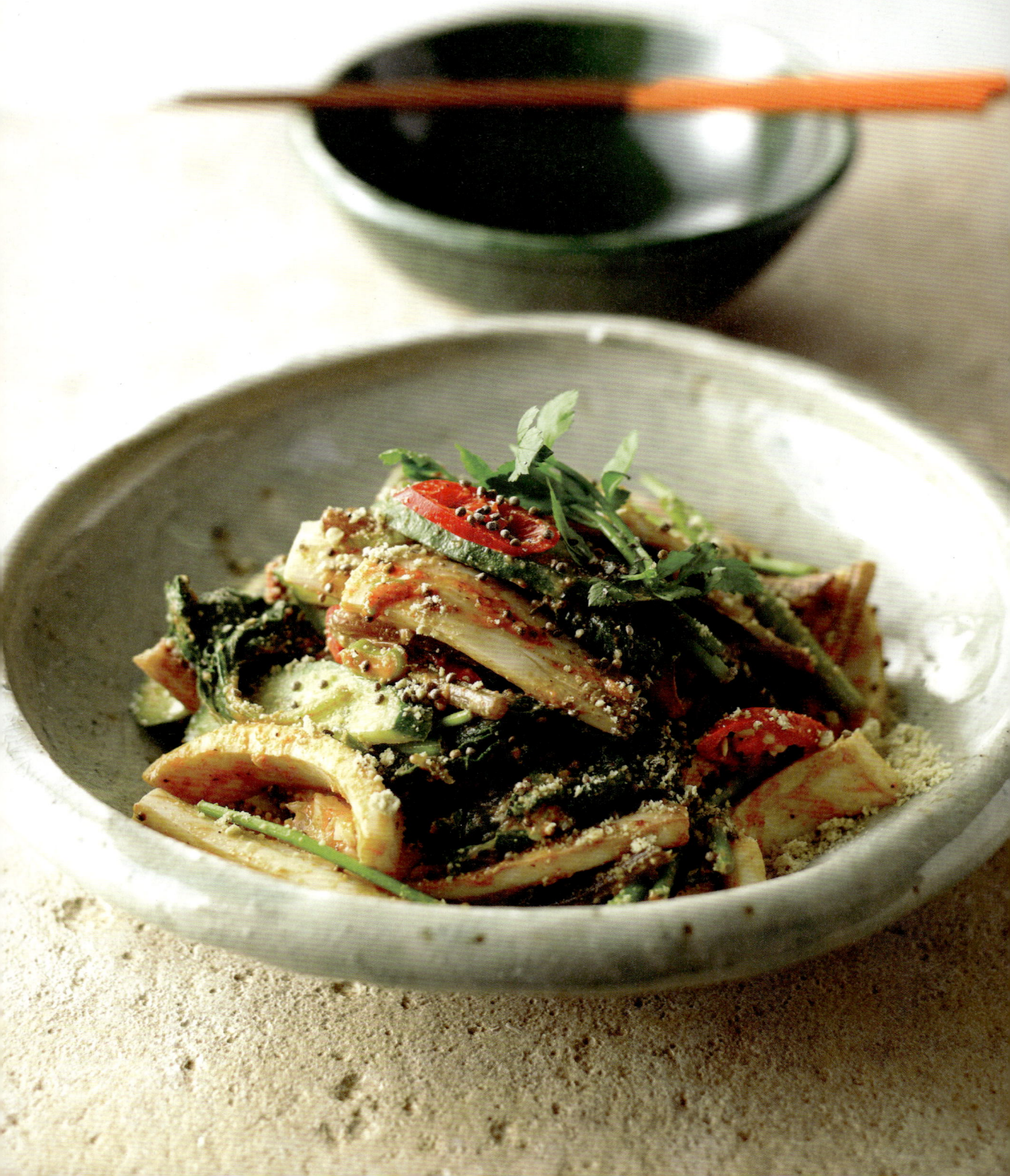

머위는 섬유질이 풍부하여 변비를 예방하고, 비타민 A, 비타민 B₁, 비타민 B₂, 칼슘 성분도 많아서 항노화 작용과 골다공증 예방에 도움이 됩니다. 오징어는 아미노산의 일종인 타우린, DHA 등과 같은 고도 불포화지방산과 핵산, 셀레늄 등을 함유하고 있습니다. 특히 셀레늄은 비타민 E와 함께 체내에서 지질의 산화와 세포 손상을 막아주고, 면역기능을 높이며 항노화 작용을 하는 미량영양소입니다. 오징어는 질기고 딱딱한 음식이라는 이미지가 있어 어르신들이 기피하는데, 오징어를 요리할 때 칼집을 넣거나 약간의 녹말가루를 물에 넣고 끓인 다음 살짝 익혀내면 부드러운 질감을 낼 수 있습니다. 머위대오징어된장무침은 일반적인 고추장 양념 무침이 아닌 짭조름한 쌈장에 사각사각 씹히는 머위대와 오징어의 쫄깃한 질감이 잘 조합된 요리입니다.

재료 | 2인 기준

머위대 60g
오징어 100g
미나리 20g, 오이 20g
홍고추 1g

무침장
쌈장 20g, 들깻가루 10g
통들깨 5g, 참기름 5g
대파 5g, 마늘 3g
생수 약간

요리 만들기

1. 머위대는 끓는 물에 10분 정도 삶은 후, 찬물에 담가 껍질을 제거합니다.
2. 오징어는 내장과 껍질을 제거하고 끓는 물에 2~3분 데친 다음 찬물에 담갔다가 건져서 1 X 5cm 길이로 자릅니다.
3. 미나리는 손질하여 5cm 길이로 자릅니다.
4. 오이와 홍고추는 어슷썰기 합니다.
5. 그릇에 쌈장, 들깻가루, 통들깨, 생수, 참기름, 대파, 마늘을 넣고 무침장을 만듭니다.
6. 그릇에 머위대, 오징어, 미나리, 오이, 홍고추를 넣고 무침장을 넣어 버무려 완성합니다.

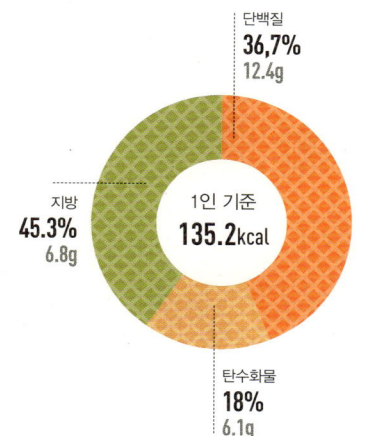

단백질 **36.7%** 12.4g
지방 **45.3%** 6.8g
탄수화물 **18%** 6.1g
1인 기준 **135.2kcal**

> **TIP** 요리를 더욱 맛있게!
> ❶ 삶아서 껍질을 벗긴 머위는 비닐 팩에 담아 밀봉하여 냉장고 신선실에 보관하거나 장기간 보관 시 냉동고에 넣어 보관하는 것이 좋습니다.
> ❷ 머위대를 삶을 때 끓는 물에 빨리 넣고 삶아야 갈색으로 변색되지 않으며, 삶아진 머위는 찬물에 담가서 아릿한 맛을 우려냅니다.

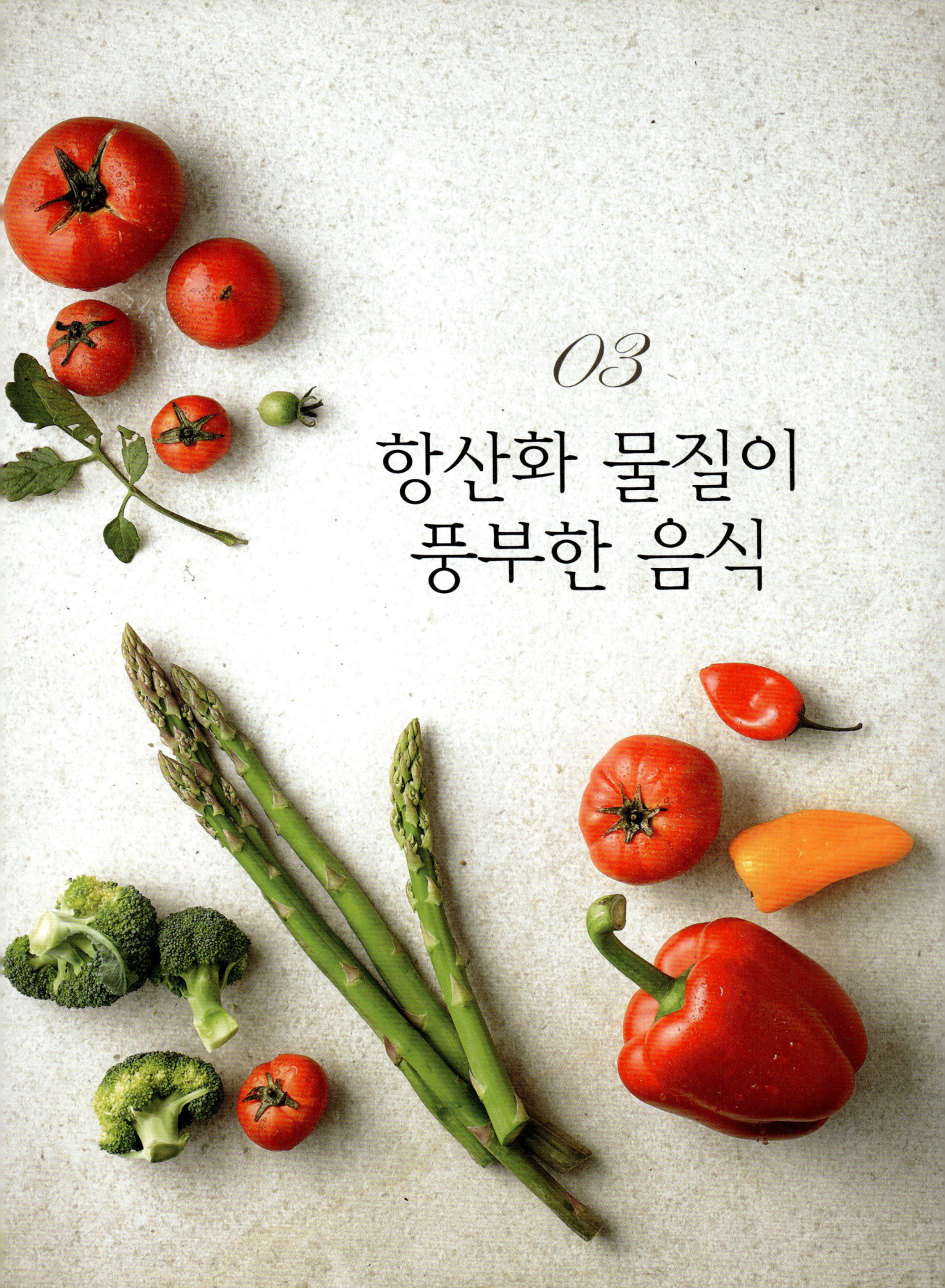

03
항산화 물질이 풍부한 음식

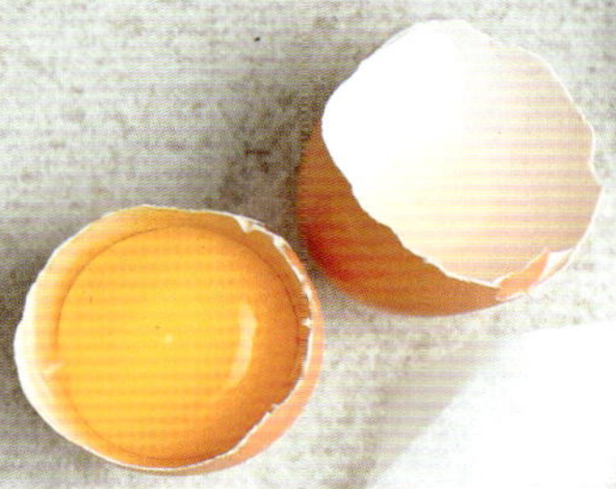

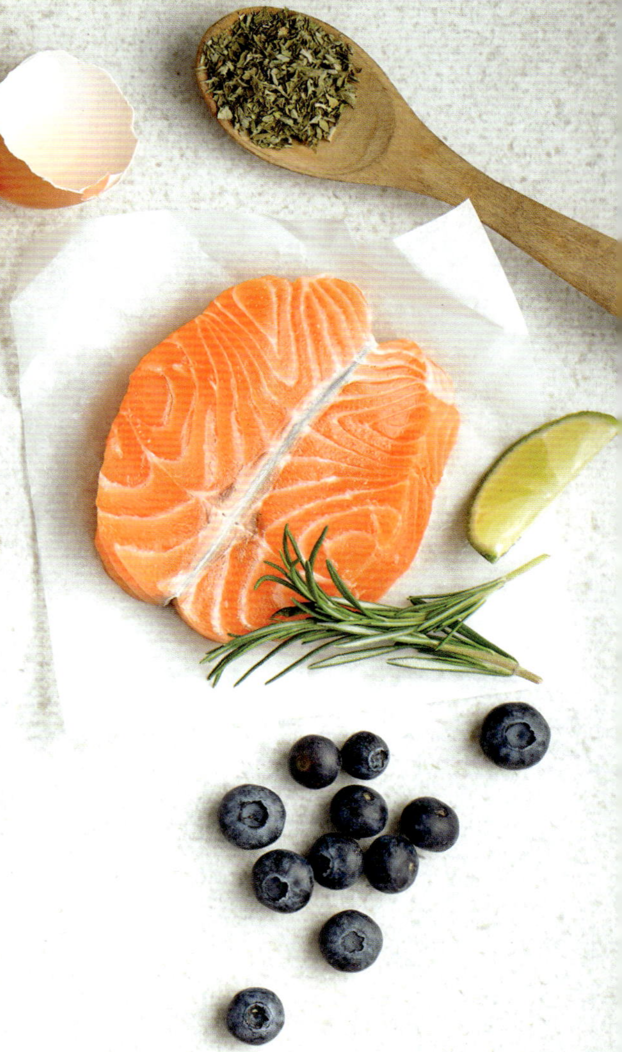

노화의 원인은 아주 다양하지만,
특히 나이가 들어감에 따라 활성산소를
제거하는 능력이 저하됨으로써 발생할 수 있습니다.
항산화 영양소는 우리 몸에 생기는
과다한 활성산소를 제거하는 역할을 하며,
그 종류에는 비타민 A, 비타민 C, 비타민 E,
아이소플라본, 카르티노이드, 플라보노이드 등이
있습니다. 이번 파트에서는 항산화 영양소가
풍부하여 노화를 지연시키고 암을 예방하는 데
도움을 주는 음식을 소개하겠습니다.

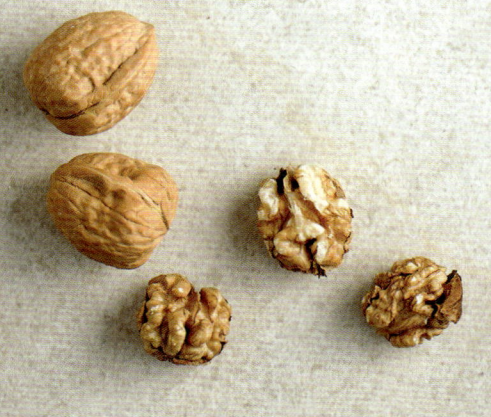
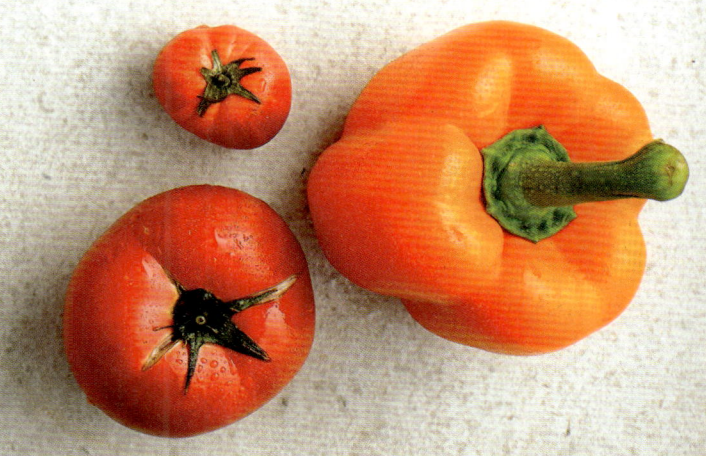

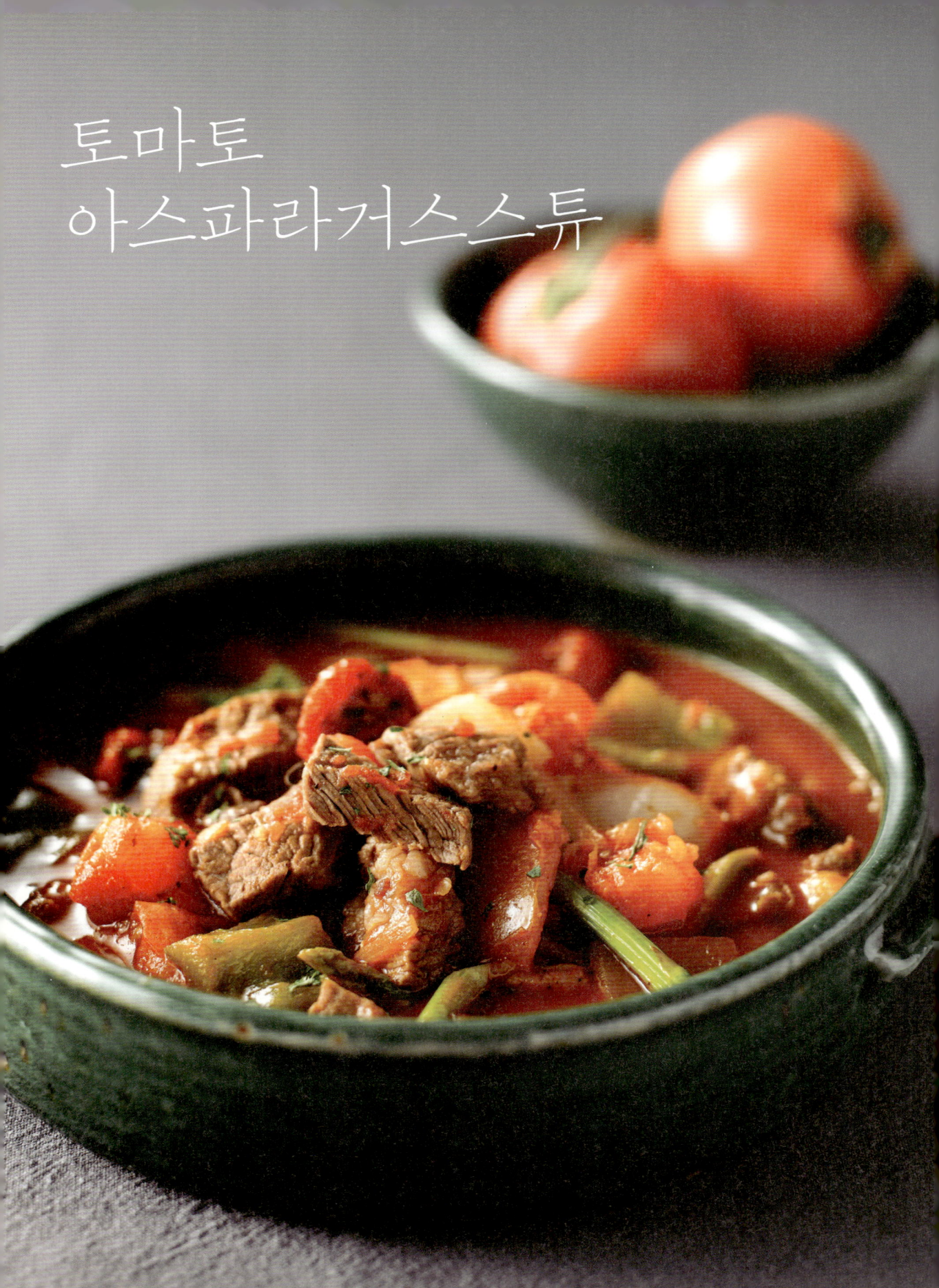

토마토 아스파라거스 스튜

레드푸드의 대표주자인 토마토는 각종 비타민이 풍부할 뿐만 아니라 라이코펜, 베타카로틴 등 항산화 물질도 다량 함유한 최고의 식재료입니다. 토마토에 있는 항산화 물질인 라이코펜은 기름에 볶아서 조리하면 생으로 먹었을 때보다 흡수율이 5배나 더 높아집니다. 열량이 낮고 수분과 식이섬유가 풍부한 토마토와 쇠고기(등심)를 넣어 조리한 토마토아스파라거스스튜는 아스파라거스 특유의 향이 어르신들의 입맛을 되살릴 것입니다. 스튜는 서양식 조리방법으로 우리나라의 '찜 요리'라고 생각하시면 만드시는데 큰 어려움은 없습니다.

재료 | 2인 기준 |

토마토 100g
아스파라거스 20g
쇠고기(등심) 100g
청피망 20g, 양파 20g
토마토케첩 20g
데미소스 20g, 버터 10g
다진 마늘 5g
후추 약간

요리 만들기

1. 토마토는 1.5 X 1.5cm 크기로 사각썰기 하고, 아스파라거스는 2cm 길이로 자릅니다.
2. 쇠고기(등심)는 2 X 2cm 크기로 사각썰기 합니다.
3. 청피망과 양파는 1.5 X 1.5cm 크기로 사각썰기 합니다.
4. 냄비에 쇠고기(등심)를 넣고 토마토케첩, 데미소스, 버터, 물을 넣고 중간 불로 10분 끓이다가 약한 불로 15분간 뭉근하게 끓입니다.
5. 고기가 연해지면 토마토, 아스파라거스, 청피망, 양파, 후추, 다진 마늘을 넣고 10분간 더 끓여서 완성합니다.

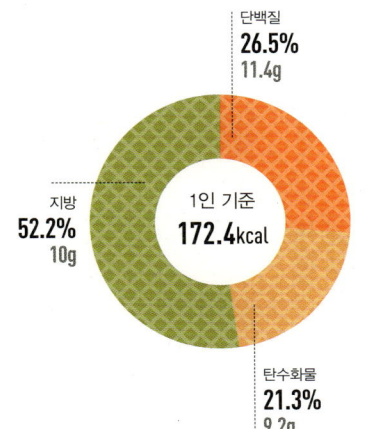

TIP 요리를 더욱 맛있게!
간혹 쇠고기가 질기면 배를 갈아 꿀과 잘 섞어서 넣고 30분 정도 재워 놓거나, 파인애플이나 키위를 갈아서 넣고 15분간 재워 두면 부드러워집니다.

연어계란찜

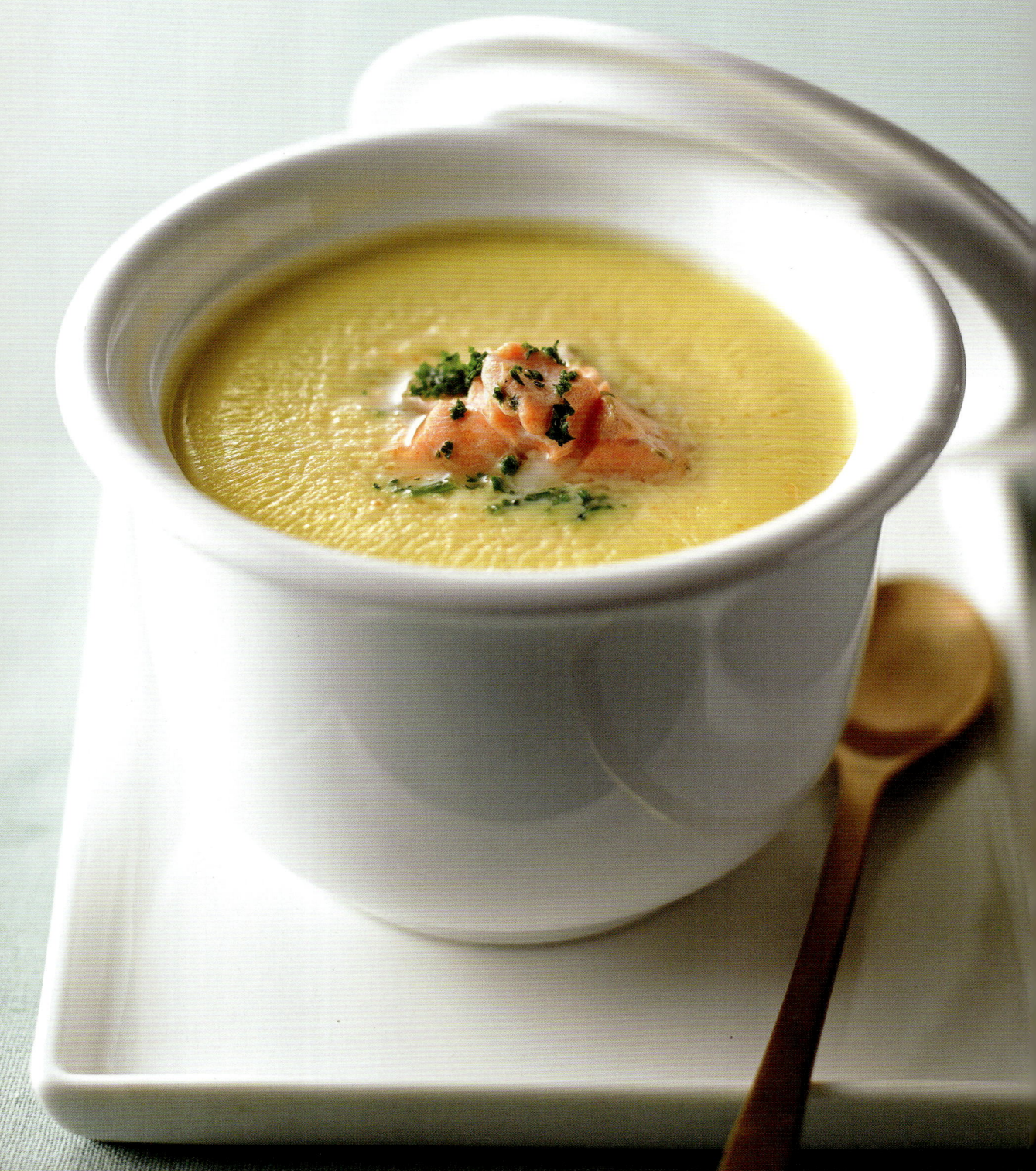

연어에 우유와 파슬리를 더하여 어르신들이 드시기 좋게 부드러운 연어계란찜을 만들어 보았습니다. 연어에 함유된 EPA, DHA 등의 지방산은 뇌 구성 물질로 노인성 치매와 심혈관계 질환을 예방하고 체내 중성지방을 낮춰줍니다. 또한, 연어는 각종 비타민이 풍부하여 노화를 예방하고 특히, 칼슘 흡수에 도움이 되는 비타민 D가 다른 등푸른생선에 비해 함유량이 많습니다. 연어에 파슬리, 바질 등의 향신채소를 같이 조리하면 연어 특유의 비린내를 제거하는데 도움이 됩니다.

재료 | 2인 기준

계란 2개, 연어 50g
양파 10g, 파슬리 1g
우유 200㎖ 1/2컵
생수 1/3컵
소금 약간

요리 만들기

1. 연어는 1×1cm 크기로 사각썰기 합니다.
2. 양파와 파슬리는 곱게 다집니다.
3. 계란을 깨서 거품기를 이용하여 풀어줍니다.
4. 체에 걸러 계란 줄을 제거합니다.
5. 그릇에 계란, 우유, 생수, 소금을 넣고 계란 물을 만듭니다.
6. 중탕할 냄비에 물을 넣고 그 안에 계란 찜기를 올립니다.
7. 계란 찜기 안에 5의 계란 물과 연어, 양파, 파슬리를 넣은 다음, 뚜껑을 닫고 센 불로 5분간 익히다가 약한 불로 10분 더 익혀서 완성합니다.

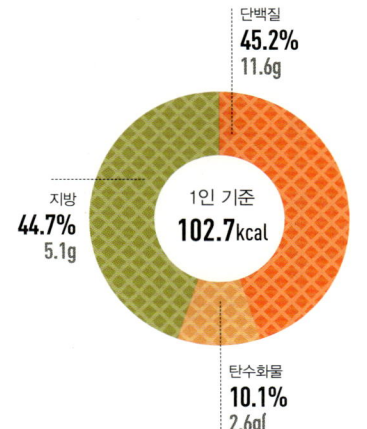

1인 기준 102.7kcal
단백질 45.2% 11.6g
지방 44.7% 5.1g
탄수화물 10.1% 2.6g

TIP 요리를 더욱 맛있게!

❶ 계란은 외관상 껍질이 깨끗한 것과 표면에 금이 가지 않은 것으로 고릅니다. 실온보다는 냉장고에 보관하도록 하며, 계란이 숨을 쉴 수 있도록 둥근 부분이 위로, 뾰족한 부분이 아래로 향하게 보관하면 좋습니다.

❷ 연어 대신에 날치 알을 넣어 조리하면 씹을 때 톡톡 터져 색다른 식감을 느낄 수 있습니다.

호두사과샐러드

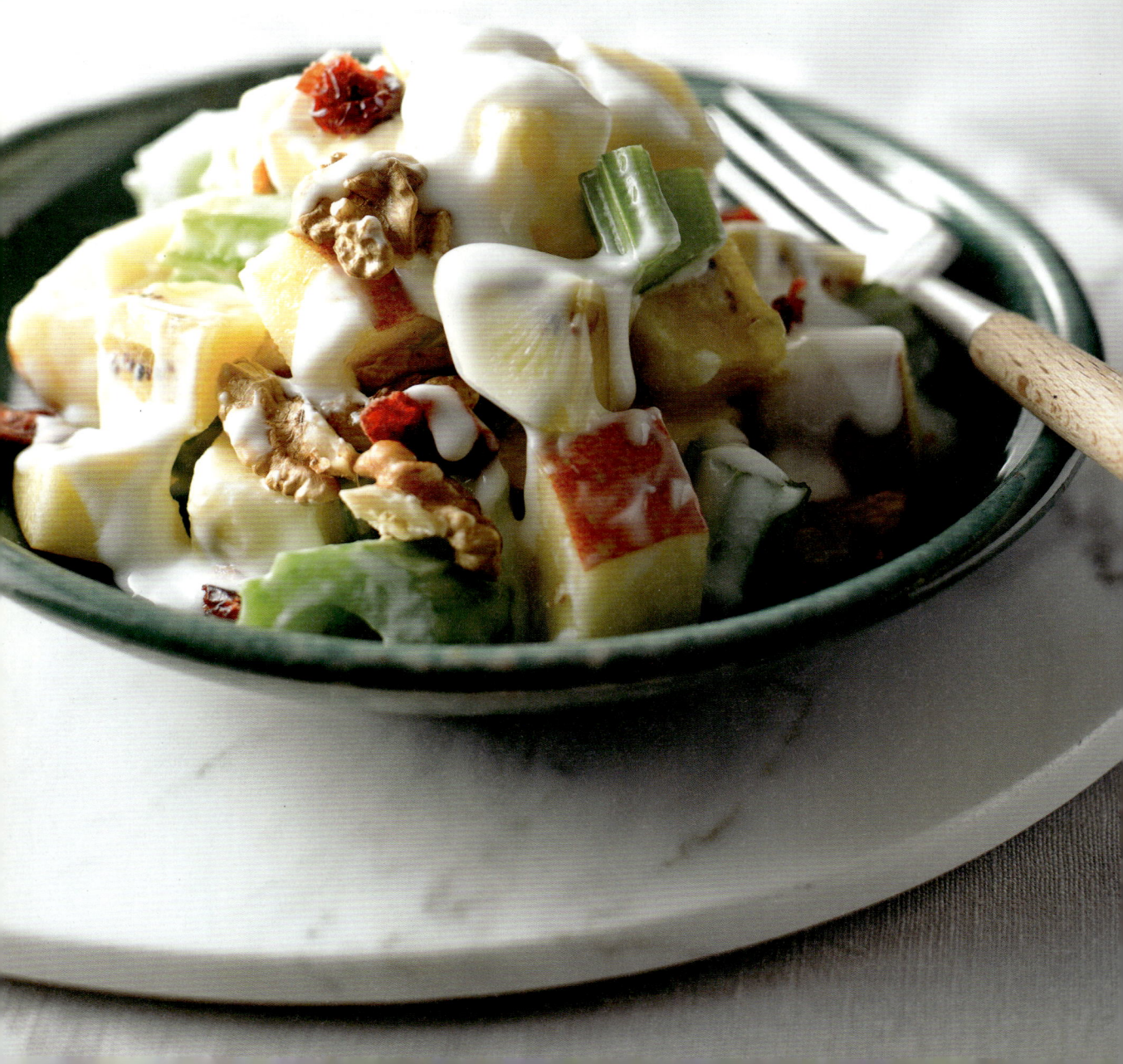

호두의 고소함에 새콤한 사과와 키위로 맛을 더한 과일 샐러드를 만들어 보았습니다. 호두는 리놀렌산과 비타민 E가 풍부하여 심장질환을 예방하고 뇌세포를 활성화하는 영양소입니다. 호두에 함유된 비타민 E는 항산화 작용을 하여 피부세포의 재생과 노화억제에도 큰 도움을 줍니다. 하지만 호두는 지방 함량이 약 60% 정도로 높기 때문에 많이 먹으면 지나치게 많은 열량을 섭취할 수 있어 주의해야 합니다. 견과류의 좋은 지방을 적절히 섭취하기 위해서 호두는 하루 1.5~2개 정도 섭취하는 것을 권장합니다.

재료 | 2인 기준

사과 50g
골드키위 30g
셀러리 40g
호두알 10g
건 크랜베리 10g
요거트 85g(1개)

요리 만들기

1. 통호두는 1/4등분 하여 손질하여 놓습니다.
2. 사과는 깨끗이 씻어 껍질째 1 X 1cm 크기로 사각썰기 합니다.
3. 골드키위는 껍질을 벗겨 1 X 1cm 크기로 사각썰기 합니다.
4. 셀러리는 줄기로만 1cm 길이로 자릅니다.
5. 그릇에 사과, 골드키위, 셀러리, 호두를 보기 좋게 담고 요거트와 건 크랜베리를 뿌려서 완성합니다.

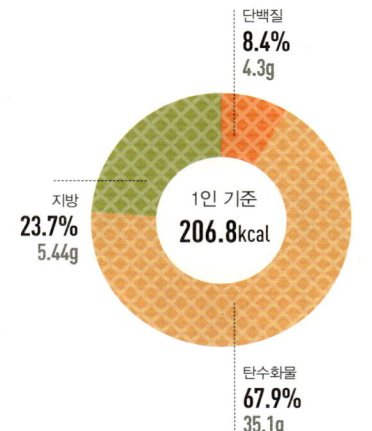

단백질 8.4% 4.3g
지방 23.7% 5.44g
1인 기준 206.8kcal
탄수화물 67.9% 35.1g

TIP 요리를 더욱 맛있게!

❶ 호두를 미리 까놓으면 지방이 산소와 결합하여 쉽게 산패하기 때문에 먹을 때 까는 것이 좋습니다. 또한, 까놓은 호두는 먹을 만큼 소포장하여 냉장실에 보관하는 것이 좋습니다.

❷ 과일 재료를 요거트로 버무리면 과일에서 수분이 나와 요거트 소스가 분리되므로 먹기 직전에 버무리는 것이 좋습니다.

고등어부추된장조림

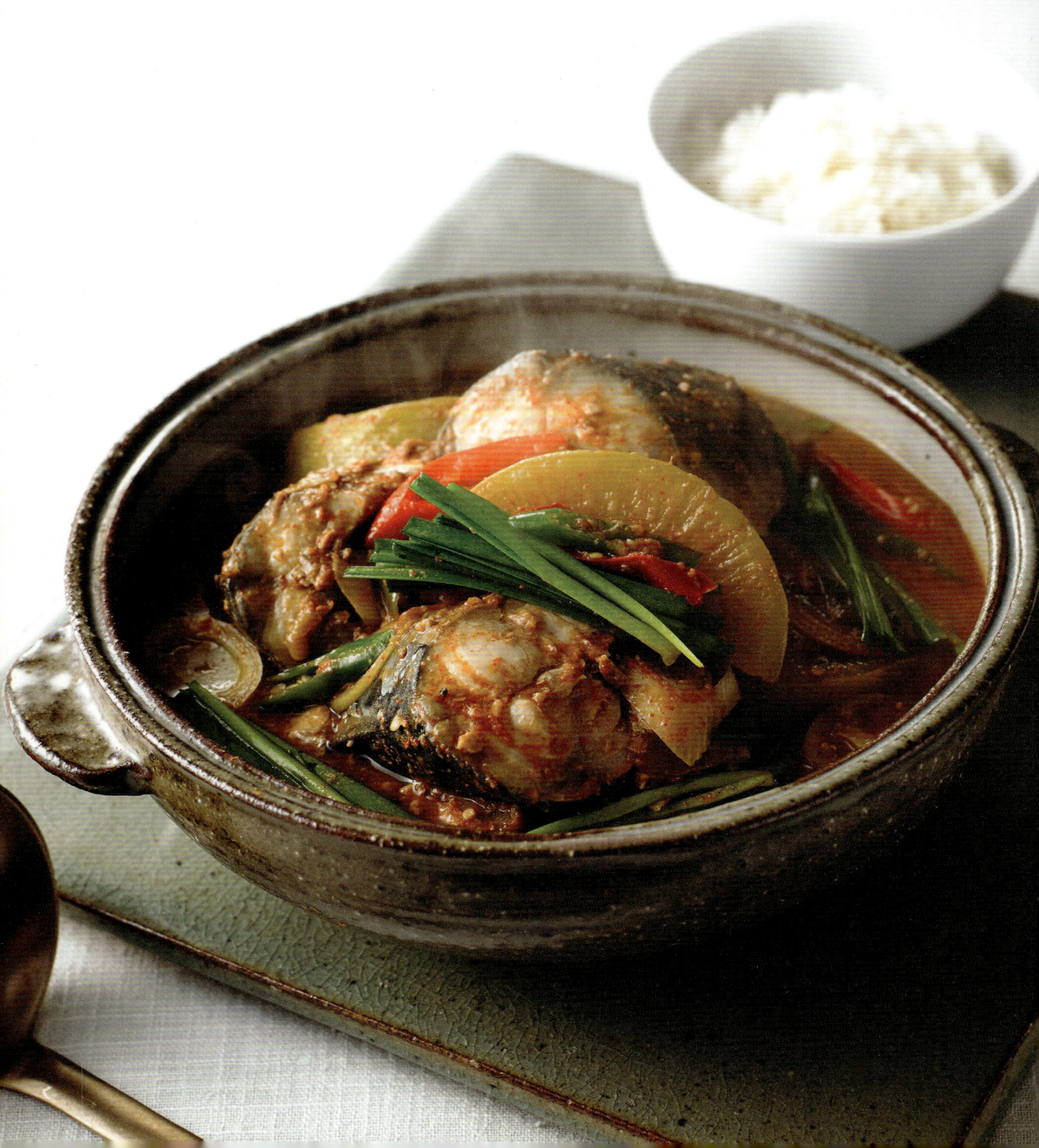

염분 함량이 높은 간고등어나 자반보다는 생고등어를 이용하여 시원한 무와 부추, 된장으로 고등어의 비린내를 없애고 풍미를 높일 수 있는 조림을 만들어 보았습니다. 등푸른생선의 대표주자인 고등어는 단백질 함량이 우수하고, 오메가-3 지방산인 EPA가 다량 함유되어 있습니다. 오메가-3 지방산은 세포를 활성화시켜 노화와 치매를 예방하고 기억력을 향상시킵니다. 또한, 콜레스테롤 수치를 감소시켜 고혈압이나 동맥경화 등의 성인병 예방에도 도움을 줍니다. 이처럼 몸에 좋은 오메가-3 지방산이 풍부한 생선을 주 3~4회 정도 섭취하면 어르신 건강에 많은 도움을 줄 수 있습니다.

재료 | 2인 기준 |

고등어(중) 1마리
무 50g, 부추 30g

조림장
된장 20g
홍고추 10g, 풋고추 10g
고춧가루 5g, 대파 10g
다진 마늘 5g
매실액 10g
생수 2컵

요리 만들기

1. 고등어는 머리와 꼬리, 내장을 제거하고 삼등분하여 깨끗이 씻습니다.
2. 무는 원형 모양 그대로 이등분 하고 다시 2cm 두께로 썹니다.
3. 부추는 4cm 길이로 썰어 줍니다.
4. 조림장용 홍고추와 풋고추는 어슷썰기 합니다.
5. 그릇에 된장, 홍고추, 풋고추, 고춧가루, 대파, 다진 마늘, 매실액, 생수를 넣고 섞어 조림장을 만듭니다.
6. 냄비에 고등어와 무, 부추, 조림장, 물을 붓고 센 불로 10분 조리다가 약한 불로 10분 정도 더 뚜껑을 열고 조림장을 끼얹어 주면서 조립니다.

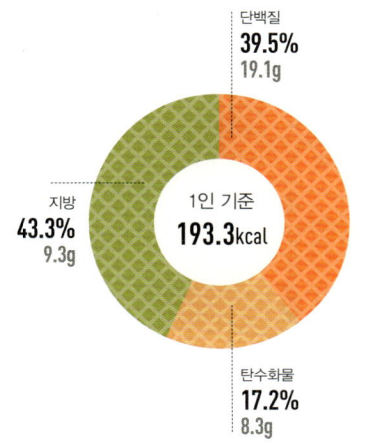

단백질 **39.5%** 19.1g
지방 **43.3%** 9.3g
탄수화물 **17.2%** 8.3g
1인 기준 **193.3kcal**

TIP 요리를 더욱 맛있게!

❶ 지방산이 많은 고등어의 비린내를 제거하기 위해서 대부분 많은 향채와 생강/마늘즙을 사용합니다. 하지만 고등어를 조리하기 전에 우유나 쌀뜨물에 30분 정도 담가두면 손쉽게 비린내가 줄어 요리하기가 더욱 쉬워집니다.

❷ 생선을 조리는 물은 쌀뜨물이나 다시 육수를 이용하면 담백하고 구수한 맛이 납니다.

❸ 부재료는 무가 일반적이나 감자, 호박, 우거지나 시래기를 이용하여 조리해도 좋습니다.

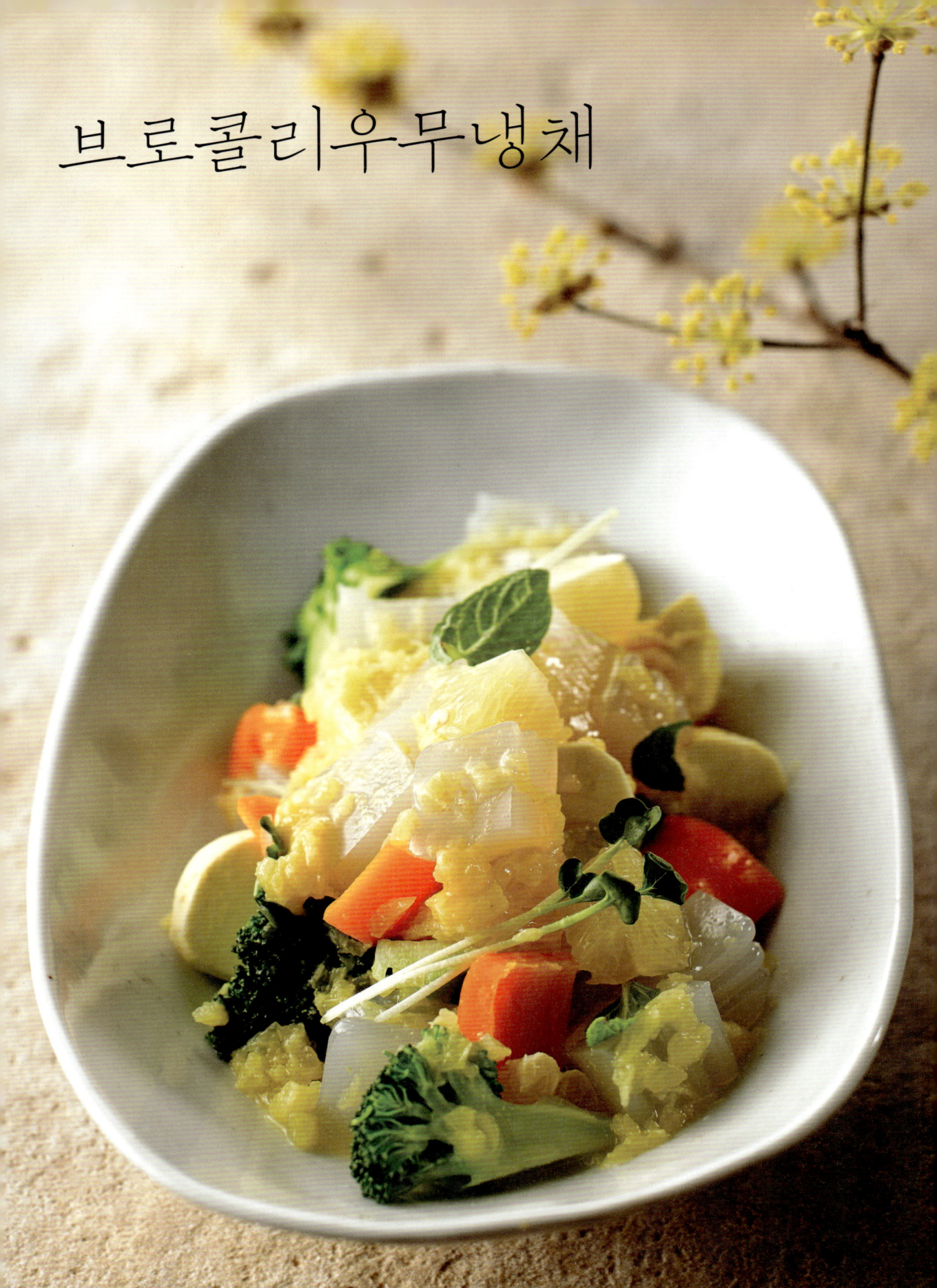

브로콜리우무냉채

브로콜리에는 베타카로틴, 비타민 C, 비타민 E, 셀레늄, 식이섬유 등 우리 몸에 좋은 물질들이 다량으로 함유되어 있습니다. 특히, 비타민 C의 함량은 사과의 15배, 키위의 20배 정도로 매우 높게 함유되어 있고, 인돌, 설포라페인이라는 항암 물질도 함유되어 있습니다. 피망과 비슷하게 생긴 파프리카는 단맛이 나고, 비타민 A, 비타민 C, 식이섬유 등이 풍부하여 샐러드 재료로 많이 활용됩니다. 파프리카에 함유된 비타민 C는 피부의 멜라닌 색소 침착을 예방하는 역할을 하며, 항산화, 항노화 작용을 하는 영양소입니다. 브로콜리우무냉채는 브로콜리와 파프리카 그리고 부드러운 우무묵의 조합으로 상큼한 겨자 소스를 곁들인 샐러드로써 어르신에게 추천하는 요리입니다.

재료 | 2인 기준

우무 150g
브로콜리 70g
주황 파프리카 25g
깐 밤 20g, 레몬 5g
무순 1g

냉채 소스
골드 파인애플 50g
연겨자 5g
설탕 5g, 레몬 주스 5g
소금 약간

요리 만들기

1. 브로콜리는 송이만 골라 손질하여 깨끗이 씻습니다.
2. 냄비에 물과 소금을 넣고 끓으면 브로콜리를 넣고 1~2분 정도 살짝 데친 다음, 찬물에 담갔다가 건집니다.
3. 우무는 1 X 1 X 1cm 크기로 깍뚝썰기 합니다.
4. 깐 밤은 1/2 크기로 썰어 줍니다.
5. 무순은 손질하여 깨끗이 씻습니다.
6. 레몬과 주황 파프리카는 1 X 1cm 크기로 사각썰기 합니다.
7. 냉채 소스용 골드 파인애플은 잘게 다집니다.
8. 그릇에 연겨자, 골드 파인애플, 설탕, 레몬 주스, 소금을 넣어 냉채 소스를 만들고 냉장고에 넣어서 차게 식힙니다.
9. 접시에 브로콜리, 우무, 깐 밤, 무순, 레몬, 주황 파프리카, 무순을 넣고 8의 냉채 소스를 뿌려 완성합니다.

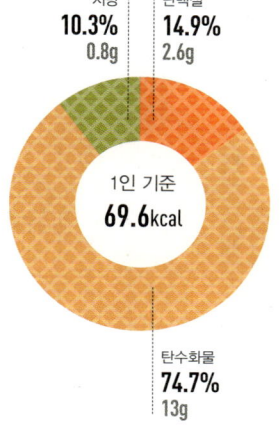

> **TIP** 요리를 더욱 맛있게!
> ❶ 브로콜리는 송이가 단단하고 누렇지 않은 것으로 고릅니다. 줄기를 잘라보았을 때 수분이 많아 촉촉한 것이 싱싱한 것입니다.
> ❷ 브로콜리의 송이 사이사이에 먼지나 이물질이 박혀 있을 수 있으므로 소금물에 3시간 정도 담근 후, 흐르는 물에 부드러운 솔로 살살 닦습니다.

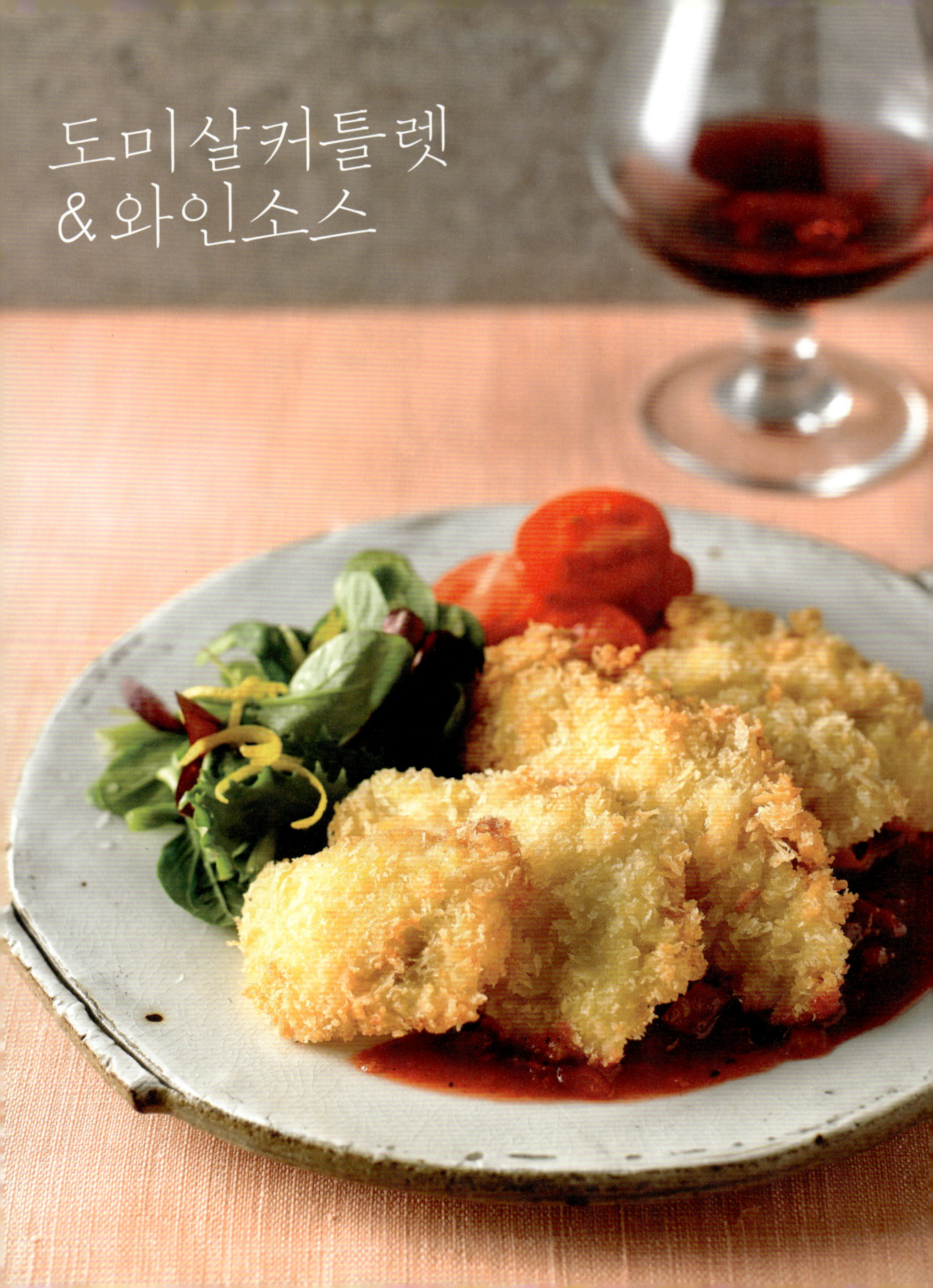

도미살커틀렛 & 와인소스

도미는 단백질이 풍부하고 지방이 적어 맛이 담백하고 소화도 잘되는 식재료입니다. 도미는 옛날부터 고급요리에 사용되던 재료로서 비타민 B_1과 비타민 B_2가 다량 함유되어 있어 탄수화물 대사를 촉진하는 역할을 합니다. 또한, 비타민 A, 칼륨과 칼슘 등의 무기질도 많이 들어 있습니다. 와인은 '신의 물방울'이라는 이름이 붙여진 만큼 맛과 향이 좋고 건강에도 좋아 10대 장수식품으로 손꼽히기도 합니다. 알코올의 영양적 문제점도 있지만, 하루 1~2잔의 와인은 적정하다고 알려졌습니다. 포도에 함유된 유효성분인 안토시아닌, 레스베라트롤, 카테킨, 플라보노이드 등의 폴리페놀계 화합물은 심혈관계질환을 예방하고 노화 방지에도 도움이 됩니다. 도미살커틀렛에 들어가는 와인 소스는 알코올 성분이 열에 의해 증발하면서 음식의 풍미를 더해주기 때문에 담백한 도미살과 아주 잘 어울립니다.

재료 | 2인 기준 |

도미살 150g, 밀가루 20g
계란 1/2개, 젖은 빵가루 60g
식용유 40g
소금/후추 약간

가니쉬
방울토마토 40g
어린잎채소 10g

레드와인 소스
다진 토마토 30g
적포도주 40g
다진 양파 10g
우스터 소스 10g
소금/후추 약간

요리 만들기

1. 도미살은 1cm 두께로 정사각(5×5cm) 모양으로 포를 떠서 소금과 후추로 밑간을 합니다.
2. 도미살을 밀가루 ⇨ 계란 ⇨ 젖은 빵가루 순으로 묻혀 놓습니다.
3. 달군 튀김 솥에 **2**를 넣고 노릇노릇하게 튀깁니다.
4. 냄비에 다진 양파와 토마토, 우스터 소스, 적포도주, 소금, 후추를 넣고 약한 불에서 15분간 뭉근히 조립니다.
5. 가니쉬용 방울토마토와 어린잎채소는 깨끗이 씻어서 준비합니다.
6. 접시에 도미살커틀렛을 올리고, 어린잎채소와 방울토마토로 장식한 다음, **4**의 레드와인 소스를 뿌려 완성합니다.

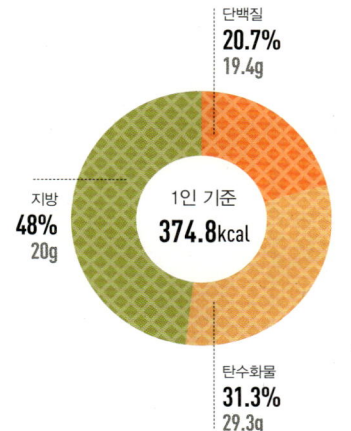

단백질 **20.7%** 19.4g
지방 **48%** 20g
탄수화물 **31.3%** 29.3g
1인 기준 **374.8kcal**

> **TIP** 요리를 더욱 맛있게!
>
> ❶ 수분을 많이 가지고 있는 재료들을 튀기고 난 기름은 산패가 더 빨리 진행되기 때문에 바로 갈아주는 것이 좋습니다. 기름에서 거품이 나거나 연기가 나면 이미 산패가 진행된 것으로 보고 버리도록 합니다.
>
> ❷ 빵가루를 입힌 재료를 튀김 솥에 넣었을 때 바닥까지 가라앉지 않고 기름 깊이의 1/2 정도까지 가라앉았다 떠오르면 170~180℃의 온도로 대부분의 튀김요리에 적당합니다.

청국장비빔밥

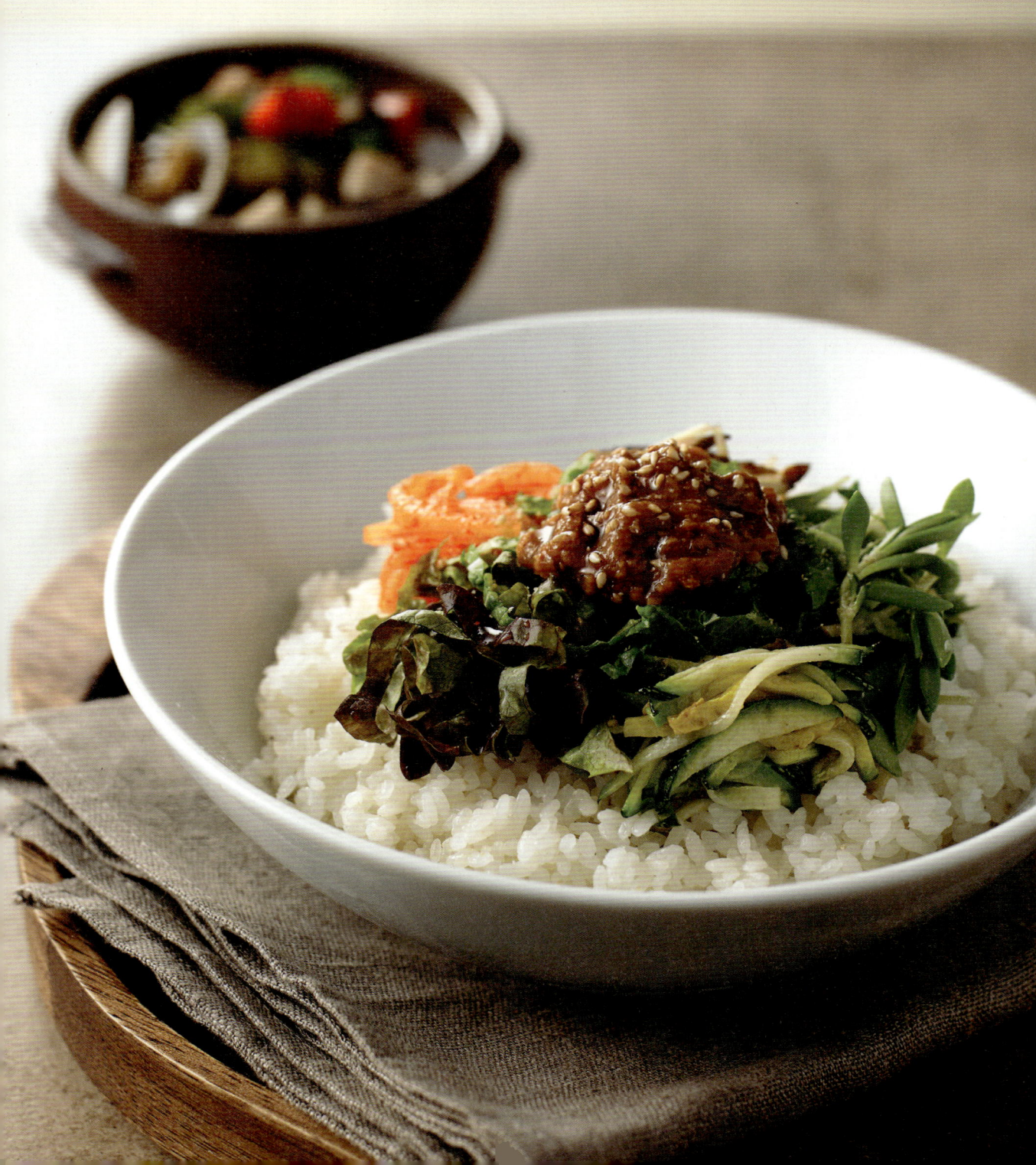

비빔밥은 한 그릇에 밥과 여러 가지 재료를 넣어 하나의 음식으로 비벼 먹는 것으로 맛과 영양이 절묘한 조화를 이루는 음식입니다. 주로 여러 채소를 생채나 숙채의 형태로 요리하여 섭취함으로써 채소의 여러 항산화 물질과 비타민, 무기질을 고루 섭취할 수 있습니다. 일반적으로 고추장을 이용하여 비빔장을 만들지만 여기에서는 특색있게 청국장을 이용한 비빔장을 사용했습니다. 청국장은 콩을 발효시킨 메주를 이용하여 만들었기 때문에 콩이 가지고 있는 영양가를 그대로 가지고 있으면서 바실러스 균에 의해 만들어진 단백질분해효소 등이 있어 소화하기도 좋습니다. 또한, 단백질과 지방, 탄수화물, 비타민 B군, 비타민 E, 불포화지방산도 풍부하여 노화를 예방하는 데 도움이 됩니다.

재료 | 2인 기준 |

쌀밥 2공기, 무 100g
돌나물 40g, 상추 20g
얼갈이 20g, 애호박 20g
고춧가루 3g, 식초 5g
설탕 2g
참기름/식용유 약간

청국장비빔장
청국장 120g
두부 80g, 애호박 60g
표고버섯 20g
느타리 20g, 풋고추 10g
대파 10g, 다진 마늘 10g

요리 만들기

1. 두부, 애호박, 표고버섯, 느타리버섯, 풋고추는 1 X 1cm 크기로 자릅니다.
2. 냄비에 1의 재료와 청국장, 대파, 다진 마늘, 물을 넣고 15분간 중간불에서 끓입니다.
3. 무는 0.5 X 4cm 길이로 채 썰고 고춧가루, 식초, 설탕을 넣어서 무생채를 만듭니다.
4. 돌나물은 손질하여 2cm 길이로 자릅니다.
5. 상추와 얼갈이는 깨끗이 씻어 1cm 길이로 자릅니다.
6. 애호박은 0.5 X 4cm 길이로 채를 썰어 팬에 기름을 두르고 볶습니다.
7. 그릇에 쌀밥, 무생채, 돌나물, 상추, 얼갈이, 애호박, 청국장비빔장을 보기 좋게 담고 참기름을 뿌려 완성합니다.

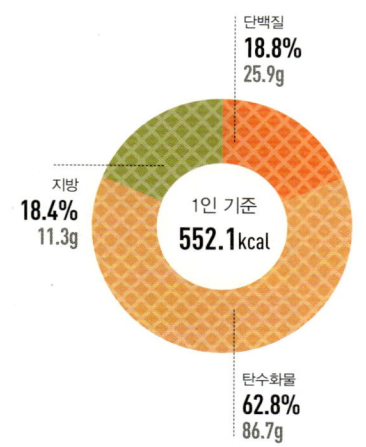

단백질 **18.8%** 25.9g
지방 **18.4%** 11.3g
탄수화물 **62.8%** 86.7g
1인 기준 **552.1** kcal

> **TIP 요리를 더욱 맛있게!**
> ❶ 생청국장은 수분이 닿아 신선도 유지가 중요하며, 납두균에 의해 계속 발효를 하는 발효식품이기 때문에 냉장고에서 10℃ 이하로 보관하는 것이 좋습니다.
> ❷ 청국장이 기호에 맞지 않으면 약고추장으로 비벼도 좋습니다.

파프리카냉잡채

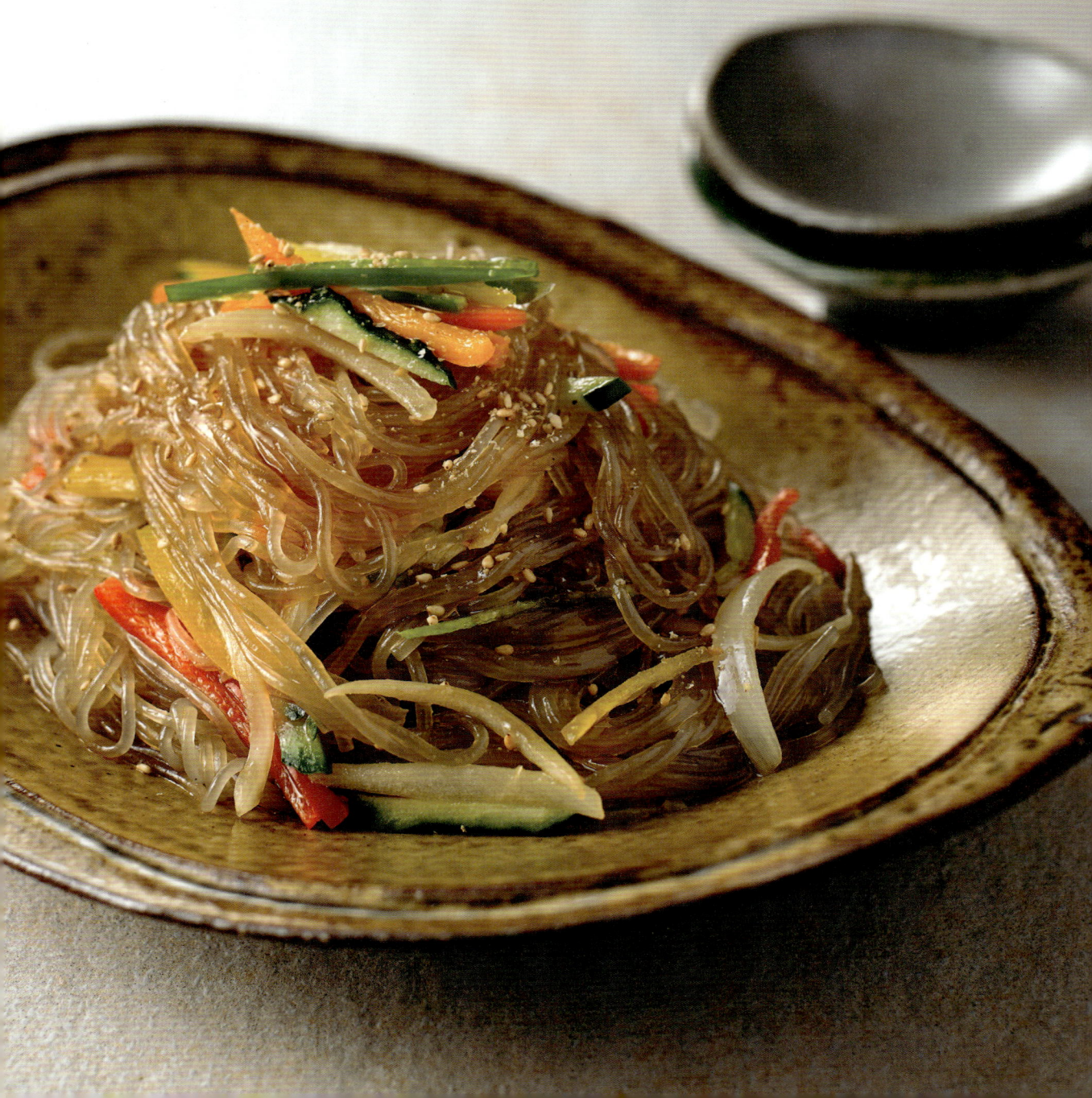

오색찬란한 파프리카는 비타민 A와 비타민 C, 무기질 등 각종 영양성분이 다른 채소에 비해 월등히 많이 함유되어 있어 면역력 증진에 도움이 되고, 멜라닌 색소의 생성과 피부노화를 억제하는 기능을 합니다. 항산화 역할을 하는 비타민 C는 노란 파프리카에 많이 들어 있고, 비타민 A는 빨간 파프리카에 많이 들어 있습니다. 파프리카냉잡채는 생일이나 명절 때 먹는 따뜻한 잡채가 아닌, 차고 새콤달콤하게 먹는 색다른 별미 요리입니다.

재료 | 2인 기준 |

노란 파프리카 30g
주황 파프리카 30g
빨간 파프리카 30g
당면 30g, 양파 10g
오이 30g, 식용유 10g

잡채 소스
간장 20g, 설탕 15g
레몬 주스 10g
식초 5g, 마늘즙 5g
생수 약간

요리 만들기

1. 노란/주황/빨간 파프리카, 양파와 오이는 0.5 X 4cm 길이로 채를 썹니다.
2. 달군 팬에 기름을 두르고 1의 채소를 살짝 볶은 다음 접시에 펼쳐서 식힙니다.
3. 끓는 물에 당면을 넣고 15분간 중간 불로 삶은 다음, 찬물에 살짝 담갔다가 체로 건져서 식힙니다.
4. 그릇에 간장, 레몬 주스, 식초, 설탕, 마늘즙, 생수를 넣고 잡채 소스를 만듭니다.
5. 그릇에 볶아놓은 채소와 당면을 모두 넣고, 4의 잡채 소스로 무쳐서 완성합니다.

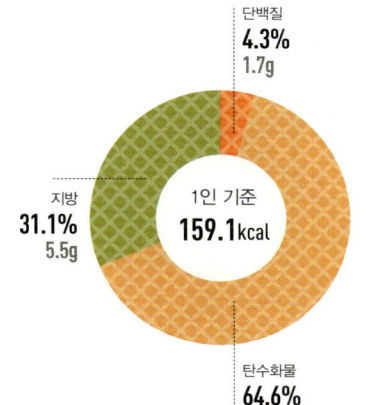

단백질 4.3% 1.7g
지방 31.1% 5.5g
탄수화물 64.6% 25.7g
1인 기준 159.1kcal

TIP 요리를 더욱 맛있게!

❶ 파프리카냉잡채에 채를 썬 파인애플과 자두를 넣으면 진한 과일 향을 느낄 수 있습니다.

❷ 당면을 물에 삶을 때 끓는 물에 식용유와 진간장을 넣어 삶으면 당면에 색깔도 나고 면끼리 잘 붙지 않습니다.

구운마늘미나리전

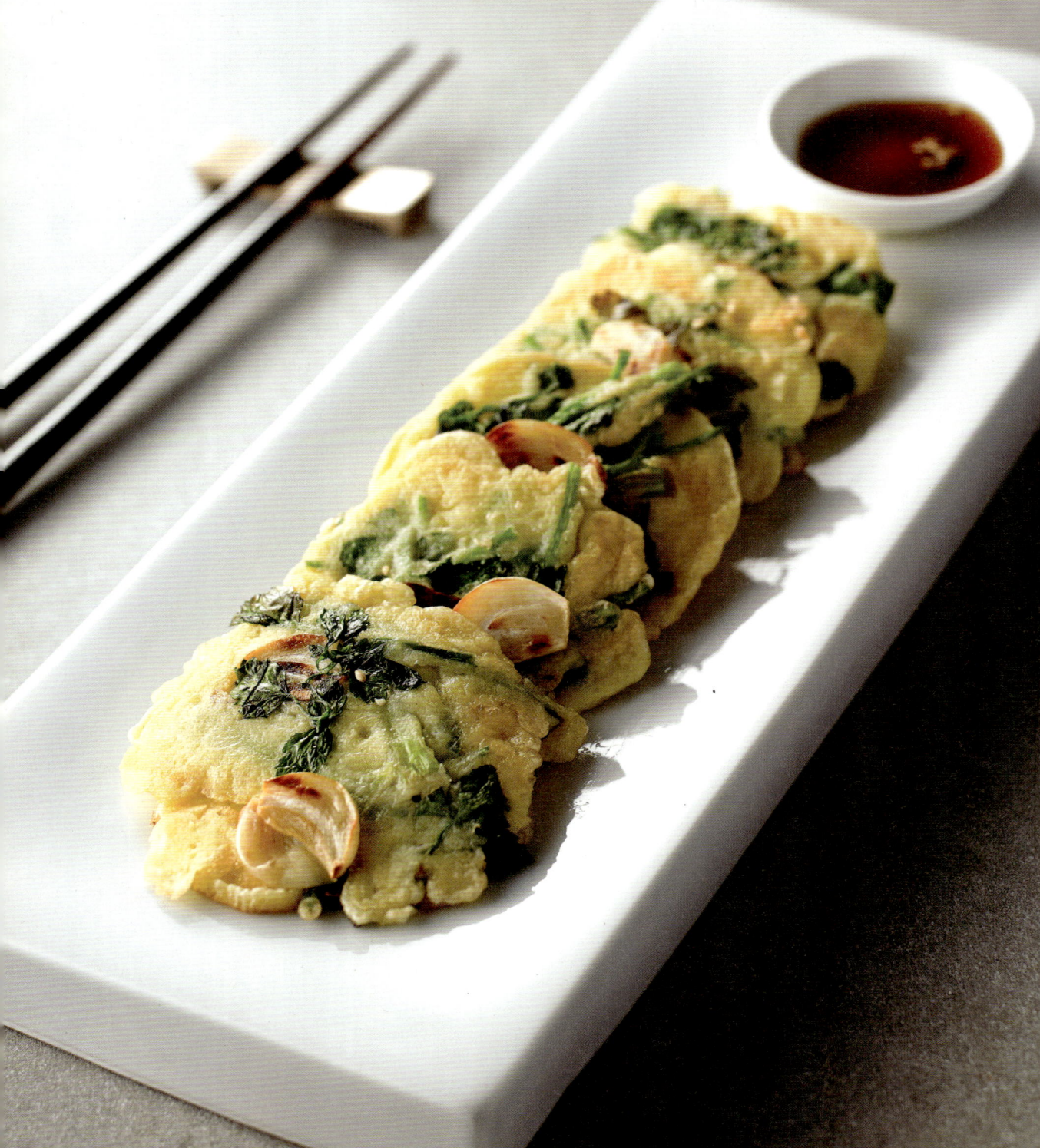

구운 마늘과 독특한 향을 가진 미나리로 노릇노릇하게 전을 부쳐 보았습니다. 마늘은 탄수화물, 단백질, 비타민, 셀레늄, 알리신 등 다양한 영양소가 함유되어 있습니다. 특히, 알리신이라는 성분은 강력한 항균작용과 면역력을 높이는 기능이 있습니다. 마늘에 있는 비타민 B_1은 탄수화물 대사에 관여하고, 비타민 C와 셀레늄은 몸 안의 활성산소를 제거하여 노화를 방지합니다. 미나리는 비타민 A, 비타민 C, 엽산, 식이섬유가 많고 철분과 칼슘 등 무기질도 풍부한 채소입니다. 마늘을 구우면 단맛이 증가하고 아린 맛이 없어집니다. 여기에 미나리 특유의 식감이 잘 어우러지면 맛과 영양이 모두 좋은 음식이 됩니다.

재료 | 2인 기준 |

통마늘 30g
미나리 100g
밀가루 30g, 계란 1개
식용유 20g
소금/생수 약간

요리 만들기

1. 통마늘은 0.5cm 두께로 편으로 썰어 예열된 오븐에 180℃에서 15분간 굽습니다.
2. 미나리는 손질하여 4cm 길이로 자릅니다.
3. 그릇에 밀가루, 계란, 생수, 소금을 넣고 밀가루 물을 만듭니다.
4. 달군 팬에 기름을 두르고 미나리를 펼쳐 올린 다음, 그 위에 구운 마늘을 올립니다.
5. 4에 3의 밀가루 물을 지그재그로 넉넉히 뿌립니다.
6. 중간 불에서 약한 불로 식용유를 둘러가며 노릇노릇하게 전을 부쳐 완성합니다.

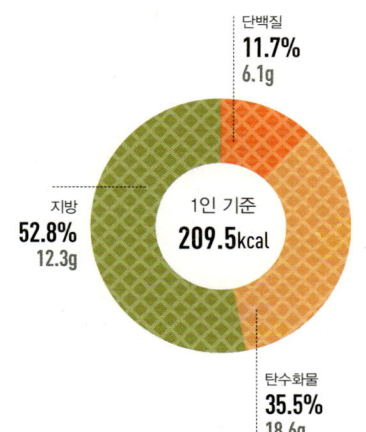

단백질 **11.7%** 6.1g
지방 **52.8%** 12.3g
1인 기준 **209.5kcal**
탄수화물 **35.5%** 18.6g

> **TIP** 요리를 더욱 맛있게!
> ❶ 풋풋한 봄철에는 미나리 외에 냉이, 참나물, 취나물, 달래, 햇고사리를 넣어도 좋습니다.
> ❷ 식용유와 참기름을 4 : 1 비율로 섞어 전을 부치면 기름 냄새가 덜하고 훨씬 고소합니다.

블루베리뇨끼

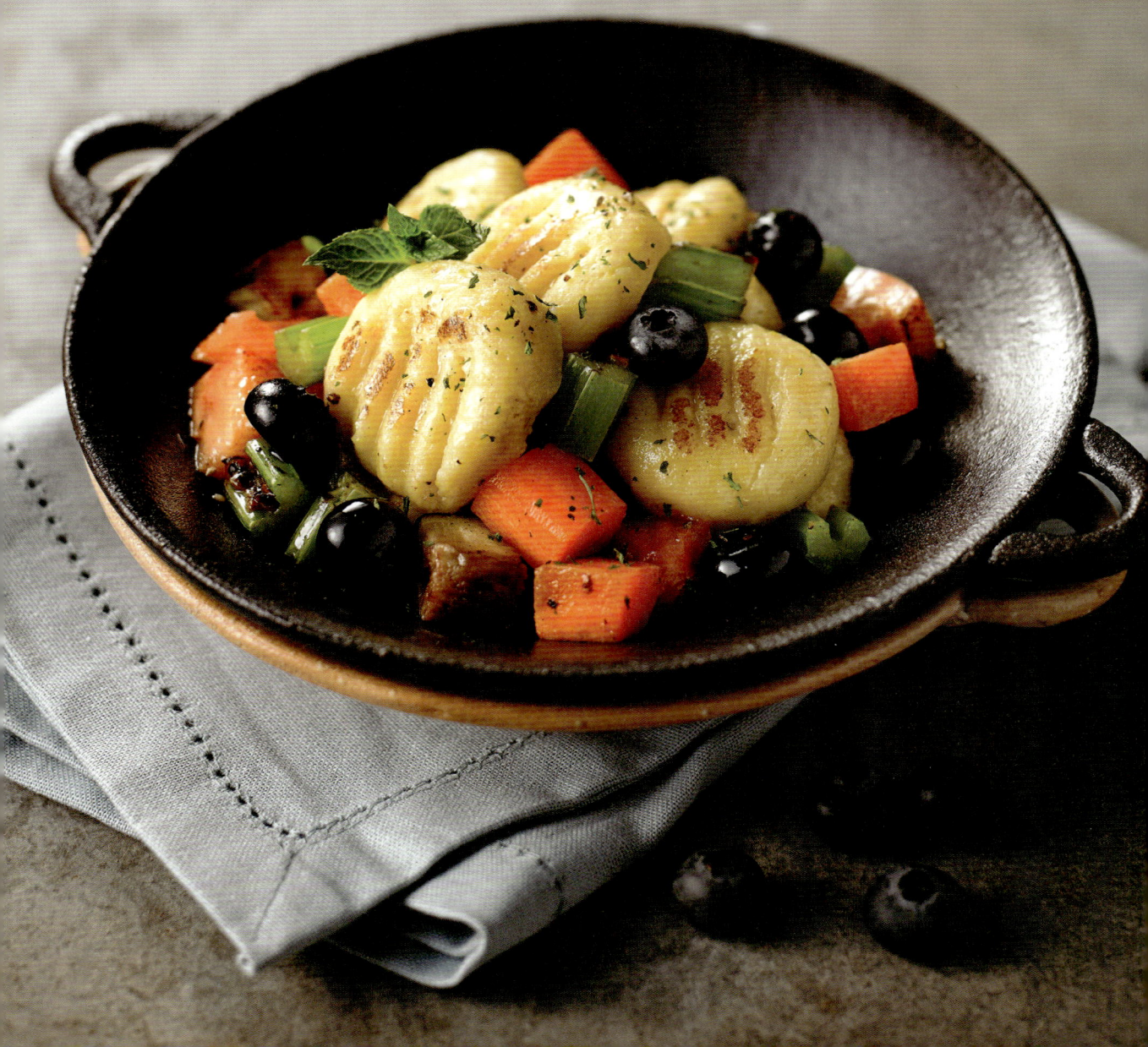

푸실푸실한 감자의 부드러운 맛과 블루베리의 새콤한 맛이 잘 조화를 이루는 블루베리뇨끼는 한 그릇으로 여러 영양소를 얻을 수 있는 음식입니다. 블루베리는 세계 10대 슈퍼푸드의 하나로, 탄수화물이 주로 들어 있으며, 비타민 C, 비타민 E, 칼슘, 철, 망간 등 여러 영양소가 풍부합니다. 특히, 안토시아닌 성분이 일반 포도의 7배 이상 들어 있어 시력 회복에 도움을 주고 면역력 향상, 항암, 항산화 작용에도 도움이 되는 식품입니다.

재료 | 2인 기준

- 감자 300g
- 쌀가루 40g, 밀가루 40g
- 계란노른자 2개
- 블루베리 50g
- 셀러리 20g, 당근 10g
- 토마토 10g, 가지 10g
- 바질 5g, 올리브유 10g
- 파마산 치즈 가루 10g
- 소금/후추 약간

요리 만들기

1. 감자는 껍질을 제거하고 이등분한 다음 냄비에 물을 붓고 20분 정도 센 불로 삶습니다.
2. 삶은 감자는 덩어리가 남지 않게 잘 으깹니다.
3. 그릇에 2의 으깬 감자, 쌀가루, 밀가루, 계란노른자, 치즈 가루, 소금과 후추를 넣고 섞어서 반죽합니다.
4. 뇨끼반죽을 길게 가래떡처럼 2cm 두께로 늘입니다.
5. 4의 반죽을 1cm 두께로 잘라 포크로 눌러 뇨끼모양을 만듭니다.
6. 냄비에 물 2컵을 넣고 끓으면 반죽한 뇨끼를 넣어서 삶고 뇨끼가 뜨면 건집니다.
7. 블루베리는 깨끗이 손질하고, 당근, 토마토, 가지, 셀러리는 1 X 1 X 1cm 크기로 깍둑썰기합니다.
8. 달군 팬에 올리브유를 넉넉히 두르고 당근, 토마토, 가지, 셀러리를 넣고 5분간 센 불로 볶다가 감자뇨끼, 블루베리, 소금, 후추를 넣고 2분간 더 볶습니다.
9. 접시에 8을 담고 위에 바질을 뿌려서 완성합니다.

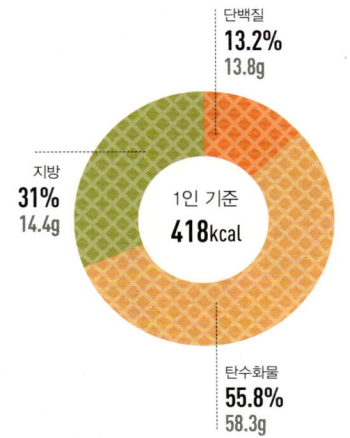

TIP 요리를 더욱 맛있게!
블루베리를 냉동실에 보관하다 보면 비닐봉지가 이리저리 굴러다닐 때가 있습니다. 비닐봉지 대신 요구르트 병에 넣어 랩으로 밀봉하여 보관한 다음 한 개씩 꺼내서 사용하면 좋습니다.

항산화 물질이 풍부한 음식

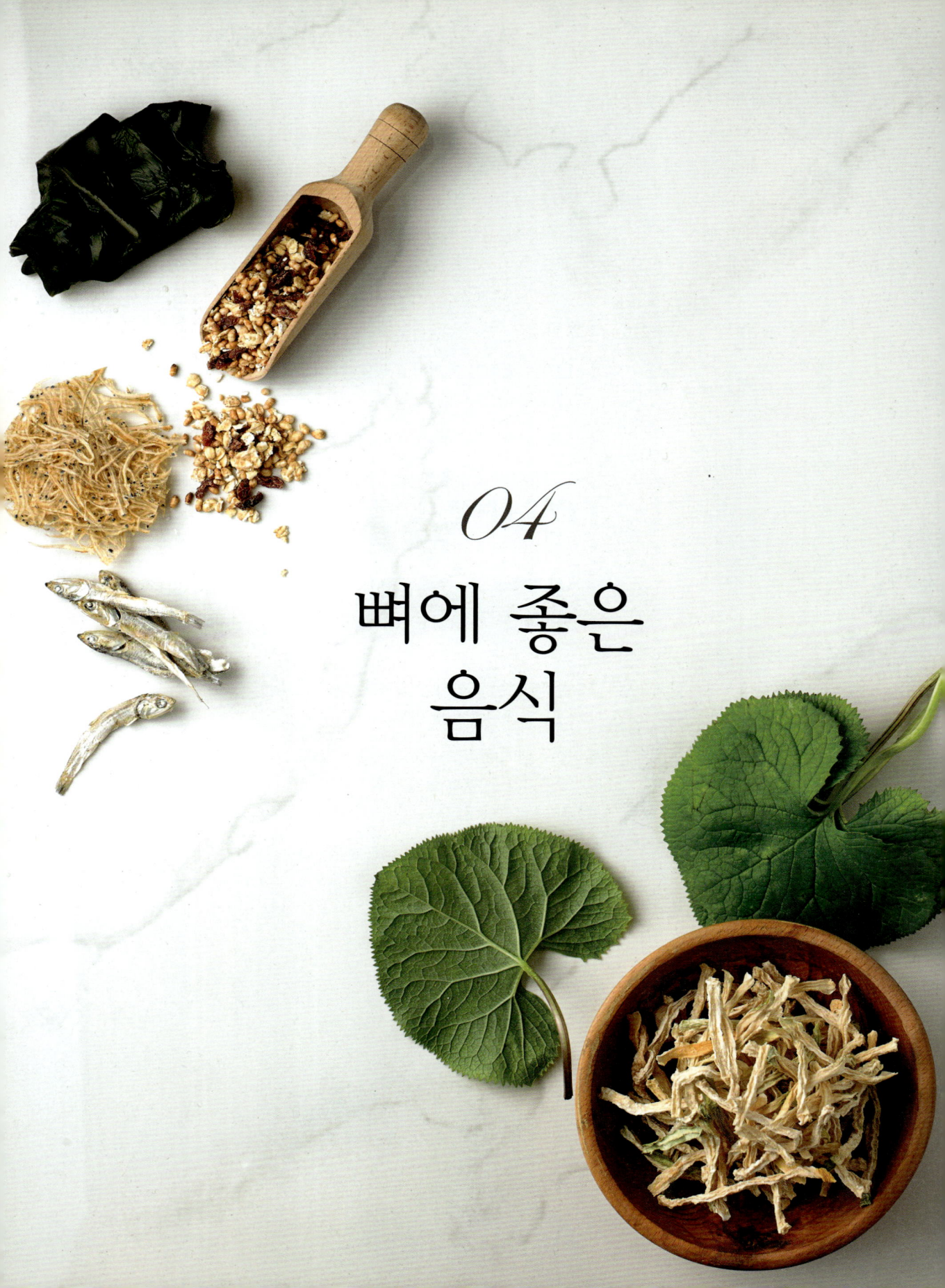

04
뼈에 좋은 음식

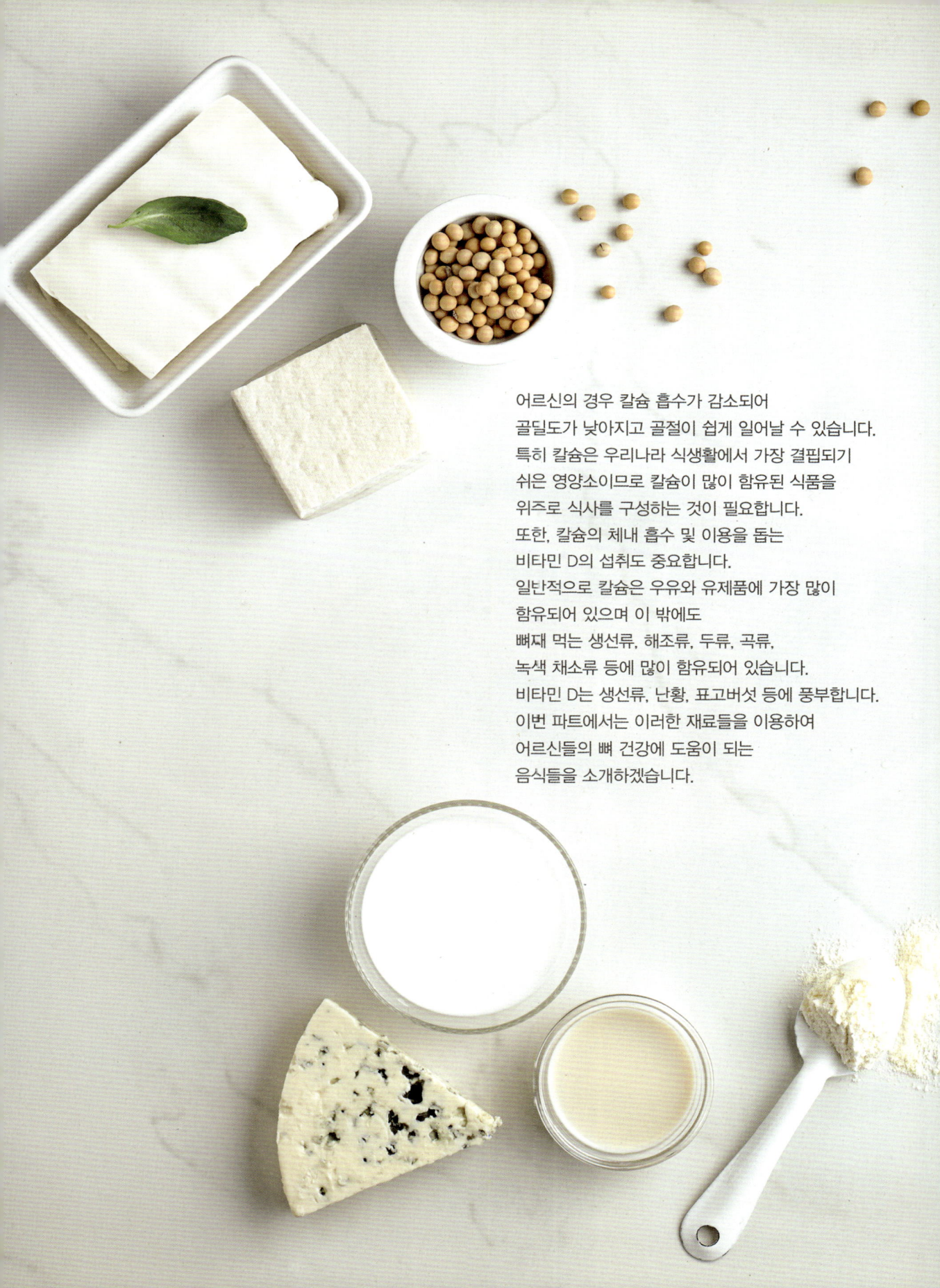

어르신의 경우 칼슘 흡수가 감소되어
골밀도가 낮아지고 골절이 쉽게 일어날 수 있습니다.
특히 칼슘은 우리나라 식생활에서 가장 결핍되기
쉬운 영양소이므로 칼슘이 많이 함유된 식품을
위주로 식사를 구성하는 것이 필요합니다.
또한, 칼슘의 체내 흡수 및 이용을 돕는
비타민 D의 섭취도 중요합니다.
일반적으로 칼슘은 우유와 유제품에 가장 많이
함유되어 있으며 이 밖에도
뼈째 먹는 생선류, 해조류, 두류, 곡류,
녹색 채소류 등에 많이 함유되어 있습니다.
비타민 D는 생선류, 난황, 표고버섯 등에 풍부합니다.
이번 파트에서는 이러한 재료들을 이용하여
어르신들의 뼈 건강에 도움이 되는
음식들을 소개하겠습니다.

곰취들기름볶음밥

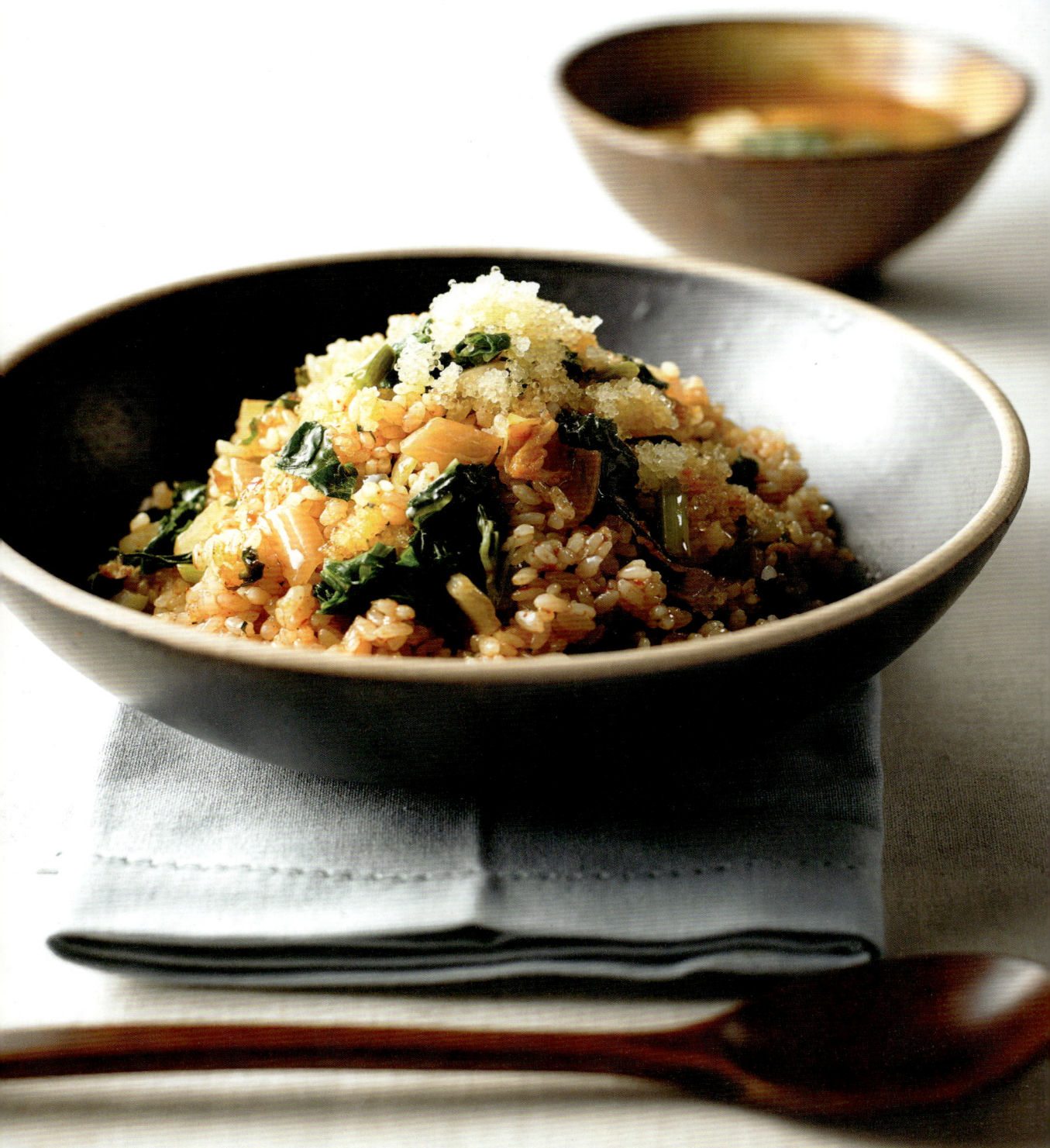

곰취는 베타카로틴과 칼슘, 비타민 A와 비타민 C가 풍부하여 노화와 골다공증 예방에 도움이 되는 재료로 불포화지방산이 풍부한 들기름에 볶아 먹으면 영양적으로 더할 나위 없이 우수한 재료 조합입니다. 여기에 날치 알과 양파, 풋고추로 식감을 더해 맛있는 볶음밥을 만들어 보았습니다. 들기름에는 불포화지방산인 리놀렌산, 리놀레산, 올레산이 함유되어 있고 특히, 리놀레산(오메가-3)은 혈중 콜레스테롤 수치를 낮추고, 혈관의 노화를 막아 동맥경화와 같은 각종 혈관질환을 예방하는 데 도움이 됩니다.

재료 | 2인 기준

밥 2공기, 곰취 140g
포기김치 100g
날치 알 80g
풋고추 20g
양파 20g, 들기름 40g
고추장 10g
소금 약간

요리 만들기

1. 곰취는 끓는 물이 넣어 센 불로 5분간 삶은 다음 건져서 찬물에 헹구어 물기를 꼭 짭니다.
2. 삶은 곰취를 1cm 길이로 자릅니다.
3. 풋고추, 포기김치, 양파는 0.5×0.5cm 크기로 썹니다.
4. 날치 알은 냉장고에서 30분간 해동합니다.
5. 달군 팬에 들기름을 조금 두르고 곰취, 풋고추, 포기김치, 양파를 넣고 센 불로 5분간 볶습니다.
6. 채소가 어느 정도 익으면 밥, 고추장, 날치 알, 들기름을 넣고 다시 센 불로 5분간 볶은 다음 소금으로 간을 맞춥니다.

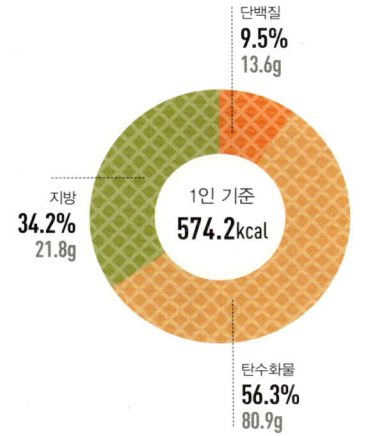

TIP 요리를 더욱 맛있게!

❶ 곰취는 물에 삶아도 색과 향이 그대로 유지되는 나물입니다. 곰취를 생으로 먹을 때는 된장이 잘 어울리고, 쌈으로 먹을 때는 멸치젓이 잘 어울립니다.

❷ 푸른 잎의 채소를 데칠 때는 소금물에 살짝 데치는 것이 색을 더 선명하게 합니다.

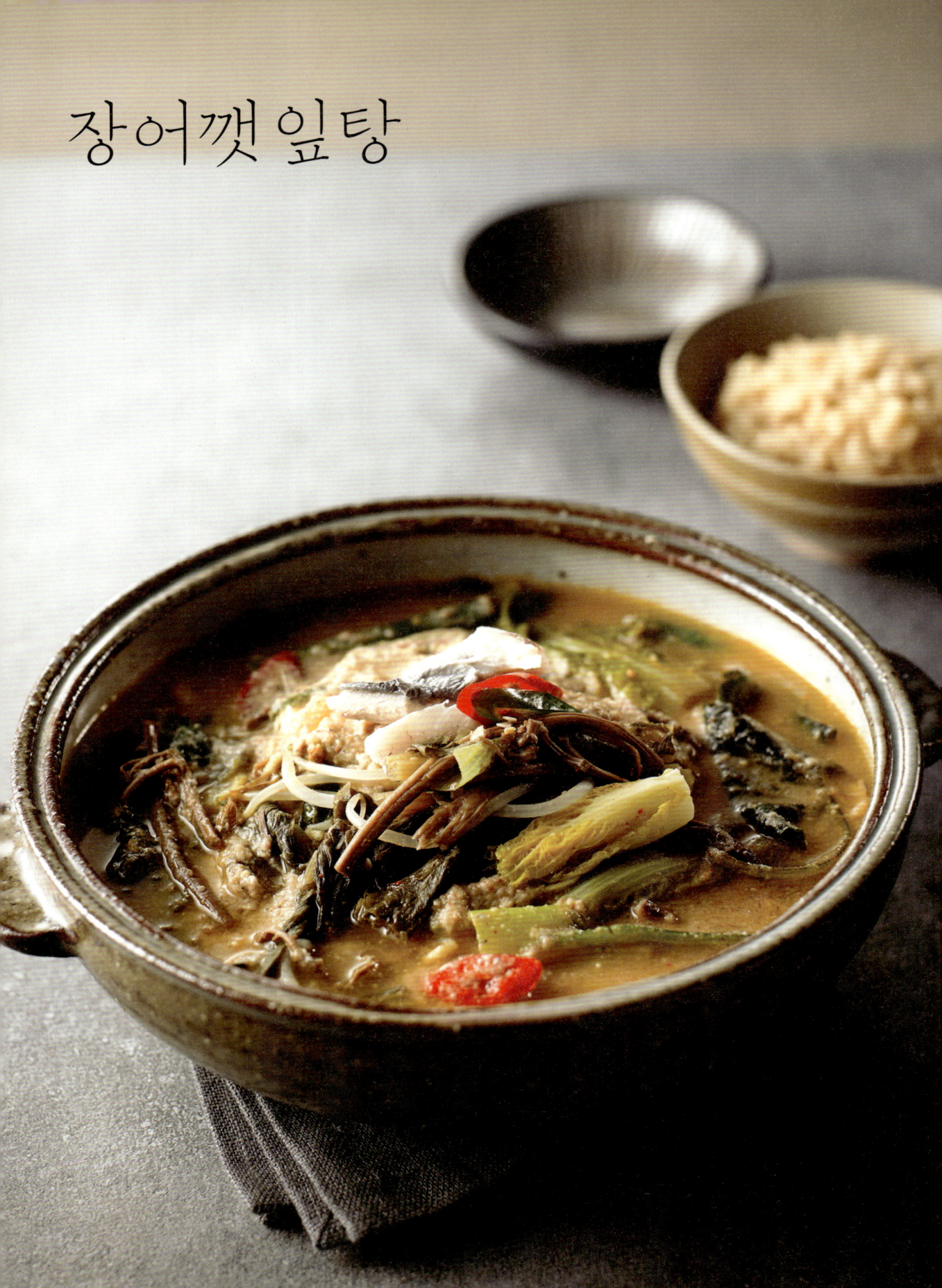

장어깻잎탕

장어는 보양식으로 널리 이용될 정도로 단백질, 지방, 탄수화물, 칼슘, 인, 철, 비타민 A, 비타민 E, 등 몸에 좋은 성분이 가득하여 우리 몸의 근육과 뼈를 튼튼하게 유지시키는데 도움이 됩니다. 깻잎은 비타민 A, 칼륨, 칼슘, 철분 등의 무기질과 식이섬유가 풍부합니다. 특히, 철분은 시금치의 2배나 들어 있어서 쌈으로 먹을 경우, 보통 깻잎 30g(15장)으로 하루에 필요한 철분의 양을 섭취할 수 있습니다. 장어깻잎탕은 장어에 부족한 비타민 C를 깻잎이 보충해주고 칼슘과 철분의 흡수를 돕기 때문에 궁합이 아주 좋은 음식입니다.

재료 | 2인 기준 |

장어 200g
발아 깻잎 20g
얼갈이 50g, 숙주 50g
고사리 10g, 된장 20g
대파 5g, 다진 마늘 5g
홍구초 1g, 고춧가루 5g
쌀뜨물 4컵
소금 약간

요리 만들기

1 장어는 깨끗이 손질하여 머리와 내장을 제거합니다.
2 냄비에 쌀뜨물을 넣고 손질한 장어를 중간 불에서 약한 불로 조절하면서 1시간 정도 끓인 후 남은 장어 뼈를 골라 건집니다.
3 발아 깻잎과 얼갈이는 손질하여 3cm 길이로 자릅니다.
4 홍고추는 어슷하게 썰고, 고사리, 대파도 손질하여 3cm 길이로 자릅니다.
5 2의 장어곰탕에 발아 깻잎, 얼갈이, 숙주, 고사리, 대파, 홍고추, 된장을 넣고 30분간 약한 불로 끓입니다.
6 어느 정도 끓으면 다진 마늘과 고춧가루를 넣고 소금으로 간을 맞춥니다.

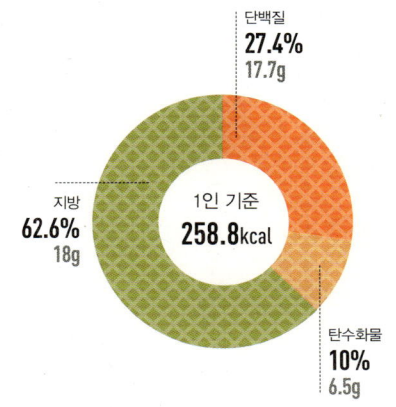

TIP 요리를 더욱 맛있게!
❶ 장어를 푹 고을 때 생강과 청주를 넣으면 비린내를 없앨 수 있습니다.
❷ 쌀뜨물이 없을 때는 쌀을 믹서에 곱게 갈아서 사용해도 됩니다.

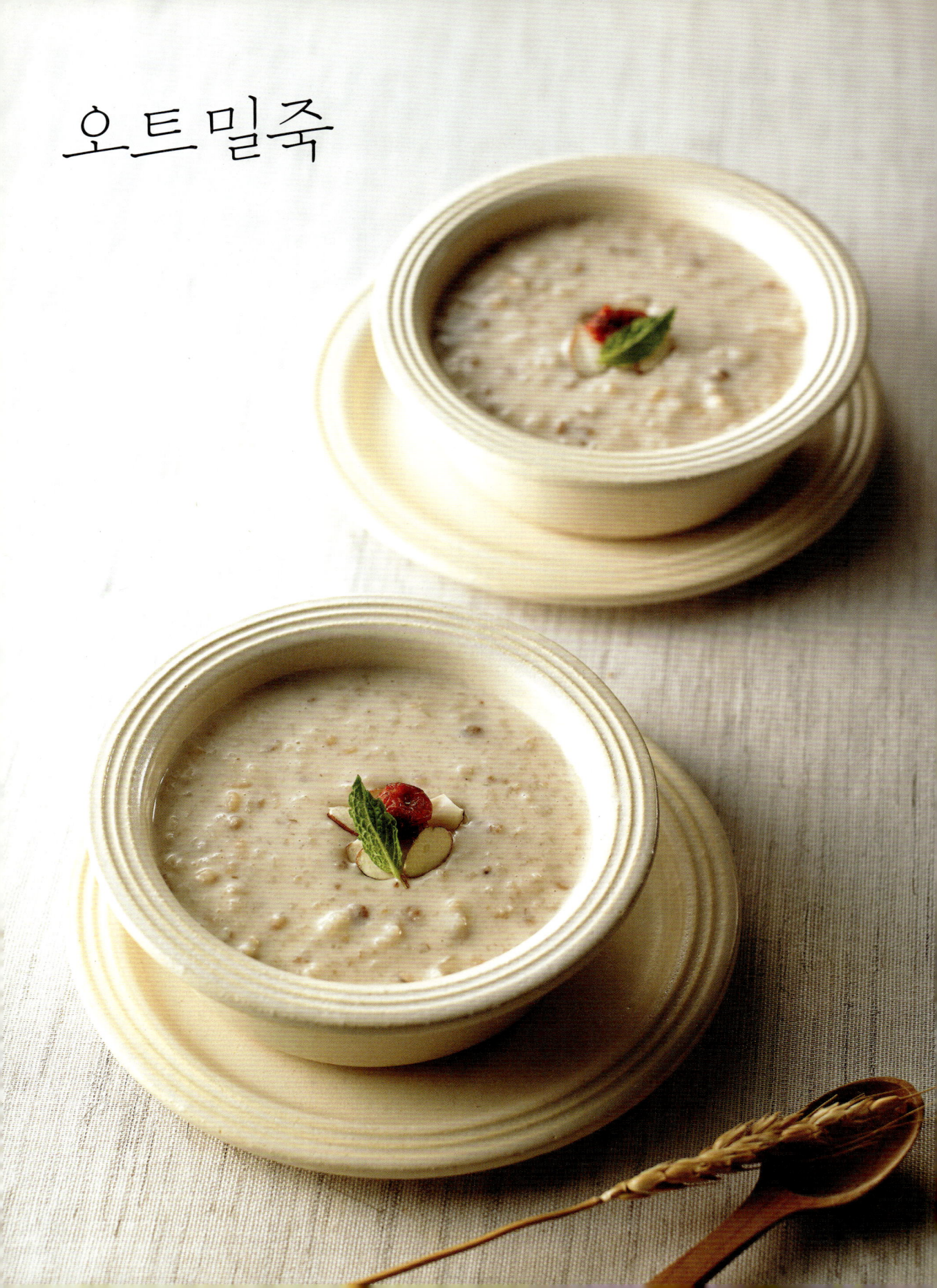

오트밀죽

치아 상태가 좋지 않은 어르신들을 위해 쉽게 먹을 수 있는 오트밀 죽을 만들어 보았습니다. 귀리는 영어로 오트밀이라 하며 단백질과 지방의 함유량이 많고, 단백질의 아미노산 구성도 쌀과 비슷하여 영양적으로 우수한 곡류 식품 중의 하나입니다. 또한, 비타민 B_1과 식이섬유가 풍부하여 장운동을 활발하게 합니다. 우유는 단백질과 칼슘, 비타민 D 등 뼈를 구성하는 여러 가지 영양소가 골고루 들어 있는 식품으로 골다공증 예방에 도움이 됩니다. 따라서 어르신의 경우 우유와 같은 유제품을 하루에 1~2잔 정도 섭취하는 것을 권고하고 있습니다. 유당불내증이 있는 어르신은 유당이 제거된 락토우유를 이용하셔도 좋습니다.

재료 | 2인 기준 |

오트밀 160g
우유 200㎖ 2개
건 크랜베리 20g
아몬드슬라이스 10g
소금 약간

요리 만들기

1. 냄비에 오트밀을 넣습니다.
2. 오트밀을 넣은 냄비에 우유를 넣고 약한 불에서 밑이 눋지 않도록 저어가며 끓입니다.
3. 5분 정도 끓여서 오트밀이 퍼지면 소금으로 간을 합니다.
4. 그릇에 오트밀을 넣고 건 크랜베리와 아몬드를 위에 뿌려 완성합니다.

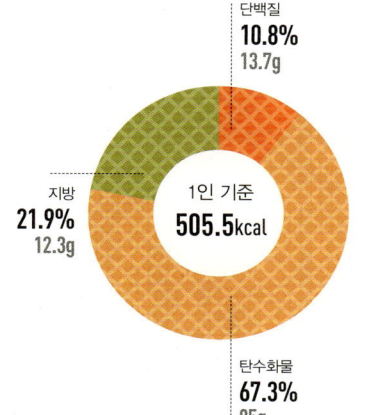

단백질 10.8% 13.7g
지방 21.9% 12.3g
1인 기준 505.5kcal
탄수화물 67.3% 85g

TIP 요리를 더욱 맛있게!
❶ 감자 또는 바나나를 갈아 마지막에 넣어주면 더욱 부드럽고 찰진 오트밀 죽을 맛볼 수 있습니다.

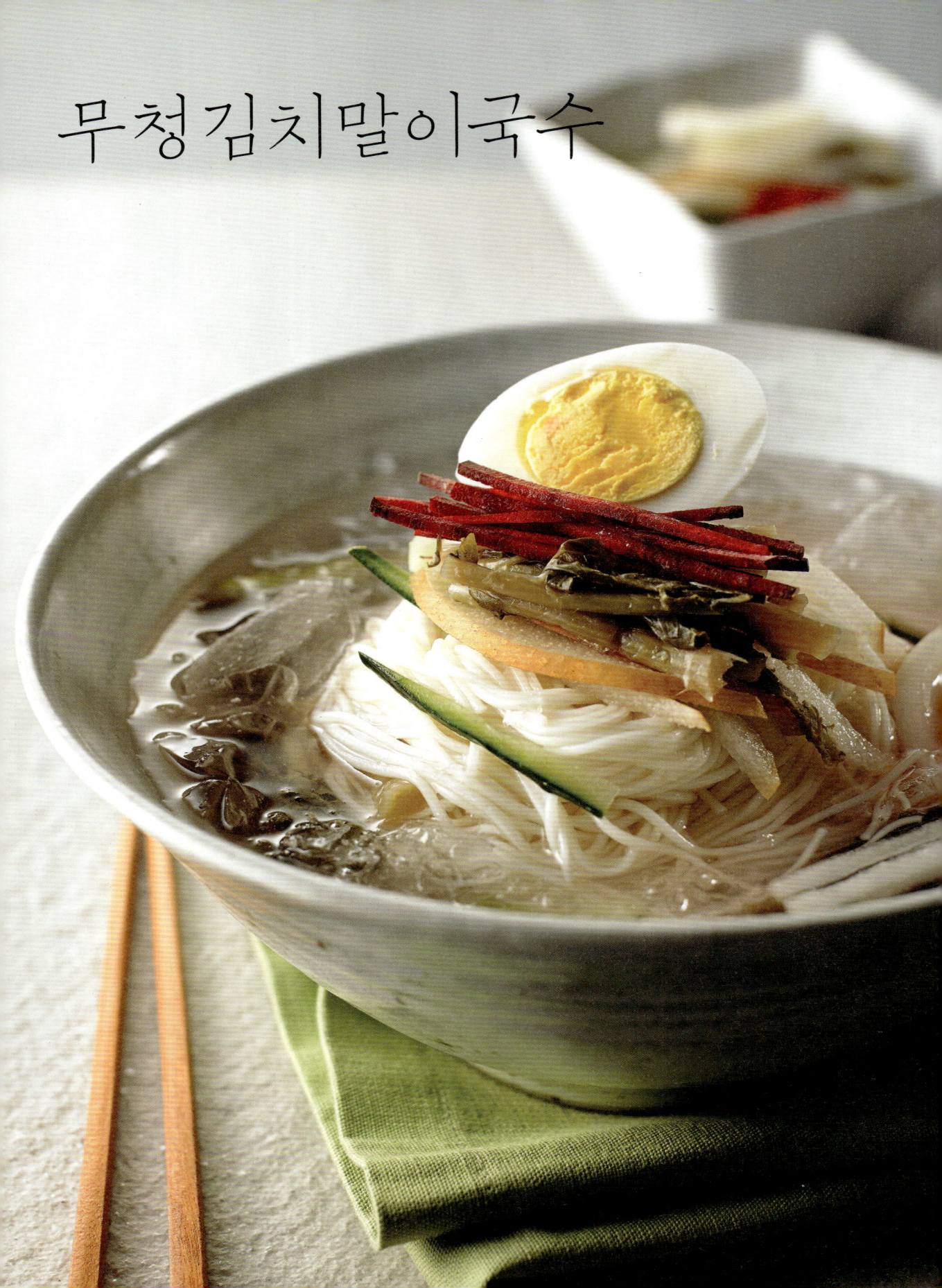

무청김치말이국수

무청김치말이국수는 깔끔하게 손질한 무청으로 담근 물김치에 국수를 넣어 한 그릇 시원하게 먹을 수 있는 요리입니다. 무청은 비타민 C가 감귤보다 거의 2배 더 많이 있습니다. 무청은 식이섬유가 많아 변비를 예방하고, 콜레스테롤의 배설을 증가시켜 심혈관질환 예방에도 도움이 됩니다. 칼슘도 우유보다 2.5배가량 많아서 골다공증에도 도움이 되고 비타민 A, 비타민 E, 레티놀 등 항노화 영양소도 풍부합니다.

재료 | 2인 기준 |

건국수 200g, 계란 1개

무청 물김치
무청 100g, 무 100g
오이 60g, 배 60g
양파 40g, 비트 40g
대파 20g, 다진 마늘 10g
청양고추 4g
생수 10컵(2ℓ)
소금 약간

요리 만들기

1. 무청은 손질하여 5cm 길이로 잘라 소금에 살짝 절여둡니다.
2. 무, 오이, 배는 1.5×5cm로 자릅니다.
3. 양파와 비트는 0.5×5cm 길이로 채를 썹니다.
4. 청양고추와 대파는 어슷썰기를 합니다.
5. 큰 그릇에 생수 10컵(2ℓ)을 넣고 1, 2, 3의 채소와 청양고추, 다진 마늘을 넣은 다음 소금으로 간을 하여 물김치를 담급니다.
6. 상온에서 2일간 숙성시켜 물김치 국물을 만든 다음, 냉장고에서 하루 동안 차갑게 둡니다.
7. 국수는 끓는 물에 삶은 다음 찬물에 건져 놓습니다.
8. 계란은 센 불에서 10분간 삶은 다음, 건져서 찬물에 담근 뒤 껍질을 벗기고 1/2등분 합니다.
9. 그릇에 삶은 면을 담고, 그 위에 물김치의 재료들과 계란을 올리고, 물김치 국물을 넉넉히 부어 완성합니다.

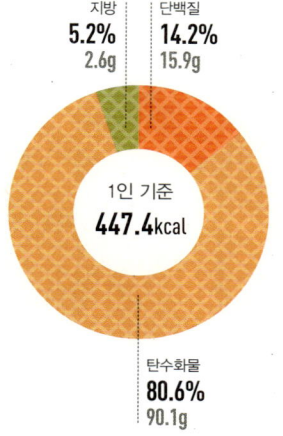

지방 5.2% 2.6g
단백질 14.2% 15.9g
1인 기준 447.4kcal
탄수화물 80.6% 90.1g

TIP 요리를 더욱 맛있게!
❶ 무청의 풍부한 섬유질이 소화에 부담된다면 무청 줄기 부분의 껍질을 벗겨내고 김치를 담그면 좀 더 부드러워집니다.
❷ 무청을 구하기가 어려우면 열무와 얼갈이를 재료로 이용하셔도 좋습니다.
❸ 삶은 국수를 즉시 얼음물에 담갔다가 꺼내어 찬물로 헹구면 쫄깃한 면발을 즐길 수 있습니다.

두부멸치두루치기

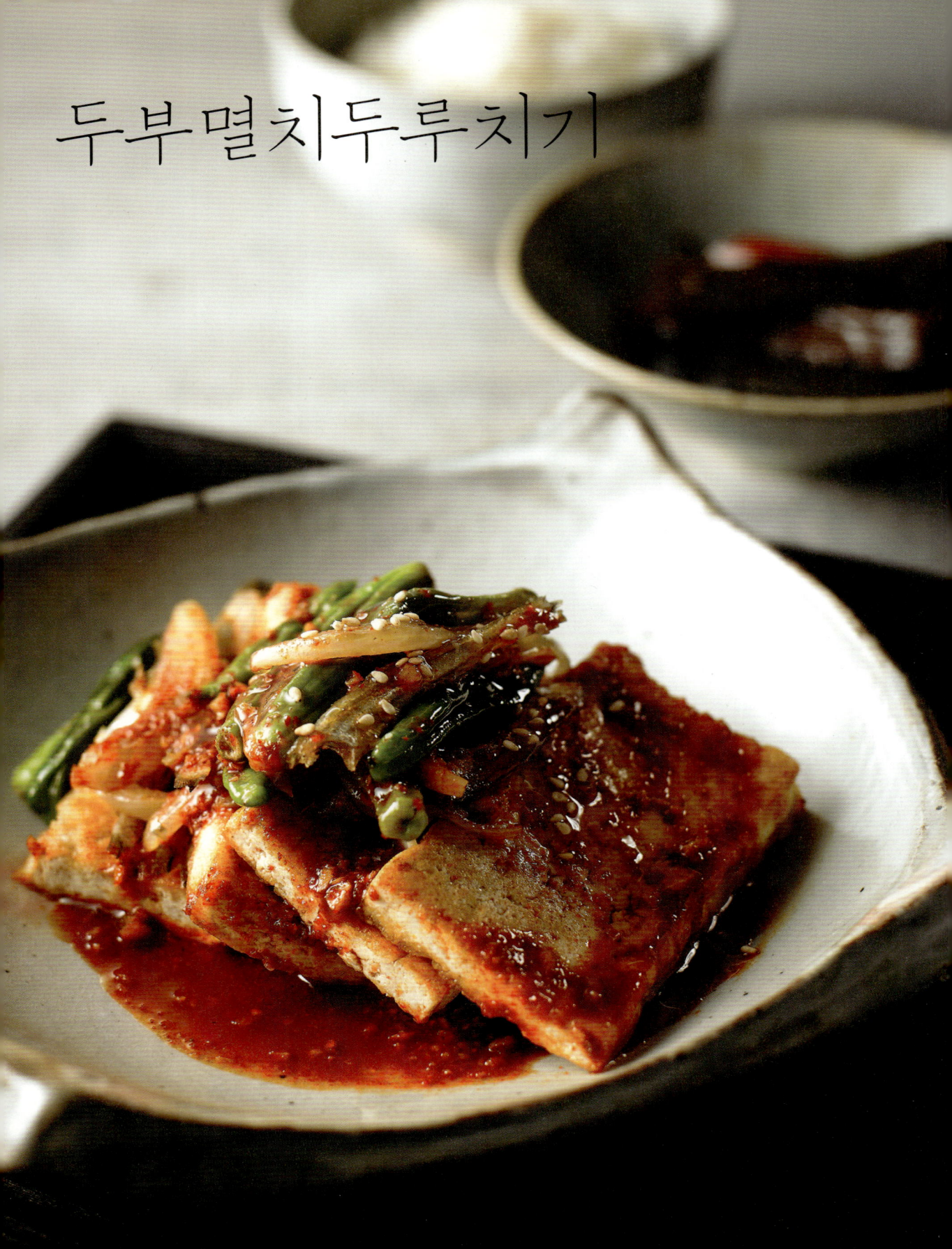

두부는 식물성 단백질이 주이지만, 고단백인 콩으로 만들어져 영양소가 풍부합니다. 또한, 동물성 단백질과는 달리 열량과 포화지방산이 적은 장점이 있고, 레시틴이라는 물질이 풍부하게 들어 있습니다. 레시틴을 구성하고 있는 지방산인 리놀레산, 리놀레인산 등은 불포화지방산으로 콜레스테롤 수치를 낮추는 역할을 합니다. 콩의 레시틴 성분은 뇌세포 파괴를 늦추고, 뇌 활동의 저하도 막아주며 치매도 예방하는 역할을 합니다. 또한, 비타민 E를 비롯한 지용성 비타민 A, 비타민 D, 비타민 K의 흡수를 도와 체내 효율성을 높여 노화를 예방합니다. 두부를 생선과 함께 먹으면 두부에 부족한 아미노산인 메티오닌과 리이신을 보충할 수 있으며, 생선에 함유된 비타민 D의 도움으로 칼슘의 흡수율을 높일 수 있어 어르신의 골다공증 예방에 도움이 될 수 있습니다. 손쉽게 구할 수 있는 두부와 멸치로 쉽고 빠르게 조리할 수 있는 반찬을 만들어 보았습니다.

재료 | 2인 기준 |

두부 200g
다시 멸치 30g, 양파 30g
꽈리고추 20g
식용유 20g

조림장

간장 40g, 다진 대파 20g
고춧가루 10g
다진 마늘 10g, 조청 10g
참기름 5g
참깨/생수 약간

요리 만들기

1. 두부는 4 X 8 X 1cm 크기로 잘라서 달군 팬에 기름을 두르고 노릇노릇하게 굽습니다.
2. 다시 멸치는 머리와 내장을 제거하고 반으로 갈라서 달군 팬에 1분간 볶아 비린내를 제거합니다.
3. 양파는 1cm 두께로 채를 썹니다.
4. 꽈리고추는 꼭지를 제거하고, 길이가 길면 1/2등분 합니다.
5. 그릇에 간장, 고춧가루, 다진 대파, 다진 마늘, 조청, 참기름, 참깨, 생수를 넣고 섞습니다.
6. 냄비에 구운 두부와 다시 멸치, 양파, 꽈리고추를 켜켜이 놓고 조림장을 뿌려 약한 불로 10분간 조립니다.

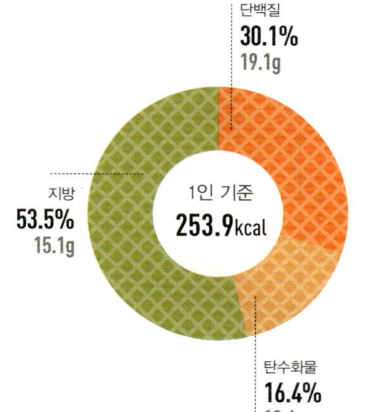

TIP 요리를 더욱 맛있게!

❶ 두부는 으깨지기 쉬운데, 알맞은 크기로 자른 후 미리 소금을 뿌려 놓으면 탄력 있고 단단한 조림을 만들 수 있습니다.

❷ 소금 간을 한 두부는 간이 배어 있으므로 조림장의 염도를 조정하여 조립니다.

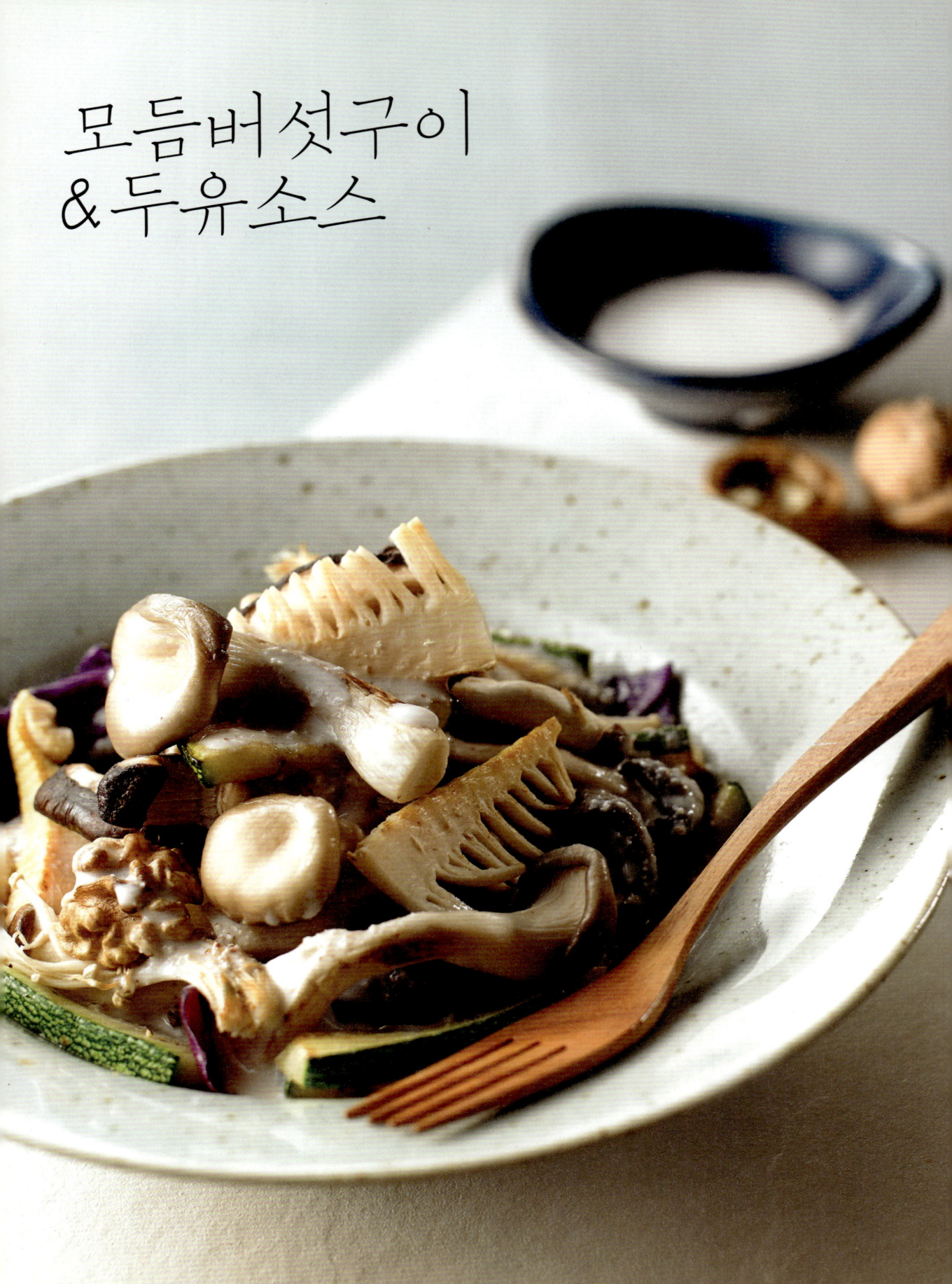

모듬버섯구이 & 두유소스

버섯은 식이섬유가 풍부하여 변비 예방에 도움을 주고 비타민 B 복합체와 칼슘 흡수를 촉진하는 프로비타민 D를 공급하는 아주 우수한 식재료입니다. 호두의 지방은 리놀산을 비롯한 불포화지방산으로 되어있기 때문에 동맥경화와 같은 각종 성인병 예방에 효과가 있는 것으로 알려졌습니다. 연두부와 두유, 호두를 이용하여 부드럽고 고소한 소스가 곁들어진 모듬 버섯구이를 만들어 보았습니다.

재료 | 2인 기준 |

느타리버섯 30g
표고버섯 30g, 죽순 30g
붉은양배추 30g
미니 새송이버섯 20g
팽이버섯 20g
주키니 호박 20g
올리브유 10g
소금/후추 약간

두유 소스
두유 70cc, 연두부 50g
호두 20g, 꿀 5g
소금 약간

요리 만들기

1. 느타리버섯과 미니 새송이버섯은 결대로 찢고, 표고버섯은 1cm 두께로, 팽이버섯은 0.5cm 두께로 찢습니다.
2. 죽순은 모양대로 0.5cm 두께로 썰고, 주키니 호박과 붉은양배추는 1 X 5cm 크기로 자릅니다.
3. 1과 2의 채소에 올리브유, 소금, 후추를 뿌린 다음, 예열된 오븐에서 180℃의 오븐에서 10분간 구운 뒤 꺼내어 식힙니다.
4. 믹서에 두유, 연두부, 호두, 꿀, 소금을 넣고 곱게 갈아 소스를 만들어 냉장고에 넣고 차갑게 식힙니다.
5. 접시에 3의 채소를 골고루 담고, 옆에 두유 소스를 뿌립니다.

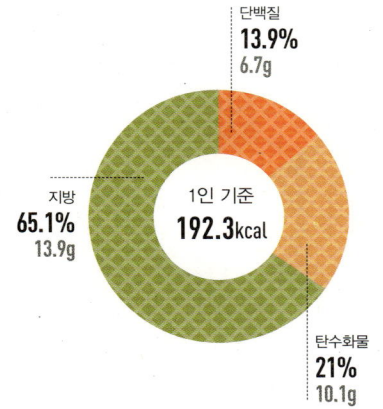

> **TIP 요리를 더욱 맛있게!**
> 만들어 놓은 두유 소스의 농도가 묽을 때는 마를 갈아 넣어주면 농도를 맞출 수 있습니다.

무말랭이꼬막무침

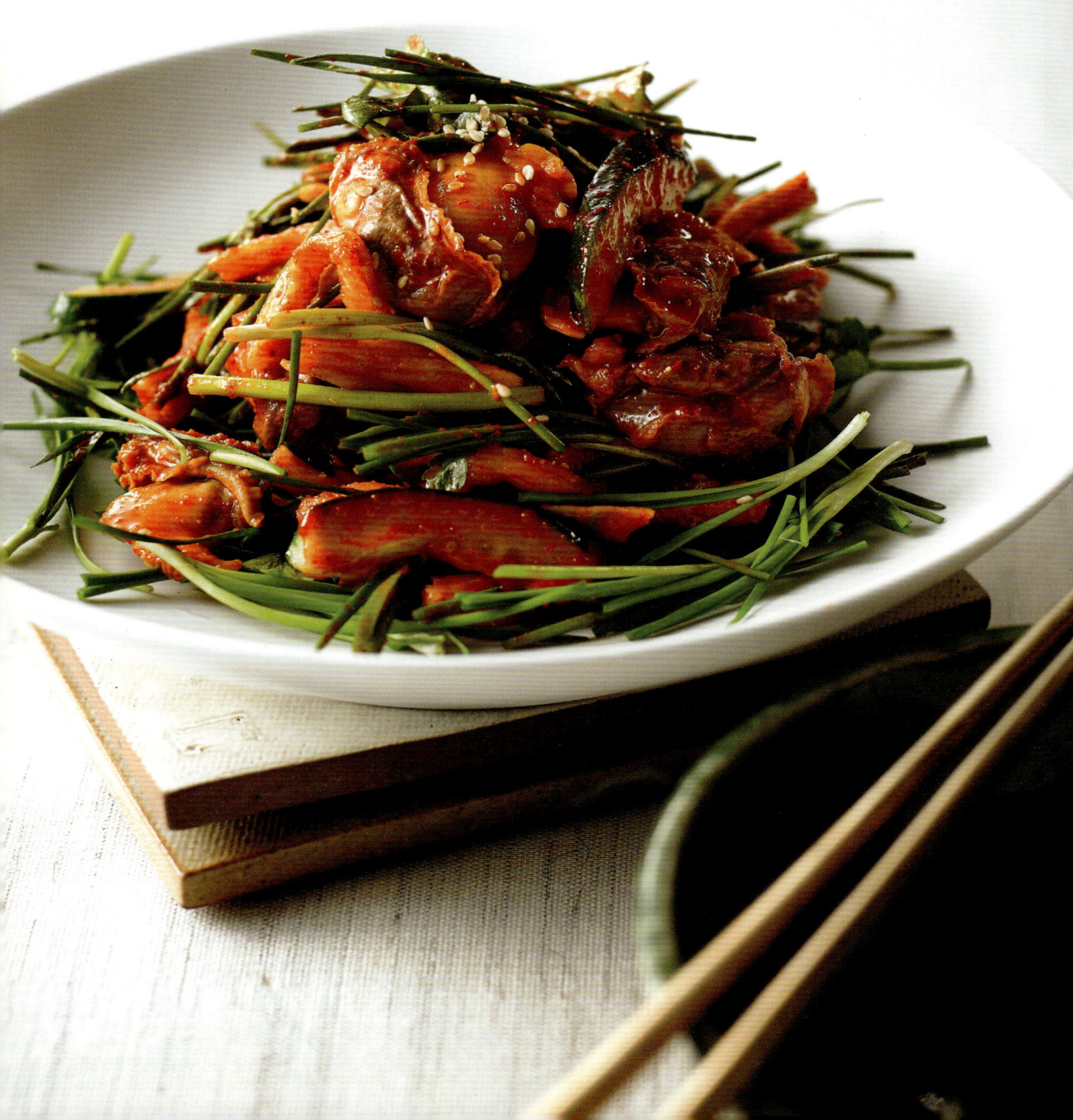

무말랭이꼬막무침은 어르신들의 뼈 건강을 위해 도움이 되는 음식입니다. 빗살무늬의 자태를 뽐내는 꼬막은 양질의 단백질과 엽산, 비타민, 필수아미노산 등이 골고루 들어 있고, 특히 철분과 칼슘이 많아 조혈작용과 뼈 건강에 도움을 줍니다. 영양 부추에는 비타민 A와 비타민 C, 베타카로틴 등 항산화 영양소가 풍부하게 들어 있고, 무말랭이에도 비타민 C가 풍부하여 칼슘의 흡수를 도와줍니다.

재료 | 2인 기준 |

무 140g, 왕꼬막 140g
오이 10g, 미나리 10g
영양 부추 10g
참깨 약간

무침장
고추장 10g, 고춧가루 2g
매실액 3g, 레몬즙 3g
설탕/소금 약간

요리 만들기

1 무는 4 X 8 X 1cm 크기로 잘라 채반에 펼치고, 햇빛에 5일간 말려 무말랭이를 만듭니다.

2 왕꼬막은 삶은 다음 건져서 껍질과 꼬막살을 분리합니다.

3 오이는 4cm 길이로 어슷하게 썰고, 미나리와 영양 부추는 4cm 길이로 썹니다.

4 그릇에 고추장, 고춧가루, 매실액, 레몬즙, 설탕을 넣고 무침장을 만듭니다.

5 그릇에 무말랭이, 꼬막살, 3의 채소와 4의 무침장을 넣어서 무치고, 마지막에 소금으로 간을 맞춘 다음 참깨를 뿌려 완성합니다.

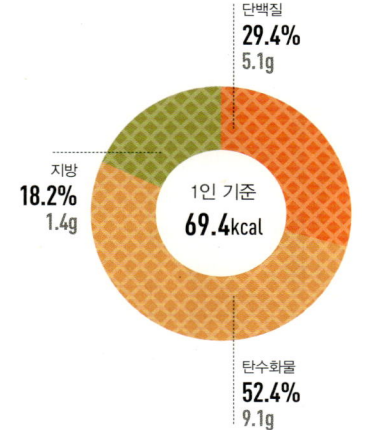

단백질 29.4% 5.1g
지방 18.2% 1.4g
탄수화물 52.4% 9.1g
1인 기준 69.4kcal

TIP 요리를 더욱 맛있게!
시간이 지나서 무말랭이꼬막무침에 물이 생겼다고 걱정하지 마세요. 들깻가루를 한 숟가락 넣고 다시 무쳐주면 바로 무쳐낸 것처럼 보이고 맛도 고소합니다.

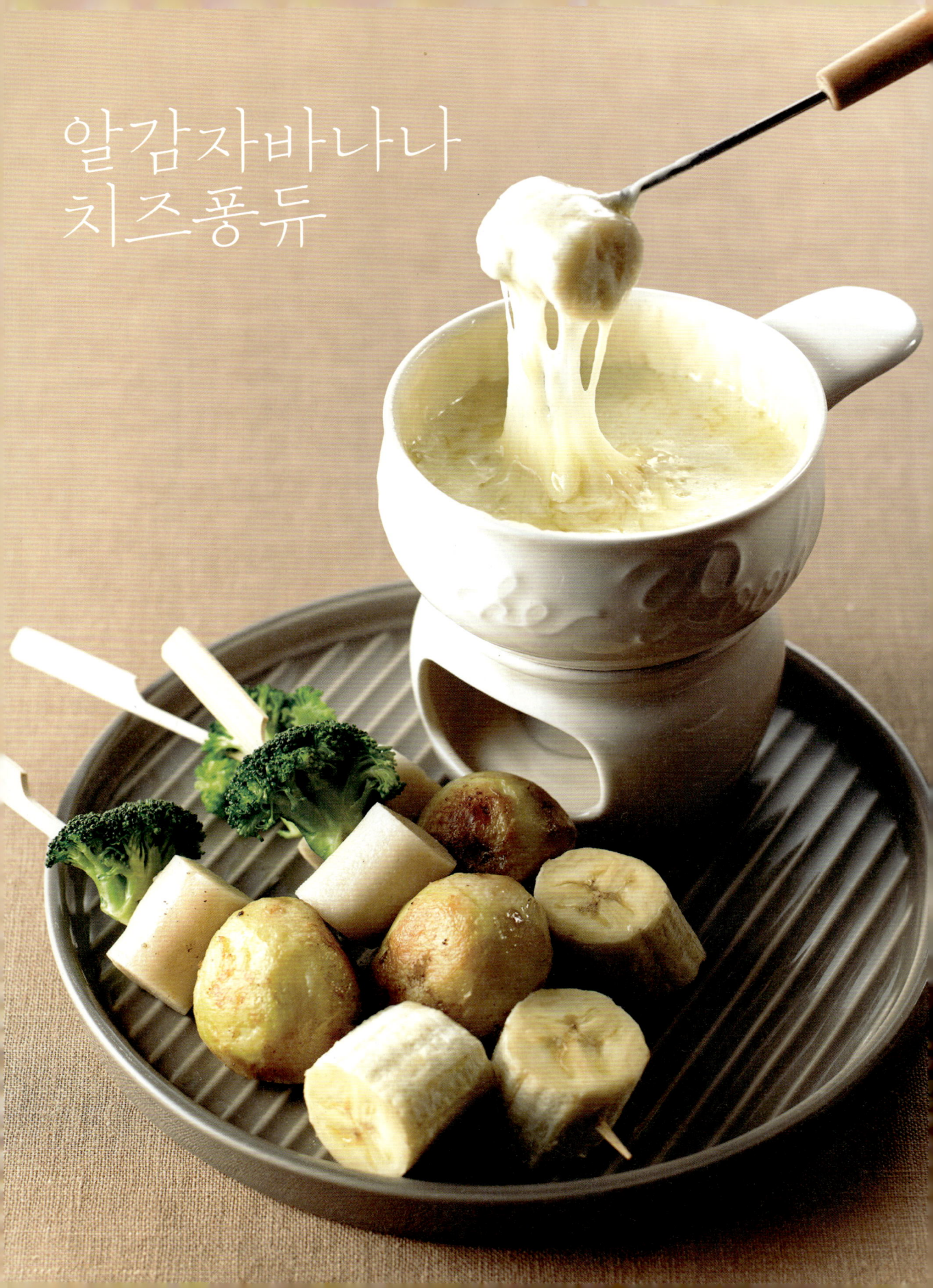

알감자바나나 치즈퐁듀

퐁듀(fondue)라는 음식은 스위스 산악지형의 가정집에서 추운 날 딱딱하게 굳어버린 빵과 함께 여러 가지의 고기, 과일을 긴 꼬챙이에 끼워 치즈를 녹여 찍어 먹는 요리입니다. 치즈는 우유 속에 있는 카제인을 뽑아 응고·발효시킨 식품으로 단백질, 지방, 비타민을 많이 함유하고 있으며 특히, 같은 무게의 우유와 비교하여 5배의 칼슘을 함유하고 있을 정도로 칼슘이 풍부합니다. 또한, 알감자에는 비타민 C가 풍부하여 치즈를 같이 섭취할 경우 우리 체내의 칼슘 흡수율을 높일 수 있습니다.

재료 | 2인 기준 |

알감자 50g, 바나나 30g
현미 가래떡 20g
브로콜리 20g, 버터 7g
모차렐라 치즈 140g
소금 약간

요리 만들기

1. 알감자는 깨끗이 씻어 오븐용 팬에 깔고, 그 위에 버터를 발라 예열된 오븐에서 180℃로 15분간 굽습니다.
2. 바나나는 2cm 두께로 썹니다.
3. 현미 가래떡도 2cm 두께로 썹니다.
4. 브로콜리는 송이만 골라 2cm 길이로 자르고, 끓는 물에 2분간 살짝 삶은 뒤 건집니다.
5. 꼬치에 알감자, 바나나, 현미 가래떡, 브로콜리를 각각 1개씩 꽂습니다.
6. 퐁듀기에 소금과 모차렐라 치즈를 넣고 녹입니다.
7. 각각의 꼬치를 녹인 치즈에 묻혀 완성합니다.

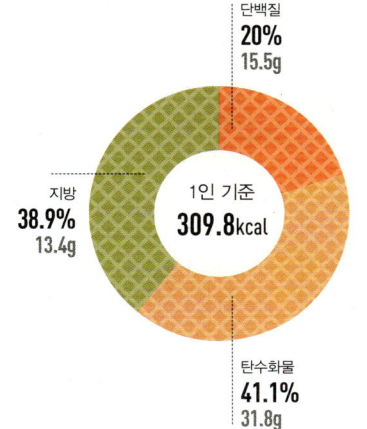

단백질 20% 15.5g
지방 38.9% 13.4g
탄수화물 41.1% 31.8g
1인 기준 309.8kcal

TIP 요리를 더욱 맛있게
퐁듀를 먹고 남은 치즈를 얇게 펴서 약한 불로 서서히 수분을 증발시키며 구워내면 쫄깃한 구운 치즈가 완성됩니다.

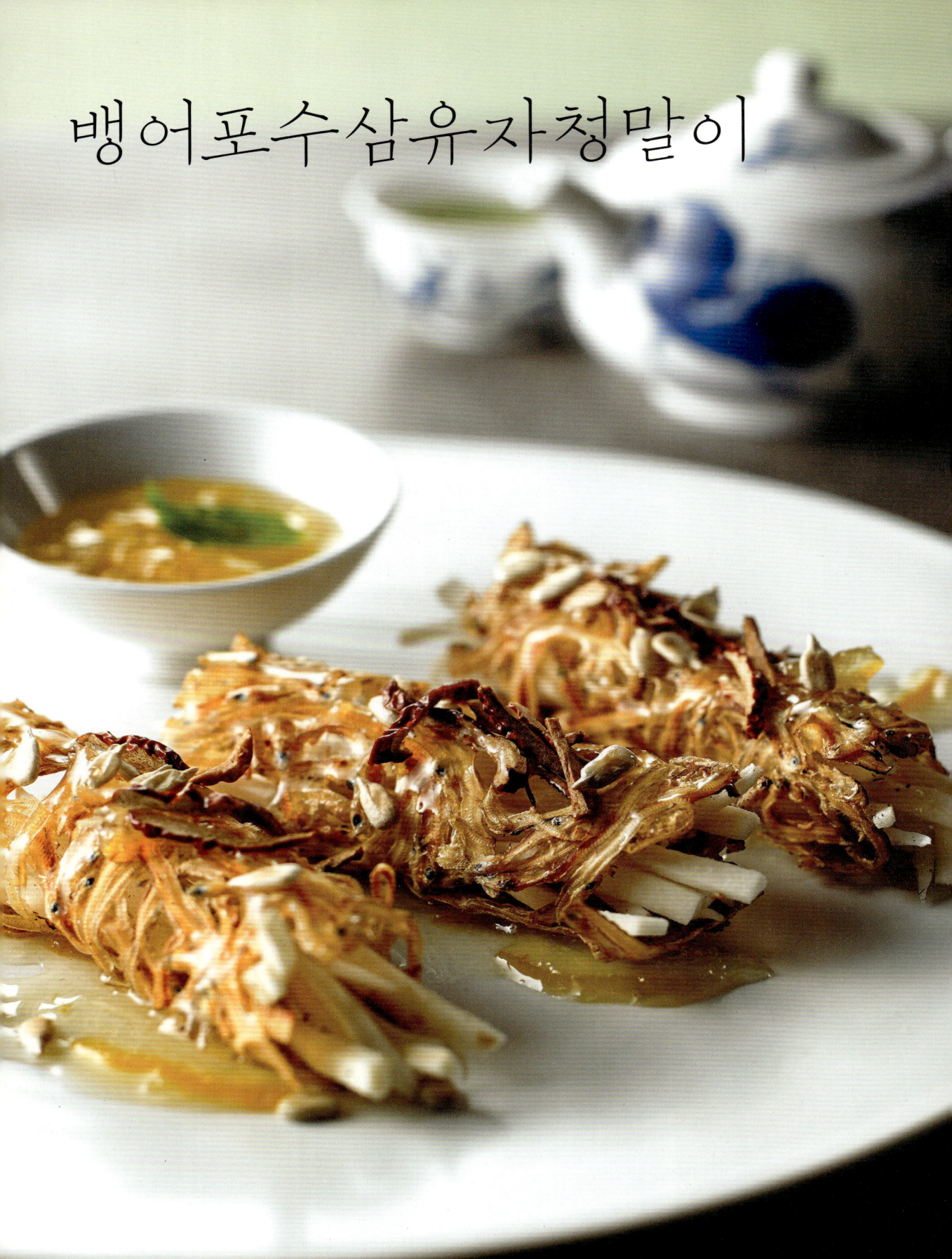

뱅어포수삼유자청말이

뱅어포는 칼슘이 풍부하여 골다공증을 예방하는 데 도움이 되는 식품입니다. 해바라기씨는 항산화 물질인 셀레늄과 비타민 E, 불포화지방산이 풍부하여 노화를 방지하고 성인병 예방에도 좋습니다. 또한, 철분과 엽산의 함량도 많아서 조혈작용에도 도움이 됩니다. 상큼한 향을 가진 유자청을 이용하여, 견과류와 대추, 수삼으로 입맛을 돋울 수 있는 반찬을 만들어 보았습니다.

재료 | 2인 기준

- 뱅어포 2/3장
- 수삼 35g
- 해바라기 씨 7g
- 건 대추 7g
- 유자청 20g
- 식용유 3g

요리 만들기

1. 뱅어포는 10 X 10cm 크기로 자릅니다.
2. 해바라기 씨는 손질하여 달군 팬에 살짝 볶습니다.
3. 건 대추는 갈라 씨를 제거하고, 0.5cm 두께로 채를 썹니다.
4. 수삼은 깨끗이 씻어 0.5 X 0.3 X 3cm 길이로 채를 썹니다.
5. 접시 위에 뱅어포 1장을 깔고, 그 위에 유자청을 바른 다음, **4**의 수삼 채를 올려 김밥 말듯이 돌돌 말아 줍니다.
6. 달군 팬에 기름을 두르고 살짝 **5**의 뱅어포말이를 굴려 모양을 잡습니다.
7. 모양이 잡힌 뱅어포말이에 유자청을 충분히 바릅니다.
8. 접시에 해바라기 씨와 대추 채를 펼쳐 놓고, 그 위에 뱅어포말이를 굴려 완성합니다.

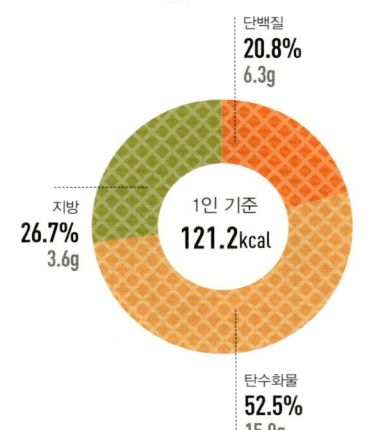

TIP 요리를 더욱 맛있게!

❶ 뱅어포가 딱뜩해서 구부러지지 않는다면 냄비에 소금물을 넣고 끓여서 뱅어포에 골고루 김을 쐬면 부드러워집니다.

❷ 뱅어포를 둥글게 만들기 어려우면 먹기 좋은 크기로 잘라서 볶고, 여기에 견과류와 수삼을 넣어 유자청에 조려도 좋습니다.

다시마구운관자꼬치

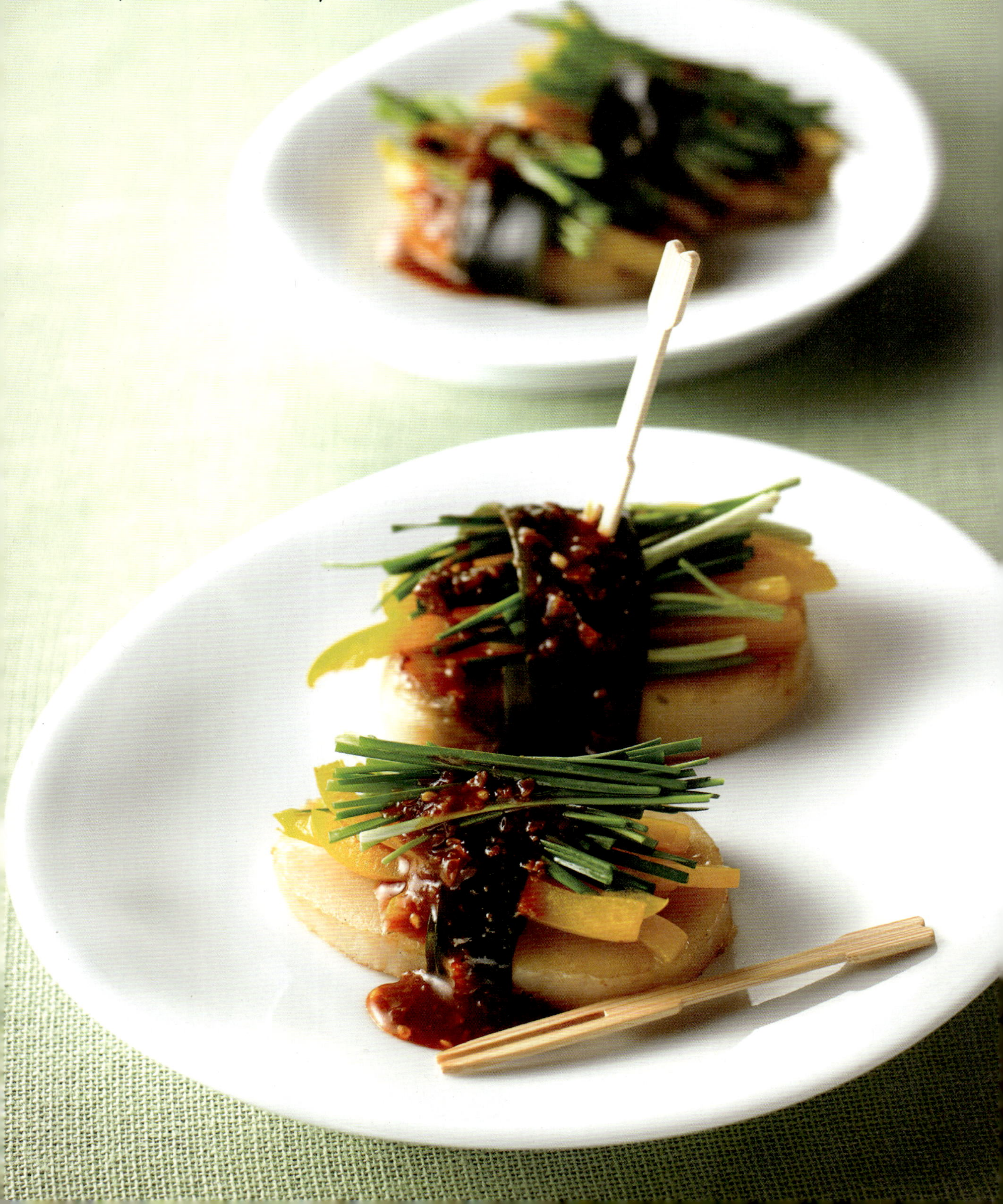

다시마구운관자꼬치는 바다의 향이 나는 다시마와 키조개 관자에 색색의 채소를 올린 꼬치 요리입니다. 다시마는 양질의 섬유질인 알긴산이 다량으로 함유되어 있어, 장내에서 콜레스테롤의 흡수를 저하시킵니다. 또한, 다시마에는 갑상선호르몬 합성에 필수적인 요오드와 뼈를 구성하는 칼슘, 비타민 C가 풍부합니다. 키조개는 저지방, 고단백 식품으로 우리 몸에 필요한 단백질, 필수아미노산, 불포화지방산 등을 많이 함유하고 있습니다. 혈액을 만드는 역할을 하는 철과 면역력을 높여주는 아연, 비타민 E, 비타민 B_2도 풍부합니다.

재료 | 2인 기준 |

키조개 관자 50g
생다시마 10g
노란 파프리카 10g
영양 부추 10g, 실파 2g
식용유 1g
소금 약간

소스
쌈장 10g, 참기름 1g
올리고당 2g
참깨/ 생수 약간

요리 만들기

1. 끓는 물에 생다시마를 넣고, 3분간 삶은 다음, 찬물에 담갔다가 건져서 물기를 제거합니다.
2. 관자에 식용유와 소금을 약간 바르고 예열된 오븐에서 180℃로 10분간 굽습니다.
3. 구운 관자는 결 반대방향으로 이등분 합니다.
4. 노란 파프리카는 0.5 X 5cm 크기로 채 썰어 달군 팬에 기름을 두르고 1분간 센 불에서 볶습니다.
5. 영양 부추와 실파는 3cm 길이로 자릅니다.
6. 그릇에 쌈장, 참기름, 올리고당, 참깨, 생수를 넣고 양념장을 만듭니다.
7. 접시에 생다시마를 깔고 그 위에 구운 관자, 노란 파프리카, 영양 부추, 실파 순으로 올린 다음 돌돌 말아서 꼬치로 고정합니다.
8. 접시에 다시마구운관자꼬치를 담고 양념장을 뿌려서 완성합니다.

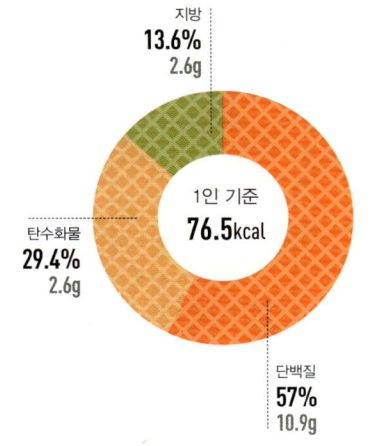

지방 13.6% 2.6g
탄수화물 29.4% 2.6g
1인 기준 76.5kcal
단백질 57% 10.9g

TIP 요리를 더욱 맛있게!

❶ 다시마로 요리를 할 때 지나치게 오래 끓이면 알긴산이 빠져나가 맛이 떨어지고 영양분도 손실되기 때문에 살짝 데치는 정도로 조리합니다.

❷ 다시마를 삶아서 건조 후, 레몬 물에 담가 놓으면 비린내가 감소합니다.

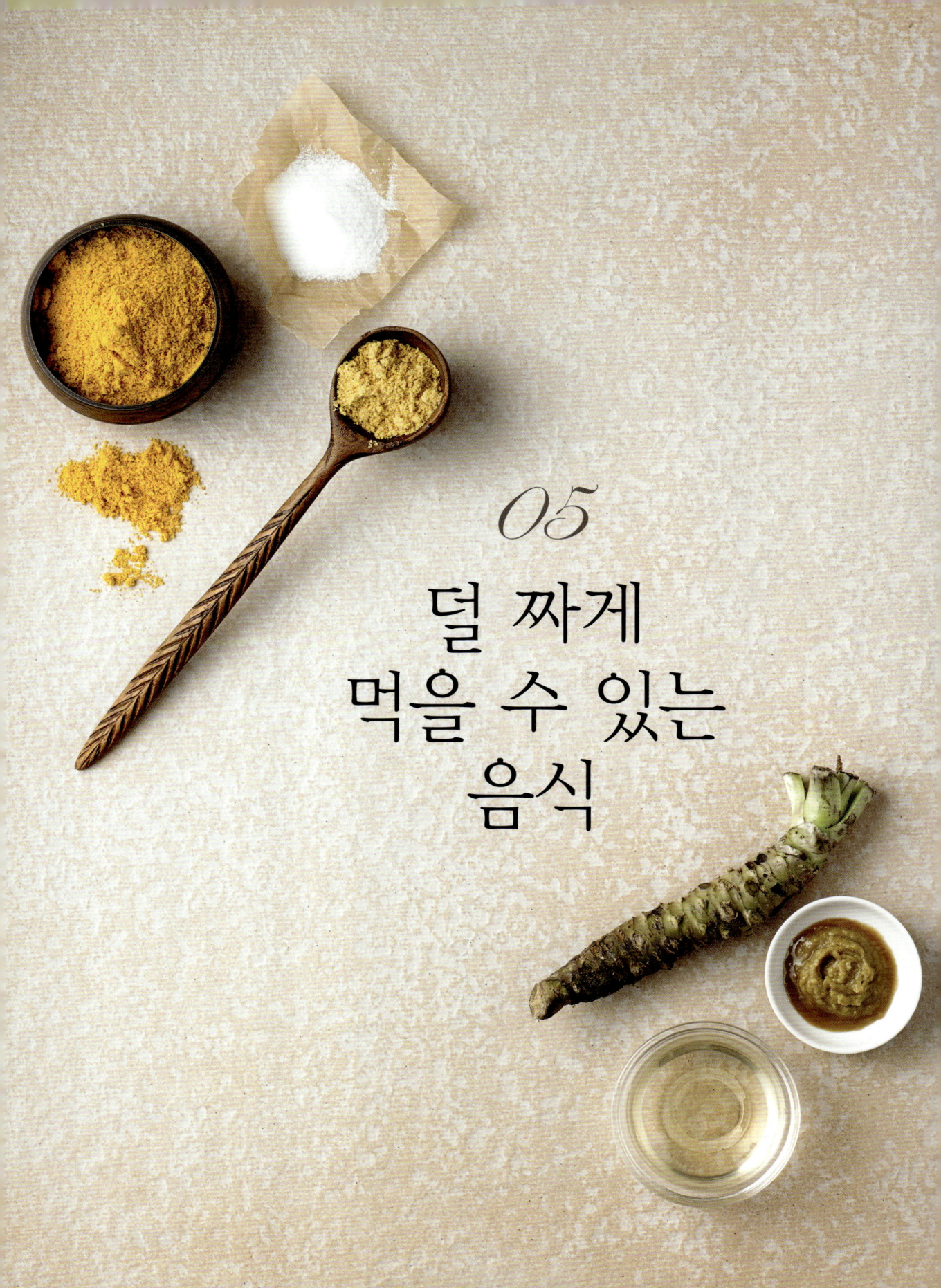

05

덜 짜게
먹을 수 있는
음식

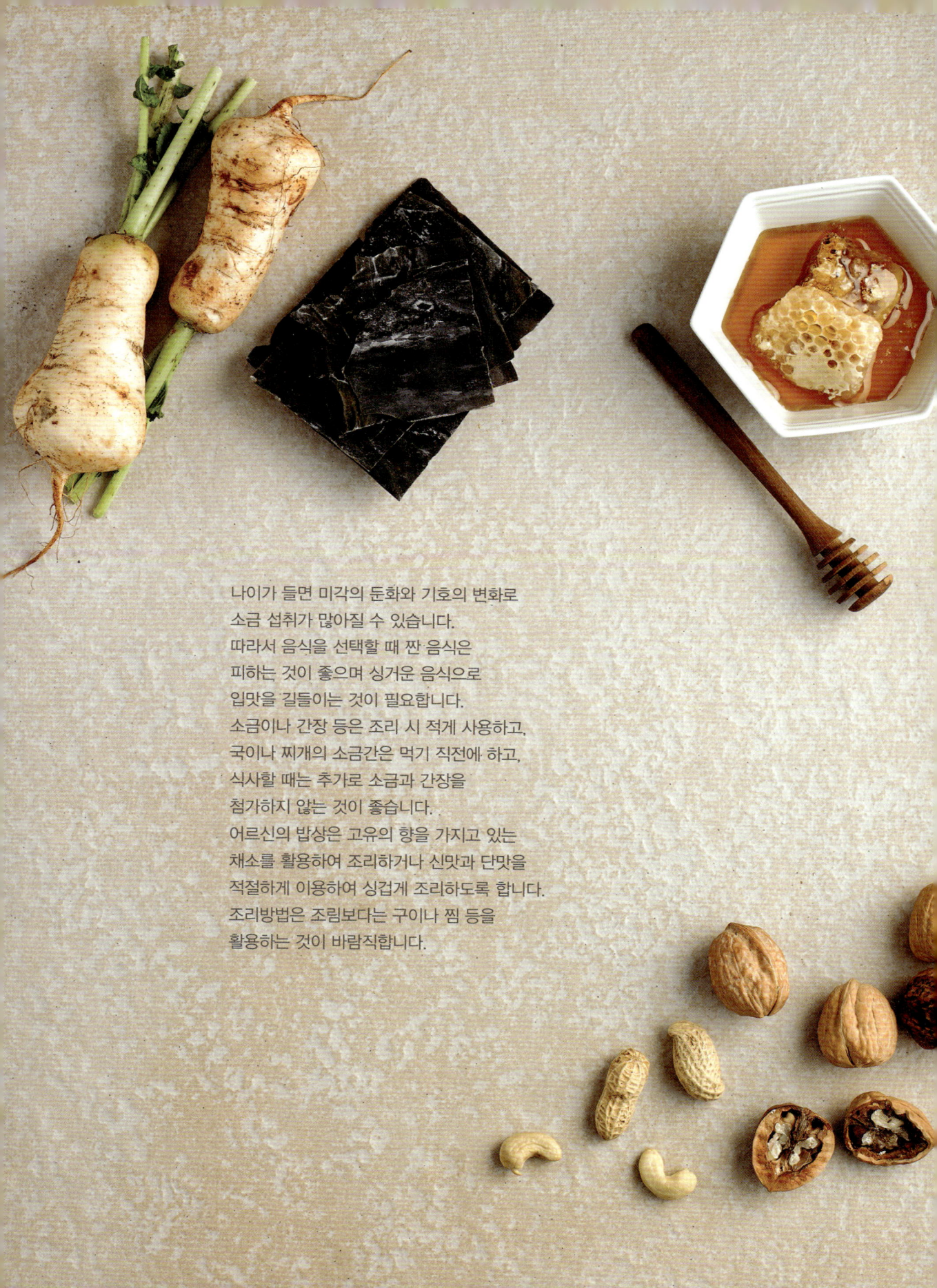

나이가 들면 미각의 둔화와 기호의 변화로
소금 섭취가 많아질 수 있습니다.
따라서 음식을 선택할 때 짠 음식은
피하는 것이 좋으며 싱거운 음식으로
입맛을 길들이는 것이 필요합니다.
소금이나 간장 등은 조리 시 적게 사용하고,
국이나 찌개의 소금간은 먹기 직전에 하고,
식사할 때는 추가로 소금과 간장을
첨가하지 않는 것이 좋습니다.
어르신의 밥상은 고유의 향을 가지고 있는
채소를 활용하여 조리하거나 신맛과 단맛을
적절하게 이용하여 싱겁게 조리하도록 합니다.
조리방법은 조림보다는 구이나 찜 등을
활용하는 것이 바람직합니다.

매콤들깨토란대탕

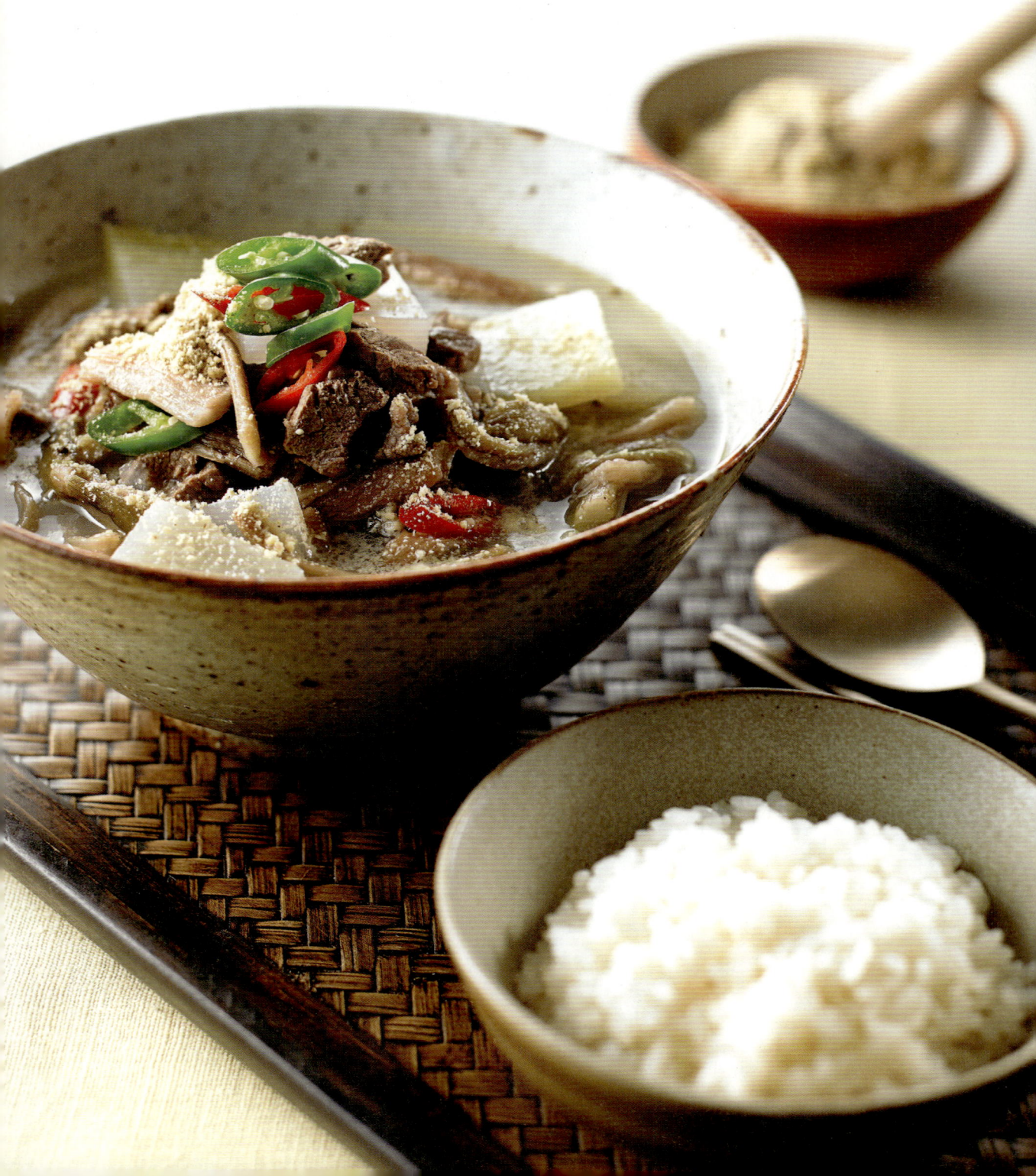

토란대는 식이섬유가 풍부하여 배변 활동에 도움을 주고, 다른 감자류와 비교하여 칼륨이 많아 나트륨을 배출하는데 도움을 줍니다. 특유의 고소한 맛과 향을 가진 들깨는 필수지방산이 풍부하고, 그중 60% 이상이 오메가-3 지방산을 함유하고 있습니다. 이는 심혈관계질환을 예방하고 뇌세포 발달에 도움이 되며, 항노화, 항산화 작용을 합니다. 또한, 저염식이 필요한 요리에서는 특유의 향과 맛으로 간을 향상시켜 맛을 증진하는 매력 만점의 식재료입니다. 청양고추의 매콤한 맛도 심심한 맛을 업그레이드 시켜주어 저염식을 맛있게 먹을 수 있게 도와줍니다. 들깨와 청양고추로 맛을 낸 맛있는 토란대탕을 만들어 봅니다.

재료 | 2인 기준

무 60g, 청포묵 60g
쇠고기 양지 50g
마른 토란대 10g
청양고추 10g
들깻가루 60g

채소 국물
무 60g, 양파 40g
대파 20g, 건 다시마 2g
마늘 5g, 국간장 4g

요리 만들기

1. 냄비에 무, 대파, 양파, 건 다시마, 마늘을 넣고 중간 불에서 약한 불로 30분간 끓여서 채소 국물을 만듭니다. 간은 국간장으로 합니다.
2. 마른 토란대는 물에 1~2시간 충분히 불린 후, 끓는 물에 삶아 줍니다.
3. 쇠고기는 3 X 3 X 0.7cm 크기의 나박 모양으로 썹니다.
4. 무와 청포묵은 2 X 2 X 0.5cm 크기의 나박 모양으로 썹니다.
5. 청양고추는 어슷썰기 합니다.
6. 냄비에 채소 국물을 넣고 토란대, 쇠고기, 무를 넣고 중간 불로 15분간 끓입니다.
7. 채소가 어느 정도 익으면 청포묵, 청양고추와 들깻가루를 넣고, 약한 불에서 5분간 끓입니다.

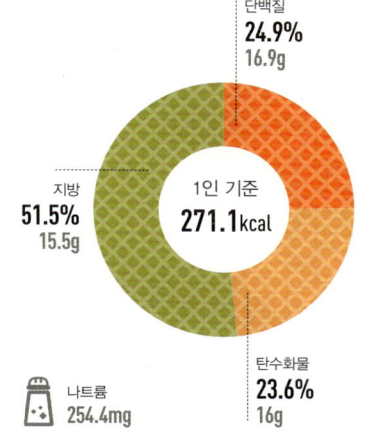

1인 기준 271.1kcal
단백질 24.9% 16.9g
지방 51.5% 15.5g
탄수화물 23.6% 16g
나트륨 254.4mg

> **TIP 요리를 더욱 맛있게!**
> ❶ 토란대의 아린 맛이 심할 때는 푹 삶은 후 식초물에 담가 둡니다.
> ❷ 건 다시마의 표면에 쿨어 있는 흰 가루는 감칠맛을 내는 성분으로 박박 씻지 말고 깨끗한 행주로 이물질만 제거하고 사용합니다.
> ❸ 건 다시마에 가위질을 여러 번 해서 끓이면 국물이 잘 우려집니다.

구절채소겨자채

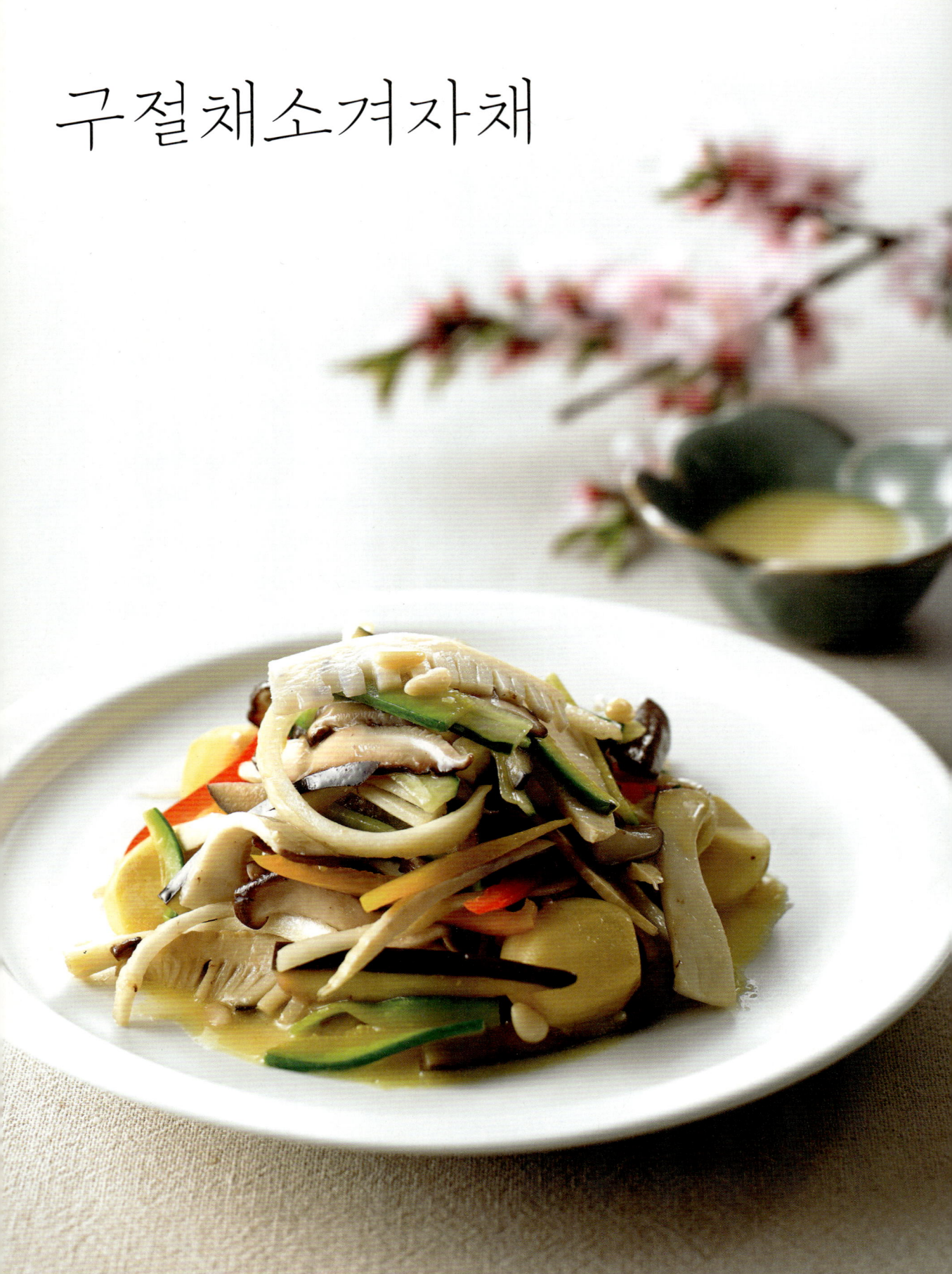

구절채소겨자채는 짜지 않고 여러 가지 채소를 섭취할 수 있는 음식입니다. 각종 채소에는 여러 가지 항산화 물질이 함유되어 있어 항노화, 항암 작용을 하며 식이섬유도 풍부하여 배변 활동을 돕고, 콜레스테롤의 흡수를 저하시킵니다. 자칫 여러 가지 양념을 하면 재료 본연의 맛이 묻혀 버리므로 겨자를 넣어 짜지 않고 재료 하나하나의 맛을 느낄 수 있도록 하였습니다.

재료 | 2인 기준 |

도라지 20g, 오이 20g
애호박 20g
노란 파프리카 20g
빨간 파프리카 20g
표고버섯 20g
새송이버섯 20g, 마 20g
가지 20g, 죽순 20g
잣 5g, 깐 밤 10g
식용유 10g

겨자장
연겨자 10g, 꿀 10g
레몬즙 10g, 소금 0.4g
생수 약간

요리 만들기

1. 오이, 애호박, 노란 파프리카, 빨간 파프리카, 마, 가지, 죽순은 다듬어서 1 X 4cm 길이로 썰어 놓습니다.
2. 도라지는 4cm 길이로 자릅니다.
3. 표고버섯과 새송이버섯은 다듬어서 1 X 4cm 길이로 썰어 놓습니다.
4. 달군 팬에 기름을 두르고 모든 채소를 중간 불에서 골고루 볶은 다음 접시에 펼쳐서 차게 식힙니다.
5. 잣은 손질하여 고깔을 떼어 놓고, 깐 밤은 모양대로 0.5cm 두께로 편 썰기 합니다.
6. 그릇에 연겨자, 꿀, 레몬즙, 생수를 넣어 겨자장을 만들고 소금으로 간을 맞춥니다.
7. 접시에 차게 식힌 채소를 넣고 겨자장을 뿌린 다음, 잣과 밤을 고명으로 올립니다.

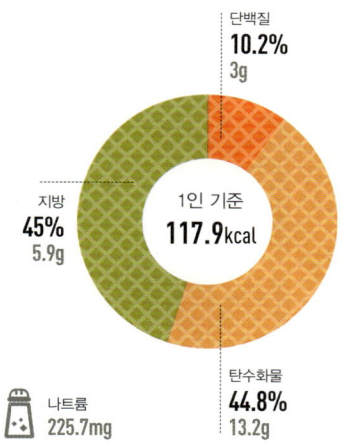

단백질 10.2% 3g
지방 45% 5.9g
1인 기준 117.9kcal
탄수화물 44.8% 13.2g
나트륨 225.7mg

> **TIP** 요리를 더욱 맛있게!
> 완제품 연겨자 대신 겨자 가루를 이용하려면 따뜻한 물에 겨자 가루를 갠 다음 따뜻한 곳에서 30분 정도 숙성시켜주면 됩니다. 뚜껑이 있는 그릇을 이용하여 보온밥통에 15분간 넣어두면 간단하게 할 수 있습니다.

닭다리허브레몬구이

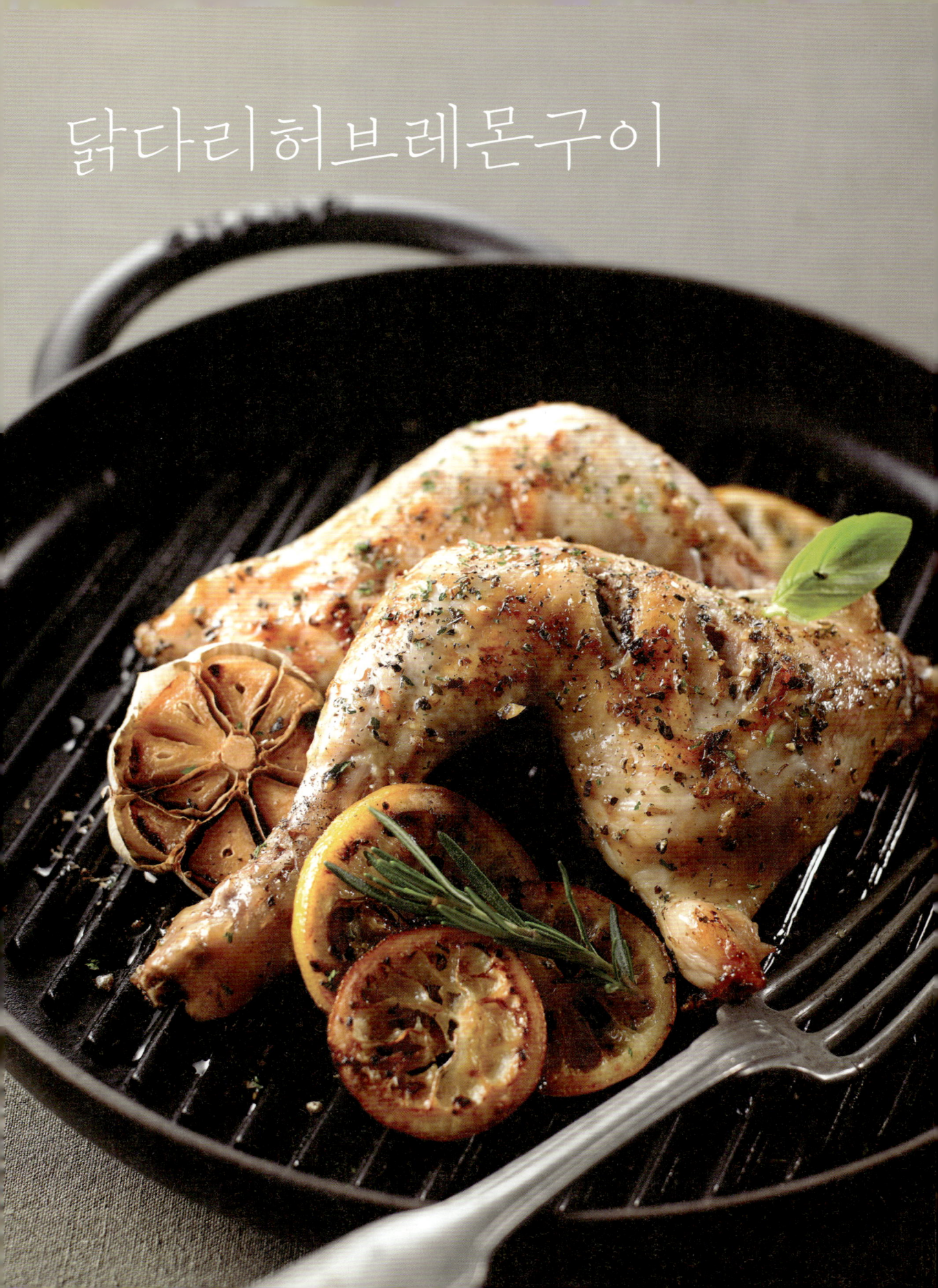

천연 허브와 올리브유, 레몬으로 구운 닭고기는 덜 짜게 먹을 수 있는 건강한 요리입니다. 소금은 적게 넣었지만, 바질, 오레가노, 파슬리의 향과 맛이 레몬의 톡 쏘는 맛과 어우러져 닭고기의 풍미가 더욱 좋아집니다. 이처럼 음식을 조리할 때 허브 등의 향신료를 이용하면 음식의 풍미가 좋아져 싱겁게 먹는데 도움이 됩니다. 닭고기는 쇠고기보다 단백질 함량이 높고, 특히 비타민 B_2를 많이 함유하고 있습니다. 또한, 닭고기는 근섬유질이 가늘고 연해서 소화흡수가 잘 되기 때문에 치아 상태가 좋지 않거나 소화가 어려운 어르신들에게 적합한 재료입니다.

재료 | 2인 기준 |

닭다리 2개
허브 3종
(바질, 오레가노, 파슬리) 1g
후춧가루 1g, 레몬 1/2개
올리브유 10g
다진 마늘 10g

가니쉬
통마늘 1/2개

요리 만들기

1. 닭다리는 기름기를 제거하고, 2~3군데 칼집을 낸 다음 포크로 닭살을 깊게 찍어서 조직을 연하게 합니다.
2. 그릇에 닭다리, 허브 3종(바질, 오레가노, 파슬리), 후춧가루, 올리브유, 다진 마늘, 소금을 넣고 2시간 동안 재워 놓습니다.
3. 예열된 오븐에 180℃르 20분간 굽습니다.
4. 레몬은 모양대로 0.5cm 두께로 자르고, 통마늘도 반으로 자릅니다.
5. 레몬과 통마늘에 올리브유를 바르고, 예열된 오븐에 180℃로 5분간 굽습니다.
6. 접시에 닭다리 허브구이를 올리고, 구운 레몬과 통마늘을 곁들입니다.

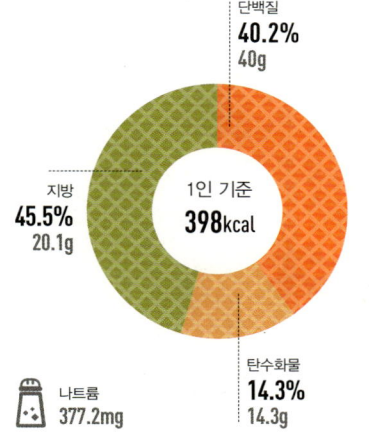

TIP 요리를 더욱 맛있게!
우리가 흔히 말하는 허브는 푸른 풀을 의미하는 라틴어 '허바'에서 나온 말입니다. 처음에는 약초로 쓰였다는 허브는 한 가지보다는 여러 가지를 같이 음식에 넣었을 때 더 차별화된 풍미를 느낄 수 있습니다. 제철 생 허브는 파스타나 샐러드에 넣어 싱싱함과 개운함을 더해 줍니다.

카레통후추돼지고기찜

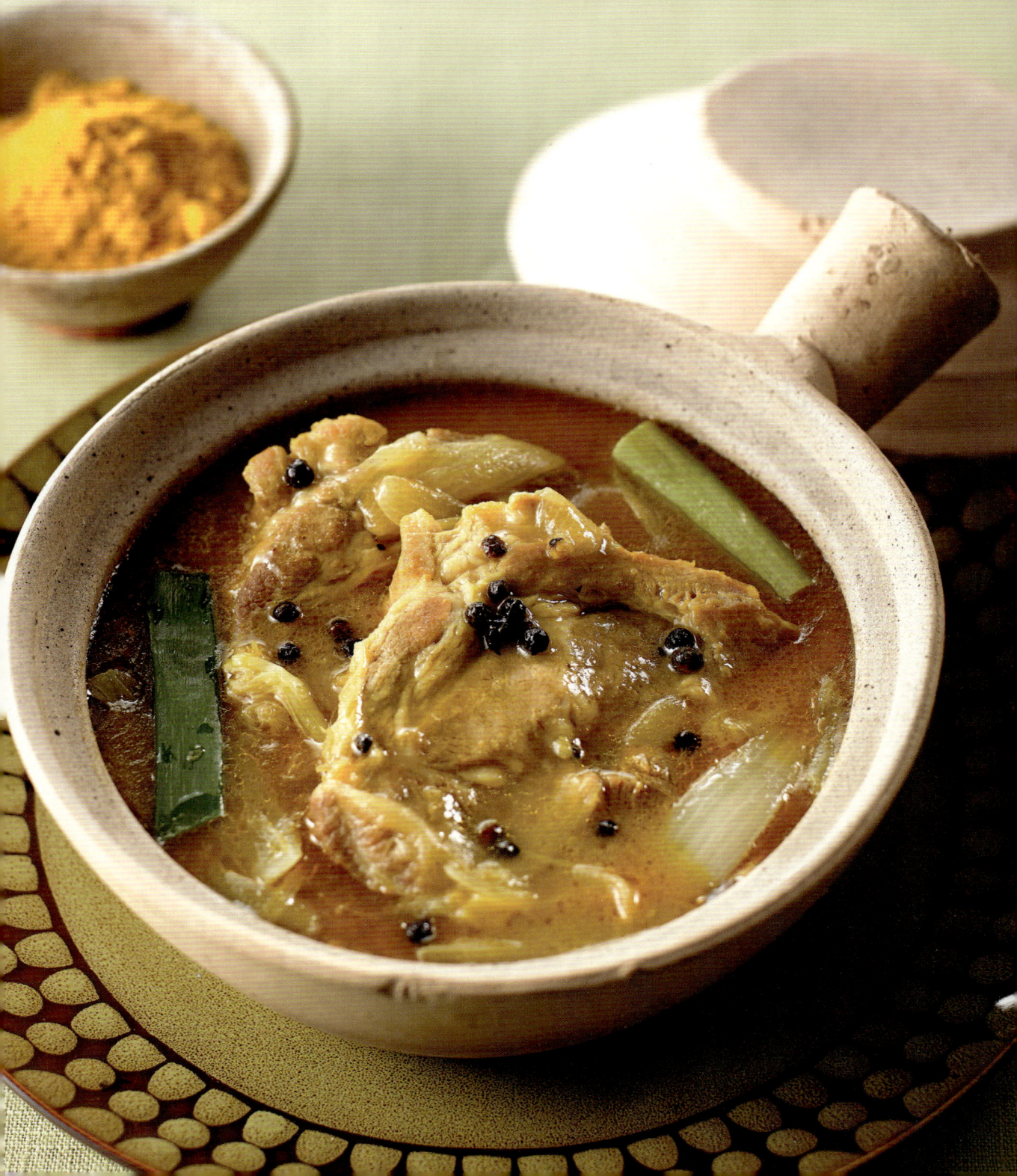

카레통후추돼지고기찜은 양질의 단백질과 필수아미노산이 들어 있는 돼지고기에 카레를 이용하여 누린내가 나지 않고, 맛있게 먹을 수 있는 저염식 요리입니다. 카레의 커큐민 성분은 항산화 성분으로 체내 암세포가 생성되는 것을 예방하는 데 도움을 주는 것으로 알려졌습니다. 또한, 카레를 즐겨 먹는 인도인의 경우 노인성 치매가 적게 나타나는 것으로 알려져 항노화 식품으로도 주목을 받고 있습니다. 어르신들은 냄새가 나고 질긴 식감 때문에 육류를 기피하는 경우가 있는데, 이 경우에는 카레와 같은 향신료를 이용하여 조리하거나 수육과 같은 형태로 푹 삶아서 조리하면 좋습니다.

재료 | 2인 기준 |

돼지고기(목살) 400g
양파 50g, 대파 10g
카레 가루 30g
통후추 5g
소금 0.6g, 물 약간

요리 만들기

1. 돼지고기(목살)는 두툼하게 1cm 두께로 자릅니다.
2. 돼지고기(목살)는 찬물에 담가 핏물을 제거합니다.
3. 양파는 모양대로 반으로 자릅니다.
4. 대파는 4cm 길이로 자릅니다.
5. 냄비에 분량의 돼지고기(목살), 양파, 대파, 통후추를 넣고 물에 카레 가루를 개어 넣습니다.
6. 5를 중간 불로 30분간 끓입니다.

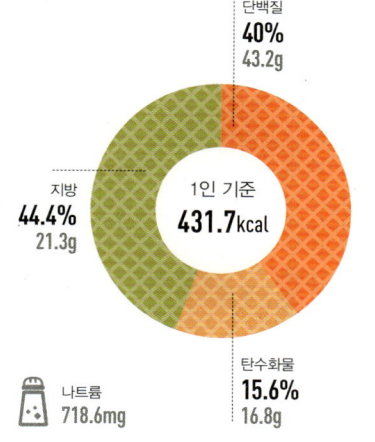

1인 기준
431.7kcal
단백질 40% 43.2g
지방 44.4% 21.3g
탄수화물 15.6% 16.8g
나트륨 718.6mg

TIP 요리를 더욱 맛있게!

❶ 카레 찜이 짜게 되었을 때 우유를 넣어주면 좀 더 부드러워지며, 사과를 갈아 넣으면 상큼한 맛이 한층 입맛을 돋워줍니다.
❷ 돼지고기 목살을 3 X 3 X 3cm 주사위 모양으로 잘라 조리해도 됩니다.
❸ 돼지고기 외에 감자, 양파, 사과, 고구마, 파프리카 등을 이용해도 좋습니다.

그린올리브너트샐러드

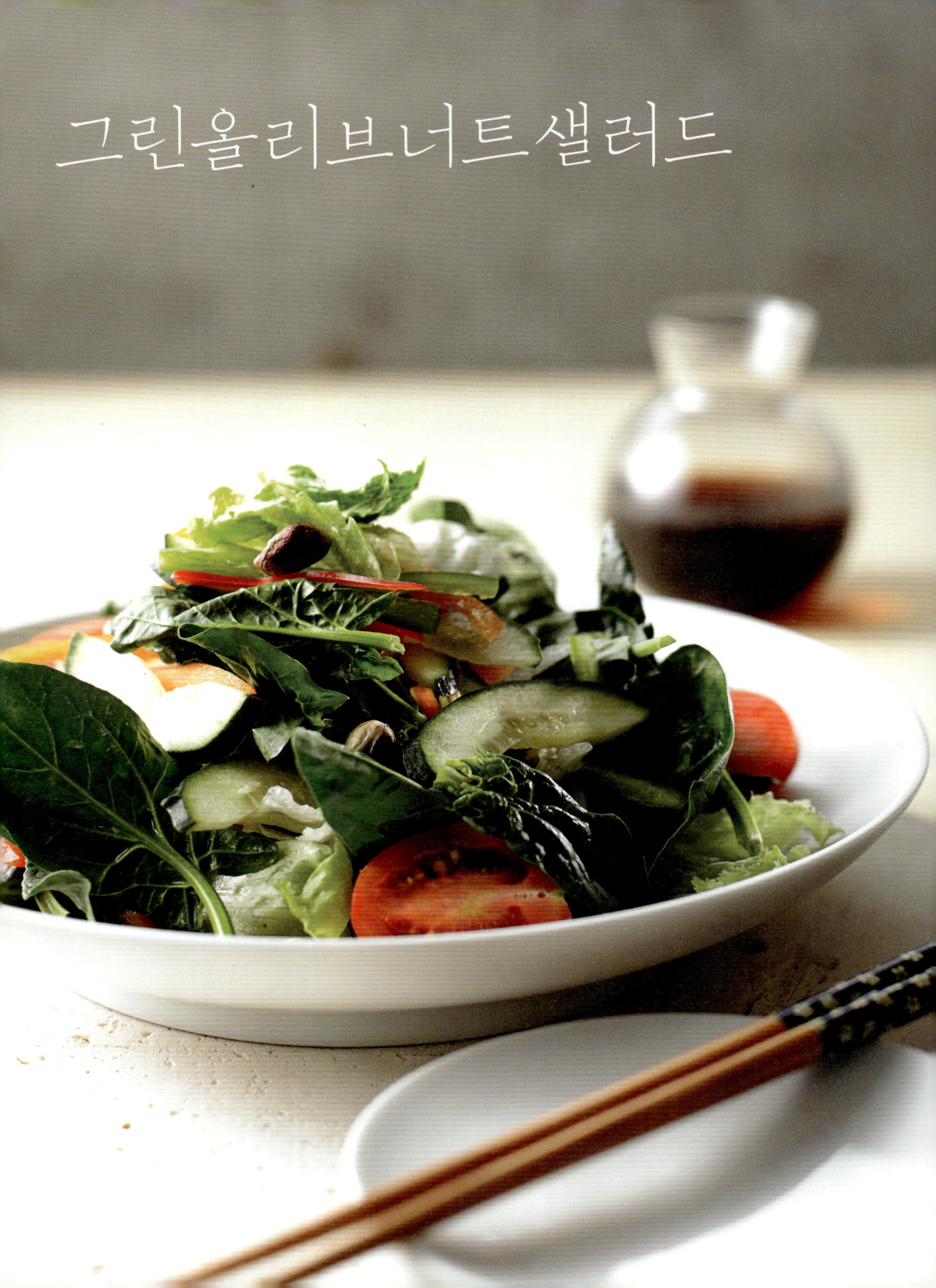

시금치는 식이섬유가 풍부하여 장운동을 활발하지 하고, 철분과 엽산, 비타민B_{12} 등이 골고루 들어 있어 빈혈을 예방하는 데 도움이 되는 식품입니다. 견과류인 땅콩과 피스타치오, 마카다미아, 캐슈넛 등은 오메가-3 지방산이 풍부하여 뇌세포 재생에 도움이 되는 대표적인 식품으로 알려졌습니다. 여러 영양소를 함유한 시금치와 네 가지 견과류에 간장, 올리브유, 레몬 주스, 꿀을 넣어 짜지 않게 먹을 수 있는 그린올리브너트샐러드를 만들어 봅니다.

재료 | 2인 기준 |

어린 시금치 100g
양상추 60g, 청피망 20g
홍피망 20g
주황 파프리카 20g
오이 20g
방울토마토 20g
땅콩 10g
피스타치오 10g
캐슈넛 10g

드레싱

간장 8g, 올리브유 10g
레몬 주스 10g, 꿀 10g
생수 약간

요리 만들기

1. 시금치는 한 장씩 손질하여 깨끗이 씻습니다.
2. 양상추는 한 장씩 손질하여 깨끗이 씻고, 4 X 4cm의 크기로 자릅니다.
3. 청피망, 홍피망, 주황 파프리카는 0.5 X 4cm 길이로 채를 썹니다.
4. 오이는 3cm 길이로 어슷하게 썹니다.
5. 방울토마토는 1/2로 자릅니다.
6. 팬에 기름 없이 손질한 땅콩, 피스타치오, 캐슈넛을 중간 불로 1분간 살짝 볶습니다.
7. 그릇에 간장, 올리브유, 레몬 주스, 꿀, 생수를 넣고 드레싱을 만듭니다.
8. 접시에 모든 재료를 먹음직스럽게 올리고, 드레싱을 뿌립니다.

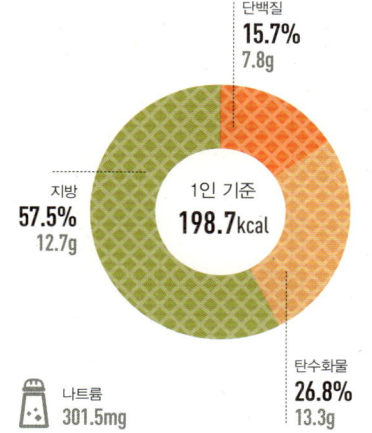

1인 기준
198.7kcal
단백질 15.7% 7.8g
지방 57.5% 12.7g
탄수화물 26.8% 13.3g
나트륨 301.5mg

TIP 요리를 더욱 맛있게!

❶ 미리 만들어 놓은 샐러드에 수분이 많은 경우, 볶은 콩가루를 넣거나 남은 식빵을 1 X 1cm 크기로 잘라 팬에 노릇노릇하게 구워서 넣어주면 더 고소하고 폭신한 샐러드를 먹을 수 있습니다.

❷ 과일 드레싱을 이용하면 좀 더 덜 짜게 드실 수 있습니다.

가스오부시고추만두탕

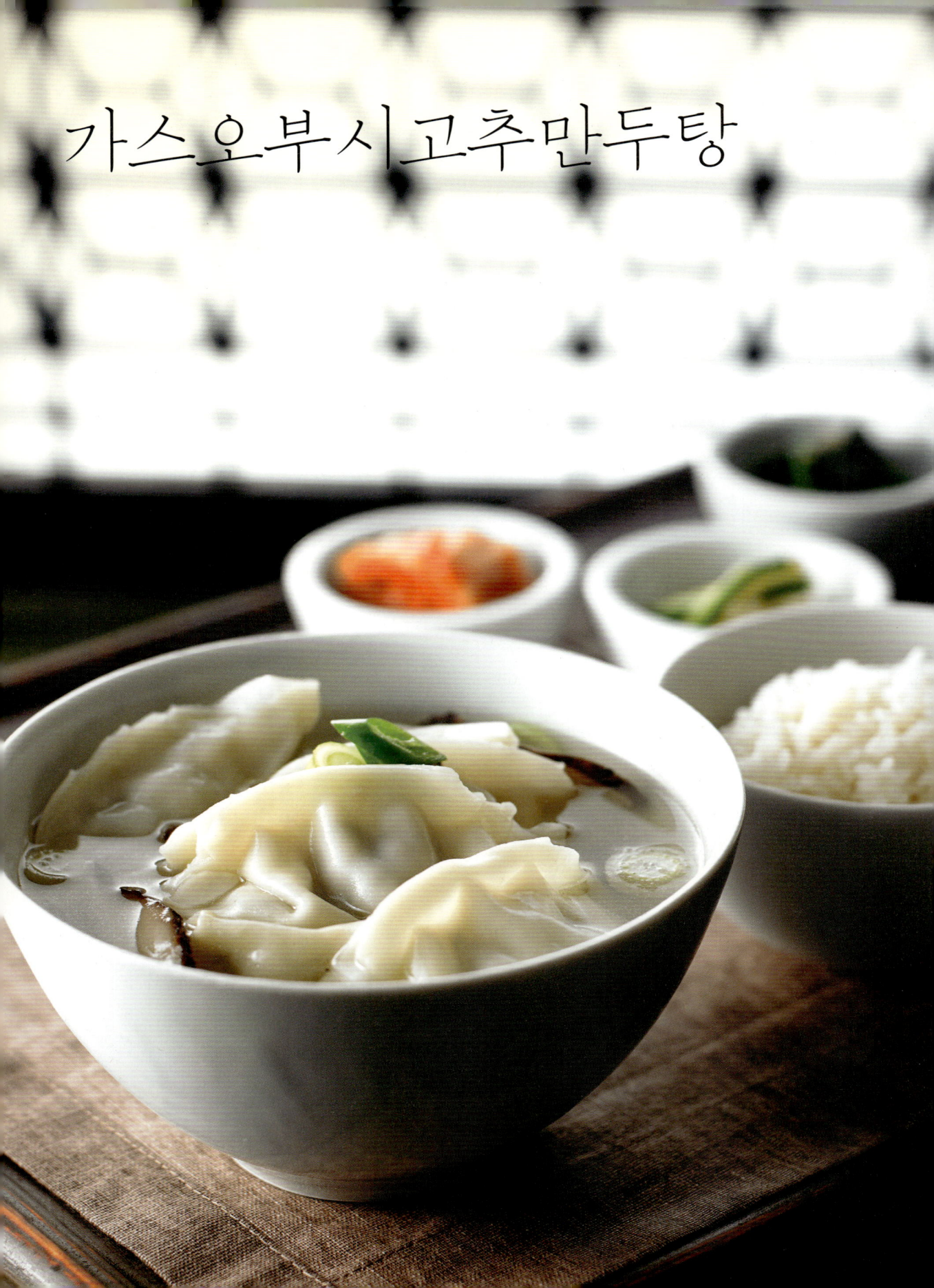

가스오부시고추만두탕은 단백질이 풍부한 육류와 두부, 여러 가지 채소를 이용한 만두소로 만든 탕 요리입니다. 만두소에 두부와 육류를 섞어 육류의 퍽퍽한 질감을 줄이고, 두부의 부드러운 질감을 더해 소화가 잘 됩니다. 가다랭이를 말려 아주 얇게 저민 가스오부시는 우동이나 해물샤브샤브 등 일식 국물 요리와 갖은 퓨전요리에 고명으로 많이 사용하고 있습니다. 고단백, 저지방 식품으로 EPA가 풍부한 가다랭이프를 맑게 끓이면 특유의 향과 개운한 맛이 나고, 염분을 평소보다 적게 넣어도 맛있게 드실 수 있습니다.

재료 | 2인 기준

밀가루 200g, 숙주 100g
두부 100g
돼지고기 80g
애호박 50g, 계란 1개
표고버섯 15g
풋고추 10g
홍고추 10g, 대파 5g
다진 마늘 5g
소금 0.2g, 후추 약간

가스오부시 국물
무 100g, 가스오부시 5g
대파 10g, 양파 10g
표고버섯 10g, 소금 0.4g

요리 만들기

1. 밀가루와 물은 2:1의 비율로 넣고, 소금, 식용유를 넣어 반죽합니다.
2. 반죽을 냉장고에서 30분간 숙성시킨 후 밀대로 밀어 만두피를 만듭니다.
3. 숙주는 삶아서 다지고, 두부는 면 보자기에 짜서 물기를 제거합니다.
4. 돼지고기는 다지거나 간 것을 준비합니다.
5. 애호박과 풋고추, 홍고추는 다지고, 표고버섯은 0.5cm 두께로 채를 썹니다.
6. 그릇에 숙주, 두부, 돼지고기, 애호박, 풋고추, 홍고추, 대파, 다진 마늘, 계란, 소금, 참기름을 넣고 만두소를 만듭니다.
7. 냄비에 무, 대파, 양파, 표고버섯을 넣고 중간 불에서 30분간 끓인 후 불을 끄고 바로 가스오부시를 넣어 국물을 만듭니다.
8. 7의 가스오부시 국물 재료를 체로 건져내고 소금으로 간을 합니다.
9. 만두를 빚습니다.
10. 냄비에 가스오부시 국물이 끓으면 빚은 만두, 대파, 표고버섯, 다진 마늘을 넣고 10분간 더 끓입니다.
11. 준비된 그릇에 담아 완성합니다.

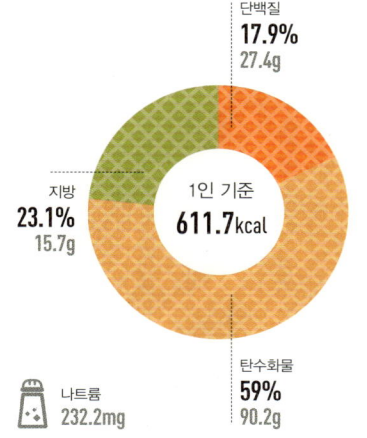

단백질 17.9% 27.4g
지방 23.1% 15.7g
1인 기준 611.7kcal
탄수화물 59% 90.2g
나트륨 232.2mg

TIP 요리를 더욱 맛있게!
만두를 하다 보면 재료가 남는 것이 아까워서 모두 넣으면 만두소가 질게 됩니다. 이런 경우 마른표고버섯을 믹서에 곱게 갈아서 넣으면, 속은 차지고 감칠맛은 더 느껴집니다.

모듬초밥&고추냉이장

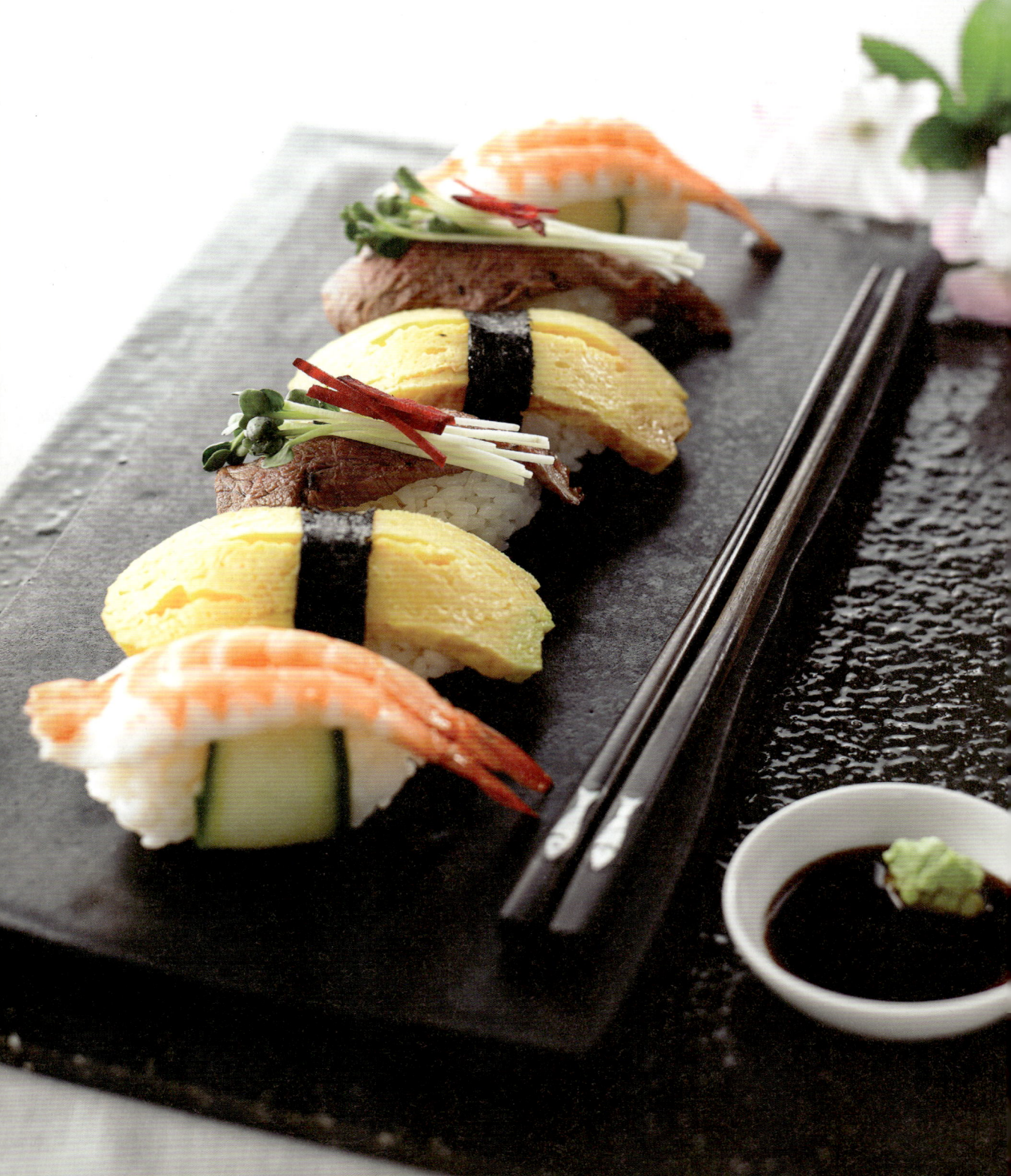

어르신들은 미각의 퇴화로 짠맛에 대한 역치가 증가하는데, 스스로가 미각능력이 저하되고 있음을 인지하지 못하고 음식을 짜게 먹는 경우가 있으므로 주의가 필요합니다. 또한, 어르신의 경우 체력을 유지하기 위해서 적정량의 단백질과 탄수화물, 비타민과 무기질의 고른 섭취가 중요합니다. 모듬 초밥은 수저와 젓가락을 이용하지 않고 손을 이용하여 밥과 단백질, 채소를 같이 섭취할 수 있는 핑거푸드 요리입니다. 음식에 직접 간을 하지 않고 단촛물을 이용하여 새콤달콤한 맛을 내고, 매운맛의 향신료를 소스에 이용하여 싱겁고 맛있게 음식을 즐길 수 있습니다.

재료 | 2인 기준

계란말이 초밥
밥 140g, 계란 2개, 김 1g
식용유 10g, 단촛물

새우 오이말이 초밥
밥 140g, 중하 새우 4마리
오이 20g, 단촛물

한우 스테이크 초밥
밥 140g
한우(갈빗살) 80g
비트 5g, 무순 1g
식용유 5g, 단촛물

단촛물
식초 40g, 설탕 40g
레몬 10g

고추냉이장
연고추냉이 10g, 간장 6g
생수 약간

요리 만들기

1. 계란을 깨서 풀은 후 체에 걸러 계란 줄을 제거합니다.
2. 달군 팬에 1의 계란 물을 부어 계란말이를 만듭니다.
3. 중하 새우는 찜기에 쪄서 머리와 내장, 껍질을 제거합니다.
4. 오이는 길이대로 얇게 포를 떠서 준비해 놓습니다.
5. 비트는 곱게 채 썰고, 무순은 깨끗이 손질해 놓습니다.
6. 한우(갈빗살)는 2 X 5cm 크기로 잘라서 달군 팬에 기름을 두르고, 센 불에서 1분간 수분이 마르지 않도록 굽습니다.
7. 냄비에 분량의 식초, 설탕, 레몬을 넣고 약한 불에서 녹이듯이 1분간 저어가며 단촛물을 만듭니다.
8. 그릇에 밥과 단촛물을 넣어 초밥을 만듭니다.
9. 계란말이 초밥은 초밥어 만들어 놓은 계란말이를 올리고 김을 두릅니다.
10. 새우 오이말이 초밥은 초밥에 오이를 두르고, 그 위에 새우를 올립니다.
11. 한우 스테이크 초밥은 초밥 위에 구운 한우 스테이크를 올리고, 그 위에 비트와 무순을 올려 장식을 합니다.
12. 준비된 그릇에 3종류의 초밥을 담고, 연고추냉이, 간장, 생수로 고추냉이장을 만들어 곁들입니다.

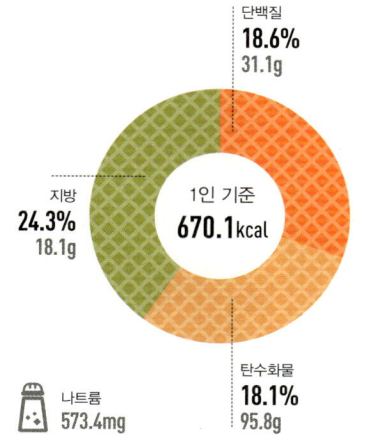

단백질 18.6% 31.1g
지방 24.3% 18.1g
1인 기준 670.1kcal
나트륨 573.4mg
탄수화물 18.1% 95.8g

> **TIP** 요리를 더욱 맛있게!
>
> ❶ 계란말이를 할 때 계란 물에 마요네즈(계란 1개당 1티스푼)를 넣고 잘 저어 고루 섞어주면 계란말이가 탄력 있고 식어도 부드럽고 고소합니다.
>
> ❷ 각각의 재료어 간을 하지 않고 먹기 직전에 간장 소스에 찍어서 먹으면 소금을 적게 드실 수 있습니다.

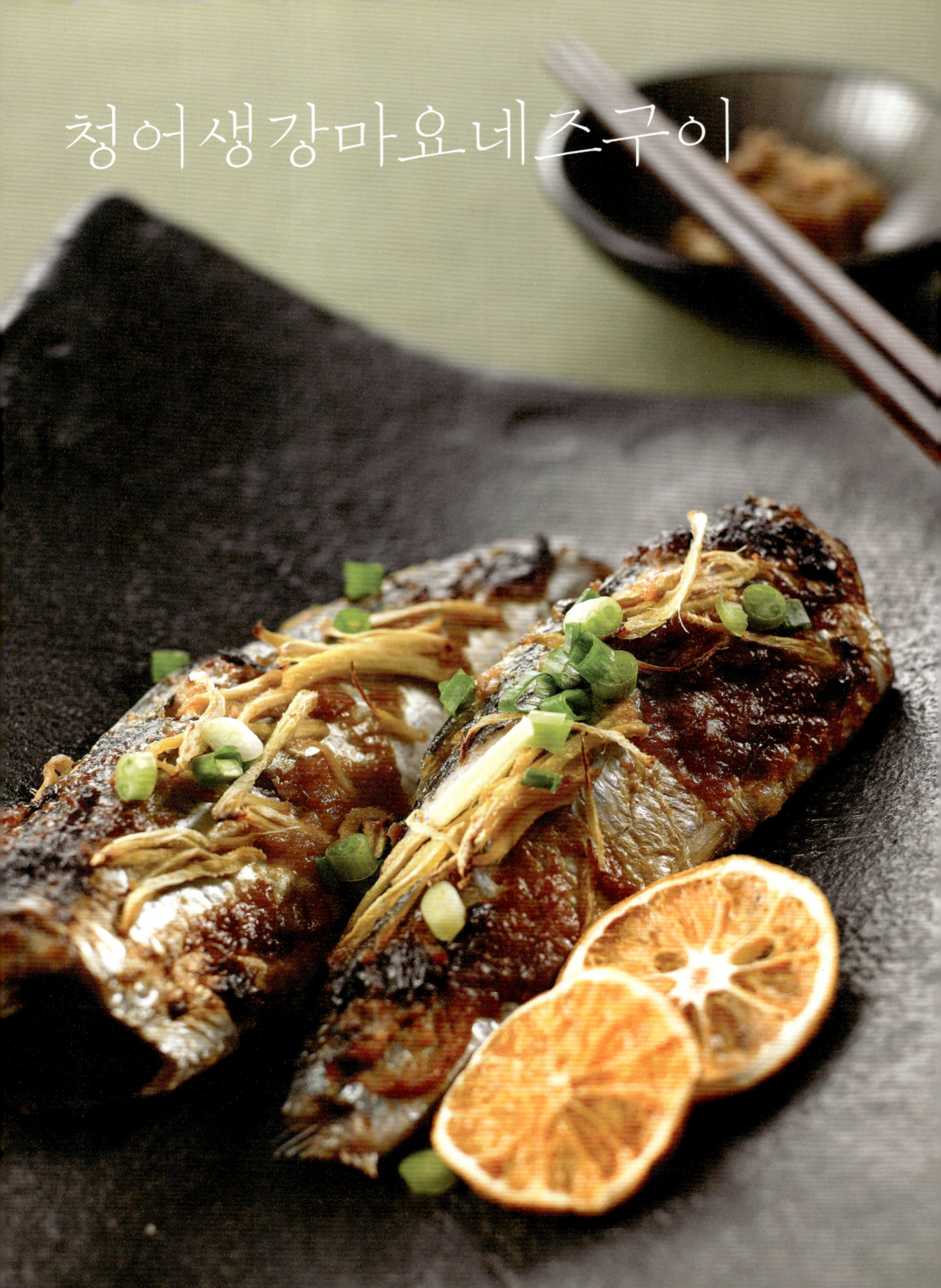
청어생강마요네즈구이

청어는 소화흡수가 잘되는 양질의 단백질이 많고 라이신, 이소로이신 등의 필수아미노산을 골고루 함유하고 있어서, 곡류 위주의 식사를 하는 우리에게 부족할 수 있는 필수아미노산을 보충해주는 식품입니다. 다른 등푸른생선과 마찬가지로 우리 몸에 좋은 HDL-콜레스테롤을 높여주는 DHA와 EPA가 풍부하여 심혈관계질환 예방에도 도움을 줍니다. 이처럼 우리 몸에 좋은 등푸른생선을 비린내 때문에 기피하는 경향이 있는데, 이를 잡기 위해 된장에 생강과 마요네즈를 첨가하여 짠맛보다 슴슴한 간기가 입맛을 돌게 하는 청어생강마요네즈구이를 만들어 보았습니다.

재료 | 2인 기준

청어 1마리
생강 20g
된장 5g
마요네즈 5g
실파 5g
식용유 약간

요리 만들기

1. 청어는 머리와 내장을 제거합니다.
2. 생강은 얇게 채를 썹니다.
3. 실파는 송송 썹니다.
4. 그릇에 분량의 된장, 마요네즈로 구이장을 만듭니다.
5. 오븐을 예열시키고, 팬에 식용유를 바른 다음, 청어를 깔고 그 위에 생강 채와 구이장을 넉넉히 발라 180℃에서 10분간 굽습니다.
6. 접시에 구워진 청어를 올리고 실파를 뿌려 완성합니다.

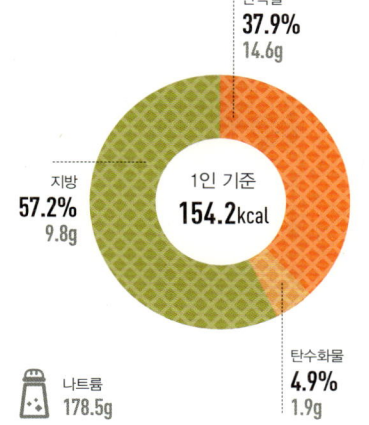

단백질 **37.9%** 14.6g
지방 **57.2%** 9.8g
1인 기준 **154.2**kcal
탄수화물 **4.9%** 1.9g
나트륨 178.5g

> **TIP** 요리를 더욱 맛있게!
> 청어를 굽다 보면 겉이 팬에 눌러붙을 때가 있습니다. 우선 팬은 적당한 온도로 미리 달궈주고, 굽기 전에 청어 표면에 식초를 발라주면 구울 때 탄력 있게 구워질 뿐만 아니라 팬에 달라붙지 않고 비린내도 덜 납니다.

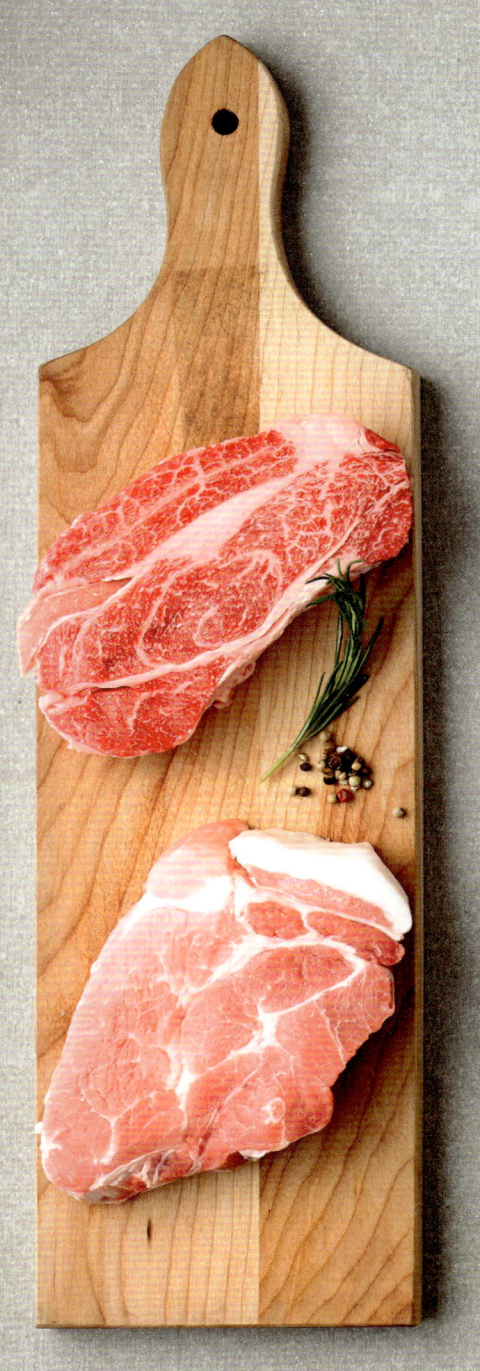

06
욕창 예방을 위한 음식

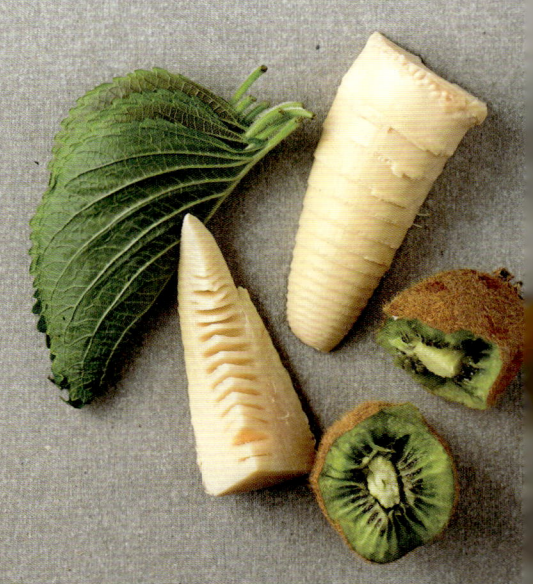

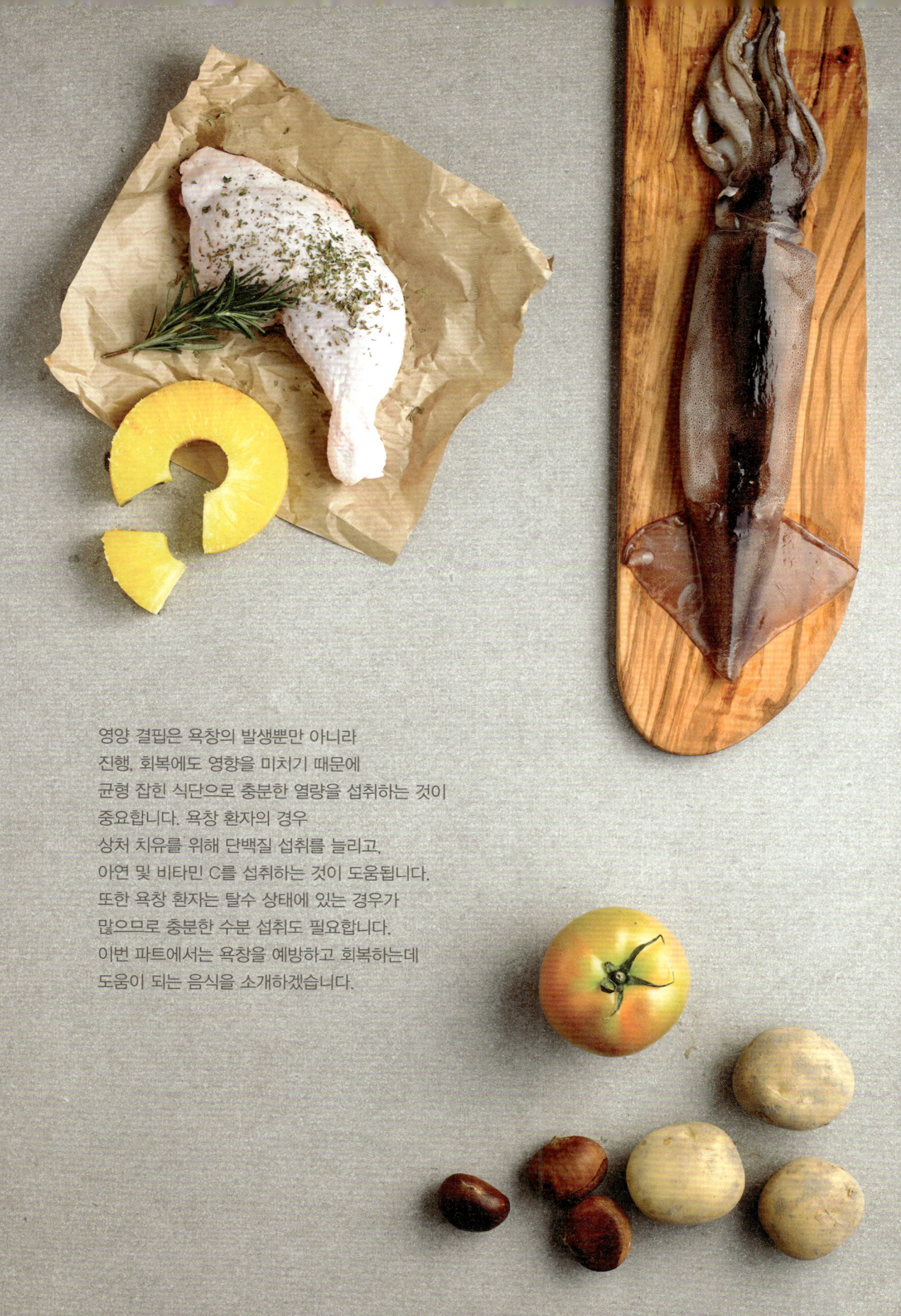

영양 결핍은 욕창의 발생뿐만 아니라
진행, 회복에도 영향을 미치기 때문에
균형 잡힌 식단으로 충분한 열량을 섭취하는 것이
중요합니다. 욕창 환자의 경우
상처 치유를 위해 단백질 섭취를 늘리고,
아연 및 비타민 C를 섭취하는 것이 도움됩니다.
또한 욕창 환자는 탈수 상태에 있는 경우가
많으므로 충분한 수분 섭취도 필요합니다.
이번 파트에서는 욕창을 예방하고 회복하는데
도움이 되는 음식을 소개하겠습니다.

오징어두부스테이크

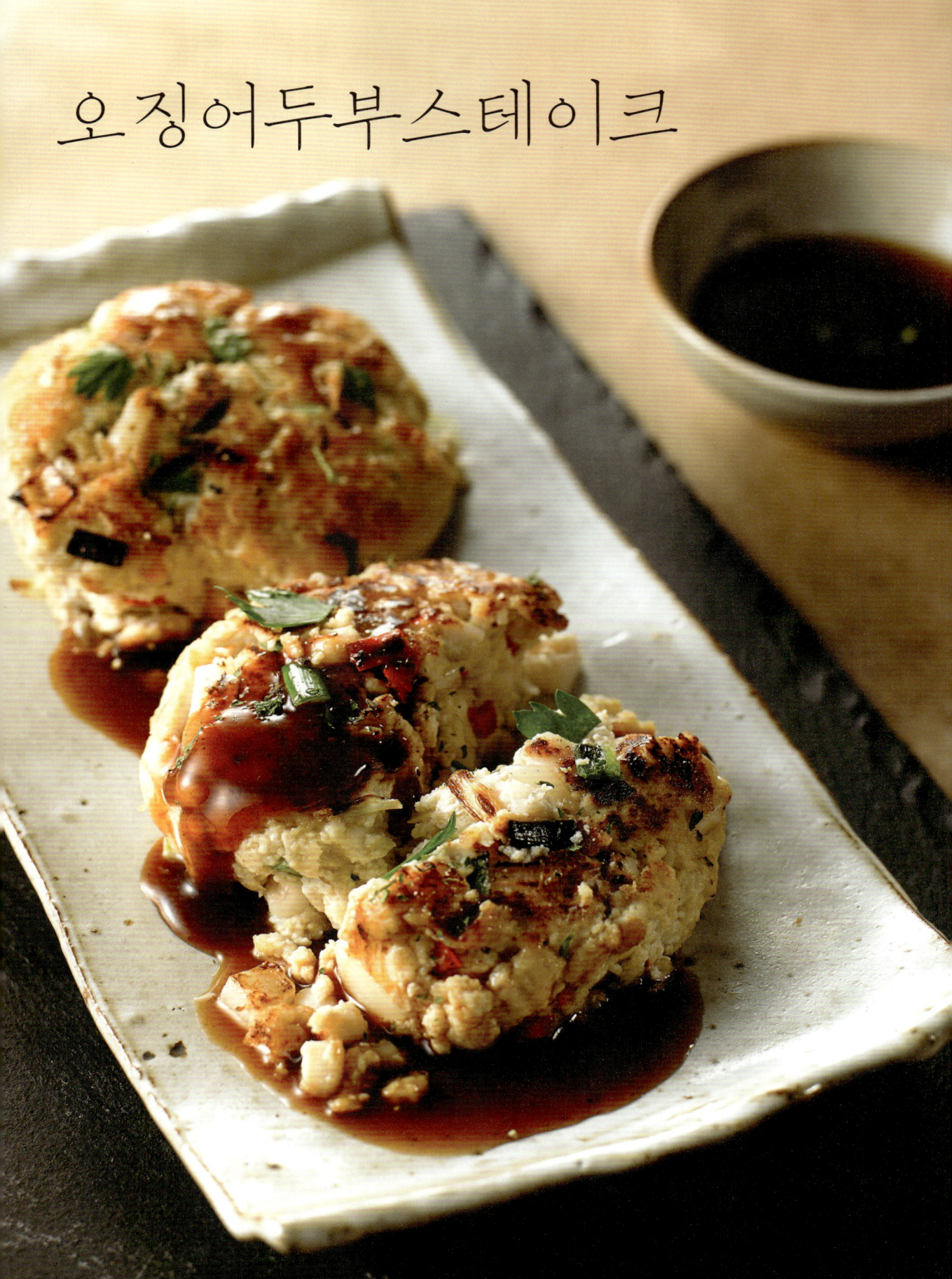

욕창을 예방하기 위해서는 우리 몸의 구성물질인 단백질을 섭취하는 것이 중요합니다. 우리가 손쉽게 구할 수 있는 오징어는 다른 생선에 비해 단백질의 품질이 떨어진다고 생각하는 사람들이 많습니다. 하지만 오징어는 다른 식품보다 지방 함량이 낮고 단백질이 풍부한 저지방 고단백 식품입니다. 단백질의 영양 가치를 나타내는 단백가는 보통 70 이상이면 양질의 단백질이라고 하는데, 오징어의 경우 83입니다. 또한, 오징어에는 라이신, 트레오닌, 트립토판 등 필수아미노산이 풍부하고, 그 외에도 아연, 인, 나이아신, 비타민 E도 많이 함유하고 있습니다. 오징어두부스테이크는 오징어와 부드러운 두부를 이용한 특색있는 스테이크로 단백질을 보충하는데 도움이 됩니다.

재료 | 2인 기준 |

오징어 140g, 두부 140g
양파 10g, 풋고추 3g
홍고추 3g, 대파 3g
다진 마늘 3g
식용유 5g, 참기름 3g
소금 약간

소스
굴 소스 10g
간장 5g, 올리고당 1g
생수 약간

요리 만들기

1. 오징어는 껍질을 제거하고 잘게 다집니다.
2. 두부는 물기를 제거하고 곱게 으깹니다.
3. 양파, 풋고추, 홍고추, 대파는 잘게 다집니다.
4. 그릇에 1, 2, 3을 모두 넣고, 참기름과 소금으로 밑간하여 섞은 후 둥글고 도톰하게 모양을 만들어줍니다.
5. 굴 소스, 간장, 올리고당, 생수를 넣어 소스를 만듭니다.
6. 팬에 기름을 두르고 만들어진 오징어두부스테이크를 부서지지 않게 구워줍니다.
7. 완성된 음식을 그릇에 담고 소스를 뿌려줍니다.

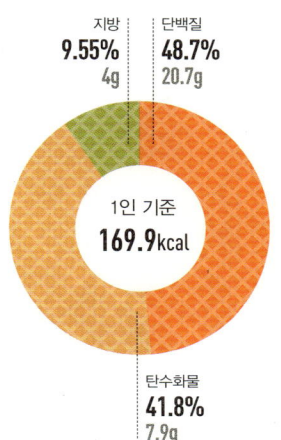

지방 9.55% 4g
단백질 48.7% 20.7g
1인 기준 169.9kcal
탄수화물 41.8% 7.9g

TIP 요리를 더욱 맛있게!
소금 1티스푼을 넣고 끓인 물에 오징어를 잠시 담갔다가 꺼내어 마른행주로 싹싹 비비면 껍질을 깨끗하게 제거할 수 있습니다.

고구마계란장조림

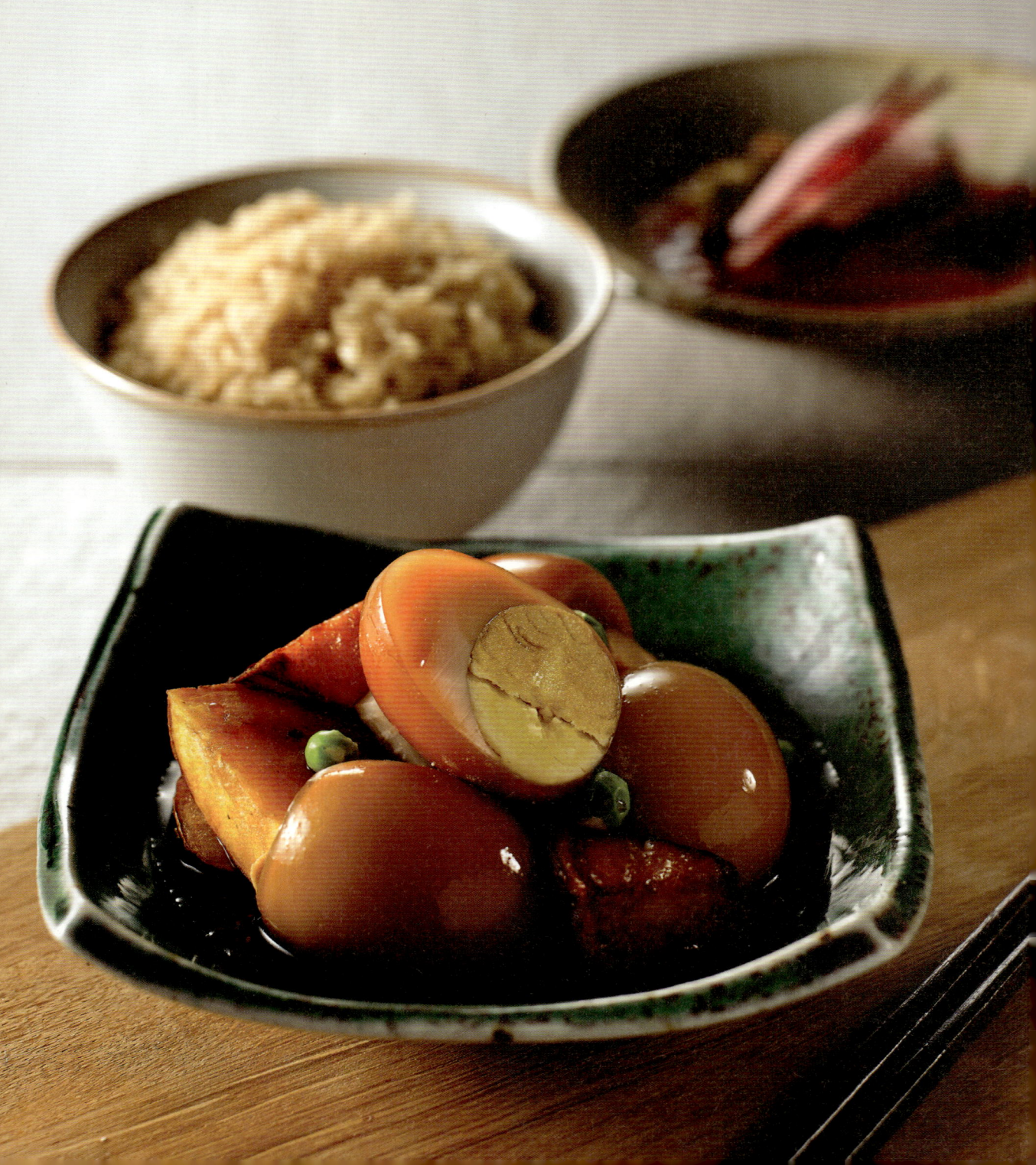

가격 대비 영양가가 우수하여 누구나 즐겨 먹는 계란은 영양을 고루 갖춘 완전식품으로 알려졌으며 특히 단백질의 아미노산 조성은 영양학적으로 가장 이상적인 구성을 갖추고 있습니다. 따라서 계란은 오랫동안 누워 지내는 욕창 환자에게 충분한 영양을 제공할 수 있는 재료입니다. 또한, 계란노른자에는 우리 몸의 세포 구성 물질인 인지질과 피부보호 기능이 있는 비타민 A가 함유되어 있고, 그 외에 단백질, 콜레스테롤도 풍부합니다.

재료 | 2인 기준 |

계란 2개
밤고구마 100g
완두콩 10g, 식용유 20g
간장 20g
올리고당 5g, 물 1컵

요리 만들기

1 계란은 15분간 삶아서 껍질을 제거합니다.

2 밤고구마는 껍질을 벗겨 2 X 2 X 2cm로 깍둑 썰고, 냄비에 기름을 넣고 노릇노릇하게 튀깁니다.

3 완두콩은 깨끗이 손질합니다.

4 냄비에 분량의 간장, 올리고당, 물을 넣은 다음 계란을 넣고 중간 불로 10분간 조립니다.

5 어느 정도 계란이 갈색이 되면, 2의 튀긴 고구마와 3의 완두콩을 넣고 5분간 약한 불에서 뭉근하게 더 조립니다.

6 접시에 조려진 계란, 고구마, 완두콩을 세팅합니다.

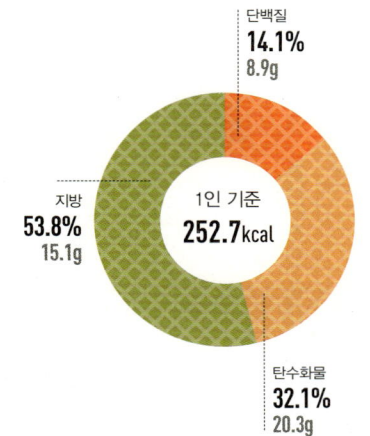

TIP 요리를 더욱 맛있게!
장조림을 만들어 먹고 난 후에는 꼭 장조림 국물이 남습니다. 남은 국물은 얼음 용기에 넣어 냉장고에 얼렸다가 고기나 채소를 볶을 때 한 개씩 넣어주면 감칠맛이 더 진해집니다.

밤칠리새우

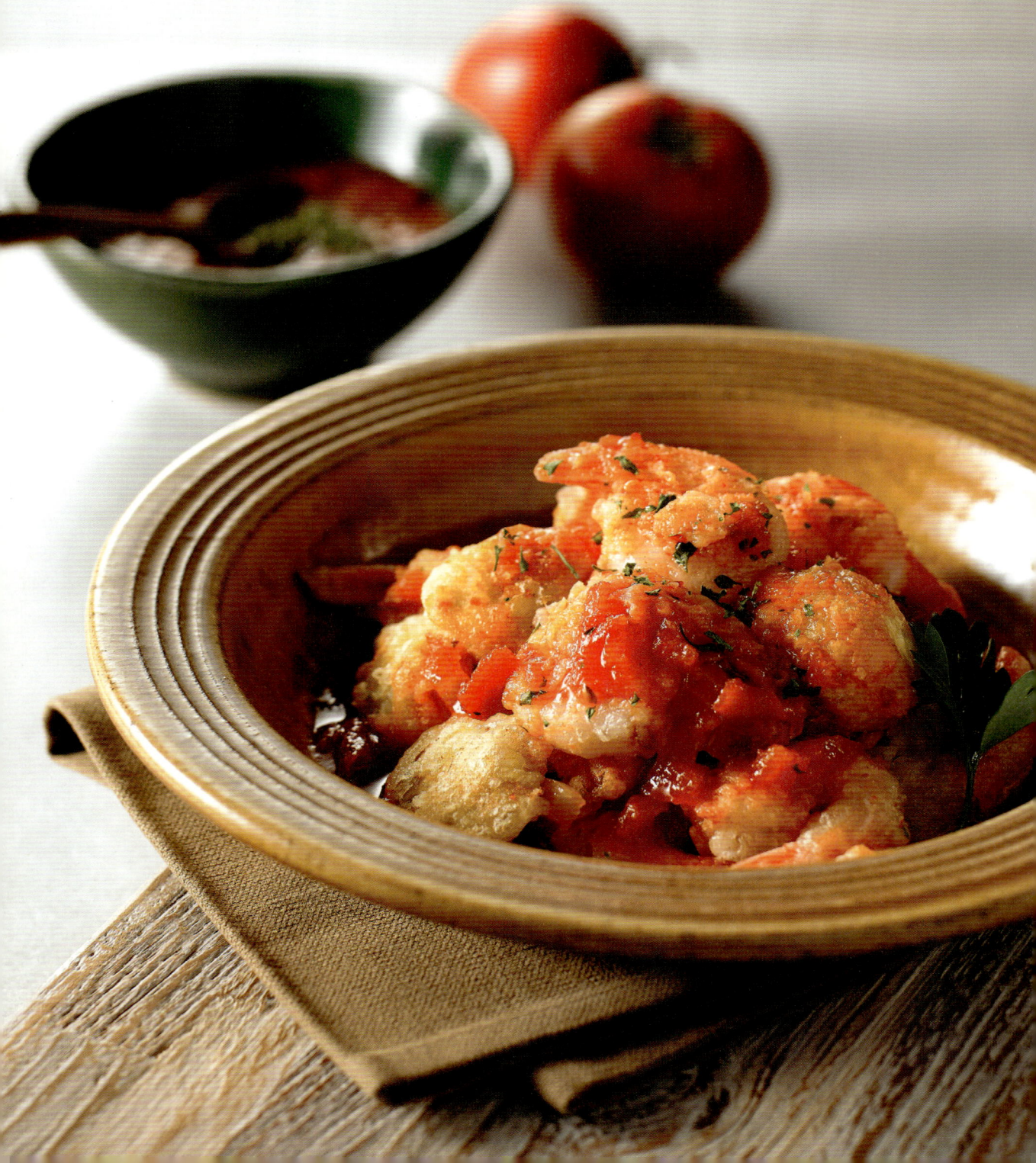

밤은 탄수화물을 많이 함유하고 있고, 단백질, 칼슘, 지방, 비타민, 무기질도 고루 함유하고 있습니다. 특히 비타민 B_1은 쌀의 4배가 되는 양을 함유하고 있으며, 비타민 C의 함량은 과일과 견주어도 떨어지지 않습니다. 또한, 새우에는 단백질과 아연, 비타민 C가 풍부하게 들어 있습니다. 아연은 우리 몸에 필요한 단백질 합성에 관여하는 영양소로 상처 조직의 재생을 도와주고, 비타민 C는 결합조직을 구성하는 단백질인 콜라겐 합성에 필요한 영양소입니다. 영양가가 높은 새우와 밤을 이용하여 욕창이 있는 어르신들의 상처 회복에 도움이 되는 요리를 만들었습니다.

재료 | 2인 기준 |

- 칵테일 새우 50g
- 토마토 50g, 깐 밤 30g
- 양파 10g, 튀김가루 20g
- 식용유 60g
- 생파슬리 1g
- 스위트칠리소스 10g
- 토마토케첩 10g
- 소금/물 약간

요리 만들기

1. 깐 밤을 구입하거나 생밤의 껍질을 벗겨냅니다.
2. 칵테일 새우는 깨끗이 손질합니다.
3. 토마토와 양파, 파슬리는 곱게 다집니다.
4. 튀김가루를 물에 개어 튀김 물을 만들고, 튀김 솥에 재료가 잠길 정도로 기름을 넉넉히 넣습니다.
5. 칵테일 새우에 튀김옷을 입혀 170°C 온도에서 튀겨냅니다.
6. 냄비에 스위트칠리소스, 토마토케첩, 물을 넣고 5분간 중간 불에서 끓인 다음, 다진 토마토, 양파, 파슬리를 넣고 10분간 약한 불에서 조립니다.
7. 만들어진 6의 소스에 튀겨 놓은 밤과 새우를 넣어 2분간 더 조리고 소금으로 간을 합니다.
8. 준비된 그릇에 완성된 음식을 담아냅니다.

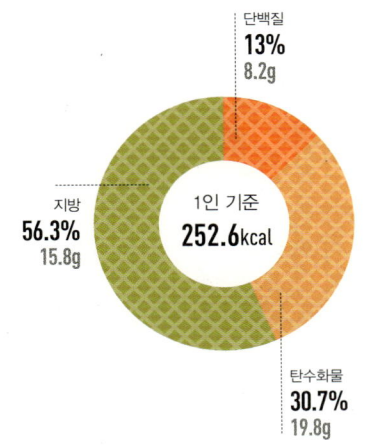

TIP 요리를 더욱 맛있게!
생밤을 끓는 소금물에 넣고 1분간 삶은 후 바로 찬물에 헹구면 쉽게 껍질을 제거할 수 있습니다.

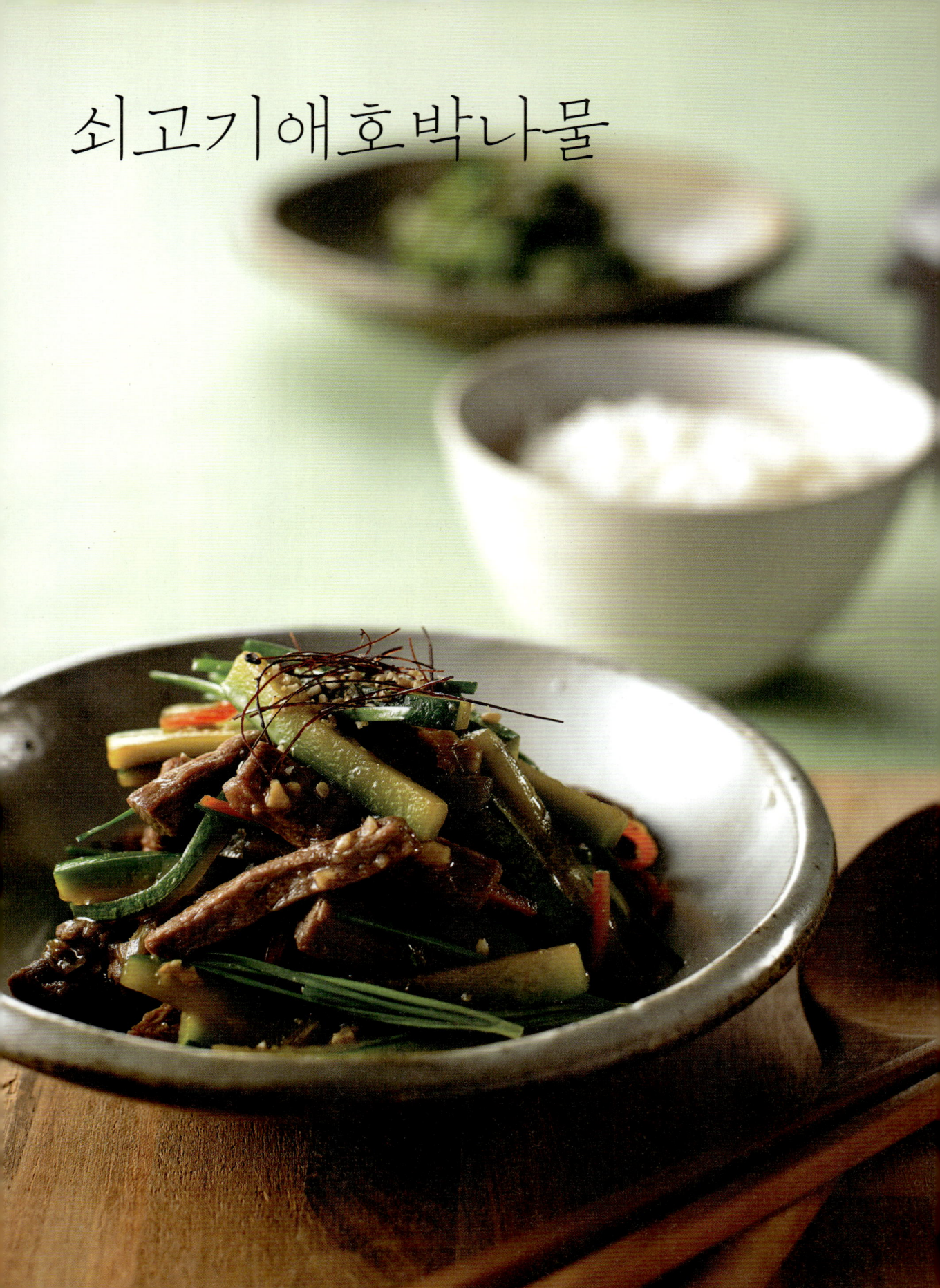

쇠고기애호박나물

쇠고기의 단백질 함량은 부위에 따라 약간의 차이가 있지만, 일반적으로 약 20% 내외로 풍부한 편입니다. 또한, 애호박은 베타카로틴을 비롯해 비타민 C, 비타민 B_1, 비타민 B_2, 칼슘, 철분, 인 등이 고르게 들어 있습니다. 이 중 베타카로틴은 체내에 흡수되면 비타민 A로 전환되는데, 기름에 볶아서 먹으면 체내 흡수율을 높일 수 있습니다. 쇠고기애호박나물은 단백질이 풍부한 쇠고기와 각종 비타민과 영양을 함유한 애호박을 이용하여 욕창을 회복하는데 도움이 되는 음식입니다.

재료 | 2인 기준

쇠고기(채끝살) 60g
애호박 60g, 당근 10g
영양 부추 5g, 식용유 5g,
국간장 5g, 대파 3g
다진 마늘 3g
꿀 3g
참깨/참기름/소금/
후추/실고추 약간

요리 만들기

1 쇠고기는 0.8 X 5 X 0.8cm 길이로 굵게 채를 썹니다.
2 채를 썬 쇠고기에 대파, 다진 마늘, 국간장, 꿀, 참기름, 후추, 참깨를 넣고 30분 동안 재워 둡니다.
3 애호박은 껍질 부분을 돌려 깎기 하여 0.5 X 4 X 0.5cm 길이로 굵게 채를 썹니다.
4 당근은 0.5 X 4 X 0.5cm 크기로 굵게 채를 썰고, 영양 부추는 4cm 길이로 자릅니다.
5 달군 팬에 기름을 두른 다음 재워 둔 고기를 넣고 센 불로 볶습니다.
6 달군 팬에 기름을 두르고 애호박과 당근, 영양 부추를 넣고 볶다가 5의 볶은 고기를 넣어 2분간 같이 볶아 준 다음, 소금으로 간을 맞춥니다.
7 접시에 쇠고기애호박나물을 담고 실고추를 고명으로 올려 완성합니다.

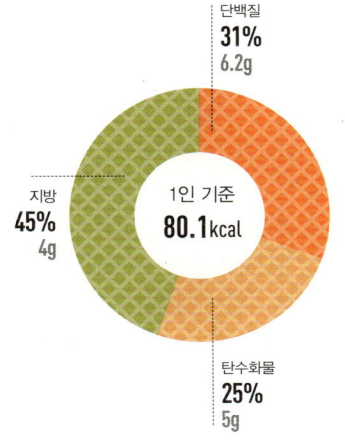

TIP 요리를 더욱 맛있게!

❶ 채끝살은 단시간 내에 타지 않게 볶아야 고소한 육즙이 빠져나가지 않습니다.

❷ 쫄깃한 쇠고기 대신 닭고기를 삶아서 찢은 다음 애호박과 함께 볶아내면 부드러운 식감을 느낄 수 있습니다. 여기에 청양고추를 다져 넣으면 고기의 누린내도 감소하고 칼칼한 맛이 좋습니다.

닭다리살오븐구이
& 장아찌쌈

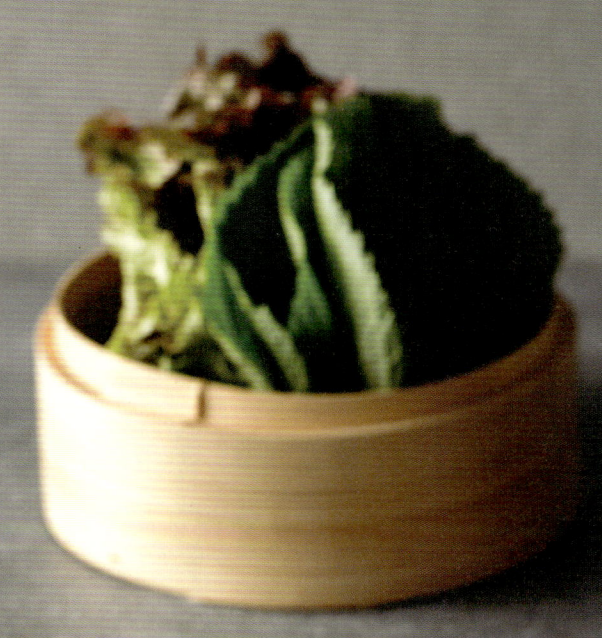
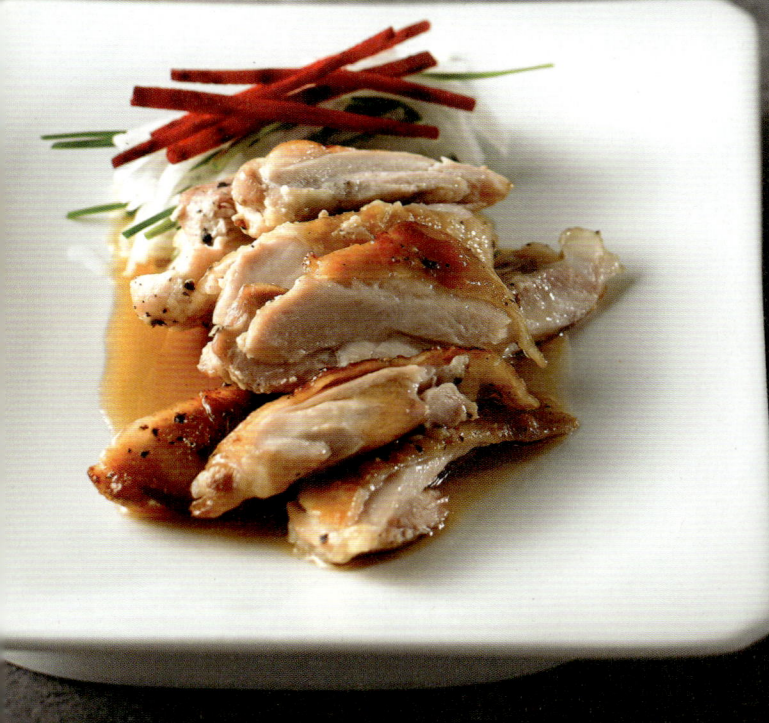
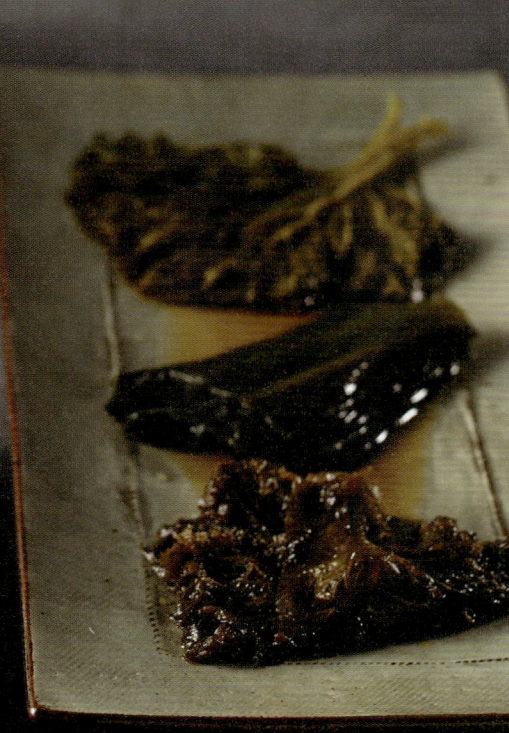

닭고기는 다른 육류에 비해 가격이 저렴하고 쉽게 구할 수 있는 재료입니다. 닭고기의 영양적 가치를 단백가로 살펴보면 쇠고기 80, 돼지고기 90, 닭고기 87로 다른 육류에 뒤지지 않는 양질의 단백질을 함유하고 있습니다. 또한, 닭고기는 비타민 A를 쇠고기나 돼지고기보다 10배 정도 더 많이 함유하고 있어 욕창 환자의 상처 치유에 도움이 되고, 닭고기에 함유된 비타민 B_6는 근육 재생을 돕는 필수아미노산 합성을 촉진하는 역할을 합니다. 입맛이 떨어져 있는 욕창 환자에게 짭조름한 맛으로 입맛을 돋울 수 있게 새콤달콤한 장아찌로 쌈 요리를 만들어 보았습니다.

재료 | 2인 기준 |

닭다리살 200g
양파 20g
마늘 10g, 버터 10g
소금/후추 약간

장아찌 쌈
치커리 장아찌 3장
명이 장아찌 3장
곰취 장아찌 3장

쌈
상추 5장, 깻잎 5장

무 초절이
무 100g, 식초 15g
설탕 15g, 비트 3g
영양 부추 1g, 소금 약간

요리 만들기

1. 닭다리살은 기름기를 제거하고, 2~3군데 칼집을 낸 다음, 포크로 닭살을 깊게 찍어서 조직을 연하게 합니다.
2. 양파와 마늘을 믹서에 갑니다.
3. 간 양파와 마늘, 소금, 후추로 닭다리살을 30분간 재워 둡니다.
4. 예열된 오븐에 **1**의 닭다리살을 180℃로 25분간 굽습니다.
5. 장아찌 쌈은 종류대로 돌돌 말아 그릇에 담아 놓습니다.
6. 상추와 깻잎은 깨끗이 씻어 그릇에 담아 놓습니다.
7. 무는 곱게 채를 썰고 소금, 식초, 설탕을 넣어 1시간 동안 절입니다.
8. 비트는 곱게 채를 썰고 영양 부추는 5cm 길이로 자릅니다.
9. 준비된 접시에 구운 닭다리살을 먹기 좋은 크기로 잘라 담습니다.
10. 먹기 좋은 크기로 자른 닭다리살구이 옆에 무 초절이를 담고 비트와 영양 부추를 올려 완성합니다.

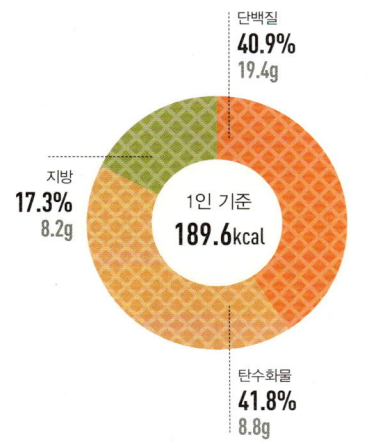

단백질 **40.9%** 19.4g
지방 **17.3%** 8.2g
탄수화물 **41.8%** 8.8g
1인 기준 **189.6kcal**

> **TIP** 요리를 더욱 맛있게!
>
> ❶ 장아찌를 담그면 군내가 나는 경우가 자주 있습니다. 이런 경우 장아찌를 담고 맨 나중에 매실액을 넣어주면 더 아삭하고 군내가 나지 않는 깔끔한 장아찌를 맛볼 수 있습니다.
>
> ❷ 장아찌 양념 비율은 간장, 식초, 매실액, 물을 1:1:1:1의 비율로 하여 담급니다.

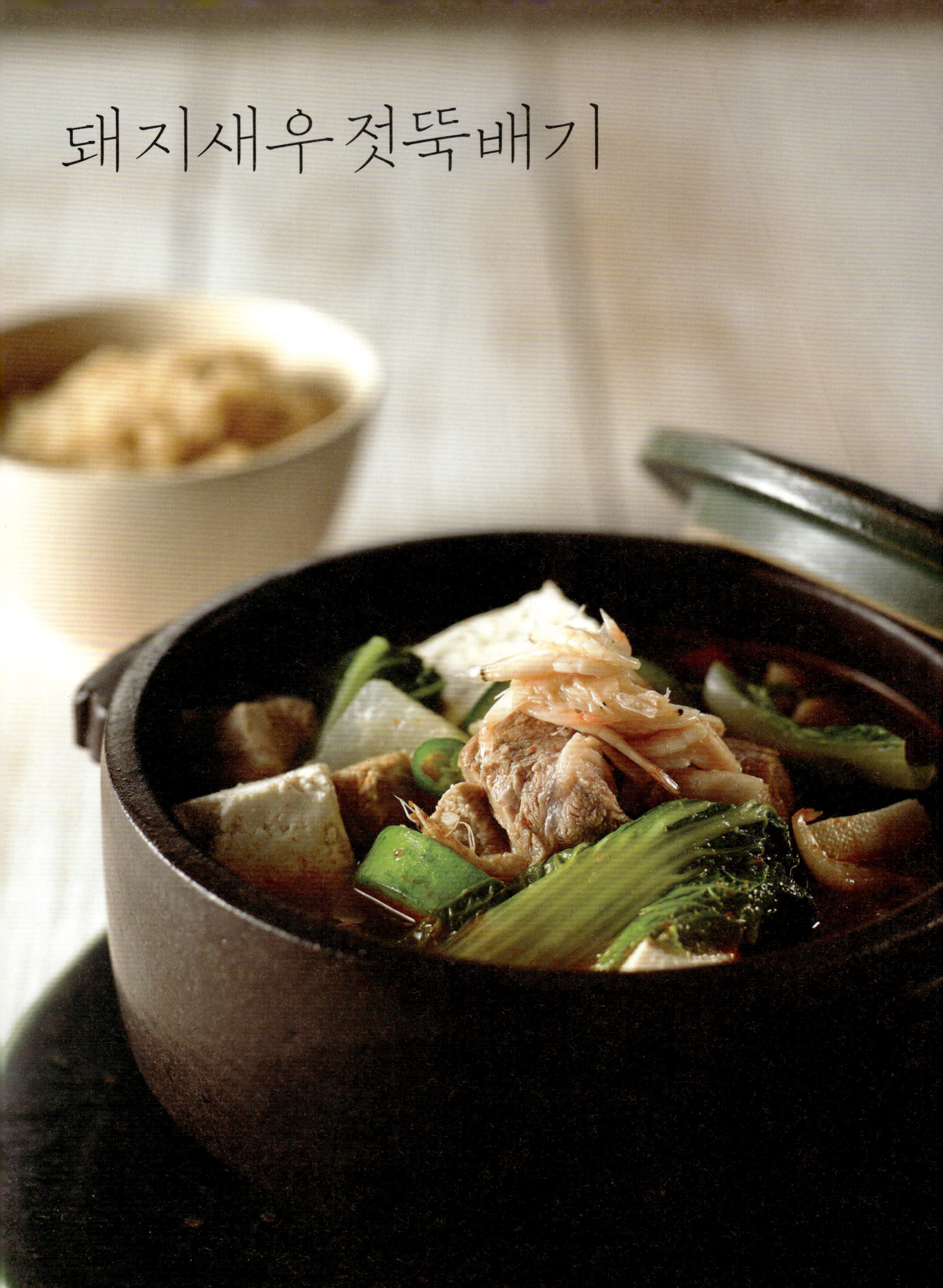

돼지새우젓뚝배기

돼지고기는 단백질, 지방, 비타민, 무기질이 함유되어 있고, 특히 돼지고기의 단백질에는 건강유지를 위해 필요한 필수아미노산이 풍부하며 단백가가 90으로 우수한 식품입니다. 또한, 에너지 대사를 돕는 비타민 B_1은 쇠고기의 10배에 해당하는 양을 함유하고 있습니다. 단백질이 소화되려면 펩타이드 형태를 거쳐 아미노산으로 바뀌는데, 이때 프로테아제라는 효소가 필요합니다. 이 프로테아제는 새우젓이 발효되는 동안 생성되므로, 돼지고기와 새우젓을 같이 섭취하면 맛의 조화뿐만 아니라 소화력도 높여주어 합리적인 음식 배합이라 할 수 있습니다. 단백질 섭취가 중요한 욕창 환자에게 양질의 단백질을 궁합에 맞게 제공할 수 있는 요리를 만들어 보았습니다.

재료 | 2인 기준 |

돼지고기
(목살 40g, 삼겹살 30g)
두부 30g, 애호박 20g
얼갈이 20g, 무 10g
새우젓 7g, 대파 5g
다진 마늘 5g
풋고추 5g, 홍고추 5g
물 4컵, 고춧가루 약간

요리 만들기

1. 돼지고기(목살, 삼겹살)는 2 X 2 X 0.5cm 크기로 썹니다.
2. 애호박은 1/2등분 하여 1cm 두께로 썹니다.
3. 무는 2 X 2 X 0.5cm 크기로 썹니다.
4. 얼갈이는 깨끗이 씻어 4cm 길이로 썹니다.
5. 두부는 2 X 2 X 1cm 크기로 자릅니다.
6. 풋고추와 홍고추는 둥글게 썹니다.
7. 뚝배기에 분량의 물을 붓고, 돼지고기, 무, 애호박, 얼갈이, 두부를 넣어 중간 불로 10분간 끓입니다.
8. 찌개가 어느 정도 끓으면 새우젓으로 간을 하고, 풋고추, 홍고추, 대파와 다진 마늘, 고춧가루를 넣어 완성합니다.

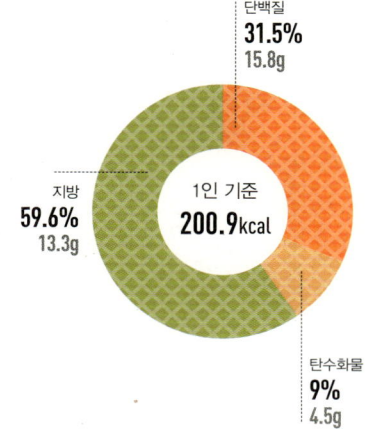

단백질 **31.5%** 15.8g
지방 **59.6%** 13.3g
탄수화물 **9%** 4.5g
1인 기준 **200.9kcal**

> **TIP** 요리를 더욱 맛있게!
> 다 먹고 난 뚝배기를 씻을 때는 세제를 사용하면 안 됩니다. 세제가 100% 제거되지 않기 때문입니다. 뚝배기는 쌀뜨물에 담가 불려서 닦거나, 굴껍질로 닦으면 묵은 때까지 완전히 제거됩니다.

가자미뫼니에르 & 파인키위토핑소스

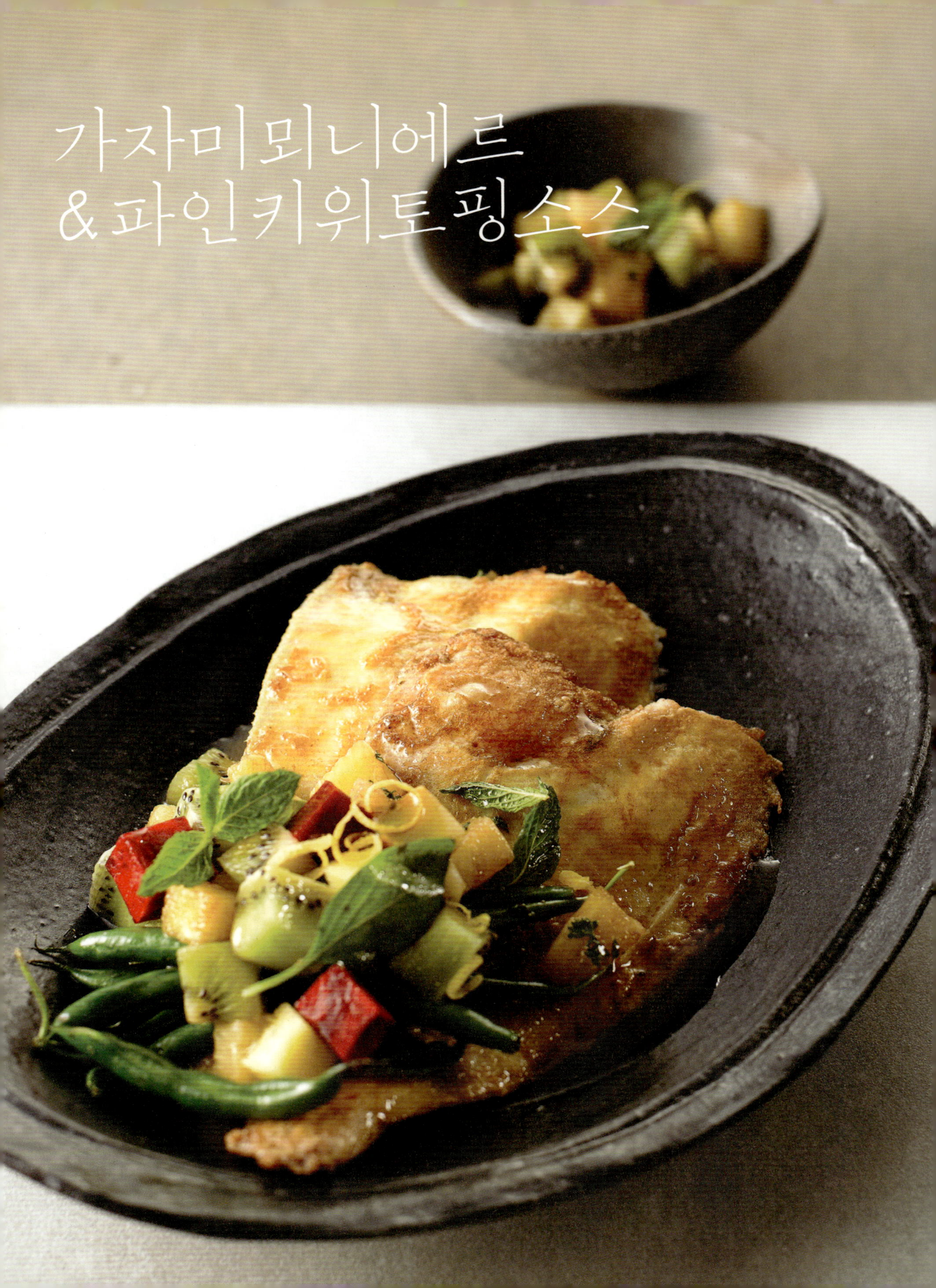

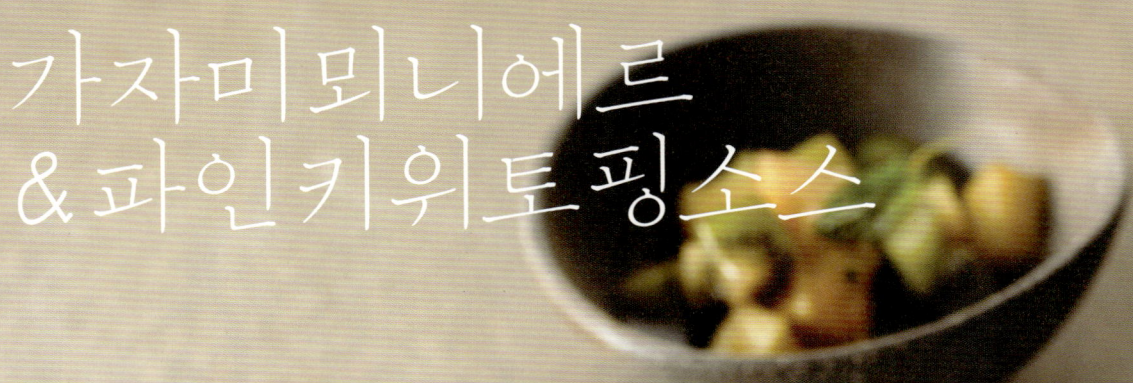

가자미는 일반생선보다 단백질이 평균 20%가량 더 많고, 필수아미노산도 풍부합니다. 또한, 일반생선보다 지방이 적고, 맛이 담백하고 부드러워 어르신들이 섭취하기에 적절한 식품 중의 하나입니다. 소스로 활용되는 파인애플과 키위는 비타민 B_1과 비타민 C가 많아 신진대사를 돕고, 피부, 골격, 혈관, 연골 등의 결합조직을 구성하는 콜라겐의 합성에 관여하여 욕창 환자의 상처 회복에 도움이 됩니다. 뫼니에르(Meuniere)란 조리법은 생선에 밀가루를 입혀 버터를 두르고 팬이나 오븐에 구운 요리입니다. 담백한 흰살생선을 이용하는 것이 더 부드러워서 주로 가자미, 광어, 민어를 이용합니다.

재료 | 2인 기준 |

가자미살 200g
계란 1/2개
그린빈 10g
밀가루 10g, 버터 10g
레몬필/민트잎/소금/후추 약간

파인키위토핑소스
골드 파인애플 20g
키위 20g, 비트 5g
올리브유 5g
발사믹 식초 3g
바질 가루/소금 약간

요리 만들기

1. 가자미살에 약간의 소금과 후추를 뿌려 10분간 재워 둡니다.
2. **1**의 양념한 가자미살에 밀가루 옷을 입힌 후 계란물을 입힙니다.
3. 달군 팬에 버터를 두르고 **2**의 가자미를 중간 불에서 노릇노릇하게 굽습니다.
4. 달군 팬에 버터를 두르고 그린빈을를 볶습니다.
5. 골드 파인애플과 키위, 비트는 1 X 1 X 1cm 크기로 썹니다.
6. 그릇에 골드 파인애플, 키위, 올리브유, 발사믹 식초, 바질 가루, 소금을 넣고 토핑소스를 만듭니다.
7. 준비된 접시에 구운 가자미뫼니에르과 그린빈을 놓고 파인키위토핑소스를 뿌린 다음 레몬필, 민트잎으로 장식을 합니다.

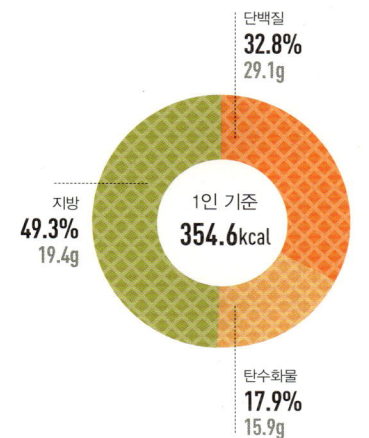

단백질 **32.8%** 29.1g
지방 **49.3%** 19.4g
탄수화물 **17.9%** 15.9g
1인 기준 **354.6kcal**

> **TIP** 요리를 더욱 맛있게!
> 버터를 너무 많이 사용한 뫼니에르은 느끼할 수 있습니다. 이 경우에는 식용유를 깨끗한 스프레이 통에 넣고 밀가루를 입힌 생선 위에 골고루 뿌려 오븐으로 구워내면 식용유도 적게 사용하고 좀 더 담백하게 요리할 수 있습니다.

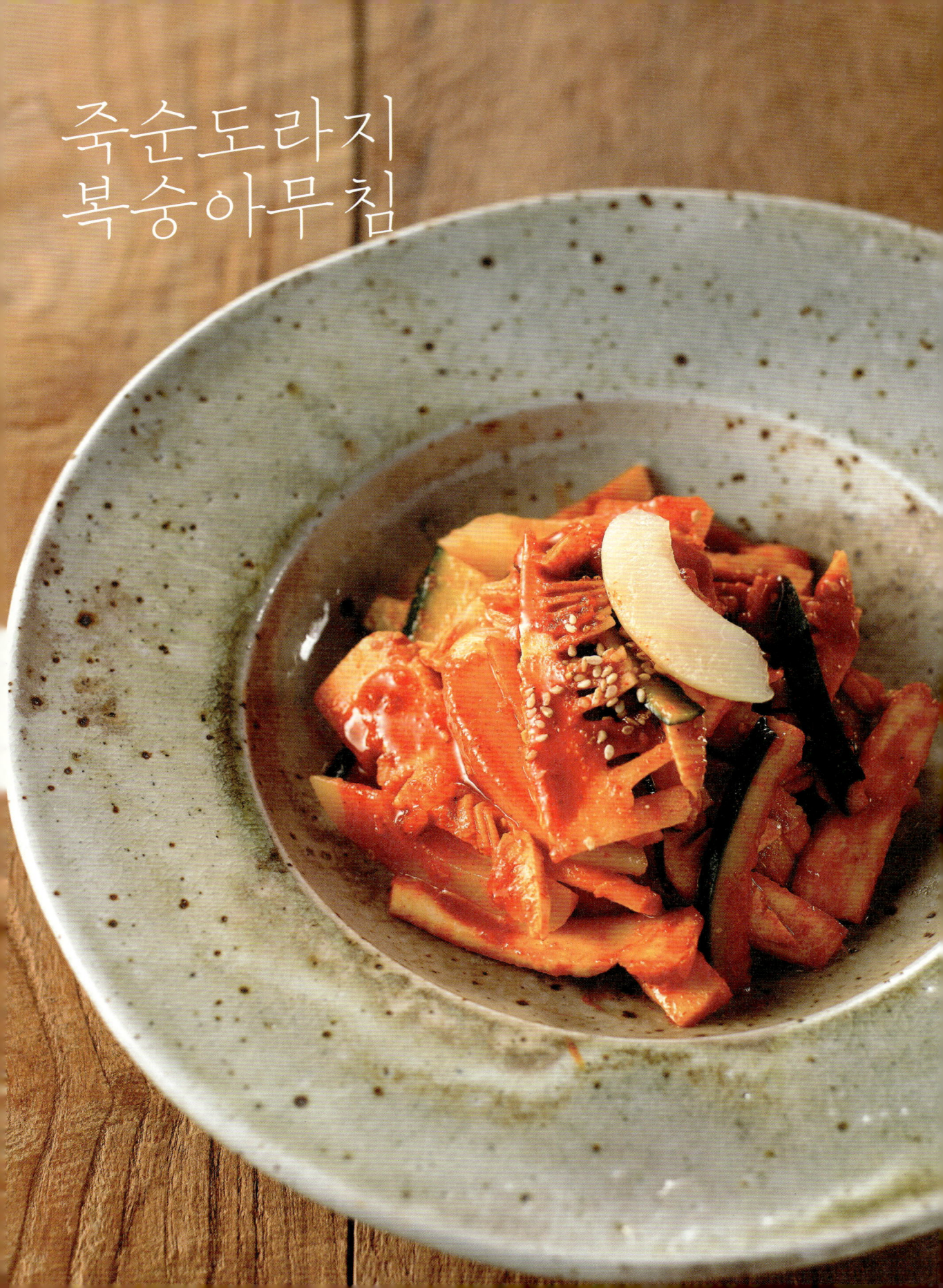

죽순도라지
복숭아무침

복숭아는 포도당, 과당, 비타민 A, 비타민 C 등이 같이 함유되어 있습니다. 죽순은 식이섬유와 아연, 칼륨, 철 등이 풍부합니다. 아연은 단백질 대사에 관여하는 영양소로 신체조직을 재생하는데 도움을 줍니다. 도라지에는 탄수화물, 칼슘, 철분, 비타민 B_1, 비타민 B_2, 비타민 C, 식이섬유가 풍부합니다. 상처 치유에 도움이 되는 비타민 A, 비타민 C와 아연이 풍부한 재료를 이용하여 새콤달콤한 무침을 만들어 보았습니다.

재료 | 2인 기준 |

생 죽순 50g
도라지(통) 50g
복숭아(백도) 50g
오이 30g, 고추장 20g
고춧가루 5g
올리고당 5g, 대파 3g
다진 마늘 3g
참기름 3g, 참깨 2g
소금 약간

요리 만들기

1 죽순은 1 X 4 X 0.3cm 크기로 잘라서 냄비에 물과 함께 넣고 5분간 중간 불로 삶은 다음 찬물에 헹구어 물기를 제거합니다.

2 도라지는 1 X 4 X 0.3cm 크기로 잘라서 소금물에 담가 놓습니다.

3 복숭아는 겉의 털을 깨끗이 씻어 껍질째 1 X 4 X 0.3cm 크기로 자릅니다.

4 오이는 1 X 4 X 0.3cm 크기로 자릅니다.

5 그릇에 고추장, 고춧가루, 올리고당, 대파, 다진 마늘, 참깨, 참기름을 넣어 무침장을 만들고 소금으로 간을 맞춥니다.

6 그릇에 죽순, 도라지, 복숭아, 오이와 무침장을 놓고 골고루 섞어 완성합니다.

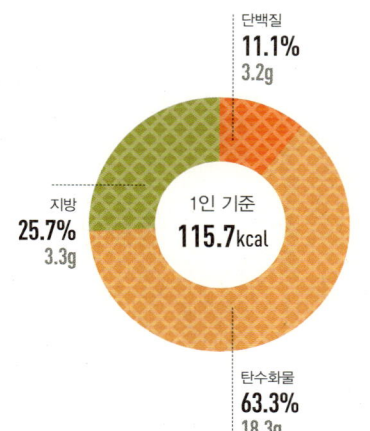

단백질 **11.1%** 3.2g
지방 **25.7%** 3.3g
1인 기준 **115.7kcal**
탄수화물 **63.3%** 18.3g

TIP 요리를 더욱 맛있게!
피도라지를 손질할 때, 끓는 물에 도라지를 넣고 10초간 살짝 데쳐 얼음물에 재빨리 헹구면 손어 도라지진을 묻히지 않고 껍질도 빨리 제거할 수 있습니다.

모듬나물감자전

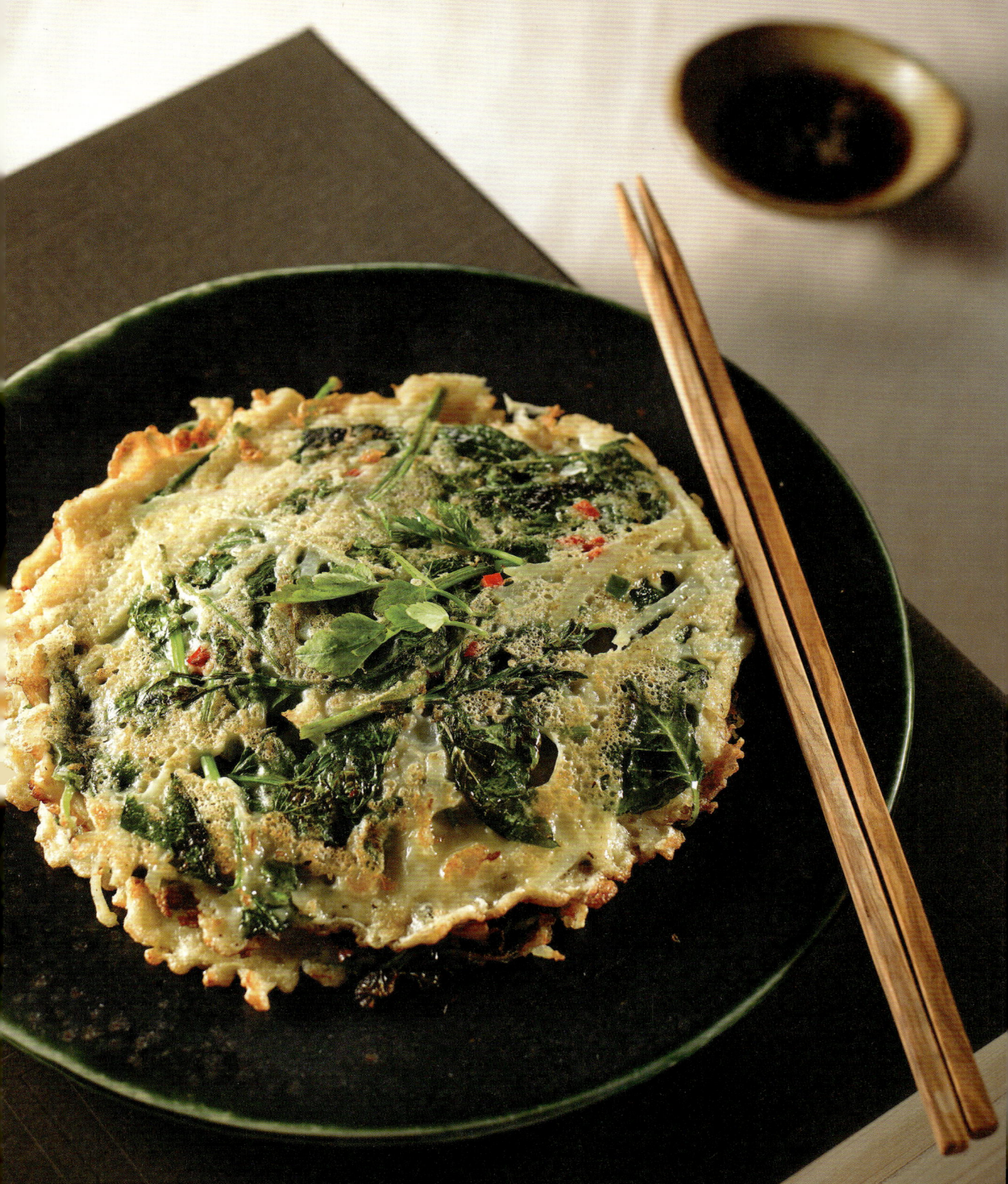

감자는 탄수화물과 비타민 C, 칼륨이 풍부하여 나트륨 배출을 도와 혈압을 낮추는데 좋은 식품입니다. 참나물은 베타카로틴과 비타민 A가 풍부하고 피부의 건강과 면역기능을 증진하는 식품입니다. 베타카로틴과 비타민 A는 지용성 성분으로 기름을 이용하여 전이나 부침으로 요리를 하면 흡수율을 높일 수 있습니다. 여기에 각종 비타민과 식이섬유가 풍부한 미나리와 깻잎을 같이 이용하여 영양적으로 궁합이 좋은 모듬나물감자전을 만들어 보았습니다.

재료 | 2인 기준 |

감자 300g
참나물 60g, 미나리 60g
발아 깻잎 60g
풋고추 5g, 홍고추 5g
밀가루 20g
식용유 10g, 소금 약간

요리 만들기

1. 감자 150g을 강판에 갈아서 30분간 놓아두어, 물과 감자녹말을 분리합니다.
2. 1의 분리된 물은 버리고 감자녹말과 섬유소만 그릇에 담습니다.
3. 나머지 감자 150g은 곱게 채를 썹니다.
4. 참나물, 미나리, 발아 깻잎은 깨끗이 씻어 2cm 길이로 자릅니다.
5. 풋고추와 홍고추는 곱게 다집니다.
6. 그릇에 2, 3, 4, 5의 채소와 밀가루, 물, 소금을 넣고 섞습니다.
7. 달군 팬에 기름을 두르고 전을 부칩니다.

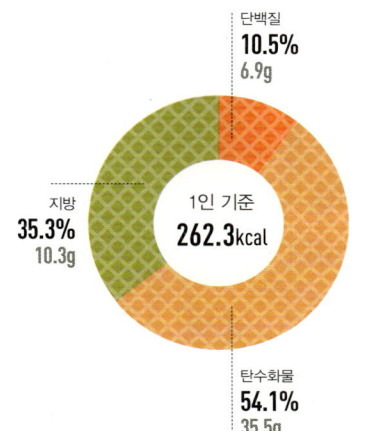

TIP 요리를 더욱 맛있게!
감자전을 할 때 가장 힘든 것이 감자를 갈다가 감자 색이 갈변되는 것입니다. 이때는 감자와 양파를 함께 갈아주면 감자의 갈변을 막아 훨씬 색이 고운 감자전을 맛볼 수 있습니다.

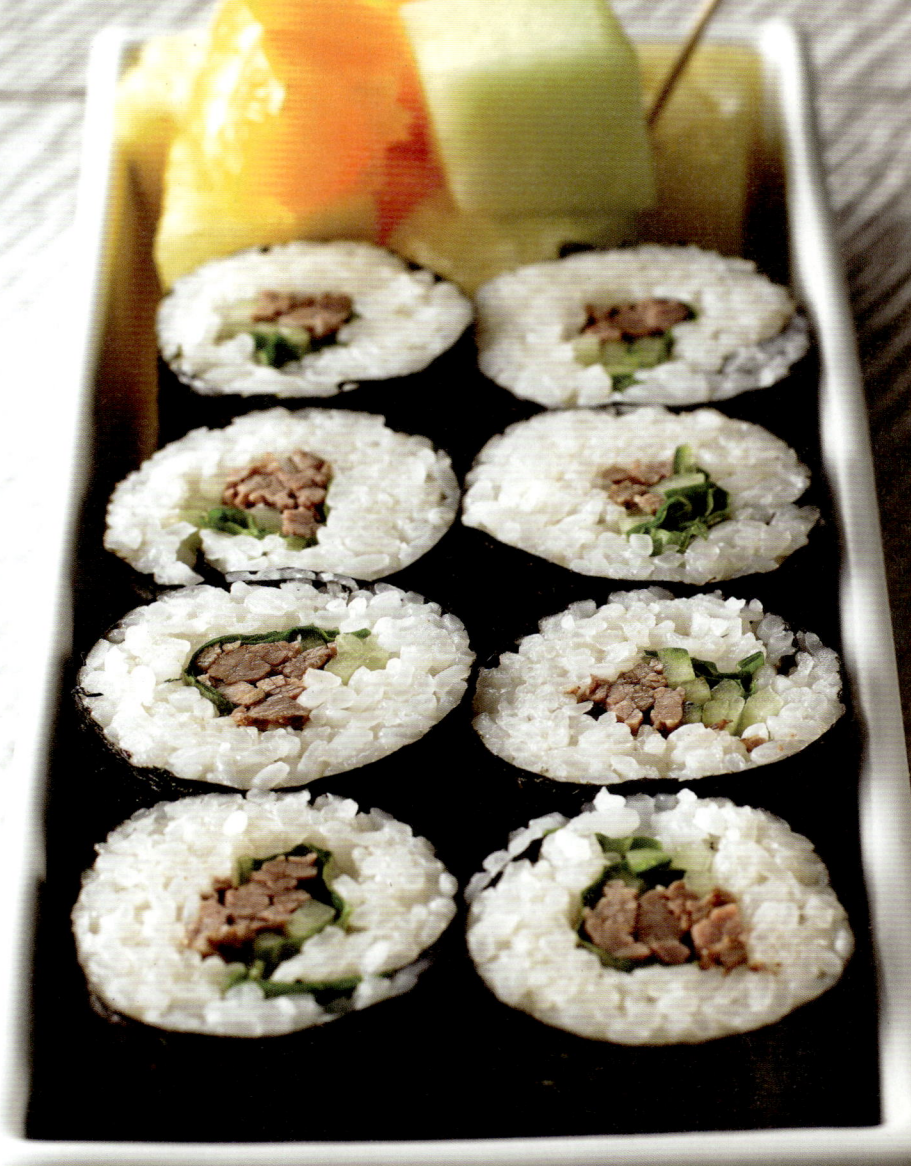

장조림김밥
& 과일꼬치

쇠고기는 사람의 신체조직을 구성하고 있는 아미노산의 조성과 유사하여 중요한 단백질 공급원입니다. 여기에 오이와 깻잎 등의 녹황색 채소를 같이 섭취하면 쇠고기에 부족한 비타민도 보완할 수 있습니다. 파인애플은 특이하게 과일 중에서 비타민 C보다 비타민 B_1이 풍부하고, 단백질 분해효소인 브로멜린이 함유되어 소화를 촉진합니다. 하지만 파인애플을 식사 전에 섭취할 경우 위벽에 상처를 낼 수 있으므로 식사 중이나 식사 후에 섭취하는 것이 좋습니다. 양질의 단백질인 쇠고기에 오이와 깻잎으로 영양을 보완한 김밥을 먹고, 파인애플이 재료로 들어간 과일꼬치를 후식으로 섭취한다면 영양적으로 균형 있는 식사가 될 수 있습니다.

재료 | 2인 기준

장조림김밥
밥 3공기
쇠고기(홍두깨살) 140g
오이 60g, 단깻잎 8장
김 4장, 간장 40g
올리고당 20g
생수 3컵
소금, 참기름 약간

과일꼬치
멜론 60g
골드 파인애플 60g
오렌지 40g, 꼬치 4개

요리 만들기

1. 밥은 참기름과 소금으로 간을 합니다.
2. 냄비에 쇠고기, 간장, 올리고당, 물을 넣고 중간 불로 조립니다.
3. 조려진 장조림을 결대로 잘게 찢습니다.
4. 오이는 곱게 채를 썹니다.
5. 단깻잎은 깨끗이 씻어 물기를 제거합니다.
6. 김발에 김, 밥, 깻잎 순으로 깔고 장조림과 오이를 올린 다음 돌돌 말아줍니다.
7. 김밥 표면에 참기름을 바르고 먹기 좋은 크기로 자릅니다.
8. 모든 과일은 2 X 2 X 2cm 사각썰기 하여 꼬치에 끼워 완성합니다.

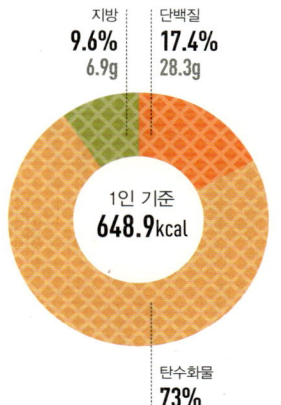

지방 9.6% 6.9g
단백질 17.4% 28.3g
1인 기준 648.9kcal
탄수화물 73% 118.4g

> **TIP** 요리를 더욱 맛있게!
> 급하게 장조림을 해야 할 때는 작은 압력솥에 고기를 한 번 삶아 그 물과 함께 간장을 넣고 조려내면 부드러운 육질의 장조림을 빠르게 만들 수 있습니다.

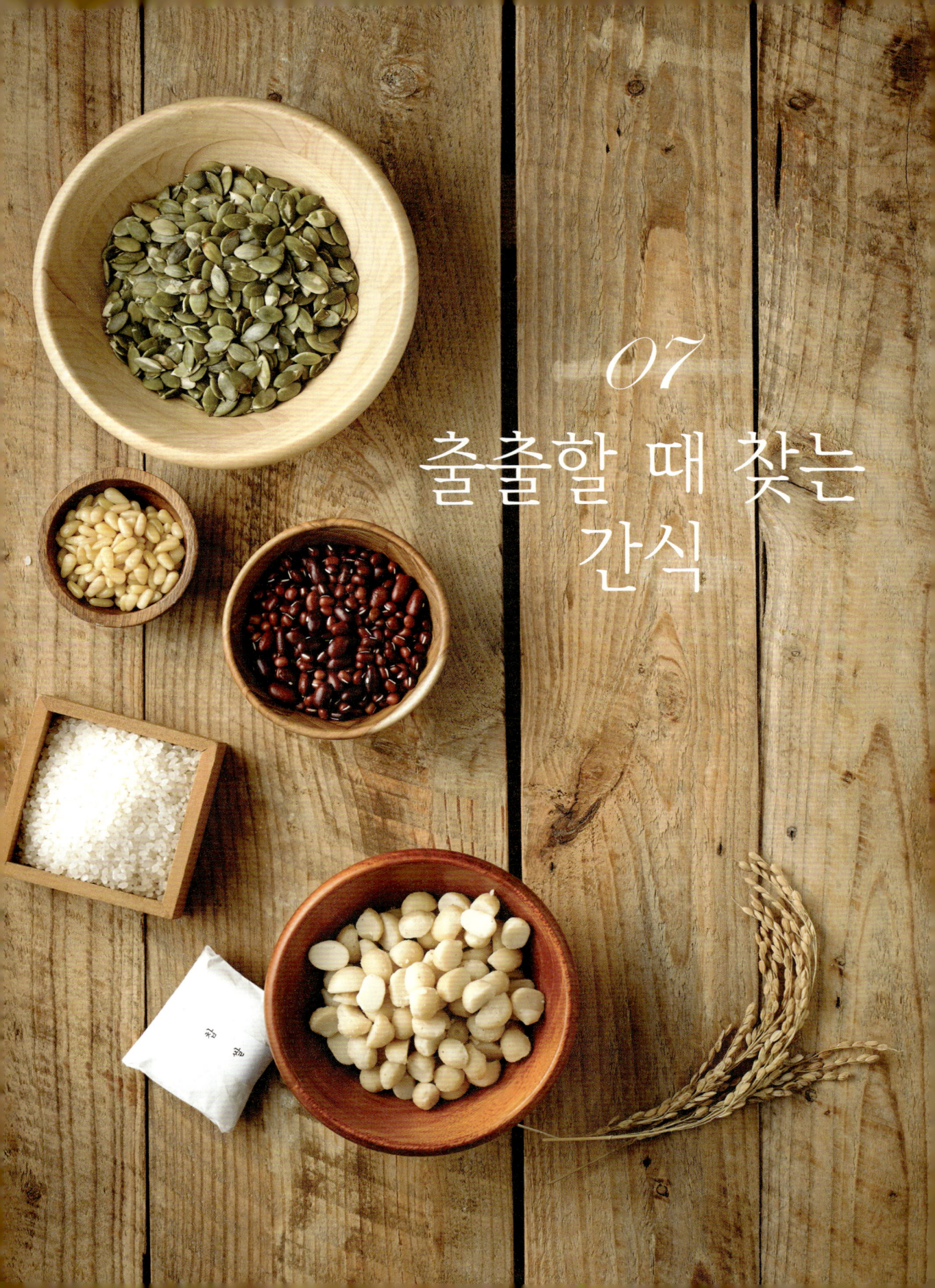

07
출출할 때 찾는 간식

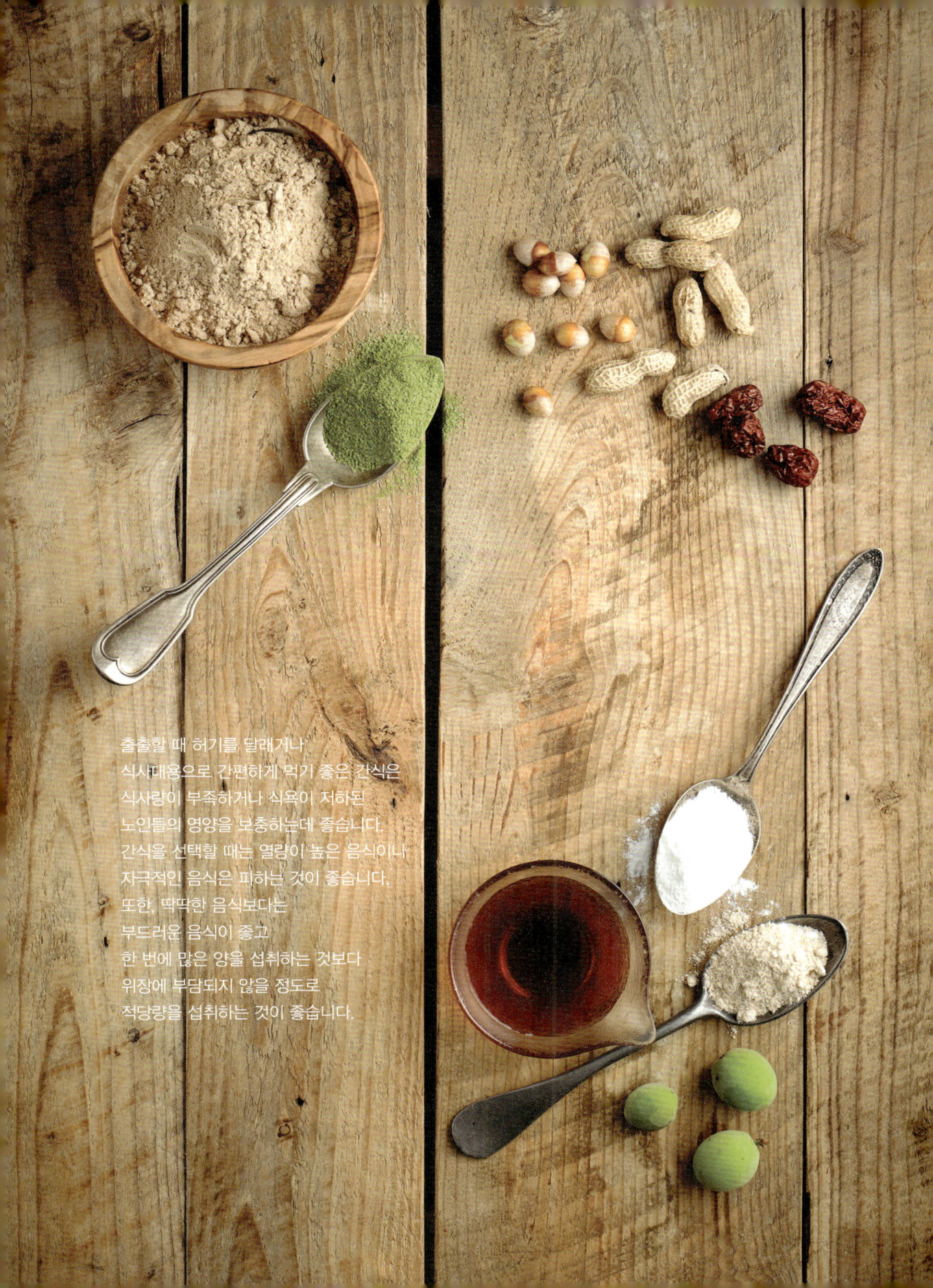

출출할 때 허기를 달래거나
식사대용으로 간편하게 먹기 좋은 간식은
식사량이 부족하거나 식욕이 저하된
노인들의 영양을 보충하는데 좋습니다.
간식을 선택할 때는 열량이 높은 음식이나
자극적인 음식은 피하는 것이 좋습니다.
또한, 딱딱한 음식보다는
부드러운 음식이 좋고
한 번에 많은 양을 섭취하는 것보다
위장에 부담되지 않을 정도로
적당량을 섭취하는 것이 좋습니다.

증편 & 십오곡라떼

미숫가루는 어르신들의 입맛과 옛날 추억을 느낄 수 있고, 영양가가 높아 간식으로 아주 좋은 식품입니다. 미숫가루는 쌀과 찹쌀, 잡곡, 콩 등을 찌거나 볶아서 말린 후 분쇄하여 음료로 만들어 식사대용으로 마시기도 합니다. 쌀과 잡곡은 탄수화물과 비타민, 무기질 등이 풍부하지만, 주로 탄수화물이 많아 열량을 섭취하는데 좋은 식품입니다. 미숫가루에 물과 꿀, 설탕을 넣어 열량만 높이는 것보다 물 대신 우유, 두유, 영양보충식품을 섞어서 조리하면 열량과 단백질을 같이 높일 수 있어 좋습니다. 어르신들의 경우 한 번 드시는 식사량이 적어지는 경우가 많으므로 식사와 식사 사이에 이처럼 영양가가 높은 간식을 섭취하여 열량과 단백질을 보충해 주는 것이 좋습니다.

재료 | 2인 기준 |

증편
쌀가루 200g
막걸리 50cc
소금/설탕/검은깨 약간

십오곡라떼
십오곡미숫가루 40g
우유 200㎖ 2개
메디푸드 스텐다드
(영양보충식품) 40g

요리 만들기

증편

1. 그릇에 쌀가루, 막걸리, 소금, 설탕을 넣고 반죽을 한 후 면포를 덮고 실온(25℃)에서 2시간 동안 발효시킵니다.

2. 찜기에 면포를 깔고, 증편 반죽을 넣고 검은깨를 뿌려 장식한 후, 센 불로 30분간 찝니다.

십오곡라떼

1. 믹서에 분량의 십오곡미숫가루, 우유, 메디푸드 스텐다드를 넣고 갈아서 완성합니다.

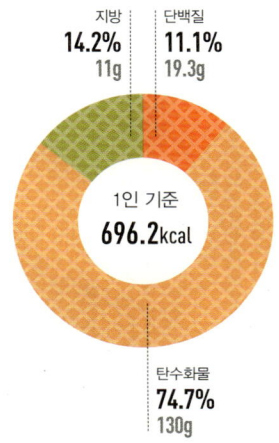

TIP 요리를 더욱 맛있게!
❶ 쌀가루 대신 보릿가루를 넣으면 구수한 증편을 맛볼 수 있습니다.
❷ 유당불내증이 있으신 분은 두유를 이용하거나 락토프리우유를 이용하시면 좋습니다.

유부만두 & 유자차

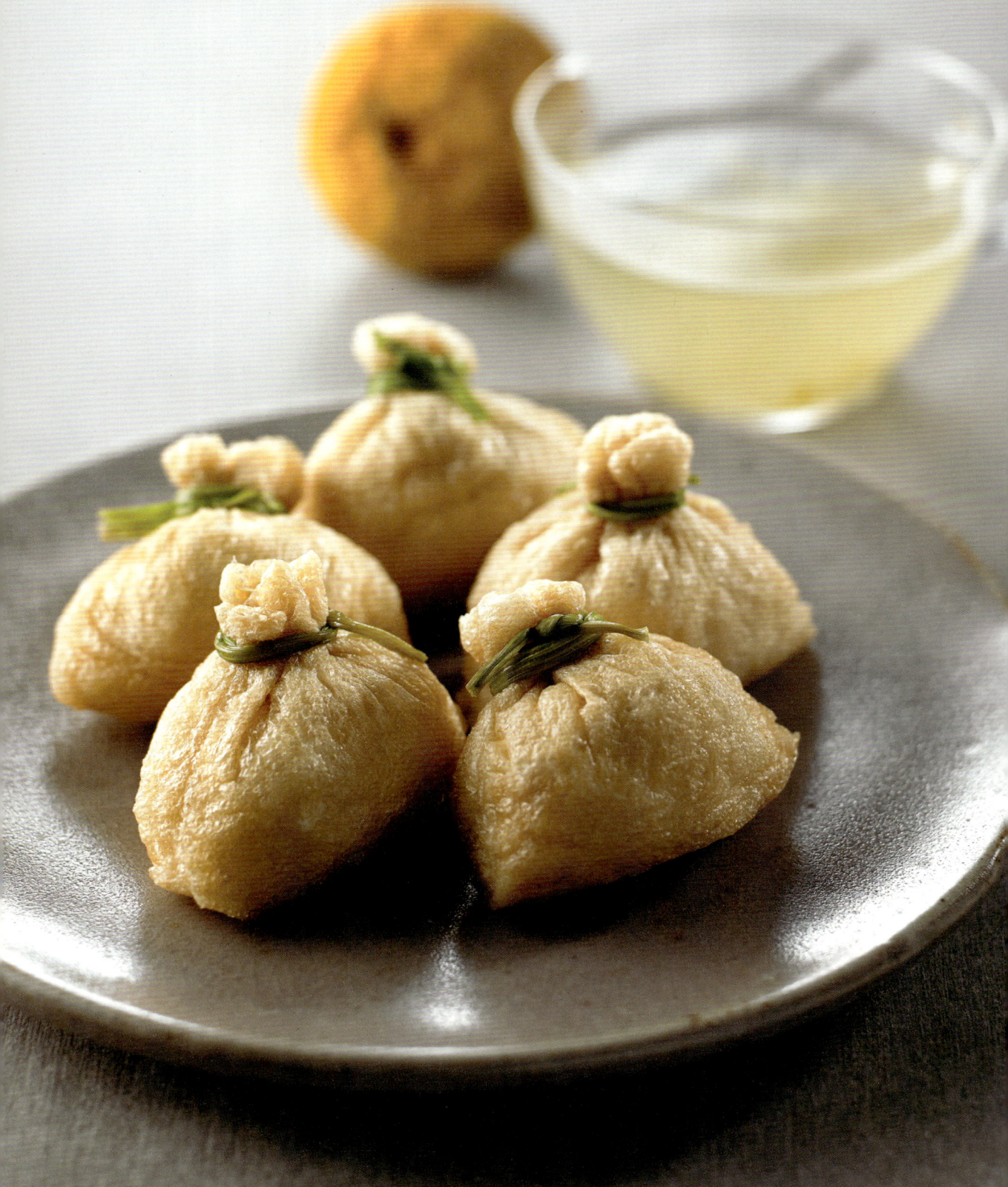

어르신들은 노화로 인해 미각 둔화 및 근력과 소화력 등의 감소로 식사량이 줄어드는 경향이 있습니다. 따라서 간식은 영양이 골고루 있는 메뉴를 선택하시는 것이 좋습니다. 유부만두에 들어가는 두부는 고기 못지않게 단백질이 풍부하며 칼슘과 리놀산, 비타민 E 등도 많이 들어 있습니다. 또한, 당면은 탄수화물로만 구성되어 있어 두부에 부족한 열량을 보충할 수 있고, 숙주와 오이 등의 채소에서 비타민과 무기질을 보충할 수 있습니다. 같이 곁들이는 새콤달콤한 유자에는 비타민 C와 구연산이 많아 노화 예방과 피로회복에도 도움이 됩니다.

재료 | 2인 기준 |

유부만두
유부 5장, 두부 100g
숙주 50g, 당면 20g
오이 10g, 미나리 10g
대파 3g
다진 마늘 5g, 참기름 3g
소금/후추 약간

유자차
유자청 60g
생수 2컵

요리 만들기

유부만두

1 유부가 찢어지지 않게 반으로 갈라놓습니다.
2 두부는 으깨고, 숙주는 삶아서 1cm 길이로 자릅니다.
3 오이는 곱게 채를 썬 다음 소금을 넣고 5분간 절인 후 물기를 짭니다.
4 당면은 삶아서 1cm 길기로 자릅니다.
5 그릇에 2, 3, 4를 넣고 대파, 다진 마늘, 참기름, 소금, 후추를 넣고 만두소를 만듭니다.
6 미나리는 다듬어 줄기 부분만 살짝 데칩니다.
7 만들어진 만두소를 반으로 갈라놓은 유부에 틈이 없도록 넣고, 윗부분을 미나리로 묶어줍니다.
8 찜기에 면 보자기를 깔고 유부만두를 부어 다음 센 불로 15분간 찝니다.

유자차

1 찻잔에 유자청을 넣고 끓는 물을 부어 완성합니다.
2 기호에 따라 따뜻하게 드시거나, 식혀서 차게 드셔도 좋습니다.

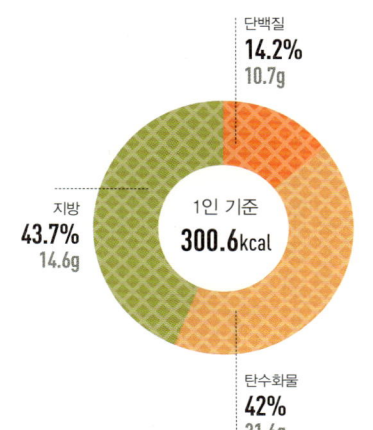

단백질 14.2% 10.7g
지방 43.7% 14.6g
탄수화물 42% 31.6g
1인 기준 300.6kcal

> **TIP** 요리를 더욱 맛있게!
> ❶ 유부에 있는 기름은 끓는 물에 5초간 살짝 데치면 제거할 수 있습니다.
> ❷ 유부만두를 미나리로 묶을 때 젓가락을 이용하여 매듭을 만듭니다.

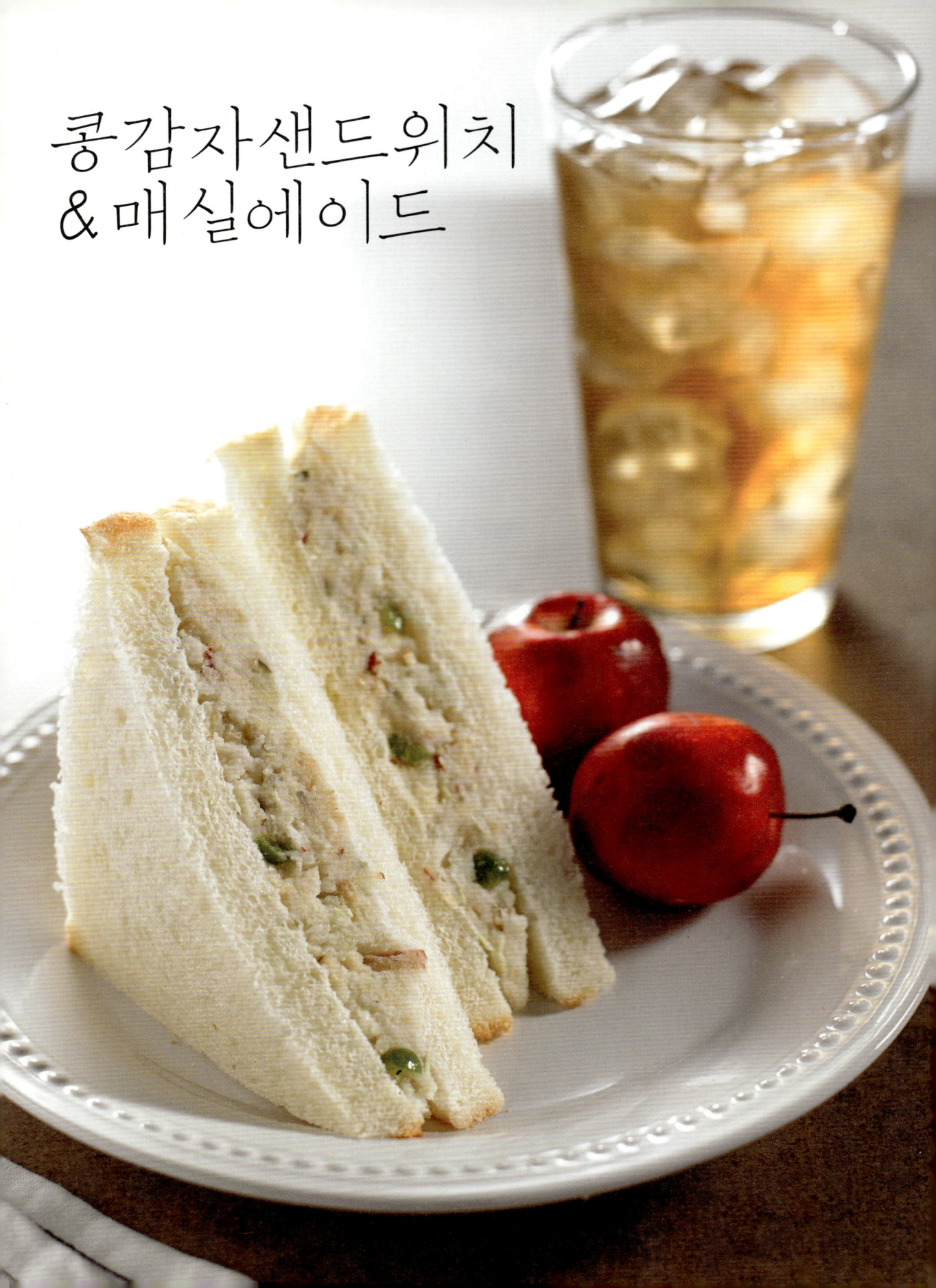

콩감자샌드위치 & 매실에이드

샌드위치는 빵과 빵 사이에 여러 가지 재료를 끼워 먹을 수 있는 요리입니다. 식빵과 감자는 주로 열량을 내는 식품이며 완두콩은 탄수화물과 단백질이 많고 비타민 B군과 비타민 E도 들어 있어 탄수화물 대사를 도와줍니다. 또한, 완두콩은 콩 중에서 식이섬유가 가장 풍부하게 들어 있습니다. 콩감자샌드위치는 비타민 C가 풍부한 감자에 아삭한 사과와 씹히는 맛이 일품인 완두콩이 식감을 더해주어 입맛을 돋우는데 도움이 됩니다. 음료로 즐기는 매실에는 유기산이 많이 들어 있어 피로회복과 소화력 증진에 도움이 됩니다.

재료 | 2인 기준 |

콩감자샌드위치
식빵 2장, 감자 100g
완두콩 50g
양배추 50g, 사과 30g
오이피클 10g
마요네즈 10g
버터 5g, 소금 약간

매실에이드
매실청 40g
생수 2컵

요리 만들기

콩감자샌드위치

1. 식빵의 안쪽 면에 버터를 바릅니다.
2. 끓는 물에 완두콩을 삶은 다음 식힙니다.
3. 껍질을 벗긴 감자를 삶아서 체로 건져 물기를 제거하고, 뜨거울 때 덩어리가 없도록 으깹니다.
4. 사과는 깨끗이 씻은 후 껍질째 곱게 다집니다.
5. 양배추는 1 × 5cm 길이로 채를 썰어 소금물에 담가 15분간 절인 후 건져서 물기를 꼭 짭니다.
6. 오이피클은 곱게 다져서 물기를 꼭 짭니다.
7. 그릇에 2, 3, 4, 5, 6의 재료와 마요네즈, 소금을 넣고 골고루 섞어 샌드위치 속을 만듭니다.
8. 버터를 바른 면에 샌드위치 속을 넣고, 테두리를 자른 다음 1/2등분 하여 완성합니다.

매실에이드

1. 컵에 분량의 매실청과 생수를 넣고 섞어서 완성합니다.

단백질 **10.9%** 7.4g
지방 **26.8%** 8.1g
1인 기준 **272.5kcal**
탄수화물 **62.4%** 42.5g

TIP 요리를 더욱 맛있게!
저장감자 중에 질감자는 포실한 맛이 덜하고 삶았을 때 수분이 많을 수 있습니다. 이 경우에는 고구마나 단호박을 섞어주면 좋습니다.

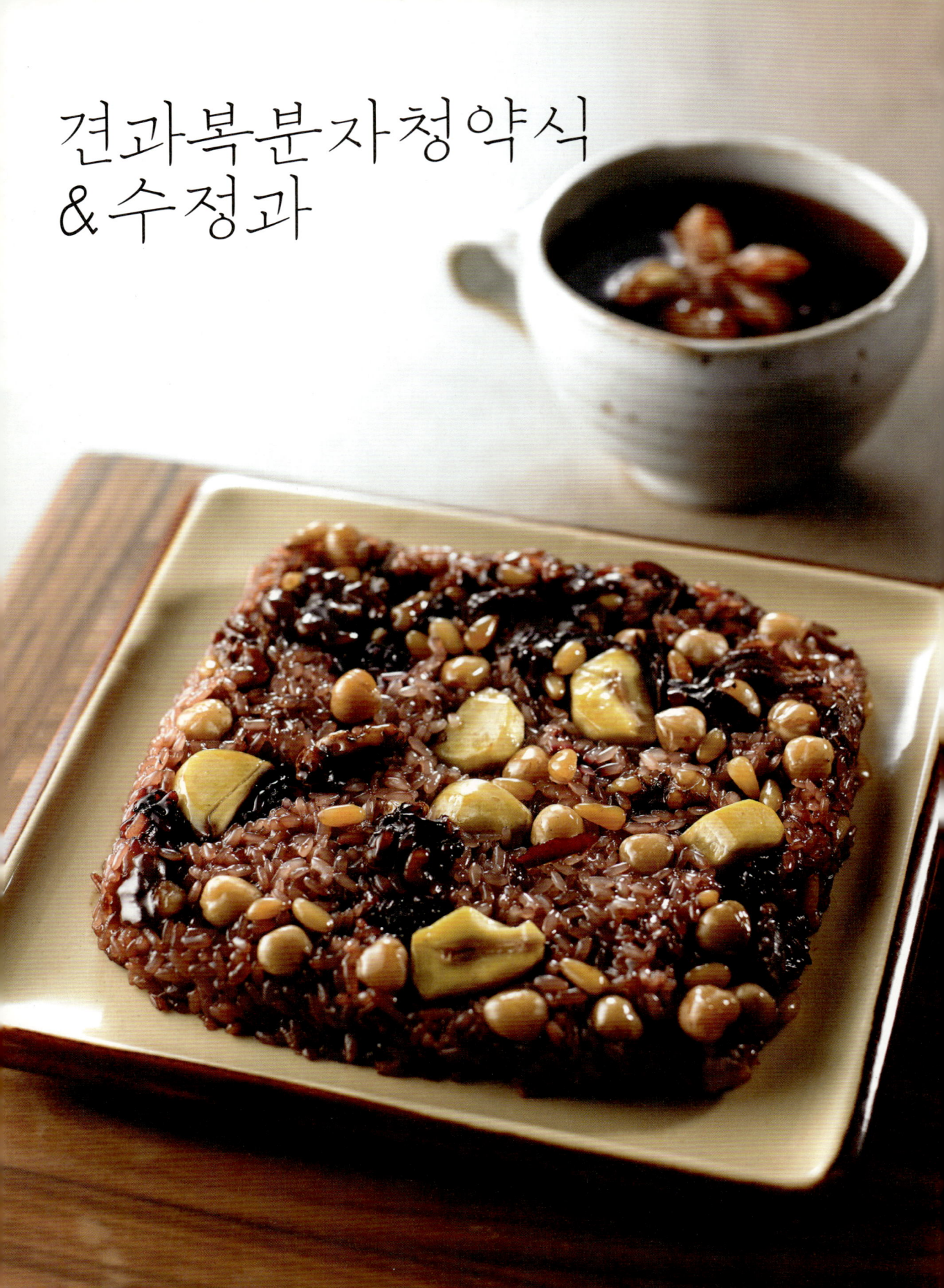

견과복분자청약식 &수정과

약식은 탄수화물이 많은 찹쌀과 호두, 잣, 마카다미아 등 견과류를 넣어 단백질, 지방, 불포화지방산, 비타민 E 등을 섭취할 수 있는 간식입니다. 견과류는 불포화지방산이 많아 뇌세포 활동에 도움이 된다고 하여 인기가 많아진 식품 중의 하나이지만, 지방이 많이 함유되어 있어 다량 섭취하는 것보다는 소량씩 섭취하는 것이 바람직합니다. 같이 곁들이는 수정과는 계피와 생강을 달인 물에 설탕을 넣어 만든 것으로 곶감의 단맛과 계피와 생강의 매운맛이 조화롭게 어울리는 전통차입니다.

재료 | 2인 기준

견과복분자청약식
찹쌀 300g, 밤 20g
호두 20g
마카다미아 20g
대추 10g, 잣 10g
황설탕 30g
복분자청 30g
진간장 30g, 참기름 10g
계핏가루 5g

수정과
생강 10g, 통계피 5g
흑설탕 20g, 곶감 1개
잣 5알

요리 만들기

견과복분자청약식

1. 찹쌀은 씻어서 물에 5시간 이상 충분히 불린 후 물기를 빼고 찜기에 젖은 면 보자기를 깔고 50분 정도 중간 불로 찝니다.
2. 밤은 속껍질까지 깨끗이 벗겨 설탕물에 졸이고, 대추는 씨를 발라내어 2~3조각으로 자릅니다.
3. 호두는 손질하여 1/4등분 하고, 잣은 고깔을 떼어내고, 마카다미아는 깨끗이 손질합니다. 찐 찹쌀은 뜨거울 때 큰 그릇에 쏟아 먼저 황설탕, 복분자청, 계핏가루를 넣고 고루 섞은 다음 참기름, 간장을 넣고 다시 고루 섞습니다.
4. 2의 3의 밤, 대추, 호두, 잣, 마카다미아를 섞고 계핏가루를 고루 뿌려줍니다.
5. 찹쌀에 간과 색이 충분히 스며들면 찜통에 젖은 면 보자기를 깔고 약 1시간 정도 약한 불로 쪄서 완성합니다.

수정과

1. 생강은 껍질을 벗긴 뒤 얇게 썹니다.
2. 냄비에 생강과 통계피, 흑설탕을 넣고 물을 부은 뒤 끓여 체에 거릅니다.
3. 2를 차게 식혀 곶감과 잣을 띄워 완성합니다.

> **TIP** 요리를 더욱 맛있게!
> ❶ 견과류는 지방이 많아 쉽게 산패되기 때문에 공기와 접촉하지 않도록 껍질째 보관하거나 밀봉하여 냉장실에 저장합니다.
> ❷ 수정과에 통계피를 많이 넣으면 수정과의 맛이 떨어집니다.
> ❸ 수정과를 만들기 번거롭다면 시판되고 있는 수정과진액을 희석하여 이용하셔도 됩니다.
> ❹ 설탕의 양은 개인의 취향에 따라 양을 조절하시면 됩니다.

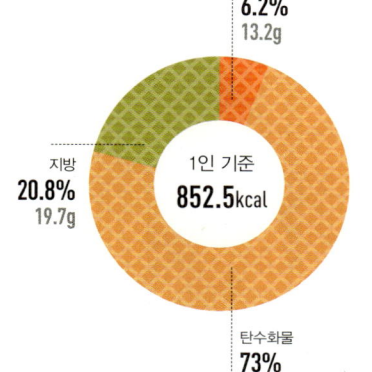

단백질 6.2% 13.2g
지방 20.8% 19.7g
탄수화물 73% 155.6g
1인 기준 852.5kcal

군밤/군고구마/군옥수수 & 녹차두유

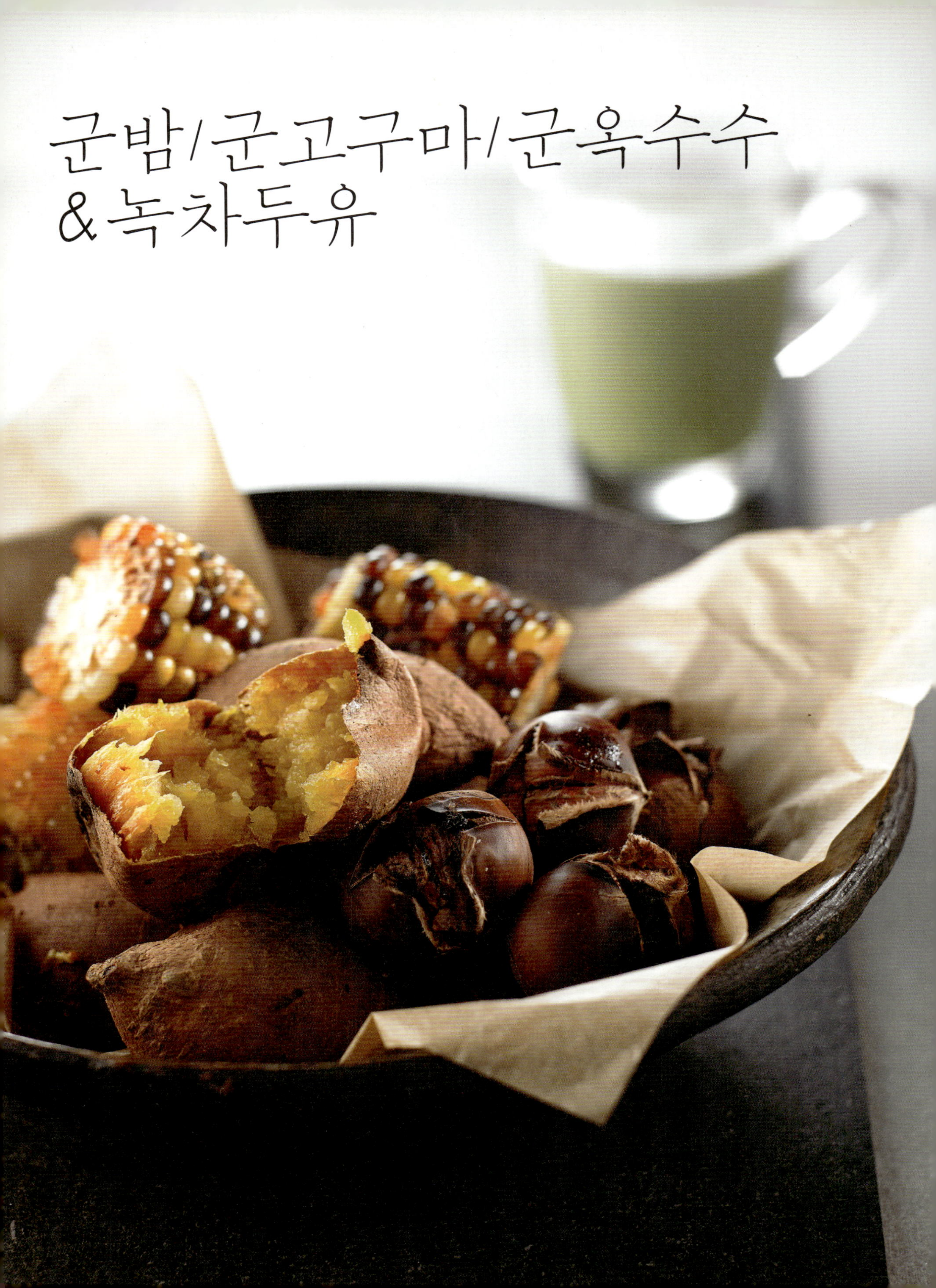

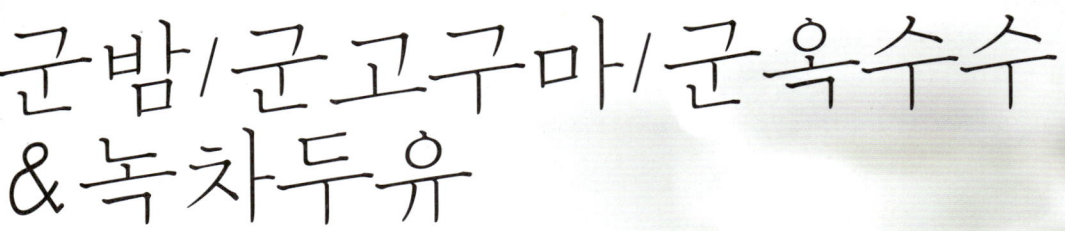

추운 겨울에 손에 쥐고 '호호' 불어 먹던 군밤, 군고구마, 군옥수수는 별미 간식입니다. 밤은 탄수화물, 단백질, 지방, 칼슘, 비타민 등이 풍부하며 특히 비타민 C가 많이 들어 있습니다. 고구마는 대부분이 탄수화물이지만 비타민과 나이아신, 식이섬유도 많이 함유되어 있습니다. 옥수수의 씨눈에는 불포화지방산이 많고, 비타민 E가 풍부합니다. 비타민 C와 비타민 A, 비타민 E는 항노화 영양소로 우리 몸의 활성산소를 제거하고 세포막을 유지하는 역할을 합니다. 녹차 또한 카데킨과 데아닌 성분이 많아 항산화 효과가 있어 면역력 향상에 도움이 되며, 녹차가루를 물에 타서 섭취하는 것보다는 소화·성이 좋은 두유와 섞어 먹는 것이 단백질을 섭취할 수 있어 좋습니다.

재료 | 2인 기준 |

군밤/군고구마/군옥수수
군밤 10개
고구마(소) 2개
옥수수(중) 2개

녹차두유
녹차 가루 10g
두유 200㎖ 2개

요리 만들기

군밤/군고구마/군옥수수

1 밤의 옆면을 십자가 모양으로 칼집을 넣습니다.
2 고구마와 옥수수는 깨끗이 씻습니다.
3 옥수수는 모양대로 삼등분 합니다.
4 예열된 오븐에 팬을 깔고 그 위에 밤, 고구마, 옥수수를 차례로 넣고 180℃에서 20분간 굽습니다.

녹차두유

1 컵에 녹차 가루와 두유를 넣고 섞어서 완성합니다.

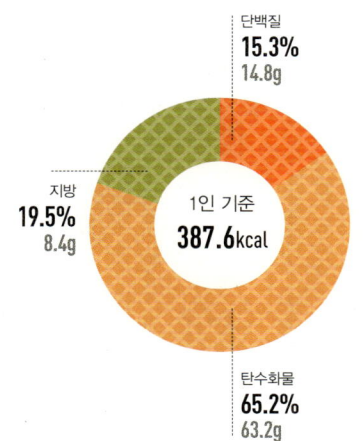

TIP 요리를 더욱 맛있게!

❶ 고구마와 옥수수를 구울 때 버터를 살짝 바르면 더욱 고소한 향과 맛이 납니다.
❷ 군밤을 구울 때 튈 수 있으니 조심해서 굽습니다.
❸ 굽는 것이 불편하시면 쪄서 드셔도 좋습니다.

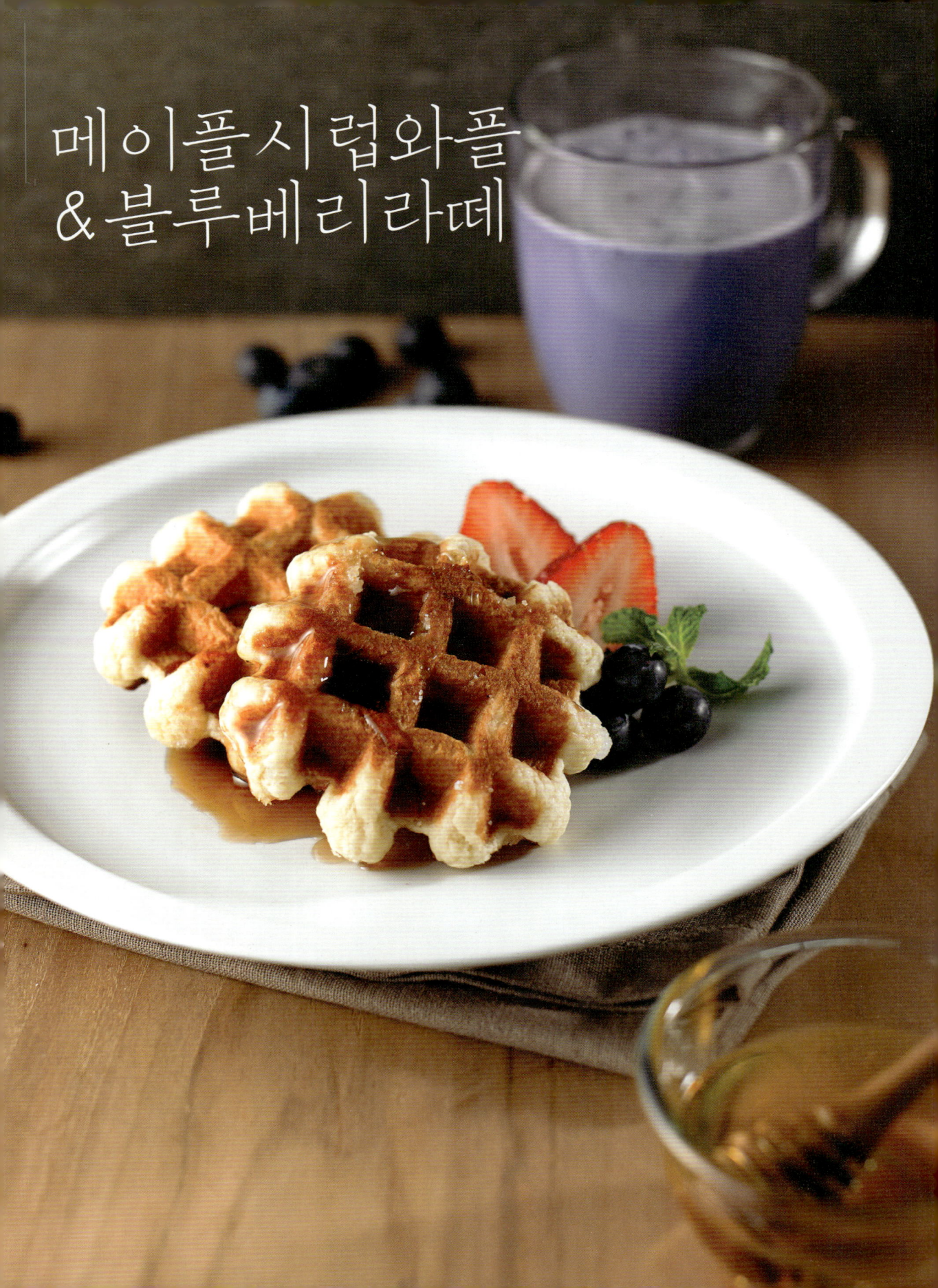

메이플시럽와플 & 블루베리라떼

와플은 밀가루, 우유, 계란 등을 반죽하여 구운 요리입니다. 우유는 단백질, 지방, 무기질과 비타민 등 여러 가지 영양소가 고루 함유되어 있어 '완전식품'이라고도 불립니다. 또한, 우유는 치즈나 멸치 등 다른 식품에 있는 칼슘에 비해 흡수율이 높으며, 비타민 D도 다량 함유되어 있어서, 성장기의 아이들뿐만 아니라 어르신에게도 꼭 필요한 식품입니다. 유당불내증이 있는 어르신의 경우 우유를 드시면 설사를 하여 거부하는 경우가 많은데, 이는 우유를 조금씩 섭취하면서 점점 섭취량을 증가시키면 호전되는 경우가 많습니다. 《타임》지에서 선정한 10대 슈퍼푸드인 블루베리는 '안토시아닌'이라는 대표적인 항산화 물질을 함유하고 있어 각종 암 예방은 물론 노화 방지에 큰 도움을 주는 식품입니다.

재료 | 2인 기준 |

메이플시럽와플
핫케이크 가루 200g
우유 200㎖ 1/2개
버터 20g
메이플시럽 20g

블루베리라떼
블루베리 100g
우유 200㎖ 1개
꿀 5g

요리 만들기

메이플시럽와플

1 그릇에 분량의 핫케이크 가루, 우유, 버터를 넣고 와플 반죽을 만듭니다.
2 달군 와플기에 버터를 바르고 반죽을 넣어 5분간 굽습니다.
3 완성된 와플에 메이플시럽을 발라 완성합니다.

블루베리라떼

1 믹서에 분량의 블루베리, 우유, 꿀을 넣고 갈아서 완성합니다.

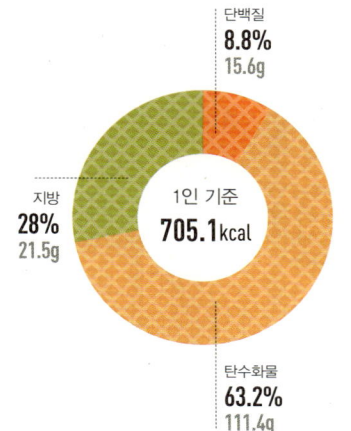

단백질 **8.8%** 15.6g
지방 **28%** 21.5g
탄수화물 **63.2%** 111.4g
1인 기준 **705.1**kcal

TIP 요리를 더욱 맛있게!
와플 속에 계란프라이, 그운 햄, 토마토, 양상추 등을 넣으면 좀 더 든든한 와플버거가 완성됩니다.

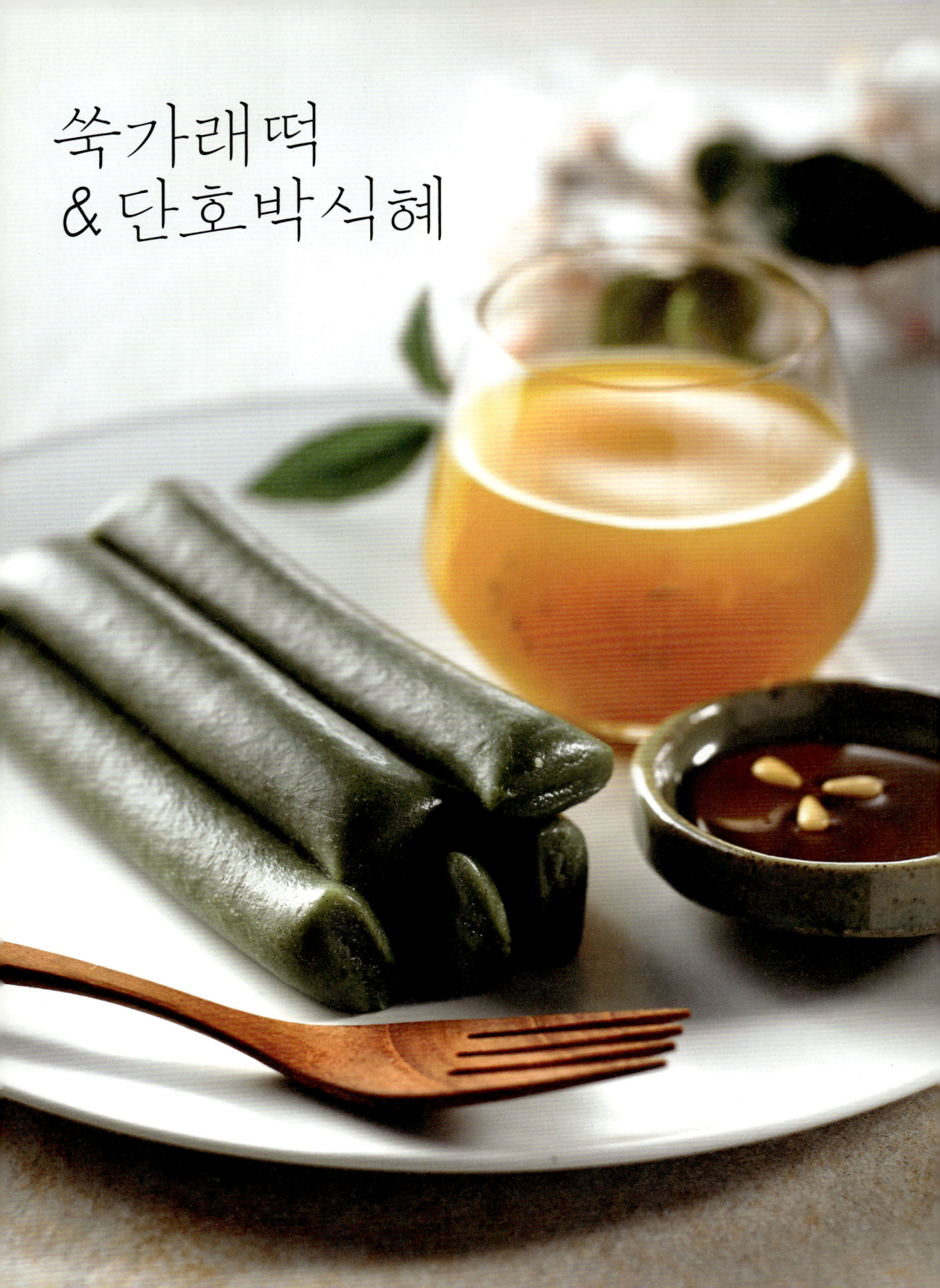

쑥가래떡 & 단호박식혜

가래떡은 떡국으로 요리하거나, 구워서 간식으로 먹기에 좋은 음식입니다. 단, 사레가 자주 걸리거나, 연하 곤란 등 음식물을 삼키는데 문제가 있는 어르신은 섭취 시 주의가 필요합니다. 쑥의 치네올 성분은 입맛을 돋우는 역할을 하며, 위의 소화액 분비를 촉진하여 소화를 돕는 기능이 있습니다. 또한 쑥은 비타민 A와 비타민 C, 무기질, 식이섬유 등이 풍부하고 향도 좋아서 어르신들이 선호하는 식품 중 하나입니다. 단호박은 다른 호박에 비해 당도가 높지만, 소화 흡수가 잘되고 베타카로틴을 비롯하여 비타민 A, 철분, 칼슘 등의 영양소가 골고루 들어 있습니다.

재료 | 2인 기준

쑥가래떡
쌀가루 200g, 쑥 40g
참기름/소금 약간

단호박식혜
단호박 100g
엿기름 20g, 쌀 20g
설탕 20g

요리 만들기

쑥가래떡

1 쑥은 손질하여 삶고 믹서에 곱게 갑니다.
2 믹서에 간 쑥과 쌀가루, 소금을 넣고 반죽하여 가래떡을 만듭니다.
3 찜기에 면 보자기를 깔고 쪄낸 다음 참기름을 바릅니다.

단호박식혜

1 엿기름을 물에 살살 씻어 이물질을 제거합니다.
2 미지근한 물에 엿기름 가루를 고루 풀어 윗물이 맑아질 때까지 그대로 둡니다.
3 윗부분의 맑은 물을 담고 나머지 찌꺼기는 버립니다.
4 쌀밥과 엿기름 물을 고루 섞습니다.
5 단호박을 푹 삶은 뒤 갈아서 **4**와 함께 넣고 보온밥통에 5시간 정도 삭힙니다.
6 설탕을 넣어 끓인 후 식혀서 완성합니다.

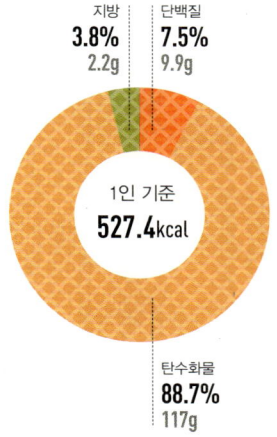

TIP 요리를 더욱 맛있게!

❶ 현미를 넣어 가래떡을 만들면 좀 더 구수해집니다. 단 쫄깃한 맛은 덜하고 떡국으로 끓이면 쉽게 풀어져 버리니 조금만 끓이셔야 합니다.

❷ 찰진 가래떡이 기호에 맞지 않으면, 쌀가루와 쑥을 이용하여 쑥버무리로 조리할 수 있습니다.

❸ 식혜를 엿기름에 거르고 하는 일이 번거롭다면, 단호박을 쪄서 갈고, 시판되고 있는 식혜진액과 생수를 섞어 만드셔도 됩니다.

영양찰떡 & 레몬차

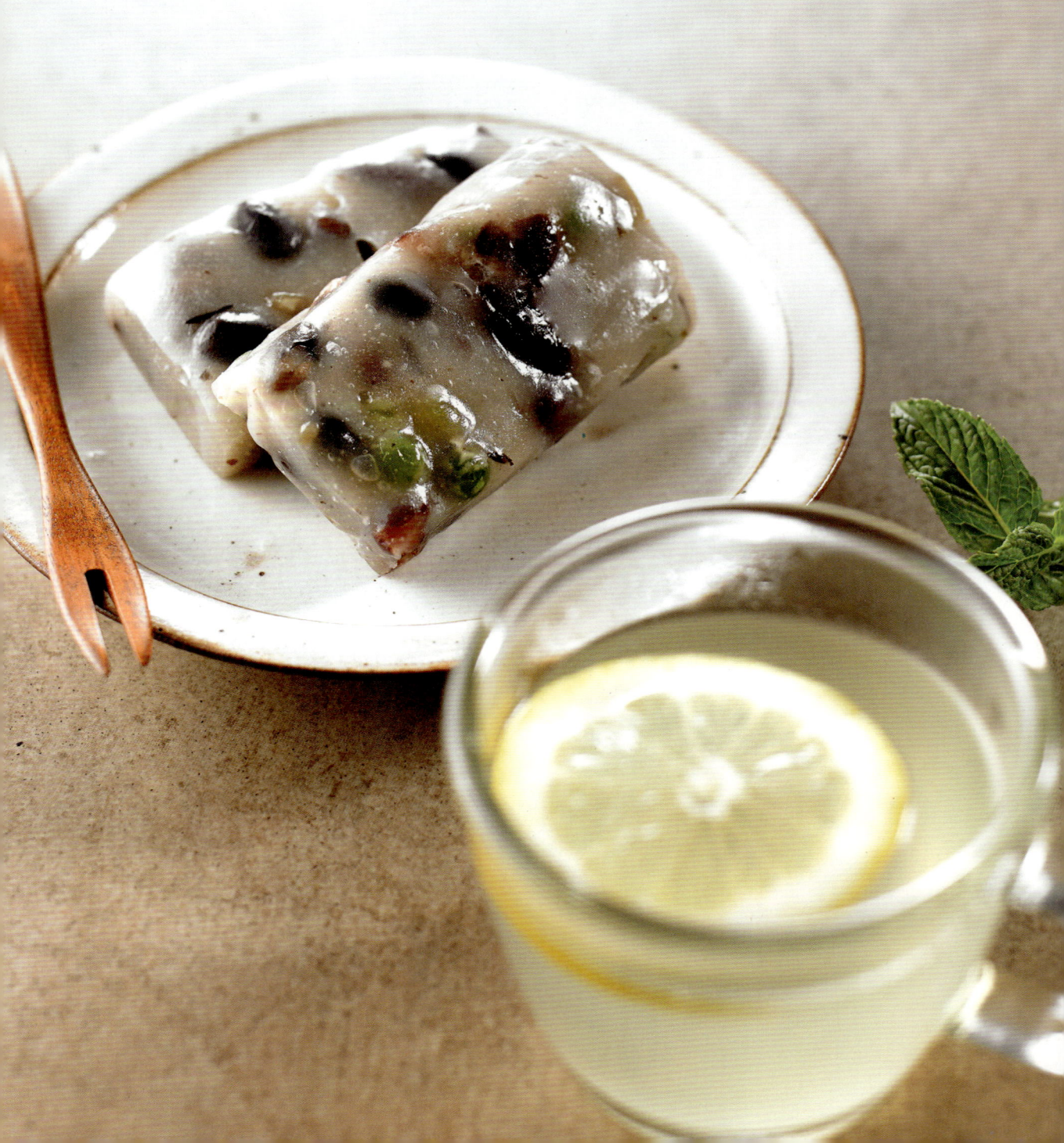

팥은 주로 쌀이나 밀가루를 가지고 요리할 때 부재료로 많이 사용됩니다. 팥에는 탄수화물이 약 50% 함유되어 있으며, 단백질과 비타민 B군이 함유되어 있습니다. 또한, 팥은 '안토시안'이라는 색소를 가지고 있어 항산화, 항노화 작용을 합니다. 같이 곁들이는 레몬에는 구연산 등 유기산이 많이 들어 있으며, 영양성분은 귤과 거의 비슷하나, 칼슘과 비타민 C는 3배 정도 더 풍부하게 들어 있습니다. 어르신들은 신맛에 대한 민감도가 높아져서 신맛을 가진 식품을 기피하는 경우가 종종 있는데, 이를 비타민제로 섭취하기보다는 채소나 과일을 통해 섭취하는 것이 좋습니다.

재료 | 2인 기준 |

영양찰떡
멥쌀 100g, 찹쌀 100g
팥 10g, 검정콩 10g
완두콩 10g, 은행 10g
건포도 5g, 소금 약간

레몬차
레몬 100g(1개), 꿀 20g
생수 2컵

요리 만들기

영양찰떡

1. 찹쌀과 멥쌀은 섞어서 5시간 동안 물에 불린 다음 소금을 넣고 쌀가루로 만듭니다.
2. 팥, 검정콩, 완두콩은 삶아 놓고, 은행은 달군 팬에 볶은 다음 껍질을 제거합니다.
3. 쌀가루에 팥, 검정콩, 완두콩, 은행, 건포도를 섞습니다.
4. 찜기에 면포를 깔고 1시간 동안 중간 불로 쪄서 완성합니다.

레몬차

1. 레몬은 깨끗이 씻어 모양대로 0.5cm 두께로 썹니다.
2. 말린 유리병에 썬 레몬과 꿀, 생수를 한 층씩 번갈아 쌓아가면서 넣고, 냉장고에서 2일 동안 숙성시킵니다.
3. 2일 동안 숙성한 레몬청을 꺼내서 체에 걸러 레몬 건더기는 건져내고, 레몬청 물만 따라 놓습니다.
4. 컵에 물과 레몬청 물을 넣고 섞어서 완성합니다.

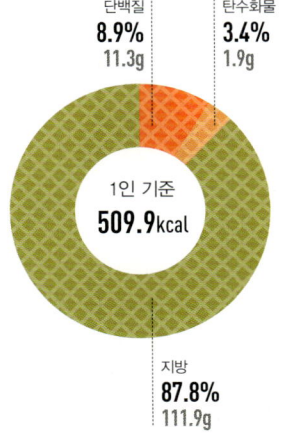

단백질 8.9% 11.3g
탄수화물 3.4% 1.9g
1인 기준 509.9kcal
지방 87.8% 111.9g

> **TIP 요리를 더욱 맛있게!**
> ❶ 레몬차를 만들 때 레몬 1개당 유자 1/4개를 넣어주시면 좀 더 향이 진한 레몬차를 맛볼 수 있습니다.
> ❷ 시루떡에 늙은 호박고지나 무, 곶감, 고구마를 재료로 이용해도 좋습니다.

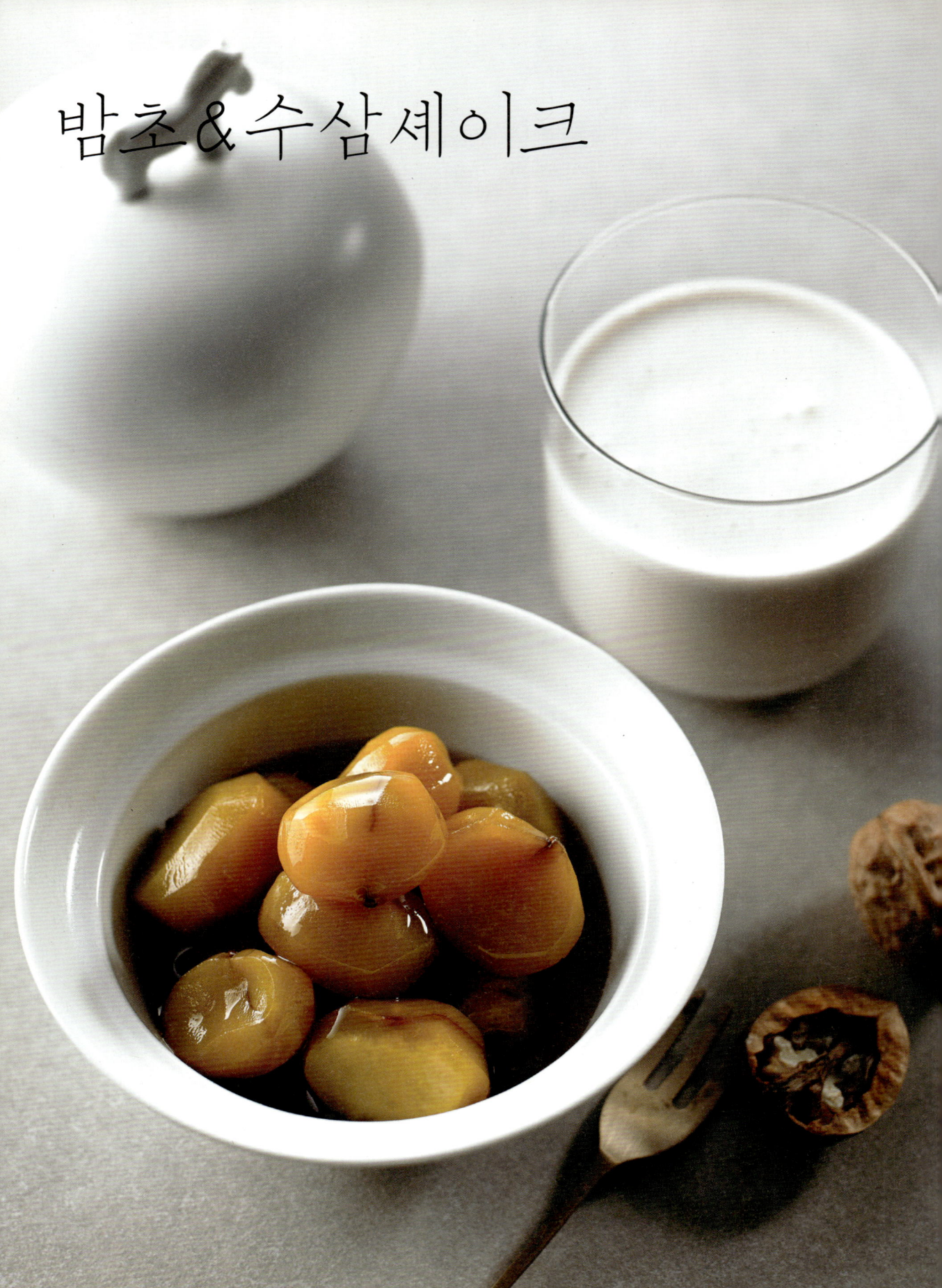
밤초&수삼셰이크

밤에는 탄수화물과 단백질, 칼륨, 지방, 비타민과 무기질 등 여러 가지 영양소가 골고루 포함되어 있으며, 밤의 배아 부분에는 비타민 B_1이 쌀의 4배 정도 함유되어 있습니다. 또한, 비타민 C의 함량은 과일과 견주어도 뒤떨어지지 않아서 겨울철에 중요한 비타민 C 공급원입니다. 수삼은 인삼과 같이 항노화 작용과 면역기능을 높여주는 약리 성분이 있는 것으로 알려졌습니다. 밤을 깎아서 살짝 데쳐 설탕물이나 꿀물에 조려 만든 밤초를 수삼과 호두를 넣은 두유와 같이 드시면 수삼의 향이 더 풍부해집니다.

재료 | 2인 기준

밤초
밤 10개, 꿀 30g
간장/생수 약간

수삼셰이크
수삼 40g, 깐 호두 20g
두유 200㎖ 2개

요리 만들기

밤초
1. 밤은 껍질을 제거합니다.
2. 깨끗이 씻은 밤을 끓는 물에 데칩니다.
3. 냄비에 데친 밤, 꿀, 간장, 생수를 넣고 약한 불로 30분간 조립니다.

수삼셰이크
1. 수삼은 흐르는 물에 깨끗이 씻어 이물질을 제거합니다.
2. 믹서에 분량의 수삼, 호두, 두유를 넣고 곱게 갈아 완성합니다.

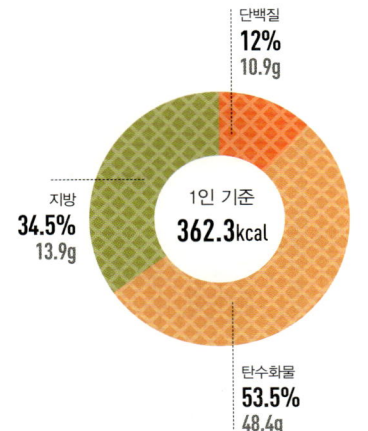

TIP 요리를 더욱 맛있게!
❶ 완성된 밤초에 다진 호두, 잣, 땅콩, 대추를 묻혀 보세요. 영양 만점 밤초가 더욱더 고소한 맛이 납니다.
❷ 수삼셰이크에 두유 대신 우유를 이용해도 됩니다.

들깨호박씨강정/ 호두땅콩강정 & 생강차

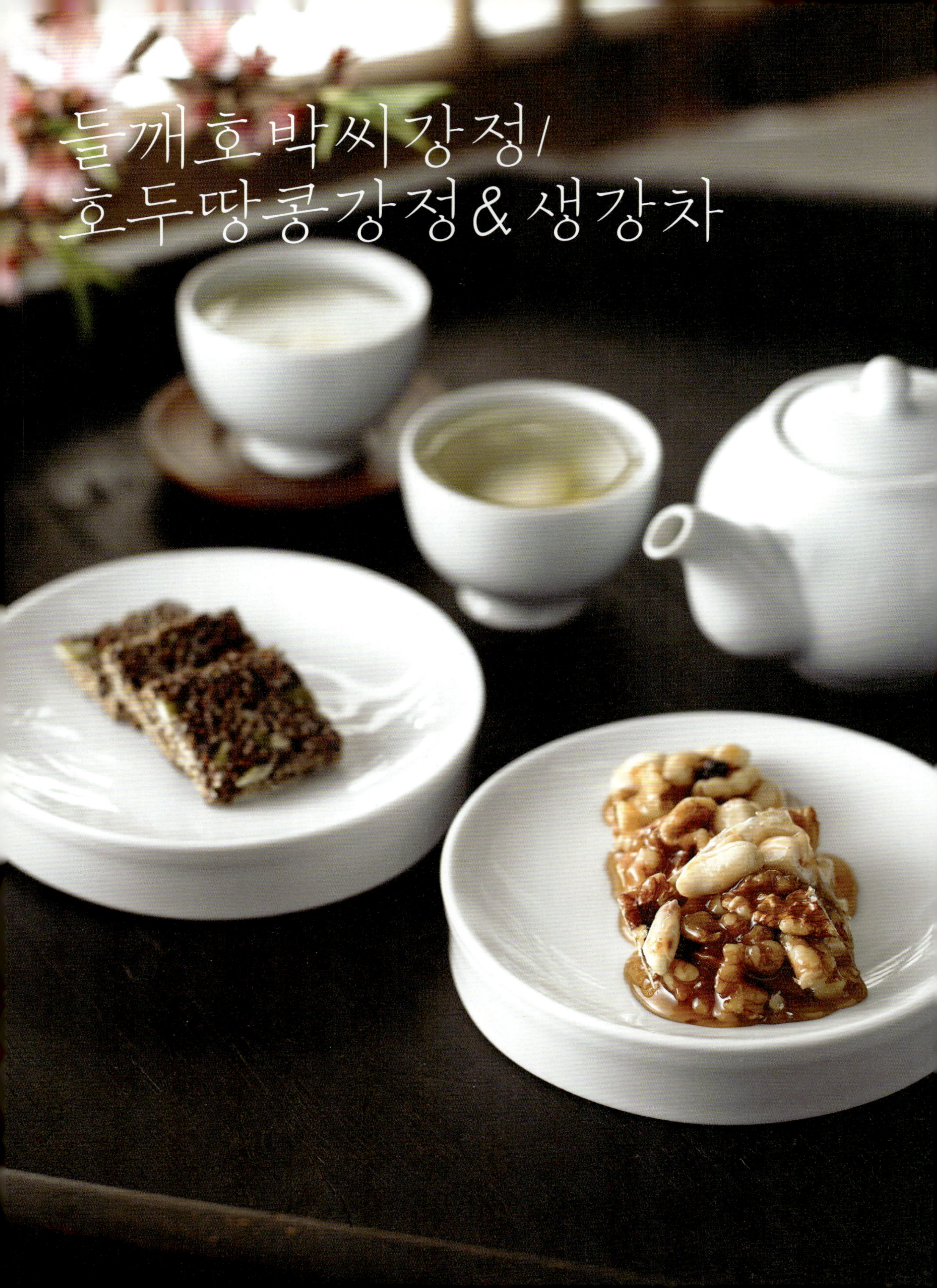

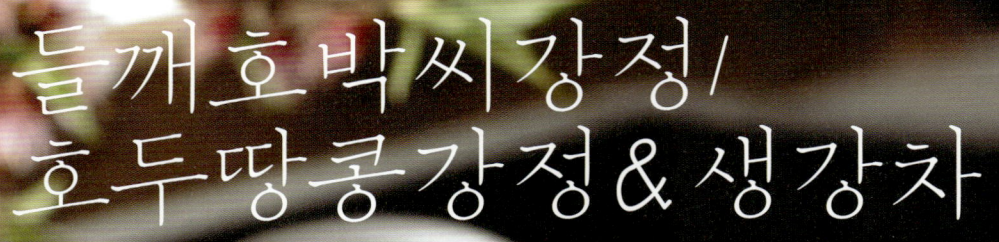

견과류는 단백질, 지방, 탄수화물, 비타민 B군, 무기질, 필수아미노산 등이 풍부하여 뇌와 심장을 건강하게 합니다. 이처럼 견과류는 우리 몸에 좋은 영양소들을 포함하고 있지만, 지방과 열량이 높기 때문에 지나치게 섭취할 경우 좋지 않습니다. 강정은 일반적으로 만들기 어렵다고 생각되지만 만들어보면 이보다 더 쉬운 것은 없다고 생각되는 간식입니다.

재료 | 2인 기준 |

들깨호박씨강정
통들깨 70g, 호박씨 15g,
조청 10g, 설탕 10g

호두땅콩강정
호두 100g, 땅콩 50g
조청 10g, 설탕 10g

생강차
생강 20g, 꿀 40g
생수 2컵

요리 만들기

들깨호박씨강정

1 들깨는 물로 깨끗이 씻어 체에 받쳐 물기를 제거하고 호박씨는 손질하여 놓습니다.
2 달군 팬에 들깨와 호박씨를 넣고 중간 불로 5분간 볶습니다.
3 재료가 볶아지면 조청과 설탕을 넣고 약한 불에서 2분간 골고루 섞어줍니다.
4 도마에 종이 호일을 깔고 팬에 있던 재료를 옮겨 1cm 두께의 네모모양으로 각을 잡습니다.
5 30분간 식힌 후 덕기 좋은 크기로 잘라 완성합니다.

호두땅콩강정

1 도마에 종이 호일을 깔고 호두와 땅콩을 칼등으로 잘게 다집니다.
2 달군 팬에 호두와 땅콩을 넣고 중간 불로 5분간 볶습니다.
3 재료가 볶아지면 조청과 설탕을 넣고 약한 불에서 2분간 골고루 섞어줍니다.
4 도마에 종이 호일을 깔고 팬에 있던 재료를 옮겨 1cm 두께의 네모모양으로 각을 잡습니다.
5 30분간 식힌 후 먹기 좋은 크기로 잘라 완성합니다.

생강차

1 껍질을 제거한 생강을 편으로 썹니다.
2 말린 유리병에 생강편과 꿀을 한층 씩 번갈아 가면서 넣고, 2일 정도 냉장고에 숙성시킵니다.
3 2일 동안 숙성된 생강청을 꺼내서 체에 걸러 생강편을 건져내고 생강청 물만 따라 놓습니다.
4 컵에 생강청 물을 넣고, 분량의 생수를 섞어 완성합니다.

> **TIP** 요리를 더욱 맛있게!
> 입에 쏙 들어가는 강정을 만들려면 얼음 용기를 이용하세요. 손에 묻지 않아 좋고, 먹을 때마다 하나씩 꺼낼 수 있어 위생적입니다.

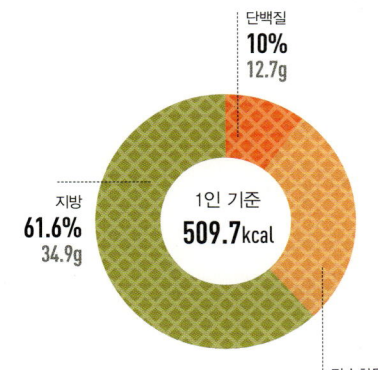

프렌치토스트 & 우유

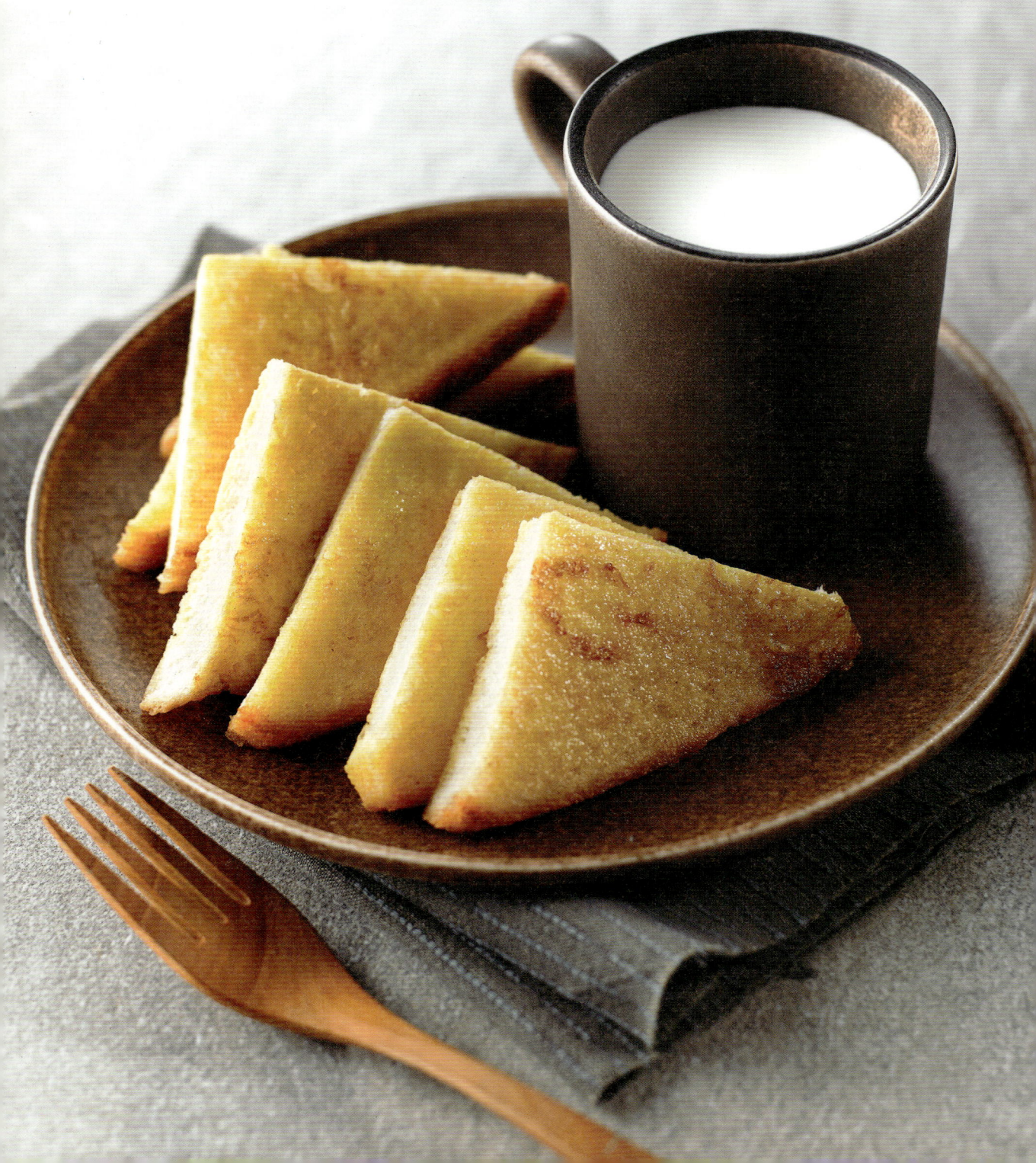

우유는 단백질, 지방, 칼슘, 비타민 D 등이 풍부하고 특히 칼슘의 공급원으로써 하루 1~2잔의 섭취를 권장합니다. 유당불내증이 있어 우유를 드시기 불편하시면 두유나 요구르트 등으로 섭취하셔도 좋습니다. 프렌치토스트는 계란 물에 식빵을 적셔서 전처럼 부쳐서 먹는 요리로써, 손쉽게 만들 수 있고 우유와 함께 곁들여 출출할 때 간식으로 즐길 수 있습니다.

재료 | 2인 기준

프렌치토스트
식빵 3쪽, 계란 2개
버터 10g, 설탕 5g
소금 약간

우유
우유 200㎖ 2개

요리 만들기

프렌치토스트와 우유

1 계란은 그릇에 풀어서 소금으로 간을 합니다.
2 달군 팬에 버터를 녹입니다.
3 식빵을 계란 물에 담그고 팬에 올려서 중간불로 굽습니다.
4 접시에 구운 토스트를 올리고 설탕을 뿌립니다.
5 컵에 우유를 따라 옆에 곁들입니다.

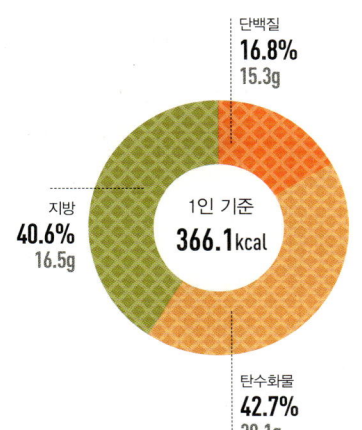

TIP 요리를 더욱 맛있게
색다른 맛을 원하시면 토스트가 완성된 후 계핏가루를 뿌려 보세요. 계피의 향이 한입 가득 입안에 퍼집니다.

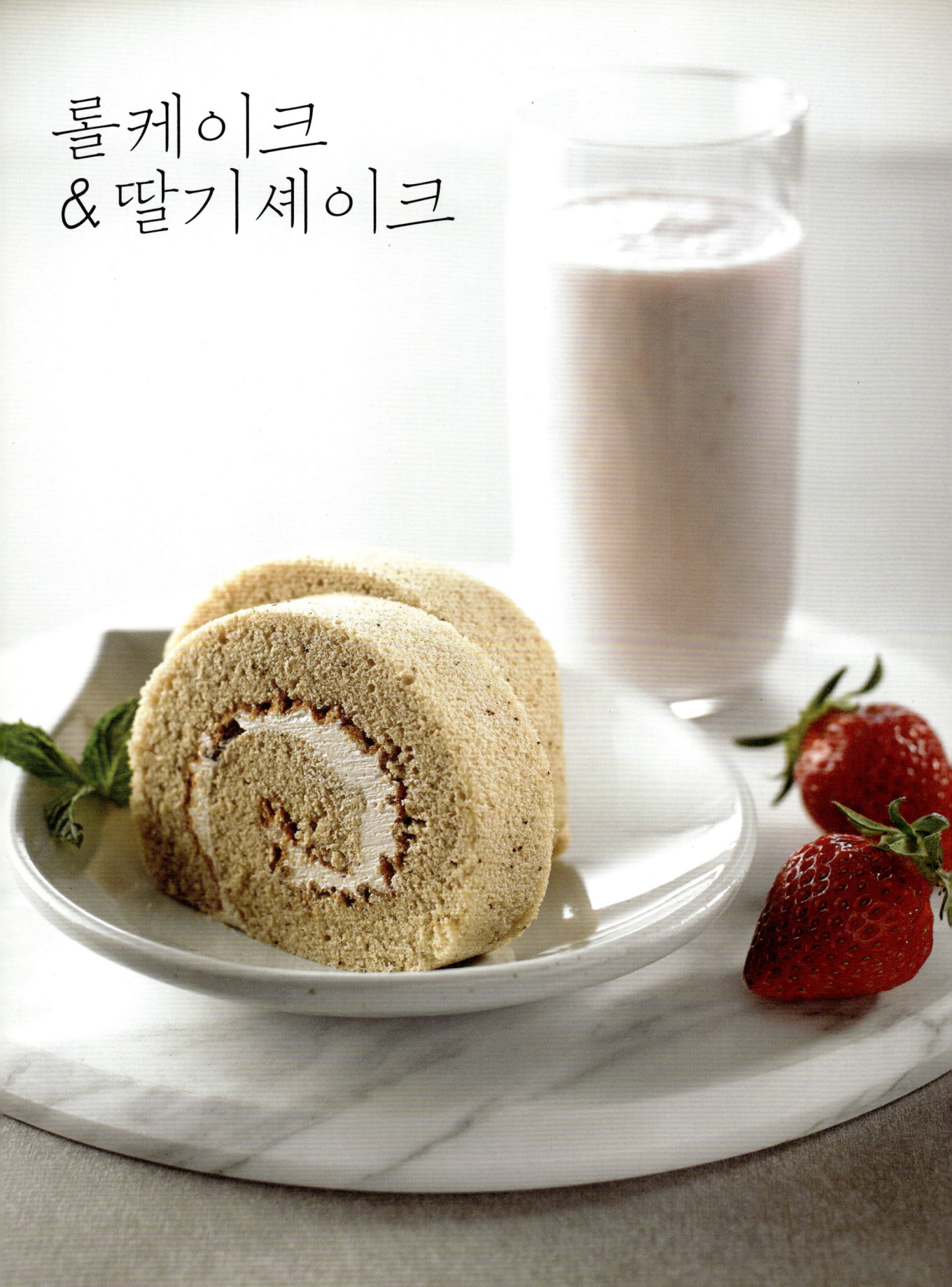

롤케이크 & 딸기셰이크

딸기는 6~7개로 비타민 C의 하루 권장량을 채울 수 있을 정도로 비타민 C가 풍부하고, 다른 과일에 비해 엽산과 철분도 많이 있습니다. 딸기의 안토시아닌과 라이코펜 성분은 항암, 항노화 작용을 하고, 펙틴이라는 식이섬유는 혈중 콜레스테롤 수치를 낮추고 혈관을 튼튼하게 해주는 효과가 있습니다. 딸기와 우유를 같이 섭취할 경우 우유의 칼슘에 딸기의 비타민 C가 작용하여 칼슘의 체내 흡수율을 높입니다. 열량을 보충할 수 있는 롤케이크와 비타민 C, 칼슘이 풍부한 셰이크는 출출할 때 간식으로 손색이 없습니다.

재료 | 2인 기준 |

롤케이크(완제품)
2쪽 (150g)

딸기셰이크
딸기 100g, 꿀 10g
우유 200㎖ 1개

요리 만들기

롤케이크

1. 시판되고 있는 롤케이크를 이용합니다.
2. 접시에 롤케이크를 세팅합니다.

딸기셰이크

1. 믹서에 딸기, 우유, 꿀을 넣고 곱게 갈아 컵에 따라 놓습니다.

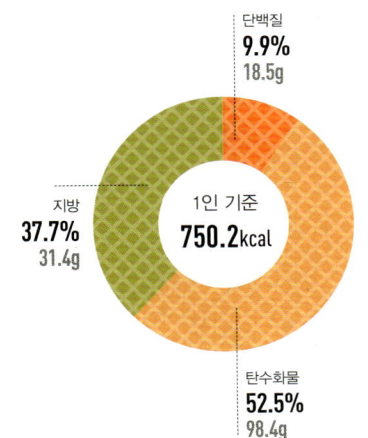

TIP 요리를 더욱 맛있게!
❶ 딸기는 식초 물에 10분간 담가 표면에 부착된 이물질을 제거합니다.
❷ 셰이크에 바닐라 아이스크림을 넣어도 좋습니다.
❸ 얼음을 같이 넣고 믹서에 갈아서 스무디를 만들어도 좋습니다.

참고 문헌

PART 01. 노화의 특성의 이해

01. 노화의 특성

1. 대한노인병학회, 노인병학, 고려의학, 2005.
2. Jeffrey et al, Hazzard's Geriatric medicine and Gerontology, McGraw Hill, 2009.

02. 건강증진과 질병예방

1. Besdine RW, Wetle TF. Improving health for elderly people: an international health promotion and disease prevention agenda. Aging Clin Exp Res 2010;22(3):219-30.
2. Daffner KR. Promoting successful cognitive aging: a comprehensive review. J Alzheimers Dis 2010;19(4):1101-22.
3. Driscoll HC, Serody L, Patrick S, Maurer J, Bensasi S, Houck PR, et al. Sleeping well, aging well: a descriptive and cross-sectional study of sleep in "successful agers" 75 and older. Am J Geriatr Psychiatry 2008;16(1):74-82.
4. Gard T, Taquet M, Dixit R, Holzel BK, de Montjoye YA, Brach N, et al. Fluid intelligence and brain functional organization in aging yoga and meditation practitioners. Front Aging Neurosci 2014;6:76.
5. Harmell AL, Jeste D, Depp C. Strategies for successful aging: a research update. Curr Psychiatry Rep 2014;16(10):476.
6. Ljubuncic P, Globerson A, Reznick AZ. Evidence-based roads to the promotion of health in old age. J Nutr Health Aging 2008;12(2):139-43.
7. Marciniak R, Sheardova K, Cermakova P, Hudecek D, Sumec R, Hort J. Effect of meditation on cognitive functions in context of aging and neurodegenerative diseases. Front Behav Neurosci 2014;8:17.
8. Ouwehand C, de Ridder DT, Bensing JM. A review of successful aging models: proposing proactive coping as an important additional strategy. Clin Psychol Rev 2007;27(8):873-84.
9. Partridge L. Diet and healthy aging. N Engl J Med 2012;367(26):2550-1.
10. Rowe JW, Kahn RL. Human aging: usual and successful. Science 1987;237(4811):143-9.
11. Rowe JW, Kahn RL. Successful aging. Gerontologist 1997;37(4):433-40.
12. Rowe JW, Kahn RL. Successful aging. Aging (Milano) 1998;10(2):142-4.
13. 2012년 통계청 사망자료. http://kostat.go.kr/portal/korea/kor_nw/2/1/indexboard?bmode=read&aSeq=308559

PART 02. 노인증후군

01. 연하장애

1. Han TR, Paik NJ, Park JW, et al. The prediction of persistent dysphagia beyond six months after stroke. Dysphagia. Mar 2008;23(1):59-64.
2. Martino R, Foley N, Bhogal S, Diamant N, Speechley M, Teasell R. Dysphagia after stroke: incidence, diagnosis, and pulmonary complications. Stroke 2005; 36: 2756–2763.
3. Barer D. The natural history and functional consequences of dysphagia after hemispheric stroke. J Neurol Neurosurg Psychiatry 1989; 52: 236.
4. Ertekin C, Aydogdu I. Neurophysiology of swallowing. Clin Neurophysiol. Dec 2003;114(12):2226-44.
5. Paik NJ, Kim SJ, Lee HJ, et al. Movement of the hyoid bone and the epiglottis during swallowing in patients with dysphagia from different etiologies. J Electromyogr Kinesiol. Apr 2008;18(2):329-35.
6. Splaingard ML, Hutchins B, Sulton LD, et al. Aspiration in rehabilitation patients: videofluoroscopy vs bedside clinical assessment. Arch Phys Med Rehabil. Aug 1988;69(8):637-40.
7. Paik NJ, Han TR. Critical review on the management for adult oropharyngeal dysphagia. Crit Rev Phys Rehabil Med. 2002;14:247-72.
8. Fraser C, Power M, Hamdy S, et al. Driving plasticity in human adult motor cortex is associated with improved motor function after brain injury. Neuron. May 30 2002;34(5):831-40.
9. Freed ML, Freed L, Chatburn RL, et al. Electrical stimulation for swallowing disorders caused by stroke. Respir Care. May 2001;46(5):466-74.
10. Shaker R, Kern M, Bardan E, et al. Augmentation of deglutitive upper esophageal sphincter opening in the elderly by exercise. Am J Physiol. Jun 1997;272(6 Pt 1):G1518-22.

02. 근감소증과 영양불량

1. Song M-Y, Ruts E, Kim J, Janumala I, Heymsfield S, Gallagher D. Sarcopenia and increased adipose tissue infiltration of muscle in elderly African American women. Am J Clin Nutr 2004;79:874–80.
2. Zamboni M, Mazzali G, Fantin F, Rossi A, Di Francesco V. Sarcopenic obesity: a new category of obesity in the elderly. Nutr Metab Cardiovasc Dis 2008;18:388-95.
3. Baumgartner RN, Koehler KM, Gallagher D, Romero L, Heymsfield SB, Ross RR, et al. Epidemiology of sarcopenia among the elderly in New Mexico. Am J Epidemiol 1998;147:755-63.
4. 김정희, 황보율, 홍은실, 온정헌, 김치훈, 김혜원, 안화영, 윤지완, 강선미, 박영주, 장학철, 임 수. 노인 인구에서 근감소증과 심혈관계 대사질환 위험인자와의 관련성 조사. 노인병 2010;14:121-130.
5. Lim S, Kim JH, Yoon JW, Kang SM, Choi SH, Park YJ, et al. Sarcopenic obesity: prevalence and association with metabolic syndrome in the Korean Longitudinal Study on Health and Aging (KLoSHA). Diabetes Care. 2010;33:1652-4.
6. Newman AB, Kupelian V, Visser M, Simonsick E, Goodpaster B, Nevitt M, et al. Sarcopenia: alternative definitions and associations with lower extremity function. J Am Geriatr Soc 2003;51:1602-9.
7. Cruz-Jentoft AJ, Baeyens JP, Bauer JM, Boirie Y, Cederholm T, Landi F, et al. Sarcopenia: European consensus on definition and diagnosis: Report of the European Working Group on Sarcopenia in Older People. Age Ageing. 2010;39:412-23.

참고 문헌

03. 욕창

1. 병원상처장루실금 간호사회, 욕창실무지침, 포널스, 2011.
2. 박경희, 그림으로 보는 상처관리, 군자출판사, 2010.
3. 이혜옥, 김순옥, 김정윤, 김정희, 박경희, 박성아 등, 상처관리, 포널스, 2009.
4. 박경희, 박승미, 전호경, 상처 장루, 현문사, 2005.
5. NPUAP, EPUAP, PPPIA, Prevention &treatment of pressure ulcer: clinical practice guideline, NPUAP, EPUAP, PPPIA, 2014.
6. 오타히토시, 미요시 하루키, 새로운 케어기술: 환자가 주인이 되는, 동학사, 2005.
7. 분당서울대병원 욕창 자문위원단, 욕창 가이드라인, 분당서울대학교 병원, 2010.
8. 분당서울대병원 욕창 자문위원단, 욕창 가이드라인, 분당서울대학교 병원, 2011.
9. 분당서울대병원 욕창 자문위원단, 욕창 가이드라인, 분당서울대학교 병원, 2012.
10. 분당서울대병원 욕창 자문위원단, 욕창 가이드라인, 분당서울대학교 병원, 2013.
11. 분당서울대병원 욕창 자문위원단, 욕창 가이드라인, 분당서울대학교 병원, 2014.

04. 섬망

1. American Psychiatric Association (2013). Diagnostic and Statistical Manual of Mental Disorders (Fifth ed.). Arlington, VA: American Psychiatric Publishing
2. Kaplan and Sadock's Synopsis of Psychiatry: Behavioral Sciences/Clinical Psychiatry, 10th Edition, Lippincott Williams & Wilkins
3. 대한노인정신의학회 편, 노인정신의학 개정판 (2004). 중앙문화사. Chapter 14. P177-188.

07. 노인성 난청

1. 난청 예방과 관리를 위한 7대 생활 수칙, 대한이비인후과학회, 보건복지부, 질병관리본부 2011
2. Lowell SH, Paparella MM. Presbycusis: what is it? Laryngoscope 1977;87:1710-1717.
3. Kim HN, Kim SG, Lee HK, et al. Incidence of presbycusis of Korean populations in Seoul, Kyunggi and Kangwon provinces. J Korean Med Sci 2000;15:580-584.
4. Megighian D, Savastano M, Salvador L, et al. Audiometric and epidemiological analysis of elderly in the Veneto region. Gerontology 2000;46:199-204.
5. Korea Health statistics 2009: Korea National Health and Nutrition Examination survey (KNHANESIV-3). Cheongwon: Korea Centers for Disease control and Prevention; 2011.
6. Eshraghi AA, Rodriguez M, Balkany TJ, Telischi FF, Angeli S, Hodges AV, Adil E. Cochlear implant surgery in patients more than seventy-nine years old. Laryngoscope 2009;119:1180-1183.
7. Jun BH. Presbycusis. In: Korean Society of Otorhinolaryngology, editor. Otolaryngology head and neck surgery. 2nd ed. Seoul: Ilchokak;2009.p.749-758.
8. Ventry IM, Weinstein BE. The hearing handicap inventory for the elderly: a new tool. Ear Hear. May-Jun 1982;3(3):128-134.

PART 03. 노인의 생활관리

03. 가정간호

1. 보건복지부, 의료기관 가정간호사업실 업무편람, 보건복지부, 2010.
2. 송종례, 이미경, 가정간호 역사와 전망, 대한간호협회 가정간호사회 가정간호학회, 2014.
3. 김용순, 김순례, 가정간호총론, 군자출판사, 2008.

PART 04. 노인의 영양관리

1. 어르신을 돌보는 방법, 분당서울대학교병원 노인의료센터.
2. 이병순, 김문실, 김영순, 이남순, 권경자, 이예종, 노인복지를 위한 노인영양관리, 광문각, 2011.
3. 김승현, 노년기 건강가이드, 일조각, 2006.
4. 대한당뇨병학회, 2015 당뇨병 진료지침 제 5판, 2015.
5. 모수미 감수, 구제옥 외 5인, 식사요법 원리와 실습, 교문사, 2012.
6. 미국당뇨병학회 http://www.diabetes.org
7. Denise M. Ney, Jennifer M. Weiss, Amy J. H. Kind, and JoAnne Robbins. Senescent Swallowing: Impact, Strategies, and Interventions. NutrClinPract. 2009;24:395-413.
8. 후지시마 이치로, 입으로 먹을 수 있다:연하장애 Q&A, 군자출판사, 2014.
9. 보건복지부 치매정보 365 http://www.edementia.or.kr
10. 대한영양사협회, 임상영양관리지침서 제 3판. 2008.
11. González-Gross, A Marcos, Nutrition and cognitive impairment in the elderly, Journal of Nutrition, 2001
12. DL Katz, Nutrition in clinical practice, Second edition. 2008.
13. 구재옥외 6인, 식사요법 원리와 실습, 교문사, 2012.
14. 구재옥외 7인. 생활주기영양학. 파워북, 2013.
15. 한국영양학회. 파이토뉴트리언트. 라이프사이언스, 2011.
16. 박명윤, 이건순, 박선주, 파워푸드슈퍼푸드, 푸른행복, 2010.
17. 식품의약품안정청 http://www.kfda.go.kr
18. 식약청 건강기능식품(건강기능식품 관련 법령) http://www.foodnara.go.kr
19. 한국건강기능식품협회 http://www.khsa.or.kr
20. 건강식생활(노인을 위한 영양교육 프로그램), 한국건강증진재단, 보건복지부.
21. 보건복지부, 2015 한국인 영양소 섭취기준, 2015.

건강 레시피 촬영 협조

요리 & 푸드 스타일링 | 장스타일(장연정 실장/어시스트 신솔아)
사진 촬영 | 치즈스튜디오(허광 실장/어시스트 김윤경)
그릇 협찬 | 토루 (031)635-4955

100세
건강 영양 가이드

1판 2쇄 | 2016년 11월 1일
지 은 이 | 분당서울대학교병원
발 행 인 | 김인태
발 행 처 | 삼호미디어
등   록 | 1993년 10월 12일 제21-494호
주   소 | 서울특별시 서초구 강남대로 545-21 거림빌딩 4층
　　　　　www.samhomedia.com
전   화 | (02)544-9456
팩   스 | (02)512-3593

ISBN 978-89-7849-548-6 13510

Copyright 2016 by SAMHO MEDIA PUBLISHING CO.

이 도서의 국립중앙도서관 출판예정도서목록(CIP)은
서지정보유통지원시스템 홈페이지(http://seoji.nl.go.kr)와
국가자료공동목록시스템(http://www.nl.go.kr/kolisnet)에서
이용하실 수 있습니다.
CIP제어번호: CIP 2016019988

출판사의 허락 없이 무단 복제와 무단 전재를 금합니다.
잘못된 책은 구입처에서 교환해 드립니다.